国家出版基金项目
NATIONAL PUBLICATION FOUNDATION

"十四五"时期国家重点出版物出版专项规划项目
脊柱微创外科前沿与创新手术丛书

全可视脊柱内镜技术
Full-endoscopic Spinal Surgery

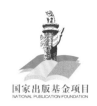

国家出版基金项目
NATIONAL PUBLICATION FOUNDATION

"十四五"时期国家重点出版物出版专项规划项目
脊柱微创外科前沿与创新手术丛书

全可视脊柱内镜技术

Full-endoscopic Spinal Surgery

主　编　祝　斌　闫　明　刘晓光

副主编　于峥嵘　闫军浩　陈博来　孙凤龙

北京大学医学出版社

QUANKESHI JIZHU NEIJING JISHU

图书在版编目（CIP）数据

全可视脊柱内镜技术 / 祝斌，闫明，刘晓光主编. — 北京：
北京大学医学出版社，2024.1（2025.1 重印）
ISBN 978-7-5659-3015-7

Ⅰ.①全…　Ⅱ.①祝…②闫…③刘…　Ⅲ.①内窥镜
—应用—脊柱病—外科手术　Ⅳ.① R681.5

中国国家版本馆 CIP 数据核字 (2023) 第 205501 号

全可视脊柱内镜技术

主　　编：祝　斌　闫　明　刘晓光
出版发行：北京大学医学出版社
地　　址：（100191）北京市海淀区学院路 38 号　北京大学医学部院内
电　　话：发行部 010-82802230；图书邮购 010-82802495
网　　址：http ://www.pumpress.com.cn
E — mail：booksale@bjmu.edu.cn
印　　刷：北京金康利印刷有限公司
经　　销：新华书店
责任编辑：冯智勇　　责任校对：靳新强　　责任印制：李　啸
开　　本：889 mm × 1194 mm　1/16　印张：28　字数：950 千字
版　　次：2024 年 1 月第 1 版　2025 年 1 月第 2 次印刷
书　　号：ISBN 978-7-5659-3015-7
定　　价：298.00 元

编委名单

安　博　武警河南总队医院

曹　参　河北省人民医院

陈博来　广东省中医院

刁文博　河南周口骨科医院

高尚聚　河北省人民医院

海　宝　北京大学第三医院

韩　骁　北京积水潭医院

黄　鑫　北京大学第三医院

江晓兵　广州中医药大学第一附属医院

金阳辉　杭州市红十字会医院

李文毅　河北省人民医院

李星晨　郑州大学第一附属医院

李　彦　北京大学第三医院

李永津　广东省中医院

廖　翔　华中科技大学协和深圳医院

刘凯茜　北京大学第三医院

刘　威　吉林大学第一医院

刘晓光　北京大学第三医院

马海军　河南省直第三人民医院

马学晓　青岛大学附属医院

秦丽华　北京大学医学部

任大江　中国人民解放军总医院第七医学中心

商澜镨　北京大学第三医院

宋卿鹏　北京积水潭医院

苏国义　广东省中医院

行勇刚　北京积水潭医院

闫军浩　北京大学医学部

闫　明　长春中医药大学中西医结合学院

杨晋才　首都医科大学附属北京朝阳医院

易　端　北京大学第三医院

于凌佳　首都医科大学附属北京友谊医院

于峥嵘　北京大学第一医院

袁　强　北京积水潭医院

袁　源　北京大学第三医院
张　伟　杭州市中医院
赵文奎　北京大学第三医院
郑琦杭　杭州市红十字会医院
周菲菲　北京大学第三医院
周红刚　河南省直第三人民医院
祝　斌　首都医科大学附属北京友谊医院

学术秘书
何佼阳　北京大学第三医院
阚　阔　辽宁省锦州市第二医院
刘　灿　北京市第一中西医结合医院

前　言

全可视脊柱内镜技术是一个有争议的命名方式。它实际上是一部分中国脊柱内镜医生在长期的实践中，为追求提升减压效率和扩大适应证范围而逐渐形成的一种理念和工具组合，是中国脊柱内镜医生吸收学习欧美韩的脊柱内镜手术系统和理念，结合国内需求和医生习惯而发展出的一套新的手术理念和系统。

以笔者为例，大概在 2014 年开始接触脊柱内镜手术，开始采用的是逐级环锯和逐级骨钻系统，并在大量的实践中形成了引以为傲的"手感"，比如"骨破黄不破，钻在骨中行"，等等。然而一些问题始终困扰着我们，比如侧隐窝成形不够如何进行有效的二次成形，比如重度腰椎中央管狭窄能否进行充分的减压，比如对透视下颈椎和胸椎骨成形安全性的担忧，等等。"在目光的监视下，看到致压的骨和黄韧带一块一块地解除压迫，并保证硬膜神经肉眼可见的安全"是彼时的愿望。实际上欧美和韩国医生的解决思路是大量使用镜下磨钻，在国内因为费用的问题，直到现在，镜下磨钻也没有真正大量应用。大概在 2016 年，我第一次接触到"可视化内镜"和"可视环锯"的理念和产品，是一根加长的 6.3 mm 外径镜头，镜头外是 7.5 mm 的环锯，再往外是一个保护外套管，在保护外套管内，可以在内镜监视下看到骨块随环锯转动，这样就把过去靠手感和 X 线透视确定的环锯突破关节突，变成了可以"看见的"状态。在接触的最初一年内，我们团队对这个新鲜名词是比较排斥的，依靠经验发展而来的手感已经可以保证在 40 分钟左右完成一台侧入路和后入路的脊柱内镜下椎间盘切除术，对于重度腰椎管狭窄和胸椎病变直接行开放手术就好了。

那再看看现在，各种改型的"外套管 - 镜外可视环锯"系统已成为国内各大脊柱内镜品牌的主打工具，甚至连 10 mm 大通道内镜都有了镜外可视环锯。重度腰椎中央管狭窄的单侧入路双侧减压、内镜辅助下的腰椎椎体间融合手术、颈后路内镜手术、胸椎后路内镜手术成为很多大型脊柱微创中心的常规术式，这在 5 年前是不可想象的。

当然，我们在看到基于镜外环锯强大的减压能力的同时，也要注意学习曲线和手术并发症问题，无论是传统的透视下逐级环锯 / 骨钻系统，还是可视化脊柱内镜系统，其学习曲线都比较"陡峭"。"陡峭"的意思是虽然脊柱内镜手术难度在脊柱外科手术中整体属于中等，但是早期爬坡比较困难，传统开放手术的经验对脊柱内镜手术帮助有限。

在北京大学医学出版社的支持下，在国家出版基金的资助下，我们组织了国内在可视化脊柱内镜手术研发和实践中比较活跃的中青年医生，针对目前主流的可视化脊柱内镜手术技术，编写成此书。在编写过程中，我们也吸纳了部分"他山之石"，如双通道脊柱内镜技术、镜下磨钻技术等充实本书，同时也把脊柱内镜应用解剖、脊柱疾病自然病史、脊柱疾病的影像学、脊柱疾病常用量表等纳入进来，希望本书能够成为脊柱内镜医生的案头书。

祝　斌

首都医科大学附属北京友谊医院骨科

视频目录

视频资源获取说明

◆ 在使用本书增值服务之前，请您刮开右侧二维码，使用 微信扫码激活。

* 温馨提示：每个激活二维码只能绑定一个微信号。

◆ 扫描对应页码中的二维码观看视频。

目　录

第一章 全可视脊柱内镜技术体会与感悟

通常一本书的开端总会谈历史与发展，本章忽略了大家耳熟能详的脊柱内镜的发展历史，从 Anthony T. Yeung、Thomas Hoogland 开山立派，到在东亚地区国家快速发展与迭代。这部分历史放在后边的章节中讲述。

如本书前言中所述，"全可视"脊柱内镜的名称至今仍有争议。国际上，与此相近的英文词是"full-endoscopic"，中文一般翻译为"全内镜手术"，意为该手术的全过程均在内镜监视下完成。全脊柱内镜技术是由德国医生 Ruetten 等最早提出的，主要针对后路脊柱内镜手术，置管到黄韧带外，在内镜监视下完成骨切除、黄韧带切除和神经显露，意为脊柱减压手术的主要步骤均在内镜监视下完成，以与当时另外一种透视下直接穿刺扩张，置管到突出椎间盘区域的后路脊柱内镜技术相区别。此技术当时在国内开展得并不理想，因为需要常规使用镜下动力系统及镜下椎板咬骨钳。然而镜下动力系统始终存在合规计费问题，镜下椎板咬骨钳常规用来切骨减压容易损坏，损坏后维修的经济成本和时间成本很高，笔者当时也只能把镜下动力系统和镜下椎板咬骨钳当做应急之用，这是那个时代大部分脊柱内镜医生面临的现实问题。

"可视化"这个中文名称是基于一种非常朴素的想法，即在此之前的脊柱内镜（当时称椎间孔镜居多）手术，无论是逐级环锯系统还是逐级骨钻系统，均是在影像引导下完成定位、椎间孔成形与置管，术者看不到环锯/骨钻切除骨质的具体过程，只是依靠透视下的影像位置、"手感"和患者的反应来确定套管的位置。而脊柱外科医生又非常希望能够看到工具切骨的具体过程，就像我们在开放减压术中，要直视看到骨刀去骨，才感觉踏实放心，毕竟工具

前方就是硬膜与神经根。因此，在如何实现能看着去骨或者安全去骨的指导下，聪慧的中国医生研发了多种创新工具器械，比较突出的有周跃教授团队的偏心套管内环锯（ZESSYS）、李振宙教授团队的 LiESS 套管内环锯、闫明教授团队的偏心环锯技术等，核心思路都是在避免神经损伤风险的基础上，实现单次快速、大范围、精准去骨成形。这都为后来的"内镜 - 环锯 - 套管"构型提供了理论和实践基础。因为这可以在内镜监视下看到环锯切除骨质的过程，为了和传统的透视引导下逐级环锯骨成形相区别，将其简称为"可视环锯"。这套系统逐渐被称为全可视脊柱内镜手术系统。

周跃、游勤光联合在 2016 年申请的"一种可放置脊柱内窥镜且具有切凿功能的手动器械"专利即为这种构型的雏形（图 1-0-1）。

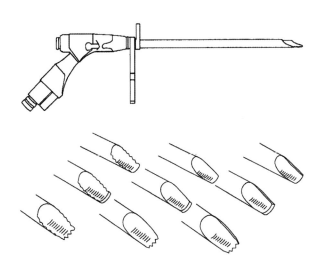

图 1-0-1 周跃、游勤光"一种可放置脊柱内窥镜且具有切凿功能的手动器械"专利示意图，展示了"内镜 - 切凿工具 - 套管"结构

闫明教授团队在可视环锯脊柱内镜手术系统的研发、迭代和推广上做出了巨大贡献，本书第二章对其团队的研发历程做比较详细的介绍，此处不多赘述。这套系统的面世给国内脊柱内镜手术带来了巨大的改变，笔者体会如下：

1. 减压效率的巨大提升　笔者参与了这套系统的部分迭代工作，在接触可视化脊柱内镜系统之前，我们团队脊柱内镜手术的主要适应证是各种类型的腰椎间盘突出症，极少涉及腰椎管狭窄，主要是对传统的逐级环锯和逐级骨钻系统的骨切除能力没有信心，尤其是初次成形不充分的情况下，二次成形能力受限，需要借助镜下环锯、镜下骨凿、镜下椎板咬骨钳和镜下磨钻，但以上工具的有效减压直径在 1～3 mm，要完成一个充分的椎管减压耗时极长。我们团队早期开展镜下动力磨钻的后路椎管减压手术，需要耗时 3～4 小时，还常面临对侧椎管减压不充分的问题。而可视化脊柱内镜系统的环锯其有效减压直径得到了极大的扩大，匹配 6.3 mm 标准外径脊柱内镜的可视环锯减压直径达到 7.5 mm，匹配 7.3 mm 外径脊柱内镜的可视环锯减压直径可达 8.5 mm，匹配 10 mm 大通道脊柱内镜的可视环锯其有效减压直径达到 11 mm，这已经接近了开放手术骨刀的减压效率。可视环锯技术极大地提升了脊柱内镜的骨组织减压效率，熟练的脊柱内镜医生完成一个侧路腰椎管狭窄减压的手术时间基本可以稳定在 40 分钟左右，后入路腰椎内镜下单侧入路双侧椎管减压的手术时长稳定在 1 小时以内。

除此之外，高效的减压工具使得内镜辅助下的腰椎融合术迅速发展并成熟，手术时间可以稳定在 2 小时左右，具备同传统 P/TLIF 及 MIS-TLIF 同台竞技的基础。如前所述，不同的厂家开发出了比传统 6.3 mm 外径镜头更大外径的内镜手术系统（7.3 mm、10 mm），并匹配了多样化的镜下融合工具包，这在本套丛书的《脊柱内镜辅助下腰椎融合术》中有详细介绍。

2. 手术减压习惯的改变　一个比较贴切的说法是从介入手术内镜化到了外科手术内镜化。传统的逐级环锯 / 逐级骨钻方法更讲究精准与充分的初次成形，比如我们早期做逐级环锯外科手术，比较讲究"满环锯的骨柱"，透视确定套管精准定位。而可视化内镜技术体系下，更趋向于少量多次的去骨成形，这与传统的开放手术理念类似，所以可以明显地发现，随着镜外环锯技术的熟练度提升，后路手术的比例显著上升，外科医生更喜欢用内镜下工具去完成传统脊柱后路开放手术的步骤。我们团队在 2017 年之前腰椎后路内镜手术占腰椎手术的比例极少，即便是 L_5-S_1 节段，我们也努力地从椎间孔入路去完成手术，衍生出了高髂棘成形策略、经椎弓根入路甚至经髂骨入路等一些列细分技术，而在 2017 年逐渐接受可视化内镜理念后，后路内镜手术的比例从不足 5% 上升到 50%。

脊柱微创技术从侧后方入路经皮切吸技术开始，与传统的后入路脊柱开放手术逐渐走上了分岔路，历经椎间盘内镜（discoscopy）/ 关节镜辅助下的椎间盘切除术（arthroscopic microdiscectomy）到经椎间孔入路脊柱内镜技术（transforaminal endoscopic spinal system，TESSYS），现在又逐渐汇聚到同一条前进的道路上来。

3. 手术适应证的扩大　除腰椎退变性疾病外，这套"内镜 - 环锯 - 套管"系统对脊柱内镜手术适应证带来的最大拓展是胸椎管狭窄症，尤其是对下胸段和胸腰段椎间盘突出症及单节段的胸椎黄韧带骨化症的治疗，显示出巨大的优势。

透视引导下成形的胸椎内镜手术很早就有医生进行尝试，但不能"看见"锐利的工具面向胸脊髓进行操作，是大多数脊柱外科医生无法克服的障碍。我们团队早期做过一批逐级骨钻成形的下胸段椎间盘突出内镜下减压病例，尤其是最后一级骨钻进入椎管时，术者心理压力极大，等于在未做减压时给予椎管内额外的压力，存在胸脊髓损伤加重的系统性风险。而现在基于可视化内镜的"骨 - 黄韧带 - 神经 - 间盘"减压顺序，从椎管外向椎管内逐渐解除压迫，已经成为这一区域疾病的标准化术式。

随着脊柱内镜技术的不断成熟，脊柱外科医生开始尝试使用脊柱内镜完成后路颈椎管和神经根管减压术。颈椎后方结构特殊，内镜下的安全工作区域比较狭小，且毗邻重要的组织结构。正是由于颈椎在解剖和功能上的特殊性和重要性，在颈椎实施内镜手术犹如在"刀尖上舞蹈"，不仅对手术医生的经验和技术要求极高，更需要成熟稳健的心理素质。在本书中，我们邀请了国内颈椎、胸椎可视化内镜手术量较大的团队进行了详细的技术讲解，相信读者一定会有收获。

尽管有如上优势，我们在实践和推广该项技术的时候，也进行了深入思考：

1. 镜下出血 - 解剖"再理解"　良好的解剖和清晰的视野是脊柱内镜手术成功的关键。对于很多初次接触脊柱内镜的医生来说，镜下出血是需要克服的主要问题之一。镜下出血容易造成迷失方向，严重时甚至造成神经损伤。特别是在局部麻醉下，会对术者造成严重的心理负担，增加手术时长。

我们团队从逐级骨钻 / 环锯技术过渡到可视化内镜技术时发现，可视化内镜技术镜下出血概率显著高于透视引导逐级骨钻 / 环锯成形技术（主要是侧入路）。术中镜下出血的主要区域为椎管外关节突关节囊附近血管丛，本书中有较多章节讲解了出血的规避及应对措施。

2. 去骨成形的"度"　这就好比要挖一个坑，只给一把铁锹，思考的问题是如何提升效率和速度，解决挖的坑不够大、不够深的矛盾，而如果给一把高效率的挖地机器，很容易出现的问题是方向错误和过度。我们观察过很多初次接触全可视脊柱内镜的医生，早期存在去骨量过大的问题，这既是因为工具的减压效率高且担心减压不足，也是因为术中丧失方向与方位感和出血导致的无目的切骨。这在侧路手术时表现为过度去切除关节突关节面和下关节突，反而忽略了侧隐窝的减压；在后路手术时表现为过度切除入路侧小关节，尤其是把下关节突全部切除掉。如何进行适度的去骨减压，也是本书要

阐明的一个重点问题。

3. 全可视脊柱内镜的"名分"　我们特别希望这套"内镜 - 环锯 - 套管"脊柱内镜手术系统有一个类似"ACDF"或"TLIF"这样世界通用的标准化名称。目前看脊柱内镜手术命名的标准化仍是一个艰难的过程，虽然 AOSpine 曾在 2020 年发表过一项脊柱内镜命名的专家共识，但通过这几年参加杂志审稿的情况来看，文章题目"百花齐放"，真正要达成共识还需要很长的路要走。我们仿照"ACDF"的结构，在本书中提出了一个简单命名方法，即"入路 + 节段 + 操作核心"，是为了本书的逻辑通顺，便于理解，这在本书第七章第一节中有详细介绍。

当然，如何让这套系统、这个技术体系、众多专家形成一股合力，以标准化的方式推向世界，是我们共同的梦想，实际上很多企业和专家已经在不遗余力地做这件事情。

（祝　斌　刘晓光）

参考文献

[1] 祝斌, 杨雍. 脊柱内镜手术命名和适应证拓展的思考. 国际外科学杂志, 2023, 50(7): 433-436.

[2] Hofstetter CP, Ahn Y, Choi G, et al. AOSpine consensus paper on nomenclature for working-channel endoscopic spinal procedures. Global Spine J, 2020, 10(2 Suppl): 111S-121S.

[3] Wu W, Yang S, Diao W, et al. Analysis of clinical efficacy of endo-LIF in the treatment of single-segment lumbar degenerative diseases. J Clin Neurosci, 2020, 71: 51-57.

第二章 外科化脊柱内镜手术理念与全可视脊柱内镜技术

第一节 外科化脊柱内镜技术基本理念

一、无法接受穿刺入路的脊柱外科医生

2009年末，我们团队为寻求技术转变，向治疗更常见的脊柱退变性疾病转型。为了支持中青年医生开展新技术，医院购置了一些当时较为先进的脊柱微创手术器械，其中就包括一套水介质脊柱内镜系统。

2010年，设备交付使用前后，经过与经销商及少量其他用户的数次交流，年轻的微创团队决定不采用当时厂商推广的"椎间孔镜技术"。上述决定主要基于三个原因：首先，该技术要求具备一定的穿刺经验，而我们当时在脊柱退变性疾病治疗方面并不见长，无论诊断性还是治疗性的精准穿刺技术都没有任何基础；其次，"椎间孔"在解剖学上是个内容物丰富且个体差异较大的空间，这个由年轻人组成团队缺乏足够的勇气去相信在此区域内塞进一根7.3 mm外径的工作通道是绝对安全的；最后，也是最重要的一点，当时展示给他们的手术视频无法清晰地显示手术区域的完整解剖层次，甚至很难分辨神经组织的位置及形态，整个操作过程的核心仅仅在于某块纤维环或髓核组织是否被摘除——这与传统脊柱外科神经减压的基本理念差异较大。年轻的医生无法承担过大的风险，他们更愿意沿用传统的外科手术思路，由背侧向腹侧逐层入路并把经典的神经减压标准作为手术结束的前提。

二、以内镜为工具复制腰椎后路手术的初步尝试

2010年年中，由于对后路腰椎手术的解剖层次及手术流程比较熟悉，团队最初选择尝试的方式是以内镜为工具，尽可能完整地复制出后路腰椎椎板开窗髓核摘除术。由于当时缺乏镜下高效处理骨质的器械，医生们试图利用内镜独特的镜头倾角和舌形工作套管尖端的旋切和拉钩作用，在不进行椎板开窗的情况下完成致压物的摘除及神经减压。

为实现上述目的，最初选择的样本多以椎板间隙横径较大的病例为主，基本思路是打开黄韧带后显露硬膜囊背侧，逐渐向患侧显露直至到达硬膜囊的患侧边缘，再以工作套管尖端将硬膜囊向中线侧挡开，完成腹侧减压。

在皮肤肌肉局部浸润麻醉后，以尖刀切开皮肤及软组织直至筋膜层，再以2.5~3.5 mm外径的空心粗导杆导入工作套管并置入内镜，以镜下工具及射频电极暴露出椎板间隙内的黄韧带，清晰显露其背侧的纵行纹理。

以工作套管尖端轻抵黄韧带背侧，顺、逆时针交替旋转并同时横向摆动套管制造一个"横向左右撕扯"的力学效果，黄韧带即可沿其纵向纹理被撕扯开一条纵行缝隙，将工作套管沿此缝隙进入，即可见硬膜外脂肪及其腹侧的硬膜囊背侧面。上述切开黄韧带的过程后来被俗称为"旋切"，由于工作套管尖端是经过钝性倒角处理的，这一切开过程非常安全，熟练掌握后整个旋切过程仅需数秒钟，而且手术结束后被沿纹理切开的黄韧带会自动关闭如初，30~45日后的MRI随访影像与未经外科干预的黄韧带无异（图2-1-1）。

清除适量的硬膜外脂肪直至将硬膜囊背侧清晰显露，倾斜工作套管并以其尖端为神经剥离子，通

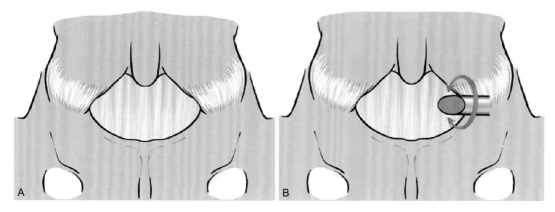

图 2-1-1 A. 暴露黄韧带；B. 工作套管"旋切"打开黄韧带示意图

过轻柔地旋转和摆动逐渐向患侧移动，直至显露出硬膜囊的患侧边缘。在硬膜囊背侧，以中线为轴对称分布大量纵向走行、呈网状的伴行血管，硬膜囊两侧边缘处常有数条纵行细小血管聚集而成的微血管丛，利用这一特征性解剖标志和硬膜囊背侧中央膨隆、向两侧逐渐下降的形态特点，不难在镜下实时判断视野所处的具体位置并最终找到患侧硬膜囊边缘（图 2-1-2）。

旋转工作套管，使其开口朝向患侧并以其外壁挡住硬膜囊边缘，即可进行神经腹侧的减压。当硬膜囊紧张度较高，局麻下患者不适感明显时，也可不完全推开硬膜囊边缘，仅在其外侧露出可容纳最小的镜下工具操作的空间（约 2.5 mm），摘除部分致压物，待局部压力降低、患者自觉舒适后，再将硬膜囊边缘推向中线侧完成充分减压。由于工作套管可以有一定的内外、头尾摆角，这种术式存在一定的椎管探查能力，也可用于椎管内游离体和异物的摘除。

上述方式适合大多数 L_4-L_5 及 L_5-S_1 椎间盘突出症的治疗。该术式的定位方式并非依赖透视，而是

在镜下通过识别微观解剖学特点寻找硬膜囊的患侧边缘，由于大部分正常人的 L_5 走行根由硬膜囊上发出的部位较低而 S_1 走行根的发出部位较高，因此该术式在 L_4-L_5 间隙水平抵达硬膜囊边缘时位于 L_5 走行根的"肩上"，而在 L_5-S_1 间隙水平抵达硬膜囊边缘时则位于 S_1 走行根的"腋下"——这就是"椎板间腋下入路"的由来。

这种手术方式仅需在置入钝性空心导杆时一次侧位透视，以确定手术节段符合术前设计，术中不需正位透视。其原因在于初始入路并不强求靠近椎板间隙的患侧边缘，而是在工作套管旋切开黄韧带并进入椎管后，在镜下逐渐将工作套管向硬膜囊患侧边缘调整，技术难点在于利用工作套管的舌形开口轻柔旋转推动硬膜囊边缘同时将其尖端与镜头一并向外侧倾斜，以便在不切除椎板的前提下尽可能充分地显露椎管内视野。

2010 年末，该术式在单纯腰椎间盘突出症的病例样本中取得了较好的近期疗效；2011 年，我们团队开始尝试将适应证范围扩大至合并神经根管狭窄

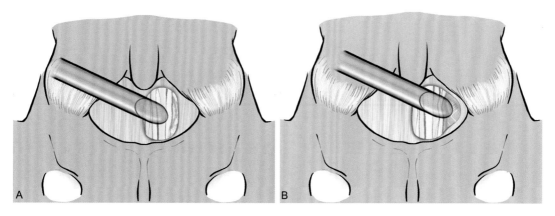

图 2-1-2 A. 以硬膜囊背侧纵行血管网判断硬膜囊边缘；B. L_5-S_1 椎板间腋下入路

的病例。遗憾的是，由于该术式无法提供有效的骨性减压，对于存在骨性狭窄的病例，硬膜囊边缘的暴露变得较为困难。更为重要的是，这类患者的主要致病因素常常是上关节突腹侧的骨性增生及走行根背侧的黄韧带肥厚、褶皱，单纯的腹侧减压无法达到充分的神经减压，导致术后即时疗效不稳定，3~6个月随访结果欠佳，部分纤维环膨隆伴狭窄的病例甚至出现术后症状加重，不得不采取进一步治疗。2011年7月，团队决定将该术式的适应证严格限定在单纯腰椎间盘突出症，终止其在神经根管狭窄症病例中的应用。因此，"如何用内镜实现神经结构背侧的有效减压"成了团队下一步的探索方向。

三、"偏心环锯"和ULESS技术

2011年8月，为了研发一种外科化的内镜下侧后路椎管减压技术，从而实现椎管狭窄症的病因学治疗，我们团队开始尝试以外径2.5~4.5 mm的钝性空心导杆和内径4.5~6.5 mm的环锯，搭配成各种存在明显内外径差（1.0~4.0 mm）的"2件套"偏心工具组合，模拟传统脊柱外科手术中"椎板钳"的工作原理，先后在木料、高分子材料和动物标本的脊柱骨质上进行测试，并取得满意效果。同年9月，动物实验测试成功，完成了对部分上关节突、部分关节面、部分下关节突及椎弓峡部的定向切除。

2011年10月，上述工具和相应术式被应用于临床。与经典的"椎间孔镜技术"不同，这种方式不依赖"穿刺"，在局部浸润麻醉完成后，在略高于椎间隙水平的腋后线位置取一6~8 mm的横行切口，直接将钝性空心导杆（3.5 mm外径较为常用）置入切口

中并以其尖端探查椎管侧壁形态。探查清晰后，使其尖端紧贴椎管侧壁前外侧缘（根据病例具体需要，可选择上关节突、关节囊或下关节突前外侧缘），此时将导杆尖端近侧推向患者背侧、导杆尾部压向患者腹侧并以无痛锤敲击，导杆尖端便可紧贴椎管侧壁的腹侧边缘进入骨性椎管，直达黄韧带背侧边缘。此时选择与导杆存在合适内外径差的环锯（常用内径6.5 mm、外径7.5 mm）置于导杆之外，将环锯尖端近侧推向患者背侧、环锯尾部压向患者腹侧并加压转动环锯，即可保证环锯尖端与导杆尖端产生的半月状"偏心区域"定向切除了椎管腹侧壁的特定区域骨质（图2-1-3）。钝性导杆进入骨性椎管并贴在黄韧带上，保证了椎管侧壁腹侧不会残留骨质而出现"打洞现象"；而环锯与导杆产生的偏心区域在环锯内部的形态是自锯口向内部逐渐缩窄，因此可以保证进入环锯内部的骨质被其与导杆外壁形成的空间形态而逐渐压缩、掰断，以此避免出现椎管内壁皮质骨残留的问题（这一优势甚至是后来在其基础上发展起来的全可视技术都不具备的）（图2-1-4）。

重复上述操作可以根据需要切除任意位置、任意大小的椎管侧壁骨质，完成关节突、椎管侧壁乃至半个椎管的骨性减压。骨性减压充分后，再置入内镜，此时的第一视野是黄韧带的背侧，适当切除黄韧带，即可显露神经组织并对其背侧、头尾端及腹侧进行充分探查和减压。由于这种术式中内镜置入后的位置是在传统脊柱外科手术概念中的椎板与黄韧带之间，即椎板之下、黄韧带之上，依照当时"以内镜进入椎管的路径或置入时所在的空间位置"为命名方式的惯例，该技术被称为ULESS（Under

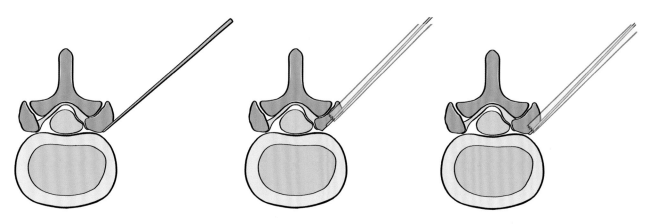

图2-1-3　侧路腰椎偏心环锯去骨示意图

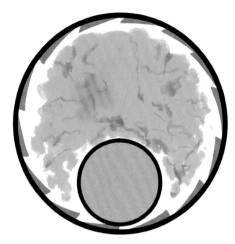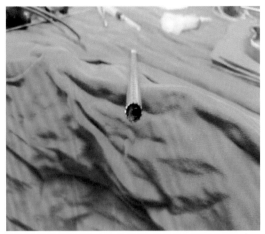

图 2-1-4 侧路腰椎偏心环锯切除骨组织示意图

Laminar Endoscopy Spine System）或椎板下入路，有人也称其为 U 技术。

事实上，U 技术出现的意义并不在于这种术式本身，而是一种"以内镜为媒介，通过技术和工具的革新，逐渐将各类常见脊柱外科手术转换为镜下手术"的学术理念形成。自此之后，脊柱内镜手术的适应证迅速扩大，其安全性、可重复性及临床疗效也与传统外科手术渐趋一致。

外科化内镜手术理念的出现，使脊柱内镜冲破了依赖"精准穿刺""多次透视"的程序壁垒和"仅用于间盘摘除"的适用范围，进入了高速发展的时代。

2011 年 12 月，针对高髂嵴患者 L_5-S_1 节段入路的 ULESS 技术成型，从而使脊柱内镜对于腰椎退行性疾病的减压技术形成了一套完整的解决方案。

第二节　腰椎疾病的外科化内镜治疗原则

一、腰椎间盘突出症的治疗

（一）极外侧型腰椎间盘突出症

对于造成出口根受压而引发症状的极外侧型腰椎间盘突出症，可选择 ULESS 技术。在利用偏心环锯切除椎管外侧壁时，可在头尾端方向多切除一些骨质，以保证探查椎管外的出口根时工作套管有足够的活动度。背侧骨质一般不必切除过多，只要保证足够去除 2 ~ 3 mm 宽的黄韧带，并探查椎管内硬膜囊或走行根的侧后方及腹侧是否存在术前评估时未及发现的压迫即可。简单探查椎管内情况后，逐渐将工作套管移向椎管外，找到出口根并探查其肩上、腋下及正下方，充分减压使其完全松弛，若纤维环外壁存在较大缺损，可用视频电极对缺口处进行适当烧灼，使其产生一定程度的皱缩，降低再次引起症状的概率。

（二）L_4-L_5 及以上的椎管内腰椎间盘突出症

对于造成椎管内走行根或硬膜囊受压而引发症状的病例，L_4-L_5 及以上节段的病变可选择 ULESS 技术。相对于经典的"椎间孔镜技术"，这种手术方式在安全性、可重复性、局部麻醉下的患者术中舒适度、术中减压效果和中远期随访结果等诸多方面都有明显优势，各项客观参数与经典外科手术相比均无劣势。

（三）L_5-S_1 椎管内腰椎间盘突出症

对于致压物位于 S_1 走行根肩上、肩前的病例，宜选择 ULESS 技术。减小旁开距离，在 L_5 和 S_1 横突间行横行切口，旁开距离取横突尖端略偏外侧位置，平行于 L_5-S_1 间盘水平行后外侧入路，以偏心环锯先后切除 S_1 上关节突尖端和部分 L_5 下关节突腹侧（必要时也可切除部分 L_5 椎板外侧即椎弓峡部骨质），其后即可置入工作套管和内镜切除部分黄韧带并进行神经组织探查和减压。

对于致压物位于 S_1 走行根腋下或硬膜囊腹侧的病例，宜选择后路内镜手术，即前文提到的"椎板间腋下入路"技术。相对于更早出现的"椎板间肩上入路"技术，这种入路方式简单、安全且患者在局麻下的舒适度良好。

事实上，ULESS 技术在切除部分椎弓峡部骨质时，探查范围可以扩展到 S_1 走行根的腋下；而"椎板间腋下入路"的探查范围也可自 S_1 走行根腋下向外侧扩展，直至肩前甚至肩上。因此二者的适应证范围有所重叠，临界病例的术式选择可以根据术者习惯进行个性化调整。需要特别注意的是，由于"椎板间腋下入路"的术式流程中不包含切除骨质的操作，对于合并 S_1 神经根管狭窄的病例，应选择 ULESS 技术进行充分的骨性减压及相关韧带的部分切除，以达到病因学治疗的效果。

二、腰椎管狭窄症的治疗

（一）神经根管狭窄症

作为为腰椎管狭窄症量身定制的技术路线，ULESS 的入路技术本身就是对神经根管的标准化骨性减压，而其镜下操作的第一步就是对神经根管部位的黄韧带进行暴露和适当切除，因此这一技术对于神经根管狭窄症具有良好的疗效。唯一遗憾的是，在全可视技术出现之前，由于环锯切除骨质的精确位置需要依赖术中透视和术者的经验，ULESS 时代的神经根管减压技术还无法将"显露并减压至黄韧带尾端止点"作为严格的操作标准，为了尽量达到这一标准，在使用偏心环锯时，常常刻意向尾端背侧进行一次偏心切除，若镜下探查时发现骨性减压仍有不足，可以用镜下骨刀或工作套管旋切技术继续切除部分骨质，保证尾端减压范围覆盖至下位椎体椎弓根上缘水平。

（二）中央椎管狭窄症

对于中央椎管狭窄症，椎管减压范围需要在神经根管狭窄症的既有基础上，向头端及背侧继续扩大。

头端部分，至少应以偏心环锯将以下关节突及邻近椎板的腹侧面进行部分切除，头端压迫较重的病例甚至需要将椎弓峡部的骨质也进行适量切除。在全可视技术出现之前，显露黄韧带的头端止点较为困难，但由于典型的中央椎管狭窄症硬膜囊有效容积最小的区域恰恰是由黄韧带头端止点的肥厚和反折引起的，因此术中应尽量显露或接近此区域，完整切除或尽量打薄该位置的黄韧带，以达到与经典外科手术一致的减压效果。

背侧部分减压区域的扩大相对较为简单，由于偏心环锯的安全性建立在"掰断椎管内壁皮质骨"和"切除骨质区域的下方坚韧的黄韧带组织"这两个物理学和解剖学基础之上，仅需以偏心环锯向背侧多进行几次骨质切除即可，向背侧的骨性减压范围达到甚至超过棘突中线都是较为简单和安全的。

完成上述减压范围后，整个椎管背侧会获得一个超过 90° 的减压空间（即背侧减压范围超过硬膜囊背侧中线，甚至可见硬膜囊对侧边缘），若同时存在硬膜囊及走行根的腹侧压迫，可进行椎管腹侧 180° 的减压（沿纤维环外壁减压直至对侧硬膜囊腹侧边缘）。此时，椎管内腹背侧相加后的减压范围可达 270° 以上，考虑到神经组织的漂移效应，该术式可以达到全椎管的减压效果——这就是"270° 全椎管减压技术"的由来。

三、腰椎滑脱症的治疗

（一）稳定性腰椎滑脱

充分的椎管减压和椎管内有效容积的恢复，对于稳定性腰椎滑脱具有较好的临床疗效。

为了充分恢复椎管的有效容积，在 270° 全椎管减压技术的基础上，应以工作套管旋切技术将滑脱后造成椎管内容积下降的椎体边缘切除。在椎体前滑脱时，应切除下位椎体的后上角；而在椎体后滑脱时，则应切除上位椎体的后下角。切除椎体后角时，可反复进行工作套管的旋切，由入路侧逐渐向对侧切除，直至将需要切除的椎体后角完全切除。完成 270° 减压及椎体后角切除后，椎管有效容积即可得到充分恢复，临床疗效满意。

（二）不稳定性腰椎滑脱及腰椎失稳

这类病例单纯减压难以获得良好疗效，应尽量予以解剖复位并行内镜下腰椎融合术，具体方式将在后续章节中详述。

第三节　胸椎疾病的外科化内镜治疗原则

一、胸椎退行性疾病治疗的初步探索

ULESS 技术的成熟，使得安全、有效、标准化的胸椎退行性疾病内镜治疗成为可能。首例 ULESS 治疗胸椎间盘突出症、胸椎黄韧带骨化症、胸椎后纵韧带骨化症分别于 2012 年 3 月、4 月和 8 月完成。尽管因这一时期的技术水平和内镜手术工具有限，适应证范围仍然局限于中下段胸椎，最高仅可进行 T_4 水平的椎管减压，但其减压效果可与传统开放手术媲美，且安全性犹有过之。

（一）关于胸椎间盘突出症治疗的初步探索

由于 ULESS 技术在置入工作套管和内镜之前，并不会对包括黄韧带在内的椎管内组织造成影响，仅需在切除黄韧带后注意镜下操作以避免对硬膜囊的过度刺激，即可完成致压物的摘除和神经减压。在胸椎后凸顶点（T_8-T_9）以下的节段，整个操作流程与腰椎差异不大，而在胸椎后凸顶点以上，随着位置升高，操作难度逐渐增大，在 T_4-T_5 水平达到极限。T_4 以上的胸椎间盘突出症使用经典的 ULESS 技术很难处理，直至 2015 年后一种拓展的 U 技术出现，这类病例才得以解决。

（二）关于胸椎黄韧带骨化症治疗的初步探索

最早的内镜治疗胸椎黄韧带骨化症的技术路线，也是基于经典的 ULESS 技术。首先以偏心环锯逐渐打开入路侧的半侧椎管，直至棘突基底部附近。继而置入内镜将骨化的黄韧带慢慢蚕食，直至彻底切除致压物，完成硬膜囊背侧的充分减压。对于两侧均存在骨化的病例，可以选择双侧分别入路切除入路侧的骨化黄韧带。由于解剖学原因，T_4-T_5 水平以上难以完成经典的 ULESS 技术，此时的技术尚无法对上胸椎黄韧带骨化症给予有效治疗。2015 年秋，一类拓展的 U 技术解决了这一难题。

（三）关于胸椎后纵韧带骨化症治疗的初步探索

胸椎后纵韧带骨化症与胸椎间盘脱出症的入路

方法类似，但需要将工作套管尖端轻探入硬膜囊腹侧，在内镜视野直视下切除骨化的后纵韧带，因此背侧骨质的减压范围应较胸椎间盘突出症更广泛。另外，由于该术式不可避免地要对硬膜囊边缘产生轻微的牵拉（仅对硬膜囊边缘造成牵拉，对囊内的胸脊髓并无实际刺激），需要增加头尾端骨性切除范围，以增加牵拉处硬膜囊"弓弦"的长度，使牵拉部位的局部张力降低，从而保证在切除骨化后纵韧带时对胸脊髓的刺激最小。

在切除骨化后纵韧带的工具选择上，可尽量选用铲形或弧形镜下骨刀；麻醉方式宜选择局部麻醉，患者体位宜选取侧卧位。即使到了多年后的全可视内镜时代，局部麻醉和侧卧位体位仍然是这种术式的首选。

二、ULESS的拓展——胸椎后路内镜技术的成型

2015 年 10 月，李星晨医生在治疗一个上、下胸椎同时存在黄韧带骨化的病例时，在上胸椎难以完成经典 ULESS 入路的情况下，采用 2.5 mm 空心导杆钉入背侧椎板，再用环锯以偏心或空心方式环形切除（环除）圆形的全层椎板，从而实现了椎管后方的骨性开窗。其后，一些医生也在不同病例上复制了这种技术并将其广泛应用于各个区域的胸椎黄韧带骨化，取得了良好的疗效。

对于造成双侧压迫的胸椎黄韧带骨化，可采取单侧入路双侧减压技术，相对于经典 ULESS 技术的双侧入路优势明显。这种拓展的 U 技术被称为"U-Thoracic"。

"U-Thoracic"的出现不但解决了上胸椎黄韧带骨化的内镜下减压难题，还将治疗胸椎间盘脱出症和胸椎后纵韧带骨化症的适应证范围拓展至 T_4 以上，完善了胸椎退行性疾病内镜治疗的整体解决方案。

三、胸椎退行性疾病内镜治疗的整体策略

2015 年末，结合新出现的 U-Thoracic 技术，胸

椎退行性疾病的整体策略得以确立：

对于胸椎间盘突出症和胸椎后纵韧带骨化症，首选经典 ULESS 技术。在中上胸段无法或难以完成 ULESS 入路的情况下，可使用 U-Thoracic 在入路侧椎板外侧先行开窗，再以偏心环锯技术逐渐将窗口扩大至入路侧椎管侧壁。镜下切除部分黄韧带并暴露硬膜囊边缘，即可完成后续手术操作。

对于胸椎黄韧带骨化症，应首选 U-Thoracic，这类病例仅需完成充分的背侧减压，将病灶区域的硬膜囊头尾端进行扩大减压、左右两侧边缘充分暴露即可。需要说明的是，此时的 U-Thoracic 入路仍是以一根钉在椎板上的细导杆或克氏针作为引导，这种方式直到 2017 年全可视技术成熟后，才被"镜下胸椎椎板开窗、胸椎 Endo-ULBD（unilateal laminectomy for bilateral decompression）技术"所替代。

第四节　颈椎疾病的外科化内镜治疗原则

2013 年初，我们团队开始尝试分别以颈前路、后路两种内镜入路方式治疗常见的颈椎退行性疾病。

一、颈椎前路内镜治疗中央型颈椎间盘突出症

（一）颈椎前路内镜技术的初步探索

我们团队自 2009 年起开展了颈椎椎间盘低温等离子消融技术，因此具备一定的颈椎前路穿刺经验。2013 年，团队开始了基于颈椎前路穿刺入路技术的颈前路内镜技术的尝试。测试结果表明，对于神经根型颈椎病，前路技术并没有体现出优势——由包容型间盘突出或纤维环膨隆引起症状的神经根型颈椎病，颈前路内镜技术的疗效与低温等离子技术相当；而当纤维环破裂引起髓核脱出甚至游离时，颈椎后路内镜技术在诸多方面都优于前路技术。然而可喜的是，在治疗中央型颈椎间盘突出病例时，前路内镜技术展现出了明显的优势，尤其对于软性突出及伴有游离体的病例，疗效更为显著。

此时的颈椎前路内镜工具有两大类：

第一类的工作套管外径较小，很容易进入椎间隙且不会损伤上下终板，但由于通道过小，难以同时进入内镜和镜下工具，因此进行内镜观察时无法操作、置入镜下工具时无法获得镜下视野。这类工具无法获得镜下工具操作时的实时影像，操作难度大、风险高且需要较多次数的透视，技术难以规范化。

第二类的工作套管外径较大（4.7 mm），置入椎间隙时较为困难，且对上下终板存在一定的切割。切割会导致工作套管外壁与终板产生镶嵌效应而难以横向移动，且常在术后 3~12 个月内出现终板缺血、坏死和椎间隙高度的丢失，甚至引起轴性症状。但其优势是可以在直视下进行操作，镜下探查和减压效果确切。

经过测试，基本确定了颈椎前路内镜手术的最佳适应证，掌握了当时两类颈前路内镜工具的优缺点。团队决定研发一种综合二者优点的新型颈椎前路内镜系统。

（二）新型颈椎前路内镜的出现

2014 年 11 月，研发代号"轩辕"的新一代颈椎前路内镜系统问世。这套系统采用短边为半圆形的类矩形外套管和同样形态的内镜，两条平行长边处的外径仅为 3.5 mm，远低于颈椎相邻椎体的上下终板间距。这样形态的外套管既不会伤及上下终板导致术后因终板缺血、坏死而引起的间隙塌陷，也因其扁平的形态而可以轻松地在椎间隙内横向摆动。

"轩辕"系统解决了后路颈椎内镜较难解决的中央型椎间盘突出问题，并在后期的规律随访中展现出了良好的中远期疗效。

二、颈椎后路内镜治疗神经根型颈椎病

（一）颈椎后路内镜技术的初步探索

2013 年 9 月，我们团队开始尝试以当时一些专家提倡的镜下"Keyhole"技术治疗神经根型颈椎病。由于这一术式本身就是基于外科思路，在技术和理念上都容易被脊柱外科医生接受。遗憾的是，团队发现在应对各种不同类型的具体病例时，Keyhole

技术并没有体现出良好的适应性和容错率，很难达到全流程的完全标准化。

具体而言，Keyhole 技术所依赖的解剖标志物"V 点"本身就不是一个稳定的解剖标志，受到颈椎曲度、不同节段、局部骨质形态等多种因素影响，再加上人类颈部神经根的高变异率，盲目地在"V点"附近磨除骨质并试图寻找神经根，存在严重的不确定性。即使在镜下找到了受压的神经根，如果周边空间不足或致压物在其正下方，也会导致减压操作相当困难。

经过初步评估，团队决定放弃使用 Keyhole 技术，研发一种外科化的颈椎后路技术，即基于"椎板开窗"的镜下颈椎侧椎管及神经根管减压术。

（二）颈椎椎板开窗侧椎管及神经根管减压术

2014 年 2 月、3 月、5 月，颈椎椎板开窗髓核摘除术、侧椎管减压术、神经根管减压术分别初测成功。同年 6 月，上述三种术式融合为一套针对神经根型颈椎病的标准化治疗方案。

全身麻醉生效后，在病灶节段切口并置入工作套管和内镜，镜下充分暴露椎板间隙与侧块关节交接区域的骨质及椎板间裸露的部分黄韧带。以动力磨钻或椎板钳分别切除部分上位椎体椎板下缘和部分下位椎体椎板上缘，直至黄韧带的头尾端止点。切除入路侧部分黄韧带，显露硬膜囊，并继续向外侧进行骨性减压，显露硬膜囊边缘。沿硬膜囊边缘找到受压神经根并将其充分减压，若发现神经根管存在骨性狭窄，则可继续沿神经根管向外侧减压，直至神经根恢复生理形态并充分松弛。

这种术式流程明晰、减压确切、可重复性强，且具有较高的容错率，成为了内镜治疗神经根型颈椎病的标准化技术。

三、颈椎后路内镜治疗颈椎管狭窄症

（一）颈椎后路单侧入路双侧减压椎管成形术

尽管单节段半侧椎管的椎管减压术在 2014 年 3 月即已完成，但其仅能治疗单节段的一侧黄韧带局限性肥厚或骨化的病例，适应证过于狭小，临床价值有限。要把内镜手术的适应证范围扩大至颈椎管狭窄症，需要具备单侧入路双侧减压的技术，而早

期标准的胸腰椎内镜外径仅为 6.3 mm，视野范围难以覆盖整个颈椎硬膜囊的整个背侧空间。另外，光滑的工作套管存在向深处滑落的系统性风险，而这对于脆弱的颈脊髓而言无疑是灾难性的。由于工具的限制，这个时期的颈椎后路内镜技术并未将颈椎管狭窄导致的脊髓型颈椎病纳入最佳适应证的范畴。

2015 年 2 月，一种新型的内镜问世，其外径达到 10.0 mm，视野足以覆盖颈椎硬膜囊的整个背侧空间，而其配备的螺纹工作套管可与肌肉组织紧密嵌合，也解决了向深部滑落的风险问题。随着这一系统的出现，一种新的术式应运而生，颈椎管狭窄症的内镜治疗方案渐趋成熟。

2015 年 5 月，团队在这种大尺寸内镜的基础上，研发了"颈椎后路椎管成形术"。该术式在椎板开窗后，将通道和内镜向棘突中线移动、倾斜，切除部分棘突基底部，并以椎板钳或动力磨钻沿椎管内壁向对侧做潜行减压，直至对侧黄韧带边缘。整块切除减压节段全部黄韧带，即可显露硬膜囊背侧全景，向头尾端扩大减压范围，直至硬膜囊恢复生理形态并完全松弛。

2015—2016 年，大尺寸内镜仅用于治疗颈椎管狭窄症（脊髓型颈椎病），神经根型颈椎病的标准工具仍然沿用旧有的 6.3 mm 内镜。

2017 年 1 月，马海军、周红刚医生将大尺寸内镜应用于神经根型颈椎病，获得了更大的镜下视野和更高的手术效率。相对于这些优点而言，略长的切口和稍大的软组织骚扰变得容易接受。

自此，大尺寸内镜成为了颈椎后路内镜手术的首选工具。

（二）颈椎后路半椎板切除椎管成形术

大部分颈椎管狭窄症（脊髓型颈椎病）涉及两个或更多节段的问题，只有解决多节段的减压问题并研发出标准化技术，才能使内镜技术逐渐替代传统颈椎后路单双开门手术的适应证范围。早期解决这一问题的方法是在两个节段分别行左侧、右侧入路，以避免双节段狭窄病例在同侧入路可能引起的交界椎板骨折。

2017 年 3 月，马海军、李星晨医生尝试进行内镜下半侧椎板切除、双节段椎管成形术并获得成功。

2017 年 8 月，李星晨、刁文博医生分别完成了

单切口下双节段半侧椎板切除、三节段椎管成形术。

2018年10月，多位中国医生完成单切口或双切口下三节段半侧椎板切除、四节段椎管成形术。

四、颈椎退行性疾病内镜治疗的整体策略

对于单节段的中央型颈椎间盘突出症，基于"轩辕"系统的颈椎前路内镜技术可作为首选。该术式在间盘水平的减压范围与颈椎前路椎间盘切除减压融合术（anterior cervical discectomy and fusion，ACDF）相近，术后椎间隙塌陷较轻，中远期随访疗效良好。现在亦有专家探索内镜辅助下的ACDF技术。

对于神经根型颈椎病和大部分颈椎管狭窄症，选用颈椎后路内镜技术，可以获得满意的临床疗效。前者可以在更清晰的视野、更低的风险下，达到更理想的减压效果；而后者可在不破坏侧块关节的前提下获得椎管成形，避免因开门和铰链造成的稳定性下降及相关并发症。

由于外科化的颈椎后路技术从诞生之日起就已经实现了"全可视"，其发展历史并未像胸腰椎技术那样由"镜外环锯"和"外科化显露"两个突破为界分为鲜明的三个时期，而是自2014年以来沿着同一条脉络前行。因此，在后面的"全可视内镜"发展过程中，我们暂略去颈椎的内容。

第五节　全可视脊柱内镜技术理念

一、更高效外科化环锯系统的初步探索

模拟椎板咬骨钳的偏心环锯系统开启了外科化内镜技术的大门，但由于偏心环锯并非一种独立的工具，而是一种"环锯与钝性导杆的组合使用方式"，学习和使用需要一定的理解能力与临床经验。此外，偏心环锯在继承了开放手术中椎板咬骨钳安全性和准确性优势的同时，也不可避免地存在与椎板咬骨钳相同的缺点——效率较低。

为了弥补偏心环锯的这一不足，2013年5月，我们团队开始了一种模拟开放手术中骨刀原理的新型内镜工具的研发，代号"盘古"。与偏心环锯的原理不同，"盘古"的研发目的是以无内容物的空心环锯定向切除目标位置的骨质。由于它内部没有用于控制方向的导杆，要在环除过程中保持稳定的前进方向非常困难，研发团队测试了包括在环锯内壁或外壁增加螺纹在内的多种方式，都未能获得满意的效果。

二、镜外环锯的研发

2014年9月，团队在与一名工程师的讨论中获得了"把内镜放进环锯并在直视下环除骨质"的灵感，一旦获得了镜下直视视野，就可以保证环锯行进过程中的方向基本不变，并可在出现偏移时进行实时调整，这使得"盘古"研发中遇到的稳定性问题迎刃而解。

三、"ISee"的命名和含义

2014年12月，研发团队讨论了基于镜外环锯的可视化内镜系统和技术的命名。经过讨论，决定以"ISee"为新系统命名。取英文"I See"的原意和特殊语境中的异意而引申出这种技术在术中带给术者的两种直观感受——即"我明白了"和"我看见了"。

四、偏心调整器和ISee系统的成熟

ISee系统仍然以钝性导杆为引导，为了保证在移除导杆、置入镜外环锯时仍然保持经典ULESS技术的偏心效果，需要在置入环锯前将其初始位置和方向确定完毕。

2015年2月，偏心调整期和具有预固定效果的环锯外套管测试成功，实现了入路的标准化和低辐射化，全程操作仅需1~2次术中透视，与传统外科手术的术中透视次数相当。

五、"瓶盖效应"的发现和可视化内镜技术的完善

2015年8月，团队在统计所有ISee系统测试病例的术中录像以评估其安全性时，发现研发初期最为担心的"环锯切除过深而损伤神经"的情况从未发生，而其原因在于之前研发团队本身也没有意识到的一种物理效应——即环锯内壁与环除骨质外

壁之间的摩擦力逐渐增加并可最终将椎管内壁的皮质骨瓣断的现象，因其与人手拧开矿泉水瓶盖的原理相同，团队将其称为"瓶盖效应"。

"瓶盖效应"的发现使 ISee 系统和镜外环锯的安全性得到了广泛认可。2016 年 5 月，ISee 系统正式上市，可视化内镜技术日趋成熟并逐渐成为脊柱内镜技术的主流方式。

六、可视化内镜技术的应用

可视化内镜技术在胸腰椎得到了广泛的应用，也有医生将其用于颈椎前、后路的内镜手术。

作为 ULESS 的升级版技术，可视化内镜覆盖了 ULESS 的全部适应证，并将后者完全替代，这其中包括稍晚出现的 U-Thoracic 技术。另外，可视化内镜技术大大降低了镜下融合术的技术难度，并使适应证范围逐渐扩大，越来越多的医生开始加入这一领域的研发工作。

除了上述标准化术式外，还出现了一些可视化技术的个性化应用：在后路腰椎内镜手术中，一些医生在需要切除部分椎板或关节突部位的骨质时，选用镜外环锯替代动力磨钻，获得了较好的效果；另一些医生尝试使用镜外环锯进行颈椎前路的经椎间隙、经椎体入路治疗颈椎间盘突出症；还有医生在使用 6.3 mm 的内镜经后路治疗神经根型颈椎病时，以镜外环锯替代椎板钳和动力磨钻。这些方法各有其优势和创新点，但由于难以标准化，未能得到广泛推广。

第六节　全可视脊柱内镜技术的发展

一、"外科化显露"——全可视技术的最后一块拼图

ISee 系统使脊柱内镜进入了可视化时代，但在胸腰椎内镜手术中，深筋膜下方的软组织、关节突及椎板表面的骨质、关节囊和韧带等附件结构仍未能得到与经典外科手术一样的清晰显露。因此，镜外环锯的初始位置只能依赖 1~2 次的入路透视确定，相对于经典外科手术而言，缺乏椎管外解剖结构的辨识过程和直视下选择切除特定部位骨质的灵活性。

2016 年 9 月，部分医生尝试在内镜直视下显露整个腰椎椎管侧壁骨质及关节囊附近软组织，并以镜外环锯完成经典 ULESS 技术中治疗神经根管狭窄症的全部标准化流程。术前仅行 1 次确定手术节段的透视，术中无须透视，而是在镜下完成椎管侧壁骨质充分显露的基础上，于直视下选择镜外环锯切除骨质的具体位置和范围。这种镜下显露方式与经典外科手术在裸眼或显微镜完成的效果一致，是一种外科化的显露技术。

2016 年 10 月，有医生将上述方法应用于后路腰椎手术，在 L_5-S_1 和 L_4-L_5 节段以内镜复制经典外科手术中的椎板开窗髓核摘除术。在 L_5-S_1 椎板间隙做 6~8 mm 横行切口，置入工作套管和内镜并在镜下对手术区域行"外科化显露"。以镜外环锯切除部分椎板和黄韧带，即可见入路侧走行根和硬膜囊边缘，继而探查走行根的肩上、肩前、腋下并行充分减压。

"外科化显露"使椎管外的手术操作也可以在镜下直视完成，自此脊柱内镜技术实现了全程可视化。

二、椎弓根体表投影标记法和"0次透视技术"

全可视技术成熟后，如何将仅需 1 次的手术室内术前定位透视也省略掉，实现手术室内的 0 次透视，成了团队研发的下一课题。

2017 年 1 月，团队开始在胸腰椎内镜病例中测试一种新的术前定位方式：在入院常规正侧位 X 线照相检查时，以标志物贴附于患者背部，并按照 X 线正位片用油性记号笔在患者背部或腰部标示出术区内的椎弓根体表投影。

在进行内镜手术时，仅需根据术区的椎弓根体表定位投影即可保证手术节段准确无误，后续操作按照全可视技术的标准流程进行即可。

这种标记方式使得胸腰椎内镜手术不再需要手术室内透视，被称为"0次透视技术"。

三、全可视技术在胸腰椎减压术中的拓展

（一）后路腰椎神经根管减压术

在镜下椎板开窗髓核摘除术的基础上，基于全可视技术的后路腰椎神经根管减压术于 2017 年 3 月完成标准化，相对于较早出现的以镜下动力磨钻为基础的后路腰椎技术，这种新方式具有明显的效率和安全性优势，"瓶盖效应"使得缺乏黄韧带保护部位的神经根管内壁也可安全打开，为神经根管狭窄的治疗提供了另一种入路选择。

（二）后路腰椎单侧入路双侧减压技术——Endo-ULBD 技术

2017 年 10 月，团队医生应用全可视技术在完成后路腰椎镜下 ULBD 技术，在单切口下完成双侧神经根管和中央管的完全减压。自此，以中央管狭窄为主要致病因素的腰椎管狭窄病例，Endo-ULBD 替代侧路 270° 技术，成为首选的标准化技术。

（三）后路胸椎技术的改良——胸椎 Endo-ULBD 技术

2017 年 11 月，李星晨医生在使用全可视技术治疗胸椎黄韧带骨化症时，未使用细导杆或克氏针锚定，在内镜直视下充分暴露术区骨面后，选择从上位椎体椎板下缘开始以镜外环锯逐渐切除椎板，以类似腰椎 Endo-ULBD 的方式完成胸椎管减压。自此，胸椎内镜技术完全进入全可视时代。

四、全可视技术在腰椎融合术中的拓展

（一）Endo-TLIF

2017 年 10 月，团队将基于 ULESS 中 270° 椎管减压技术的腰椎镜下融合术进行改良，实现了除"椎间隙处理"和"置入融合器"两个步骤外的全程可视化。术中同时使用了"椎板椎弓根螺钉"，螺钉置入与减压、融合使用同一切口，完成了单切口、三柱固定的镜下融合术。

2018 年 2 月，应用工作套管旋切技术，在直视下完成处理椎间隙的步骤，实现了处理椎间隙过程的可视化。

2018 年 3 月，经过研发团队内多名医生的充分讨论，初步确定了镜下融合术中单钉、三钉、四钉

三种内固定策略的适应证范围。

（二）Endo-PLIF

2018 年 6 月到 8 月，王红建、陈博来医生团队分别以镜下动力磨钻、镜外环锯为主要工具，在 10.0 mm 外径的内镜下完成基于 Endo-ULBD 技术的后路镜下融合术。

2018 年 12 月，马海军、刁文博医生分别在 6.3 mm 外径的内镜下以镜外环锯为主要工具完成上述技术。

2019 年 2 月，多名参与这项技术研发的专家共同决定，将此术式定名为"Endo-PLIF"。

（三）镜下内植物以及镜下融合相关工具的改良

2019 年 3 月，王树人医生发明专用工具并以生物型融合器首次实现了"置入融合器"过程的镜下直视，这标志着镜下融合技术的全部环节都已实现了可视化，镜下融合技术进入了全程可视时代。

2019 年 5 月，马学晓、周传利医生完成第一台电磁导航下的镜下融合术，包括椎板椎弓根螺钉及经皮椎弓根螺钉的植入在内的手术全部流程均实现了实时导航化。

2019 年 6 月，刁文博、高建、郭洋洋、刁文杰医生完成"镜下椎弓根螺钉"植入技术的研发。

2019 年 7 月，PEEK 材质的标准化"镜下融合器"和专为镜下融合术设计的"镜下椎弓根"螺钉问世。

（闫　明）

参考文献

[1] Osman SG. Endoscopic transforaminal decompression, interbody fusion, and percutaneous pedicle screw implantation of the lumbar spine:a case series report[J]. Int J Spine Surg, 2012, 6(1): 157-166.

[2] Youn MS, Shin JK, Goh TS, et a1.Full endoscopic lumbar interbody fusion(FELIF): technical note[J] Eur Spine J, 2018, 27(6): 1-7.

[3] Wu J, Liu H, Ao S, et al. Pereutaneous endoscopic lumbar interbody fusion: technical note and preliminary clinical experience with 2-year follow-up [J]. Biomed Res Int, 2018, 2018: 5806037.

[4] 孙凤龙, 闫明, 刁文博 等. 脊柱内镜下经椎间孔腰椎椎间融合术治疗腰椎间盘突出症伴腰椎不稳的早期临床研究[J].中华骨与关节外科杂志, 2019, 12(10): 754-760.

第三章 脊柱的应用解剖

第一节 脊柱的外形

脊柱是人体的中轴骨，由不同部位的椎骨借椎间盘、关节和韧带等连结而成。椎体的后方为椎管，其内容纳着诸如脊髓、神经根及其被膜、血管和淋巴组织等。脊柱外侧有椎间孔，容纳着脊神经及其相关的血管等结构。椎体通过软骨、滑膜关节、韧带及肌肉等结构互相连接。影响脊椎运动的肌肉主要分布于脊柱的后方。有些肌肉距脊柱较远，但也影响着脊柱的运动，如腹前外侧肌群等。

成年男性的脊柱长约70 cm，而女性脊柱则略短，约60 cm。脊柱的长度可因姿势不同而产生改变，如静卧时比直立时可长出2~3 cm，这主要在于直立时椎间盘负重被压缩所致。在老年时，椎间盘因胶原等成分的改变而变薄，而椎骨的骨质疏松可导致椎体高度减小，脊柱肌肉动力学功能下降致使胸曲和颈曲的凸度增加，这些都将导致老年人脊柱长度减小，身高不同程度下降。

脊柱自第2颈椎到第3腰椎的椎体随负载的增加而逐渐增宽。自骶骨耳状面开始，由于上方压力已由髂骨传递至下肢骨，椎体无需承重，故体积便逐渐减小。椎骨的棘突由上至下连成纵嵴，位于背部的正中线上。颈椎的棘突短且分叉，近水平位走行；胸椎的棘突细长，斜向后下方走行，排列呈叠瓦状；腰椎棘突短且宽，呈板状，水平走向后方。

成人脊柱有颈、胸、腰、骶4个生理性弯曲。其中，颈曲和腰曲凸向前，而胸曲和骶曲凸向后。生理弯曲增加了脊柱弹性，有利于维持人体的重心稳定并减轻震荡。凸向后方的胸曲和骶曲在胚胎时便已形成，而婴儿的抬头、坐起、站立和行走等运动促进了颈曲和腰曲的形成。颈曲支持了头部的抬起，腰曲使身体重心后移，有利于维持身体平衡及站姿，胸曲和骶曲则扩大了胸腔和盆腔的体积（图3-1-1）。

成人的颈曲弯曲程度最小，其范围从寰椎到第2胸椎，顶点在第4、5颈椎之间。胸曲范围从第2胸椎到第11、12胸椎，顶点在第6~9胸椎间，由胸椎椎体向后的幅度增加而产生。腰曲幅度较大，女性较为明显，从第12胸椎延伸至腰骶角，顶点在第3腰椎。骶曲凹向前下，包括骶骨和尾椎，从腰骶连接处延伸至尾骨尖，协助形成骨盆。

脊柱形态受机械和环境因素的影响，还受到年龄、遗传、代谢和激素水平等因素的制约。随着年龄增大，骨结构将发生改变而导致椎体增宽变短。这种退变对女性的影响更为明显。在此过程中，椎间盘成分及脊柱周边肌肉的功能也会发生相应改变。这些退变将导致整个脊柱，特别是腰椎功能明显下降。在老年女性，胸部骨质疏松将增加胸后凸和颈前屈等，造成驼背等体态改变。腰椎椎体的宽度亦随年龄增长而增加，椎体后部的高度下降，椎体骨密度减小，椎间盘的直径和凹陷幅度不同程度增加。

其他因素也影响着椎骨的形态。例如，椎体的骨密质能形成骨刺，出现在椎体前面最为常见，并不累及环状骨骺。骨刺的发生无明显征兆，但会明显地影响脊柱的运动功能。

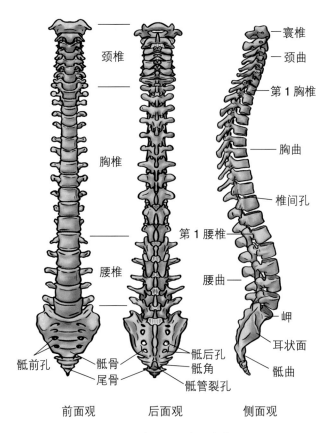

图 3-1-1　脊柱的形态和弯曲

一、椎骨的形态

（一）椎骨的一般形态

在幼年，椎骨总数为 33 个，即颈椎 7 个、胸椎 12 个、腰椎 5 个、骶椎 5 个及尾椎 4 个。其中，颈椎、胸椎及腰椎终生不融合且可运动，称可动椎或真椎。而骶椎及尾椎，在一定年龄则相互融合成骶骨及尾骨而失去运动能力，故称不动椎或假椎。

各部分椎骨的形态既有共性，又有各自的特殊性。一方面，各部分椎骨的形态有很多相似之处，但是由于所处部位、承受压力及毗邻结构不同，各部分椎骨又展现出不同的形态特点。椎骨由前方的椎体与后方的椎弓构成，二者之间的孔称椎孔。椎孔相连形成椎管，其内容纳脊髓及其被膜和脑脊液等结构。

椎体多呈短圆柱形，中部细，上、下两端膨大。上面平坦且粗糙，有椎间盘附着；前面在横径上略凸，垂直径上略凹，有小孔容纳滋养血管通过；后面在横径上凹陷，垂直径上较平坦，分布有静脉通过的小孔。椎体主要为骨松质，表面的骨密质较薄，受到暴力撞击时可被压缩，形成压缩性骨折。椎弓呈弓形，自椎体后方两侧向后发出，由 1 对椎弓根、1 对椎弓板、1 个棘突、4 个关节突及 2 个横突构成。

椎弓根细且短，呈水平位，位于椎体的后外侧。椎弓根的上、下缘各有一个凹陷，称椎上切迹和椎下切迹。椎间孔由上位椎骨的下切迹与下位椎骨的上切迹围成，内有脊神经及血管等结构通过。椎弓板位于椎弓后部，呈板状，上缘及前下部较粗糙，为黄韧带附着处；而上面平滑，构成了椎管的后壁，临床上常切除此处椎弓板进入椎管，治疗椎管内相关疾病。

棘突位于椎弓正中，多呈矢状位走行，有肌肉与韧带附着。各部分椎骨棘突的长度、形状及走行方向有所不同。在椎弓根与椎弓板的交界处，有 1 对上关节突及 1 对下关节突。上关节突向上发出，关节面向后；下关节突向下突起，关节面向前。相邻椎骨的上、下关节突形成关节突关节，是关节囊及周边肌肉的附着点，可防止椎骨向前脱位。

横突发自椎弓根与椎弓板连结处，略呈额状位，向外侧走行，亦为肌肉及韧带附着处，辅助脊柱的侧屈及旋转。在胸椎层面，横突与肋骨形成关节，限制着肋骨的运动。

（二）各部分椎骨的形态

1. 颈椎 颈椎共有 7 个（C_1-C_7），是所有椎骨中最小的。其中，C_1、C_2 和 C_7 因形状特殊而称特殊颈椎，其余 4 个则称普通颈椎。

（1）普通颈椎：普通颈椎的椎体较小，呈横椭圆形，横径大于矢径，上、下两面呈蝶鞍状。椎体上面在横径上略为凹陷，侧缘向上突起，称钩突。钩突位于椎体后外侧，前方为颈长肌，外侧为横突孔，后外侧参与构成椎间孔前壁，有颈神经根及根动脉通过。椎体下面在矢径凹陷，前缘与椎间盘交叠，横径凸起，两侧缘圆滑，称唇缘。唇缘与下位颈椎钩突形成钩椎关节（即 Luschka 关节，该关节没有关节囊，并非真正意义上的关节），其内侧为椎间盘，外侧有韧带分布。椎体钩突过度增生可使椎间孔产生狭窄，压迫脊神经根产生相应症状。椎体前面凸起，上、下缘均有前纵韧带附着；后面平坦，有若干椎体静脉孔，上、下缘则有后纵韧带附着（图 3-1-2）。

椎弓根较细，自椎体两侧伸向后外方。椎上和椎下切迹较窄，弯曲度近似。椎弓板窄且长，自椎弓根向后内侧延伸，汇合于中线。椎孔呈三角形，直径较大。在椎弓根与椎弓板的连结处发出关节突，其关节面平滑，呈卵圆形，近水平位。上关节突关节面朝向后上，下关节突关节面则朝向前下。由于关节面呈水平位，当颈椎遭受斜向或横向暴力撞击时，常易导致其前后或左右方向的脱位（图 3-1-3）。

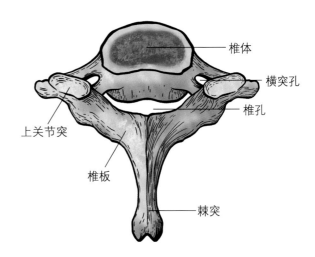

图 3-1-3 颈椎（上面观）

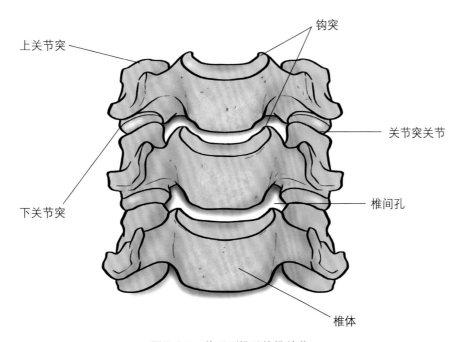

图 3-1-2 普通颈椎及钩椎关节

颈椎棘突较短，稍斜向后下方。除 C_1 和 C_7 外，其余颈椎的棘突末端分叉。颈椎横突短而宽，根部的圆孔称横突孔，内有椎动脉、椎静脉及神经通过。横突上方的深沟称脊神经沟，有脊神经通过。横突末端形成前、后两个结节，分别称前结节及后结节，为附近诸肌的附着点。上位颈椎的后结节位于前结节的后外侧，而在下位颈椎则位于后侧。第 6 颈椎前结节粗大而隆起，恰位于颈总动脉的后方，又称颈动脉结节。当头面部出血时，可于此处按压颈总动脉进行止血。

（2）特殊颈椎：第 1 颈椎（图 3-1-4）又称寰椎，位于脊柱最上端，上方与枕骨相邻。其外形呈环形，无椎体及棘突，由两侧的侧块与连结于侧块之间的前弓和后弓构成。

两侧侧块前方的弓形骨板称前弓。其前方凸起，中央有一小隆起，称前结节，为颈长肌及前纵韧带附着点；其后方凹陷，有呈圆形或卵圆形的关节面，称齿突凹，与下方枢椎齿突形成关节。前弓上缘有寰枕前膜附着，下缘有前纵韧带附着。

后弓连于两侧的侧块后方，亦呈弓形，较前弓长且弯曲。后弓后方中部粗糙隆起称后结节，为棘突残迹，是项韧带及头后小直肌的附着点。后弓起始部下面有浅切迹，与枢椎椎弓根上缘形成椎间孔，有第 2 颈神经走出。后弓与侧块结合部上方的深沟称椎动脉沟，有椎动脉和第 1 颈神经及其分支通过。有时，此沟被一弓形板所覆盖而成一孔或短管。后弓上缘有寰枕后膜附着。

前、后弓均比较细小，与侧块连接处则更为脆弱，容易因暴力而发生骨折。侧块为寰椎两侧肥厚的骨质，长轴朝向前内，略倾斜。其表面有呈肾形的凹陷关节面，朝向内上，称上关节面，其与枕髁相关节。关节凹中部狭窄，有切迹将其分为前、后二部。另外，上关节面的大小和形状也有差别。侧块下面为圆形凹陷的下关节面，与枢椎上的关节面形成关节。寰椎的上关节凹与下关节面的周边，分别有寰枕关节囊与寰枢关节囊。侧块内侧面的粗糙结节有寰椎横韧带附着。结节上方还有一个小结节，相当于普通颈椎横突的前结节。侧块的前方有头前直肌附着。寰椎横突较长，上下扁平且较粗大，末端肥厚而粗糙，不分叉，有肌肉及韧带附着，横突孔也较大。

第 2 颈椎（图 3-1-5）又名枢椎，在颈椎中最为肥厚。自椎体上面向上发出指状突起，称齿突。齿突较长，男性平均约 2.0 cm，女性平均约 1.9 cm，根部略窄。齿突的前、后均有卵圆形关节面，称前关节面及后关节面，分别与寰椎前弓齿突上的关节面及寰椎横韧带相关节。齿突尖端称齿突尖，为齿突尖韧带附着处。齿突尖两侧有翼状韧带。齿突根部较窄，易因暴力发生骨折而压迫脊髓造成严重损害，甚至危及生命。

枢椎椎体较小，齿突根部两侧有圆形或卵圆形关节面，朝向外上称上关节面，与寰椎下关节面形

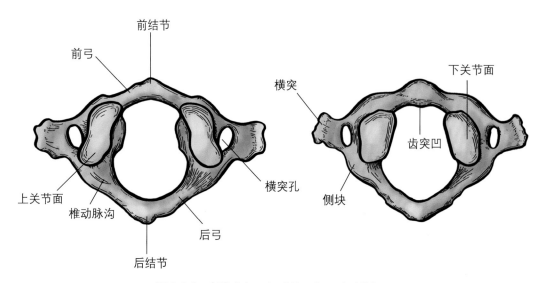

图 3-1-4　寰椎（左：上面观；右：下面观）

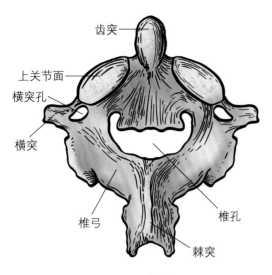

图 3-1-5　枢椎

成关节。其前面中部的两侧微凹，有颈长肌附着。椎弓根短而粗，下方有下关节突，关节面朝向前下，与第 3 颈椎上关节突相关节。椎弓根上缘的宽沟与寰椎围成椎间孔。椎弓板较厚，呈棱柱形。椎下切迹较深，椎孔较大。枢椎棘突粗大，下面有深沟且末端分叉。横突短小，末端不分叉，横突孔斜向外上。

第 7 颈椎（图 3-1-6）又名隆椎，形状及大小与上胸椎相似，但棘突长而粗大，近水平位；末端不分叉且呈结节状，在皮下形成明显的隆起，故又名隆椎，常作为体表计数椎骨序数的标志。横突粗大，后结节较大，前结节较小，甚至缺如。横突孔较小，有椎血管通过。

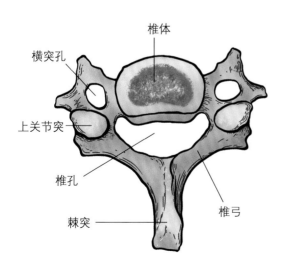

图 3-1-6　第 7 颈椎（上面观）

2．胸椎　胸椎共 12 个（T_1-T_{12}），固定肋骨并参与形成胸廓。

（1）胸椎的一般形态：胸椎体呈短柱状，横断面呈心形，矢径比横径略长（图 3-1-7）。上、下面粗糙，有椎间盘附着。前面在垂直径上略凹，后面则在横径上略凹。椎体侧面在横径上略凸，上、下各有一半圆形浅窝，上方浅窝稍大，位于椎弓根前方，称上肋凹；下方者略小，位于椎下切迹前方，称下肋凹。上、下肋凹均为半关节面，上、下两个相邻椎骨的上、下肋凹与其椎间盘构成全肋凹，与肋骨头形成关节。

椎弓根短且细，椎下切迹比椎上切迹为深，椎孔较小。胸椎棘突较长，伸向后下方。上关节突较薄，近额状位，关节面平坦，朝向后外。下关节突位于椎弓板的前外侧，关节面呈卵圆形且凹陷，朝向前下内方。由于胸椎关节突近额状位，故不易发生脱位。横突呈柱状，自椎弓根与椎弓板交界处发出，伸向后外。横突末端圆钝，前方的凹面称横突肋凹，与肋结节相关节。

（2）各部胸椎的形态：胸椎体的体积自上向下逐渐增大，上部椎体与颈椎椎体相似，而下部椎体则与腰椎类似。第 1 胸椎体横径比矢径长 2 倍；第 2 胸椎体横径变小；第 3 胸椎体最小，矢径增加；第 4 胸椎体，由于矢径较长故切面呈心形；第 5 至第 8 胸椎的矢径继续增加，而横径则变化较小。

椎弓板由上向下依次增厚。除第 1 胸椎外，椎上切迹不甚明显，而椎下切迹则较深。横突自上而下逐渐变短，上 6 个胸椎横突肋凹的凹陷明显且朝向前外；其余的则较平坦，朝向前外上方向。第 5 至第 8 胸椎棘突较长，几乎垂直，彼此重叠呈叠瓦状；上部及下部胸椎棘突则略为倾斜。

第 1 胸椎：上肋凹为圆形全肋凹，与第 1 肋骨小头形成关节；下肋凹较小，呈半圆形，与第 2 肋骨小头关节面上半部相关节。棘突较粗且长，呈水平位，可比第 7 颈椎棘突还长。因此，在辨认椎骨序数时易与第 7 颈椎棘突相混淆。

第 9 胸椎：有时只有上肋凹，下肋凹常缺如。

第 10 胸椎：在椎体两侧近上缘处，通常各有一个全肋凹，与第 10 肋骨小头形成关节。但有时只有半个上肋凹而无下肋凹。横突肋凹较小或缺如。

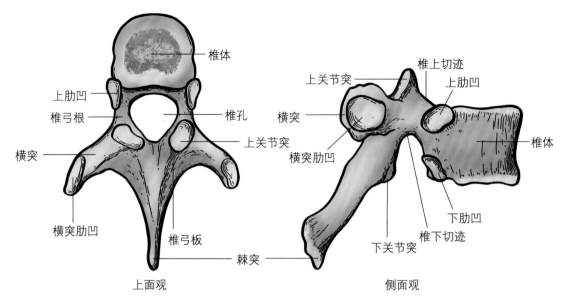

上面观   侧面观

图 3-1-7 胸椎

第 11 胸椎：椎弓根两侧各有一个全肋凹，与第 11 肋骨小头形成关节。横突较短且无横突肋凹。棘突呈三角形，下缘则呈水平位，上缘倾斜。

第 12 胸椎：椎体大，侧面近上缘处有圆形全肋凹，与第 12 肋骨小头相关节。横突较小，无横突肋凹，有上、下和外三个结节，上、下结节相当于腰椎的乳突和副突，棘突呈三角形。

3. 腰椎   腰椎共有 5 个（L_1-L_5）。

（1）腰椎的一般形态（图 3-1-8）：腰椎椎体高大，是所有椎骨中最大的，横断面呈肾形。上、下面平坦，前面比后面稍凹陷。椎弓根短且粗，伸向后方。椎上切迹较浅，椎下切迹宽而深。椎弓板较胸椎短、宽而厚，不互相重叠。椎孔呈三角形。棘突为长方形扁板，几乎水平位伸向后方，上下缘肥厚，后端圆钝。腰椎关节突比胸椎粗大，几乎呈矢状位。上关节突的关节面凹陷且朝向后内；下关节突的关节面则凸隆而朝向前外。腰椎关节突关节的方向性差异较大，上关节突关节面的朝向大概有 3 种：矢状位，在上 4 个腰椎中占多数；中间位，多见于第 5 腰椎；冠状位，与冠状面接近。腰椎上、下关节突几乎呈内外关系，不易发生单纯性脱位。如果发生脱位，则往往合并一侧关节突的骨折。上

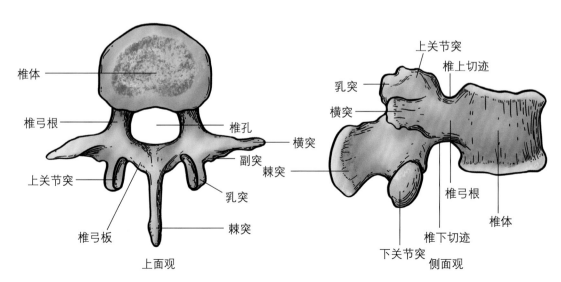

上面观   侧面观

图 3-1-8 腰椎

关节突后缘卵圆形的隆起，称为乳突。横突薄而长，前后略扁（第5腰椎除外），伸向后外。横突根部的后下方有一小结节，称副突。

（2）各部腰椎的形态：第1至第3腰椎横突逐渐变长，第3腰椎横突最长。第4、5腰椎横突则逐渐变短且向上方倾斜。第5腰椎的椎体最大，前厚后薄，下方与骶骨相接。椎弓根扁平且宽厚。由于椎弓板向椎孔走行，使椎孔变小。下关节突与骶骨的上关节突相关节。棘突是腰椎中最小的，末端圆钝且向下弯曲。横突短粗，呈圆锥形，先向外走行，然后转向外上，倾斜度较大。

4. 骶骨（图3-1-9、图3-1-10） 骶骨由5块骶椎融合而成，呈扁平三角形，向后下方弯曲。骶骨位于骨盆后上部，两侧与髋骨相关节，分为基底、尖端、外侧部、骨盆面及背面。骨盆面斜向前下，在横径和垂直径上均凹陷，在第2骶椎处略突出。骨盆面中部有4条粗糙横线，是5个骶椎融合的痕迹。横线两端各有一孔称骶前孔，借椎间孔与骶管相通，内有骶神经的前支及血管通过。

骶骨的背面较为粗糙，凸向后上方。在中线上，有3～4个结节融合形成纵行隆起，称骶正中嵴，是骶骨棘突融合的痕迹。骶正中嵴两侧骨板略凹陷，

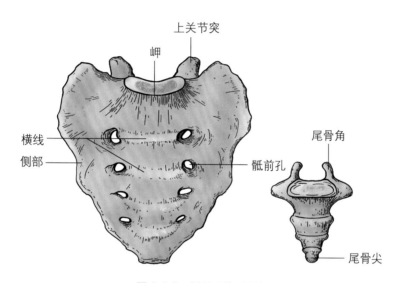

图 3-1-9 骶骨（前面观）

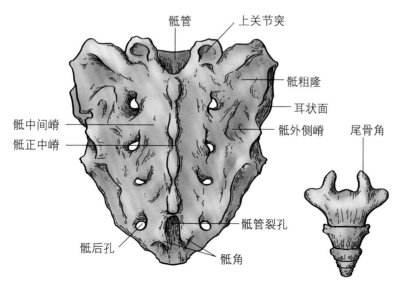

图 3-1-10 骶骨（后面观）

由椎弓板融合而成。在其外侧有一条不甚明显的隆起称骶中间嵴，为关节突融合的痕迹。骶正中嵴的下端突出称骶角，相当于第 5 骶椎的下关节突，与尾骨相关节。两骶角之间的缺口称为骶管裂孔，是骶管的下口。在进行某些手术时，可经骶管裂孔在骶管内的硬脊膜外隙进行麻醉阻滞。骶中间嵴的外侧有 4 个骶后孔，与骶前孔相对应，但略小，也借椎间孔与骶管相通，有骶神经的后支及血管通过。骶后孔的外侧有 4 个隆起，形成不连续的粗线，称骶外侧嵴，为横突融合的痕迹，有周围的肌肉及韧带附着。

骶管裂孔可呈现三角形、尖长形、方形、长方形、马蹄形及不规则形等，以三角形及尖长形居多。一般来说，骶管裂孔的形状对骶管麻醉并无影响。骶前孔和骶后孔的外侧为外侧部，由横突融合而成。上部宽厚，下部窄薄。上部两侧的耳状关节面称耳状面，与髂骨相关节。耳状面两侧对称，与第 2 或第 3 骶椎高度相同。耳状面后方的粗糙骨面称骶粗隆，有骶髂韧带附着。耳状面下方骶骨外侧缘粗糙，有骶棘韧带和骶结节韧带附着。其末端形成突起称骶骨下外侧角，其下方的切迹与第 1 尾椎横突及骶尾外侧韧带围成孔洞，其内有第 5 骶神经前支通过。

骶骨底向上，由第 1 骶椎上部构成。中央平坦且粗糙，呈卵圆形，与第 5 腰椎毗邻，前缘向前突出称岬，是女性骨盆内测量的重要标志。底的后方有呈三角形的大孔，即骶管上口。口的后外侧壁相当于第 1 骶椎的椎弓。孔的外上方为上关节突，中央的关节面凹陷，多数斜向后内，也可呈额状位或矢状位，其与第 5 腰椎下关节突相关节。上关节突后外侧较粗糙，类似腰椎的乳突。第 1 骶椎向两侧伸展的部分称骶翼，向下移行为骶骨外侧部。

骶骨尖窄小，垂直向下，由第 5 骶椎下部构成。下面呈卵圆形，与尾椎相关节。成年时，骶骨尖多与尾骨相互融合。各骶椎椎孔连接形成骶管，纵贯骶骨全长，长度约为 6.5 cm。有上、下二口，下口（即骶管裂孔尖端）骶管有时可完全闭合而影响麻醉操作。骶管侧壁上有 4 个椎间孔，与骶前、后孔相交通。女性的骶骨短而宽，横径较大但弯曲度较小，向后倾斜，第 1 骶椎体较小，耳状面较短；男性骶骨横径较短但纵径较长，弯曲度较大，耳状面较长。

二、椎骨的变异

（一）颈椎的变异

寰椎可能会出现部分或全部与枕骨融合，而前、后弓也可因骨化不完全出现分裂，椎动脉沟有时则为一骨管。枢椎与第 3 颈椎有时发生融合，齿突也可出现分裂。第 2 至第 5 颈椎棘突不分叉，而第 6 和第 7 颈椎的棘突出现分叉；有时，第 6 颈椎棘突很长，甚至超过第 7 颈椎棘突。第 6 或第 7 颈椎的横突过度发育而形成颈肋。颈肋长短不一，末端游离或通过韧带、软骨与第 1 肋的软骨相连，产生临床症状。

（二）胸椎的变异

胸椎可为 13 个或 11 个，胸椎之间有时可能发生融合。第 1 胸椎可出现一侧或双侧的双肋凹。第 10 胸椎横突肋凹有时会发生缺如。另外，半边椎（只有半侧椎体、一侧椎弓、一侧横突、一侧关节突及半侧棘突）等变异也可能出现。

（三）腰椎的变异

腰椎可出现 4 个或 6 个。第 1、2 或第 3 腰椎横突变成腰肋，多见于第 3 腰椎。有的腰肋较长，与横突前面或末端融合。胚胎时期，若两侧椎弓板未融合或发育不全，则可形成脊柱裂，多见于腰椎及骶椎。当裂隙较大时，椎管的内容物可向外膨出，形成脊膜膨出或脊髓脊膜膨出。

（四）骶骨的变异

骶椎数目可为 4~10 个。成年后，有时第 1 骶椎和第 2 骶椎并不融合，第 1 骶椎类似第 6 腰椎，称为第 1 骶椎腰化；有时第 5 腰椎与第 1 骶椎融合，称为腰椎骶化。此二种变异均易引起慢性腰痛。有的骶骨耳状面较短，与第 1 或第 2 骶椎高度一致；有的耳状面会很长，可达第 4 骶椎水平。有时，骶骨可出现一侧或双侧的副耳状面。若骶骨的两侧椎弓板未融合，骶管的后壁可全部或部分开裂，形成脊柱裂。另外，还可能会出现浮棘（即棘突游离，与椎弓间只借助膜结构相连）、一侧骶角缺如及骶骨部分或全部的缺如等变异情况。

第二节 椎间盘

椎骨之间的连接分为椎体间连接与椎弓间连接两种（图 3-2-1）。椎体间的连接就是联合，包括前纵韧带、后纵韧带和透明软骨（椎骨终板）之间的椎间盘（图 3-2-2）。自第 2 颈椎至骶骨，椎间盘是椎体相邻面之间的主要连接形式。除 Luschka 钩椎关节外，椎间盘的轮廓与相邻椎体大致一致。成人有 23 个椎间盘。椎间盘的周围部称纤维环，其由多层同心圆状纤维软骨环构成，坚韧富于弹性，紧密连结着上、下两个相邻椎体。在中部稍后方，有白色且富弹性的胶样物质，称髓核。各部分椎间盘的厚度不同，上胸部最薄，腰部最厚。颈部和腰部椎间盘前方厚、后方薄，而胸部的椎间盘则刚好相反。另外，椎间盘厚度及大小可随年龄发生变化。椎间盘与椎骨上、下面及终板软骨相附着。终板既含透明软骨又含纤维软骨。纤维软骨的位置更接近椎间盘，有观点认为它并非终板的成分。髓核上下方终板的纤维软骨与纤维环的内侧板共同包绕着髓核。胸椎间盘除与前、后纵韧带相连外，外侧还可被韧带连至邻近的肋骨头。椎间盘占整个脊柱长度约 1/4，颈部和腰部的椎间盘比胸部的长且柔韧。

纤维环分为内、外两区，外侧区为较窄的胶原纤维，内侧区则为较宽的纤维软骨。在纵断面上，各软骨环凸向周边，为不完整的环形；在横断面上，约有半数软骨环不完整，在纤维环的后外侧更加明显。纤维环后部的软骨环纤维排列方式较为复杂，而其他各部的软骨环纤维则以与垂直轴呈约 65° 夹角的方向斜行，并相互交叉重叠。连续板层的纤维彼此反方向斜行，限制脊柱的运动。在不同板层，深部纤维的倾斜度有所不同。

颈部和腰部髓核发育较好。在新生儿时期，髓核大而软且呈凝胶状，含少量脊索细胞和纤维环内层的细胞及胶原纤维。由于后部纤维环较前部和两侧纤维环薄，层数也少，故髓核并不居于椎间盘中心而是偏后。随着年龄增长，脊索细胞于 10 岁以

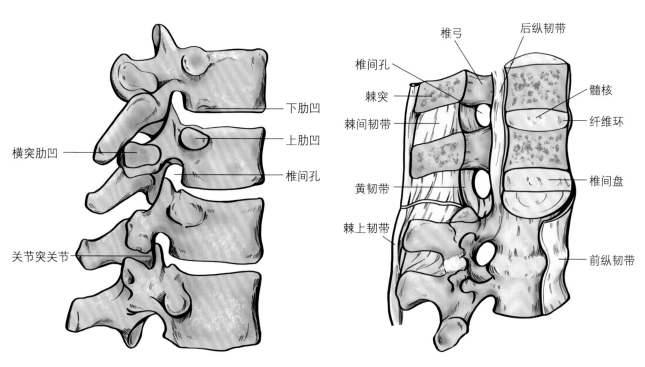

图 3-2-1 椎骨间的连接

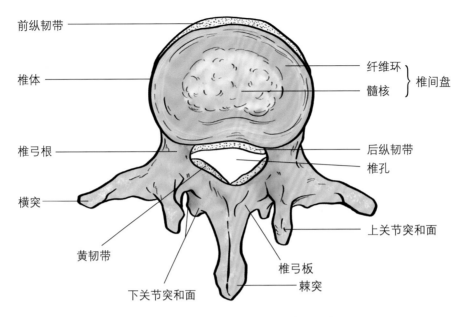

前纵韧带

椎体

椎弓根

横突

黄韧带

下关节突和面

纤维环
髓核　} 椎间盘

后纵韧带

椎孔

上关节突和面

椎弓板
棘突

图 3-2-2　椎间盘和关节突（腰椎上面）

后消失，髓核内凝胶样物质被纤维软骨替代，含水量逐渐减少，胶原纤维增粗，蛋白多糖减少，硫酸角质素和硫酸软骨素增加，胶原和蛋白多糖的交联增加，使得椎间盘的束水能力减弱，质地变硬，抗损伤的能力下降。但是，还有证据表明，腰椎间盘在正常衰老过程中整体高度并不下降，脊柱高度随年龄增长而下降是由于椎体高度下降所致。椎间盘内部压力常因姿势不同而异，在不负重的情况下，髓核内的压力较低；坐位时较高，而直立时减少约 30%，卧位时则减少约 50%。

在幼年时，椎间盘血管丰富，一些血管可分布至深层。随着年龄的增长，深层血管逐渐变少且口径也减小，在 13 岁后已基本无血管进入深层。目前一般认为，椎间盘的神经仅分布于纤维环浅层，而深层及髓核无神经分布。

椎间盘有弹性垫的作用，可以缓冲外力对脊柱的冲击，增加脊柱的运动幅度。随着年龄增长，椎间盘可能会逐渐发生退行性变，即髓核和纤维环的胶原纤维变性。过度劳损、外伤等可诱发纤维环的破裂，使髓核或纤维环或二者同时膨出，称椎间盘

突出症。椎间盘突出症常见于颈部和腰部等活动度较大的部位，这些部位的椎间盘后部较薄弱且受压力较大，椎间盘多向后侧或后外侧突出，压迫脊髓和脊神经根，出现相应的临床症状。

椎间盘突出症常发生在 20～55 岁的人群，最常见于 L_{4-5} 及腰骶椎水平，也经常累及颈椎间盘，尤其是 C_{5-6} 和 C_{6-7}。胸椎间盘脱出则比较少见。纤维环后层急性撕裂或慢性退化均可使髓核产生变形或疝出。髓核突出将导致椎间盘的功能紊乱，各种韧带的张弛程度也将失去平衡。

椎间盘最常在后纵韧带稍外侧突出，压迫同侧的脊神经根。少数情况下，髓核会从中央即后方中线处突出。此时，脊髓结构受到双侧压迫，将累及脊髓和（或）马尾。若纤维环完全破裂，将有一部分髓核组织进入椎管，并可在椎管内迁移，压迫较远部位的脊神经而产生相应症状。除此之外，椎间盘所含物质本身也可对脊神经产生危害。一般来说，腰椎间盘内部的破损较突出更为常见，被认为是导致背部疼痛的主要原因。

第三节　椎　管

椎管上起自枕骨大孔，下止于骶骨，与脊柱的弯曲形状相似。其中，颈部和腰部的椎管口径较大，大致呈三角形；胸部椎管较小，呈圆形。这种差异与脊髓（包括膨大）的直径变化相一致。L_1-L_5 的椎管逐渐减小，但女性椎管仍较男性宽。椎管可分为 2 个区，即关节突关节内侧缘之间的中央椎管和关节突关节以下进入椎间孔的侧椎管（图 3-3-1）。

腰椎的椎管较长，腰神经根自马尾神经发出，经椎间孔出椎管前在椎管内走行一定的距离。不同的腰神经发出部位也不同，L_{1-3} 神经根多在同序数椎管后面的中 1/3 水平；L_5 神经根多在 L_{4-5} 椎间盘水平；S_1 神经根多在第 5 腰椎体背面下 1/3 水平（图 3-3-2）。因此，一般情况下，L_{3-4} 椎间盘突出会压迫 L_4 神经根，L_{4-5} 椎间盘突出压迫 L_5 神经根，L_5-S_1 椎间盘突出压迫 S_1 神经根。若腰椎间盘突出较大并且偏于椎管中央，则可能表现为双侧腰、骶神经受压症状，或马尾神经受压症状。

腰椎的侧隐窝又称椎弓根旁间隙，为椎管两侧向外凹陷的部分，向外下方通向椎间孔，前方为椎体后缘，后面为上关节突前面与椎板和椎弓根的交

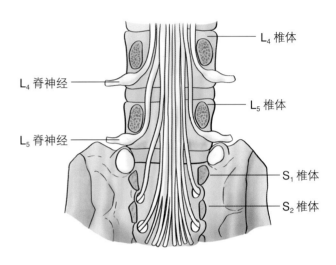

图 3-3-2　腰神经根出椎间孔的位置

界处。因此，侧隐窝减压术中，只有切除部分上关节突才能达到减压目的。侧隐窝外侧为椎弓根内面，内侧入口相当于上关节突前缘的平面。神经根从侧隐窝下部走出，因此侧隐窝后壁的关节突及峡部如有骨关节炎等病变，常易引起神经根的压迫。腰 5 椎体的椎管呈三叶形，侧隐窝明显，矢径可小至 $2 \sim 3$ mm，上关节突增生变形情况较多，最易引起侧隐窝狭窄。

椎间盘和黄韧带之间的间隙称盘黄间隙，该间隙前壁为椎间盘，后壁为关节突关节和黄韧带。向外连接椎间孔，向下连接侧隐窝。椎间盘突出、黄韧带肥厚或关节突关节增生均可导致盘黄间隙的狭窄，最容易发生在软组织为主的位置，如椎间盘退变、突出或后方的黄韧带肥厚、皱褶等。在腰椎 4、5 和腰 5 骶 1 平面的狭窄，则容易压迫周边走行的神经根（图 3-3-3、图 3-3-4）。

椎管狭窄可发生于单一或多个脊椎水平，主要累及腰部和颈部的中央管和（或）根管。常见的椎管狭窄是退行性病变，如椎间盘突出和（或）关节突关节的骨关节炎等。通常情况下，较窄的腰骶椎

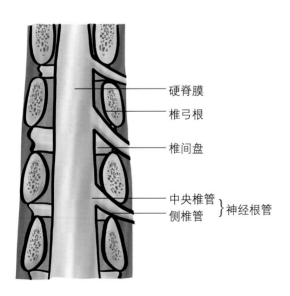

图 3-3-1　神经根管

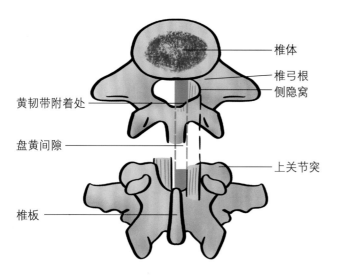

图 3-3-3　盘黄间隙和侧隐窝（后面观）

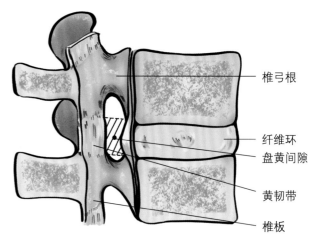

图 3-3-4　盘黄间隙（内侧面观）

间孔易发生椎管狭窄。椎管狭窄将压迫脊神经根并影响其血供，实际上缺血性损伤比物理性压迫更易引起神经受损。腰骶部的神经根在相应椎间孔内上方从马尾神经分出，于椎管内斜向下走行一段距离后进入神经根管，然后在相应的椎间孔走出，而侧后方椎间盘的突出则可侵犯背根神经节等。

黄韧带使得椎管后壁非常平滑，当脊柱处于屈曲位时，黄韧带明显延长变薄，而最大伸展位时将显著缩短且增厚，并由此引起椎管内的容量明显减小。若黄韧带发生退变，除韧带弹性下降外还将变得肥厚，在脊柱伸展时出现褶皱或折叠从而突入椎管，减小椎管容量。例如，当颈椎过伸时，黄韧带褶皱突入椎管并与前方椎体后缘发生挤压，引起以脊髓中央管为中心的损伤。黄韧带的外缘一直延伸至椎间孔并构成其后壁，并在椎间孔外侧与关节突关节囊相互融合。因此，黄韧带肥厚也可造成神经根管的狭窄，其临床表现与椎间盘突出和中央型椎管狭窄存在差异。

第四节　椎间孔与脊神经

椎间孔是进出椎管的重要通路，其结构和内容物对各种病变非常敏感，具有重要的临床意义。椎间孔边界的特点是它有两个可活动关节，即椎间盘和关节突关节。由于这两个关节可活动，因此椎间孔的大小具有动态变化的特点。椎间孔顶部为上一椎体的椎弓下切迹、黄韧带的外侧缘，底部为下一椎体的椎弓上切迹、下一椎体的后上缘，前界为相邻椎体的后缘、椎间盘、后纵韧带的外侧部分、前纵静脉窦，后界为关节突关节的上下关节突、黄韧带的外侧延伸部分，内侧边界为硬膜囊，外侧边界则为筋膜层和髂腰肌（腰椎间孔）。

颈椎椎间孔较明显，缘于其上下切迹深度均较大，且与椎弓根方向一致，朝向前外侧。横突在椎间孔的外侧，方向相同。胸椎和腰椎椎间孔朝向外侧，横突则走向下方。实际上，椎间孔为一个向前、下、外方向走行的斜行管道，内通椎管的外侧部。椎间孔的矢状切面呈椭圆形或卵圆形。颈部前屈时，椎间孔变大，颈部后伸时，椎间孔变小。C_{2-7} 椎间孔，自上向下依次有第 3~7 颈神经走行。颈椎的椎间孔除有颈神经根通过外，其余空隙为血管、淋巴管和脂肪填充。在椎间孔中部，后根在上方，前根在下方。

腰椎椎间孔位于腰大肌与脊柱连接处后方，呈上宽下窄的耳状形。因其横径较长，有内口和外口之分，故又名椎间管。椎间管愈向下走行愈倾斜。每个椎间孔壁均有纤维组织覆盖，椎间孔的更外侧处有时会有狭窄的纤维条带和跨孔韧带。椎间孔的内容物有脊神经、硬膜根袖、淋巴管、节段动脉的脊柱分支、椎内和椎外静脉丛交通支和窦椎神经等（图 3-4-1）。椎间孔上宽下狭，神经根（出口根）位于椎间孔的上 1/3 ~ 1/4 部分。腰椎椎间孔按高度可

以分为椎间盘上区（神经根和根动静脉的出口）、椎间盘区（L_4-L_5 和 L_5-S_1 内有神经根走行）和椎间盘下区（位于侧隐窝的外缘）。

任何累及椎间孔边缘的病变均会对这些组织结构，尤其是对神经产生损伤。另外，周围关节的骨关节炎、骨刺或椎间盘退变等均会导致椎间孔狭窄而导致骨性压迫，从而引起神经压迫和刺激症状（图 3-4-2）。

椎间孔周围韧带包括：①横孔上韧带：从椎弓根与横突的夹角发出，横跨椎间孔的上缘止于同位椎体或间盘的外下侧，该韧带内上方的孔隙中走行着动静脉和交感神经；②横孔下韧带：从上关节突的前缘发出，横跨椎间孔的下缘止于同位椎体或间盘的外下缘，其下方孔隙走行静脉；③横孔中韧带：有少数人出现该韧带。

另外，在椎间孔的外侧有如下韧带：①体横上韧带：由横突下缘发出，止于同位椎体外下缘、椎间盘侧壁、下位椎体外上缘；②体横下韧带：由横突上缘发出，斜向内上，止于同位椎体外上缘、椎间盘侧壁、上位椎体外下缘（图 3-4-3）。

上述椎间孔周围的韧带交错围成不同的间隔，中间较大的间隔通过脊神经，周围小孔走行动静脉

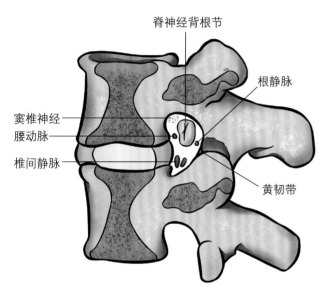

图 3-4-1 椎间孔的内容物（外侧面观）

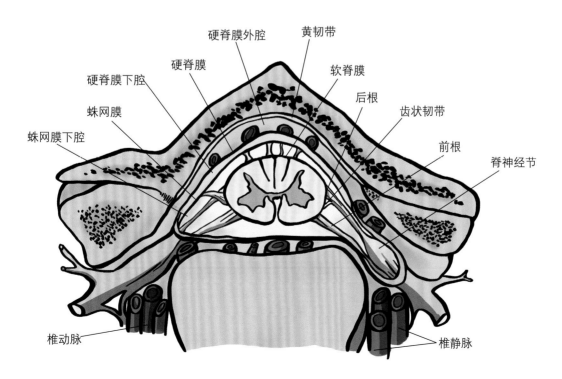

图 3-4-2 椎间孔和脊神经根的位置关系（上面观）

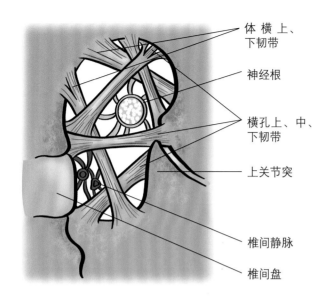

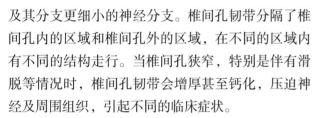

图 3-4-3   椎间孔周围韧带示意图

体 横 上、下韧带

神经根

横孔上、中、下韧带

上关节突

椎间静脉

椎间盘

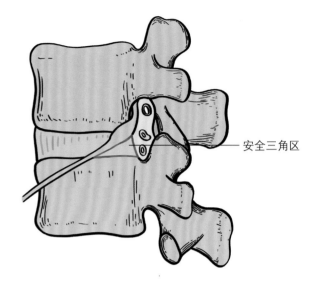

安全三角区

图 3-4-4   安全三角区示意图

及其分支更细小的神经分支。椎间孔韧带分隔了椎间孔内的区域和椎间孔外的区域，在不同的区域内有不同结构走行。当椎间孔狭窄，特别是伴有滑脱等情况时，椎间孔韧带会增厚甚至钙化，压迫神经及周围组织，引起不同的临床症状。

椎间孔周围有时还会出现 Hoffman 韧带。广义认为 Hoffman 韧带为椎管及椎间孔内所有没有明确名称的韧带组织，狭义概念则认为其是起于神经根周围，止于神经根的韧带。该韧带可以稳定神经根，决定神经根对压迫的代偿能力。椎间孔韧带的起止点都不在神经根，而 Hoffman 韧带的止点在神经根。脊神经根的断面呈椭圆形或卵圆形，位于椎间孔上半部。胸神经根横断面较小，出孔后行向后外侧；腰神经根横断面较大，斜行穿过椎间孔，出孔后向外下方行走。

临床上行椎间孔镜手术时，涉及到椎间孔镜手术的安全三角区。该三角区的前界为出口的脊神经根，下界为下位椎体的上终板，内界为走行神经根与硬膜囊，类似等腰三角形（图 3-4-4）。多数情况下，该区域没有重要的血管和神经分支。偶尔，安全三角区亦有腰升静脉和椎间静脉下支至腰静脉的交通支通过，这两条静脉管壁薄、管径大。椎间孔镜可以借该三角区和椎间盘纤维环之外的空间，彻底清除突出或脱垂的髓核和增生的骨质来解除对神经根的压迫，减轻由于对神经根的压迫而造成的疼痛。同时，术中要防止损伤神经根，减少损伤血管后所导致的出血。

脊髓由内向外依次被软脊膜、蛛网膜、硬脊膜所包绕，分别形成蛛网膜下腔及硬脊膜下腔，前者充满了脑脊液，后者则是一个潜在的腔隙。在脊髓圆锥终端，有一个结缔组织细丝即终丝，向下降至第 1 尾椎背部。

神经的前根和后根发自脊髓，分别穿过蛛网膜下腔并经过硬脊膜在椎间孔内或附近汇合形成脊神经。由于脊髓比脊柱长度短，接近尾端的神经根都要在椎管内下行一段距离到达相应的椎间孔。这样，在脊髓圆锥远端的脊髓鞘内形成了马尾神经，围绕在终丝周边（图 3-4-5）。

神经根自硬膜囊走出后向外下方斜行，经外侧的椎间孔离开椎管。神经根与椎间孔及其毗邻组织关系紧密，椎间孔骨纤维管狭窄及软组织的增生、肥厚和粘连等均可压迫附近的神经组织，造成不同程度的感觉和（或）运动功能障碍。

脊髓的硬膜为致密结缔组织，其在椎管内为管状的袋囊，硬膜囊在骶2 水平附近终止。硬膜向上延伸到颅内成为硬脑膜，并与颅骨的内层骨膜结合。椎管内的硬膜表面较粗糙，与硬膜外脂肪和结缔组织相结合，使得硬脊膜可以被固定于椎管壁。在椎间孔处，硬脊膜包绕脊神经根和脊神经节，称为根袖。根袖与周围结缔组织被牢固地固定于椎间孔处，可以有效地保护神经根。在下腰段，硬膜囊较骨性椎管小，说明椎管内有较宽的硬膜外间隙。

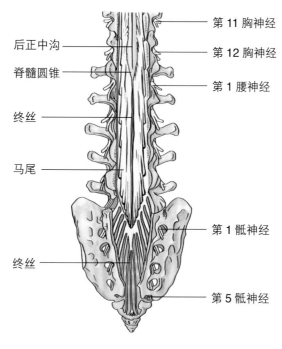

第 11 胸神经

后正中沟

脊髓圆锥

第 12 胸神经

第 1 腰神经

终丝

马尾

终丝

第 1 骶神经

第 5 骶神经

图 3-4-5 终丝和马尾

第五节 脊柱周边的韧带

一、椎体间和椎弓间的韧带

(一)椎体间的韧带

除椎间盘外，脊柱的椎体之间还借前纵韧带和后纵韧带连结（图 3-2-1）。前纵韧带是人体中最长的韧带，十分坚韧。上方起自枕骨咽结节，下经寰椎的前结节及各椎体前方，向下止于第 1 或第 2 骶椎前面。各部分前纵韧带的宽度与厚度不尽相同，胸椎部分窄而厚，而颈部和腰部则宽而薄。前纵韧带由三层并列的纵行纤维构成，浅层纤维跨越 3～4 个椎体，中层纤维则跨越 2～3 个椎体，而深层纤维仅连结相邻的椎体。前纵韧带与椎间盘及椎体边缘的连结比较紧密，但是在椎体上、下缘之间的部分则较为疏松。前纵韧带可以限制脊柱的过度后伸。

后纵韧带位于椎管的前壁，细长且坚韧。该韧带起自第 2 颈椎体，向上移行于覆膜，向下沿各椎体后面至骶管，与骶尾骨后的深韧带相融合。后纵韧带宽度与厚度在各部位也有所不同，如在颈椎、

上胸椎部分较宽，而在下胸椎和腰椎部分则较窄。后纵韧带可分为浅、深两层，浅层纤维跨越 3～4 个椎体，深层纤维则只连结相邻的椎体。后纵韧带与椎体的上、下缘之间连结比较紧密，但与椎体后面的连结则较为松弛，其间有椎体静脉通过。

(二)椎弓间的连结

椎弓间的连结包括关节突关节、椎弓间韧带、横突间韧带及棘间韧带等结构。关节突关节由上位椎骨的下关节突与下位椎骨的上关节突组成，关节面覆盖着透明软骨。关节囊附着于关节软骨的周边，颈椎部分的关节囊较松弛，而胸椎部分的关节囊较紧张，腰椎部分关节囊则较厚。关节突关节为平面关节，可做轻微的运动。

椎弓间韧带即黄韧带，位于相邻椎弓之间，外形呈膜状，由弹性纤维构成。该韧带上方起自上位椎弓板下缘的前方，向下止于下位椎弓板的上缘及后面。黄韧带前方凹陷，正中有一裂隙，内有静脉通过。各部位的黄韧带厚度与宽度有所不同，颈椎

部分薄而宽，胸椎部分较窄且略厚，以腰椎部分为最厚。黄韧带可以限制脊柱过度前屈，维持身体的直立。若此韧带发生肥厚，将压迫马尾神经或神经根产生相应的症状，常发生于第4与第5腰椎之间（图3-5-1）。横突间韧带连结两个相邻的横突，在颈椎部分此韧带常缺如，在胸椎部此韧带呈细索状，而在腰椎部此韧带发育较好，呈膜状。

棘间韧带连结相邻的两个棘突，比较薄。该韧带从棘突根部发出直至其尖端，呈矢状位，前方与椎弓间韧带融合，后方移行于棘上韧带。腰椎部的棘间韧带宽而厚，呈四方形，而胸椎部的棘间韧带则窄而长，颈椎部的棘间韧带常发育不良。

棘上韧带外形细长，质地坚韧，起自第7颈椎棘突，沿着各椎骨棘突的尖端下行，止于骶正中嵴。该韧带向上移行为项韧带，两侧与背部的腱膜相延续，前方与棘间韧带相互融合。各部位棘上韧带的宽度与厚度存在差异，在腰椎部宽而肥厚，而胸椎部的棘上韧带则呈细索条状。该韧带的浅层纤维跨越3～4个椎骨的棘突，中层纤维跨越2～3个棘突，而深层纤维只连结两个相邻的棘突。脊柱前屈时棘上韧带紧张，脊柱后伸时该韧带松弛。

项韧带呈三角形，由弹力纤维膜构成。该韧带底部向上附着于枕外隆凸和枕外嵴；尖部向下与寰椎后结节及下6位颈椎棘突尖相连；后缘游离且肥厚，为斜方肌附着位点（图3-5-2）。人类项韧带不如四足动物发达，作用类似黄韧带，可维持身体的直立姿势。

二、脊柱的特殊关节

（一）寰枕关节（图3-5-3）

该关节由枕髁与寰椎上关节凹构成。寰枕关节的关节囊松弛，上方起自枕髁周缘，向下止于寰椎的上关节凹周缘。该关节囊的后部及外侧部肥厚，内侧部则较薄，有时甚至缺如。关节囊的周围分布着如下韧带。①寰枕前膜：比较宽阔，连结枕骨大孔前缘与寰椎前弓上缘。该韧带前方中部因有前纵韧带走行而略增厚，而其两侧则略薄，常与关节囊相融合。②寰枕后膜：比寰枕前膜薄且窄，位于枕骨大孔后缘与寰椎后弓上缘之间。该韧带中部略厚，前方与硬脊膜紧密相贴，后面毗邻头后小直肌，两侧移行为关节囊。寰枕后膜与寰椎后弓上的椎动脉沟围成一个管道，容纳椎动脉及枕下神经通过。③寰枕外侧韧带：该韧带连结寰椎横突上方与枕骨的颈静脉突，加强了关节囊外侧壁。

寰枕关节是椭圆关节，沿额状轴使头部做仰俯运动。沿矢状轴可做侧屈运动。头部的前俯运动主

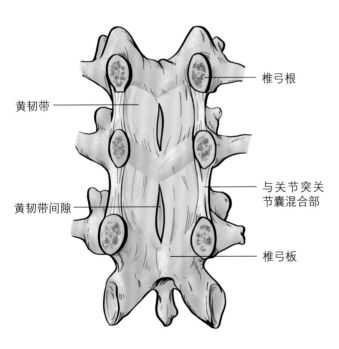

图 3-5-1　黄韧带（前面观）

椎弓根

黄韧带

与关节突关节囊混合部

黄韧带间隙

椎弓板

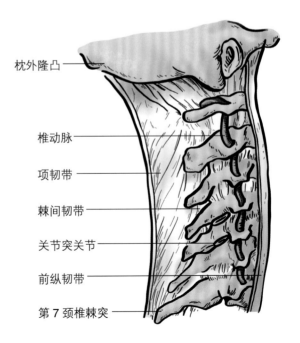

图 3-5-2　项韧带

枕外隆凸

椎动脉

项韧带

棘间韧带

关节突关节

前纵韧带

第7颈椎棘突

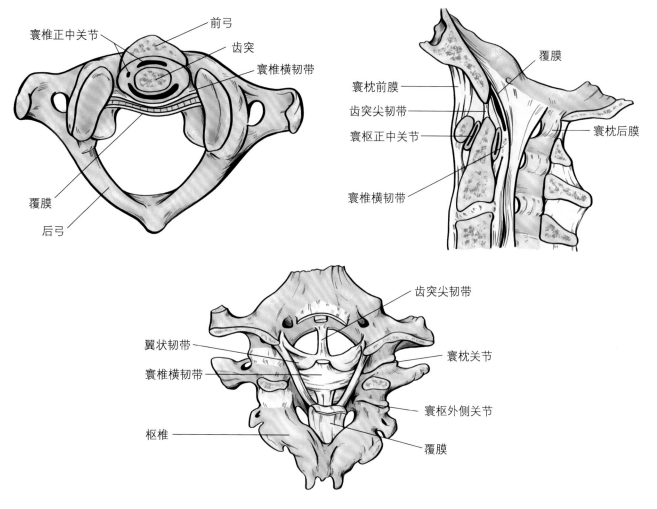

图 3-5-3 寰枕关节和寰枢关节

要受关节囊后部和覆膜的制约；寰枕前膜和寰枕外侧韧带主要限制头部的后仰动作。翼状韧带和关节囊的外侧则限制过度的侧屈运动。寰枕关节的血供主要来自椎动脉和脑膜后动脉的分支，而神经则主要来源于枕下神经的分支。

（二）寰枢关节（图 3-5-3）

寰枢关节包括双侧寰枢外侧关节、寰齿前关节和寰齿后关节。①寰枢外侧关节：由寰椎的下关节面与枢椎的上关节面构成，关节囊附着于该关节的周缘，薄且松弛，但其后部及内侧部则有韧带加强而较厚。②寰齿前关节：由枢椎齿突的前关节面与寰椎的齿突凹构成，关节囊薄且松弛。③寰齿后关节：由枢椎齿突的后关节面与寰椎横韧带构成。齿突后关节面的形态不一，多呈圆形、椭圆形或沟状。

寰椎横韧带中央部前方有纤维软骨关节面，与齿突后关节面互相吻合。该关节的关节囊薄而松弛，关节腔往往与寰枕关节的关节囊相通。

寰枢关节的韧带主要包括以下几条。①寰枢前膜：长且坚韧，位于两侧寰枢关节之间，其上方发自于寰椎前弓前方和下缘，向下止于枢椎椎体的前面。该膜中部由于与前纵韧带相贴合而略显增厚。②寰枢后膜：薄且宽，连结于寰椎后弓下缘与枢椎椎弓上缘。该膜中部较厚，两侧则有第 2 颈神经穿过。③寰椎横韧带：肥厚且坚韧，连结于寰椎左右侧块的内侧面。该韧带的前面微凹，中部较宽，上有纤维软骨构成的关节面，与枢椎齿突的后关节面形成寰齿后关节。此韧带将寰椎椎孔分成前、后两部分，前部较小，只容纳齿突；后部较大，容纳脊髓等。在韧带中部，向上、下方各发出一条纵行纤维束，向上者称上脚，末端附着于枕骨大孔前缘；向下者称下脚，结束于枢椎体后面。上、下脚与寰椎横韧带共称寰椎十字韧带。当外界暴力造成寰椎横韧带断裂时，齿突容易移向后方压迫延髓而引发严重的后果。

寰枢关节由4个独立的关节构成，寰椎和颅骨可沿通过齿突尖的垂直轴向两侧产生旋转。此外，寰椎与枢椎之间还可轻微前后和侧方运动。寰枢关节的动脉主要来自椎动脉，而神经则主要来自第1和第2颈神经之间神经袢的分支。

枢椎与枕骨之间的韧带包括：①覆膜：位于椎管之内，宽而强韧，自斜坡沿齿突及周围韧带的后方向下，于枢椎体后方移行至后纵韧带。覆膜外侧与寰枢外侧关节囊融合，前面则与寰椎十字韧带相连。②翼状韧带：为强韧的圆索条状韧带，左右各一，位于寰椎横韧带的上方。该韧带起自齿突尖的两侧，斜向外上方走行，止于枕髁内侧面，分别与寰齿前、后关节囊及寰枕关节囊相融合。翼状韧带可约束头部过度前俯和旋转。③齿突尖韧带：为细小的索条状韧带，位于两侧翼状韧带的上缘之间。

该韧带连结齿突尖和枕骨大孔的前缘，且与寰枕前膜和寰椎十字韧带的上脚相融合。该韧带在头部后仰时紧张，前俯时松弛。

（三）腰骶连结

腰骶连结即第5腰椎与骶骨间连结，其椎间盘较厚，后纵韧带较薄弱，横突间韧带缺如，两侧则有髂腰韧带。骶尾关节由第5骶椎与第1尾椎构成，二者借椎间盘相连。该椎间盘呈卵圆形，薄而软，前后稍厚而两侧较薄，中央部多有空腔。骶尾联合周边的韧带分布如下：①骶尾前韧带：位于骶骨及尾骨前方，是前纵韧带的延续。②骶尾后深韧带：为后纵韧带的延续，沿第5骶椎体和第1尾椎体后方下降，在第1尾椎下缘与终丝及骶尾后浅韧带相融合。③骶尾后浅韧带：棘上韧带的延续，发自骶管裂孔的边缘并沿尾骨后方下降。④骶尾外侧韧带：位于骶骨外侧缘下端与第1尾椎横突之间，向上与骶结节韧带融合，并与骶骨外侧缘围成孔隙，内有第5骶神经前支通过。⑤尾侧韧带：连结于尾骨尖与皮肤之间。

第六节　脊柱的筋膜和肌肉

一、背部的筋膜

背部的浅筋膜中，项部浅筋膜较为致密，脂肪组织中存在纤维隔；腰部浅筋膜中蜂窝状脂肪组织较为丰富。背部深筋膜的浅层较薄，覆盖于背阔肌及斜方肌浅面，深层则很发达，在腰背部尤甚。分布于项部的深筋膜称项筋膜，而背部及腰部的深筋膜则称为胸腰筋膜。

（一）项筋膜

项筋膜位于斜方肌、菱形肌和上后锯肌的深方，覆盖头夹肌、项夹肌和头半棘肌。该筋膜上方起自上项线，下方移行于胸腰筋膜，内侧则自上而下融合于项韧带、第7颈椎及上6个胸椎的棘突。其上部与斜方肌深方的筋膜结合疏松，下部则与菱形肌和上后锯肌深面的筋膜存有裂隙。该筋膜的深面向项部各肌伸出肌间隔，形成了各肌的肌纤维鞘。

（二）胸腰筋膜

胸腰筋膜分浅、深两层。浅层位于斜方肌、背阔肌和下后锯肌的深面，覆盖着竖脊肌和深层短肌。该筋膜向下走行时逐渐增厚，在腰部由于有背阔肌和下后锯肌等肌肉起始腱膜的加入而格外发达。此筋膜向上延续为项筋膜，向下结束于髂嵴和骶外侧嵴，向内侧则附着于胸椎、腰椎棘突、棘上韧带及骶正中嵴，外侧在胸背部附着于肋骨角和肋间筋膜，在腰部则与腹横肌起始腱膜融合，并于竖脊肌的外侧缘与胸腰筋膜的深层融合。此筋膜在胸背部为菱形肌所覆盖，薄而透明；而在腰背部较厚呈腱膜状，白色而有光泽。胸腰筋膜的深层位于竖脊肌的深方，向上附着于第12肋的下缘，向下结束于髂嵴，向内侧附着于腰椎横突。胸腰筋膜前层的外侧缘融合在一起构成了腹肌的起始腱膜。此筋膜位于第12肋和第1腰椎横突间的部分特别增厚，称为腰肋韧带。

胸腰筋膜的深浅层共同形成竖脊肌鞘，包绕着竖脊肌及背部深层的短肌。

在椎间孔镜手术行局部浸润麻醉时，穿刺针触及到质地较韧的结构就是胸腰筋膜的中层，穿过后有突破感，穿刺该部位是术中引起疼痛的主要原因。腰神经后支及其分出的内、外侧支在各自的行程中，都分别穿胸腰筋膜间隙。所以，椎间孔镜手术中若胸腰筋膜处浸润麻醉不彻底，穿刺针、骨钻、工作套管等操作会引起患者剧烈的疼痛。

三、背部肌肉

背部的肌肉在维系人类直立姿势中有重要意义（图 3-6-1）。例如，项部肌肉对维持头部姿势有重要作用。由于头部重心位于关节前方，因此项部肌肉常处于紧张状态以维持头部姿势，加之颈椎活动性较大，故项部肌肉受损非常常见。腰肌也对人体姿势的维系和负重非常重要，经常锻炼腰肌可以避免腰部脊柱的损伤，尤其是腰椎间盘突出症的发生。

背部肌肉分为多层，只有深层的肌肉才是真正意义上的背部肌肉。项部以下的肌肉位于胸腰筋膜后层的深方。背部最浅层的肌肉包括斜方肌、背阔肌、肩胛提肌和菱形肌等。该层下方有后锯肌群和上、下锯肌等，这些肌肉通常比较薄弱，与呼吸运动有关，由脊神经的前支支配。

在上述肌肉的深方，肌肉又可分为深、浅两层。浅层包括颈部和上胸部的夹肌及遍布整个躯干的竖脊肌群，而深层肌肉则包括脊横肌群，如半棘肌、多裂肌、回旋肌及枕骨下肌等。最深层的肌肉是棘间肌和横突间肌。腰横内侧肌、胸横间肌和颈横后肌内侧部受脊神经的背支支配，但其他肌肉则受脊神经前支的支配。

上后锯肌：菱形肌深方较薄的扁肌，外形也似菱形，其腱膜起自项韧带的下部及下位 2 个颈椎棘突及上位 2 个胸椎棘突。该肌的肌纤维斜向外下，

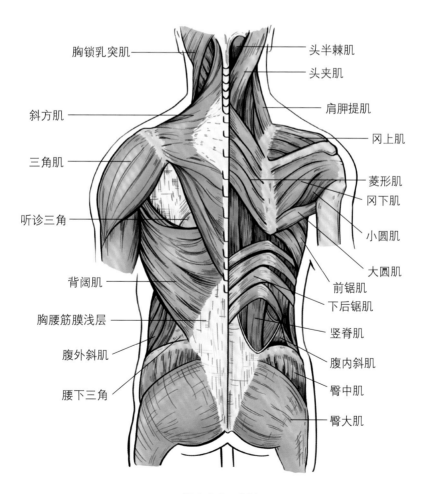

图 3-6-1　背肌

止于第 2 ~ 5 肋角外侧，收缩时可上提上部肋骨以助吸气，并受 T_{2-5} 肋间神经支配。

下后锯肌：该肌的形状与上后锯肌类似，位于背阔肌中部深层，较上后锯肌宽阔。下后锯肌起自下位 2 个胸椎棘突及上位 2 个腰椎棘突，肌纤维斜向外上方，止于下 4 位肋骨的肋角外侧。此肌收缩下拉肋骨，并协助膈肌吸气。该肌受 T_{9-12} 肋间神经支配。

夹肌：该肌位于项部，被斜方肌、菱形肌、上后锯肌和胸锁乳突肌等覆盖，是不规则的三角形扁肌。依据部位的不同，又可分为两部分。头夹肌：夹肌上部肌束，起自项韧带的下部及第 7 颈椎和上位 3、4 个胸椎棘突及棘上韧带。肌纤维斜向外上，止于上颈线，还有部分肌束则止于乳突的后缘。颈夹肌：头夹肌下方的一部分肌束，起自第 3 ~ 6 胸椎的棘突，斜向外上止于第 2、3 颈椎横突后结节处。

单侧的夹肌收缩可使头转向同侧，两侧收缩可使头后仰。头夹肌受 C_{2-5} 神经后支的内侧支支配，颈夹肌则受下位颈神经和上位胸神经后支的内侧支支配。

竖脊肌：又称骶棘肌，在背部肌肉中最为粗大，处于上述背肌的深方，填充在脊柱棘突与肋骨肋角之间的深沟内。竖脊肌的总肌腱及其肌束起自于骶骨的背面、第 11-12 胸椎和腰椎棘突及棘上韧带、髂嵴后部及胸腰筋膜。竖脊肌发出后向上走行至腰部时，分为三个纵行的肌柱，即外侧的髂肋肌，中间的最长肌和内侧的棘肌（图 3-6-2）。每部分肌肉自下而上又可分为三部。

髂肋肌：在最外侧，根据分布的部位由下而上又可分为腰髂肋肌、胸髂肋肌和颈髂肋肌，这三部分肌肉互相重叠。腰髂肋肌起自竖脊肌总腱，向上走行过程中分出多个肌腱止于下 6 位肋骨的肋角下缘。胸髂肋肌起自下 6 位肋角的上缘，腰髂肋肌

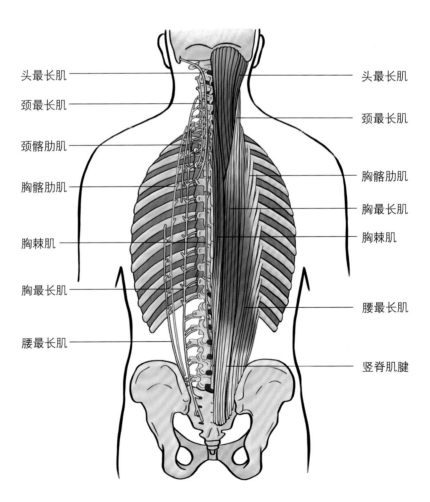

图 3-6-2　竖脊肌的模式图

止点内侧，向上走行过程中分别止于上6位肋骨肋角的上缘和第7颈椎横突后方。颈髂肋肌起自于第3~6肋，胸髂肋肌止点的内侧，向上走行终止于第4~6颈椎横突的后结节。这三部分肌肉互相重叠，在外形上类似一块肌肉。髂肋肌通过肋骨间接运动脊柱，一侧肌肉收缩使脊柱向同侧屈曲，两侧同时收缩时则可伸直脊柱。髂肋肌受 C_8-L_1 脊神经的后支支配。

最长肌： 位于髂肋肌的内侧，依据走行自下而上也分为胸最长肌、颈最长肌和头最长肌三个部分。胸最长肌除一部分起于竖脊肌总腱外，部分纤维亦起自腰椎横突和副突后方及胸腰筋膜中层，通过肌腱止于全部胸椎横突的尖端，以肌性组织止于下9/10肋的肋角和肋结节间。胸最长肌内侧为颈最长肌，起自上4~5个胸椎横突，向上走行止于第2~6颈椎横突后结节。在颈最长肌和头半棘肌之间为头最长肌，起自上4~5个胸椎的横突及下3~4个颈椎的下关节突，在头夹肌和胸锁乳突肌的深方止于乳突后缘。一侧的最长肌收缩使脊柱向同侧屈曲，两侧收缩则能使脊柱伸直。胸和颈最长肌受 C_4-L_5 脊神经后支支配，而头最长肌则受 C_1-T_4 脊神经支配。

棘肌： 分布在最长肌的内侧，紧贴在棘突的两侧，为这三块肌肉中最薄弱的，依据分布部位又可分为胸棘肌、颈棘肌和头棘肌三部分。胸棘肌位于胸最长肌的内侧且二者紧密交织，该肌以3~4个肌腱起自于第11胸椎至第2腰椎的棘突，发出后汇合为一块肌肉，向上走行跨越4~8个椎体止于上位胸椎的棘突。颈棘肌起自第7颈椎的棘突及项韧带，有时还起自第1、2胸椎的棘突，止于枢椎的棘突，有时候部分纤维则止于第3、4颈椎棘突。头棘肌相对弱小，分布于头半棘肌的内侧，二者常交织在一起。头棘肌的肌腹经常被肌腱所分隔，故又称颈二腹肌。胸棘肌收缩可使脊柱的胸段伸直，而颈棘肌和头棘肌收缩可使脊柱的颈段伸直。棘肌接受 T_2-L_1 脊神经后支的支配。

横突棘肌： 横突棘肌为斜行的肌束，分布于整个项背部，也被竖脊肌所覆盖。横突棘肌的纤维起自下位椎骨横突，斜向内上止于上位椎骨棘突。该肌由浅至深也可分为三层：浅层肌束最长，纤维走行较直，跨4~6个椎骨，称半棘肌；中层肌束较短，走行倾斜，跨越2~4个椎骨，即多裂肌；深层肌束最短且斜，位于上、下两个相邻椎骨间，或跨1个椎骨，称回旋肌。

半棘肌： 按半棘肌的止点和位置，可分为胸半棘肌、颈半棘肌和头半棘肌，腰部以下则无此肌肉。胸半棘肌起自第6~10胸椎的横突，止于第6颈椎至第4胸椎的棘突，肌腹细小且两端肌腱较长。颈半棘肌发自上5~6胸椎的横突，止于第2~5颈椎的棘突，大部分的肌束止于第2颈椎棘突。头半棘肌位于头夹肌和颈夹肌深方，该肌起自上6~7胸椎横突尖端及第4~6颈椎的关节突，部分起自第7颈椎和第1胸椎的棘突，肌束向上走行止于枕骨的上、下项线间。胸半棘肌和颈半棘肌两侧同时收缩可伸直脊柱，而一侧收缩则可使局部脊柱转向对侧。头半棘肌的单侧收缩可使头伸直且面部转向对侧。半棘肌受 T_{1-11} 脊神经后支的支配。

多裂肌： 位于半棘肌的深方，外形与半棘肌相似，但长度较短。多裂肌位于骶骨至第2颈椎之间，在腰部和颈部较为发达。该肌起自骶骨背面、骶髂后韧带、髂后上棘、腰椎乳突、胸椎横突和下4个颈椎的关节突，最后终止在寰椎之外全部颈椎棘突。肌纤维长短不一，浅层的纤维可跨越3~4个椎骨，中层纤维越过2~3个椎骨，深层纤维则仅连结相邻的椎骨。多裂肌受 C_3-S_5 脊神经的后支支配。

回旋肌： 分布于多裂肌的深方，分颈回旋肌、胸回旋肌及腰回旋肌。肌束与多裂肌类似，但是更短。胸回旋肌较为发达，包括了11对类似方形的小肌。该肌起自椎骨横突的后上部，止于上位椎骨的椎弓板下缘和外侧部，称回旋短肌；部分纤维向上越过一个椎弓止于上位椎骨棘突的根部，称回旋长肌。颈回旋肌和腰回旋肌肌束外形并不规则，且数量也不恒定，起止与胸回旋肌接近。该肌双侧同时收缩可使脊柱伸直，单侧收缩可使脊柱转向对侧。回旋肌受 T_{1-11} 脊神经后支的支配。

枕下肌： 枕下肌包括两对直肌和两对斜肌，这些肌肉的长度较短但发育良好，皆位于头半棘肌的深方。这些肌肉作用于寰枕及寰枢关节，均由枕下神经 C_1 后支支配。

头后大直肌： 该肌呈三角形，发自第2颈椎的棘突，肌纤维斜向外上且肌腹逐渐变宽，止于枕骨下项线外部。该肌一侧收缩可使头转向同侧，两侧同时收缩可使头部后仰。

头后小直肌：头后小直肌也呈三角形，起于寰椎的后结节，向上走行至下项线内侧。该肌收缩可使头部后仰。

头上斜肌：外形呈粗柱状，起自寰椎的横突，斜向内上方走行至下项线上方。该肌一侧收缩可使头转向对侧，寰枕关节产生侧屈；两侧同时收缩则可使头部后仰。

头下斜肌：外形亦呈粗柱状，起自第2颈椎棘突，向外上方走行止于寰椎的横突。该肌收缩可使头屈曲并转向同侧。

横突间肌：横突间肌位于相邻椎骨横突之间。该肌在颈部最发达，共有7对。以脊神经的前支为界，分为前横突间肌和后横突间肌。后横突间肌依据位置又可分为内、外侧两部。前、后横突间肌外侧部起止于相邻颈椎肋突（横突孔外侧），后横突间肌的内侧部则起止于相邻颈椎横突孔内侧之间。胸部的横突间肌存在于第10胸椎至第1腰椎之间，此部的横突间肌为单一的肌束，相当于颈部后横突间肌的内侧部分。腰部的横突间肌可分为内侧横突间肌和外侧横突间肌，内侧横突间肌位于上位腰椎副突和下位腰椎的乳突之间；外侧横突间肌依据位置

又分为前、后两部分，前部连于相邻腰椎的横突之间，而后部则位于横突与副突之间。腰横突间肌受脊神经前支的支配，收缩可使脊柱侧屈。

棘间肌：棘间肌是棘间韧带或项韧带两侧成对排列的短肌，位于相邻椎骨棘突之间。颈部棘间肌最为明显，共有6对，连接相邻棘突的分叉部。第一对棘间肌在第2、3颈椎棘突之间，最后一对棘间肌则位于第7颈椎和第1胸椎的棘突之间。胸部的棘间肌可能位于第1~2胸椎或第2~3胸椎至第11~12胸椎之间。在腰部，5个腰椎之间有4对棘间肌。有时，第12胸椎和第1腰椎之间及第5腰椎和骶骨之间也可能出现棘间肌。该肌收缩时，协助伸直脊柱，并受脊神经后支的支配。

肋提肌：该肌位于脊柱两侧，外形呈三角形，共有12对。肋提肌起自第7颈椎和第1~11胸椎横突尖端，发出后斜向外下止于下位肋结节外侧。上8对肌肉称肋短提肌，而下4对肌肉肌束较长并越过上位肋骨止于下位肋骨，故称肋长提肌。肋提肌可提升肋骨，协助肋间外肌并增大肋间隙以助吸气。肋提肌受胸部脊神经的后支支配。

横突间肌、棘间肌和肋提肌均是维持身体姿势的肌肉。在脊柱运动时，这些肌肉各自间断地收缩和舒张以控制躯干的姿势，并通过稳定相邻的椎骨而使竖脊肌作用更加有效。

第七节　脊柱的神经

脊柱本身的神经支配主要来源于脊神经。脊神经在椎间孔附近发出分支，同时灰交通支或直接来自胸交感神经节的交感神经纤维也是脊柱神经支配的重要来源。其中，脊神经分支主要是脊神经的后支和窦椎神经（脊膜支）等。脊神经后支的内侧支在上、下椎体各发出一支，支配关节突关节、骨膜及附近的肌肉和皮肤（图3-7-1）。

窦椎神经（脊膜支）由脊根（起自脊神经或脊神经节）和交感根（起自后交通支或脊神经节）组成，多数人认为其是脊神经前支的返支。窦椎神经经椎间孔重新进入椎管，分支成为升支和降支，发支至后纵韧带、骨膜、硬膜外间隙的血管及硬脊膜，并

发出分支至椎间盘。脊膜支受刺激时可引起腰部及股后肌群反射性痉挛及腰腿痛（图3-7-2、图3-7-3）。

脊神经后支分为内侧支和外侧支，向后方进入并支配背部深层肌肉，并感受从后正中线到肩胛线之间皮肤的感觉。脊神经的前支通过灰白交通支与相应的交感神经节沟通。在腋中线附近，脊神经前支发出侧支，穿过肌肉再分成前、后皮支在体壁走行，支配腹肌并感受相应区域皮肤的感觉。

脊神经节位于脊神经的后根，即后根神经节。严格意义上说，脊神经是指前后神经根联合后到发出分支前位于椎间孔内的短小节段。脊神经共有31对，包括8对颈神经（C_{1-8}）、12对胸神经（T_{1-12}）、

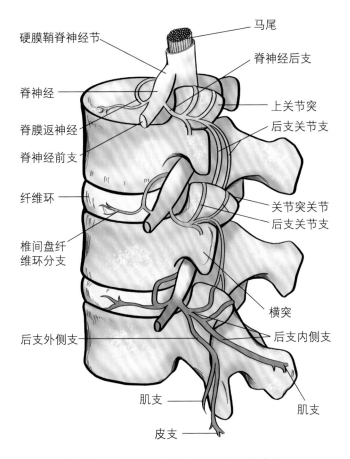

图 3-7-1 脊神经后支的分支与关节突关节

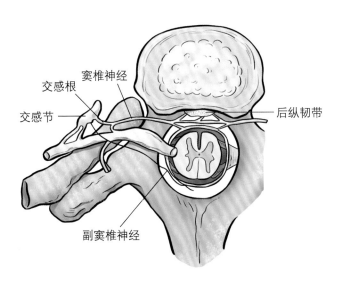

图 3-7-2 窦椎神经的发出及走行（上面观）

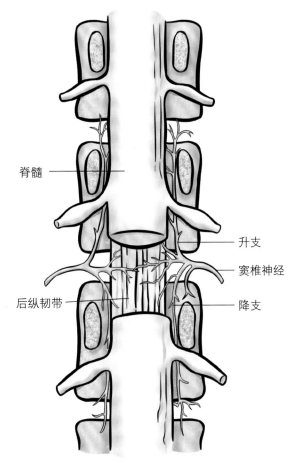

图 3-7-3 窦椎神经的分支（后面观）

5 对腰神经（L_{1-5}）、5 对骶神经（S_{1-5}）及 1 对尾神经（C_{o1}）。一般来说，在胸、腰、骶、尾水平，脊神经从椎间孔发出后在同名椎骨的下位椎弓根处出椎管。但是，颈神经是通过相应上位椎骨的椎弓根处出椎管的，且 C_1 是在枕骨与寰椎之间离开椎管，故又称枕下神经；C_8 神经则在第 7 颈椎和第 1 胸椎之间走出。

腰神经在椎间孔外分为前支和后支，后支又分为内侧支及外侧支。内侧支向后至背部的肌肉，外侧支成为皮神经分布于皮肤。L_{1-3} 脊神经的皮神经构成臀上皮神经。腰神经前支参与腰骶丛的形成。骶神经的前支经骶骨的骶前孔进入盆腔，后支则经骶后孔出骶管。

支配腰椎关节突关节囊的神经为腰神经后支和窦椎神经。腰神经后支的内侧支发出 1 ~ 2 支分布于关节突关节的上部，恒定走行于上关节突外侧，使该处成为腰椎手术中寻找辨认后内侧支的理想部位。椎间孔镜手术中，穿刺针、骨钻操作时会损害腰神经后支分布在该处的内侧支和外侧支，引起明显疼痛。椎间孔镜术后 3 个月左右时出现的慢性腰痛，可能与术中的神经损害有关。

第八节　脊柱的动脉

脊柱接受胚胎时期节间躯体动脉后支的血供，在胸腰部的节间血管称为肋间后动脉和腰动脉，在颈部和骶部，血管间的纵向吻合链为脊柱提供血供。在脊柱的胸、腹段，肋间后动脉和腰动脉绕椎体分布，发出供应椎体的分支，随后发出后支。后支供应平面关节、椎板后面及附近的肌肉和皮肤，随后进入椎间孔内。在至关节突关节和软组织的分支之间，有分布于若干节段的自由吻合支。在颈椎和骶椎，上述动脉的脊髓支向椎骨、硬膜和硬膜外组织供血，同时还发出分支至脊髓和神经根。这些动脉进入椎管后，又分为中央后动脉、椎板前动脉和根动脉等分支。中央后动脉是供应椎体和椎间盘外周的主要动脉，该血管在后纵韧带深方与中线附近的血管形成吻合。椎弓、硬膜外组织、硬膜和黄韧带则接受椎管后壁的椎板前动脉及其吻合丛的血液供应。

腰椎周边的动脉包括腹主动脉发出的 4 对腰动脉、骶正中动脉发出的腰最下动脉（第 5 腰动脉，分布于第 5 腰椎前外侧面）。另外，髂腰动脉的腰支发出脊支进入椎管，发出背侧支分布于第 5 腰椎后面。在横突前方，有粗大的横突前支，经横突前面斜向下外到横突下方，与上、下同名动脉构成纵行吻合链。横突前支还发出上关节支和下关节支分别营养关节突关节及附近结构（图 3-8-1）。

腰动脉发出 3 个分支：横突前动脉、脊支和背侧支。脊支和背侧支在椎间孔区先后发出，横跨椎间孔区。脊支发出细小分支进入神经根及椎间孔内；在靠近椎间孔时，腰动脉在横突根部下方发出背侧支，即腰动脉后支。腰动脉背侧支于椎间孔出口区上 1/3 贴近上位横突下缘根部发出横突前支后，跨越椎体峡部中上 1/3 外侧缘再沿其表面分为升、降两肌支，营养周边的肌肉和筋膜（图 3-8-2）。

在椎间孔区附近，腰动脉的分支较粗大，多走行在椎间孔上 1/3 处，与腰神经根伴行，损伤该动脉会造成大量出血。椎间孔下 1/3 区，动脉分支相对少且细小。

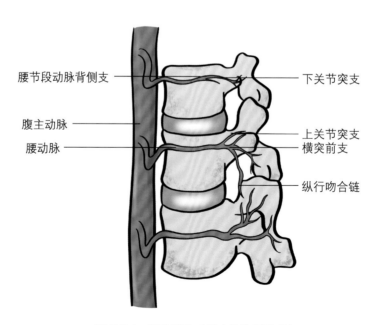

图 3-8-1　腰椎周边动脉（前外侧面观）

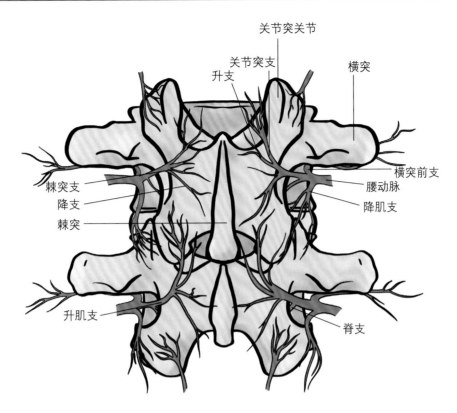

关节突关节
关节突支
升支
横突
棘突支
降支
棘突
横突前支
腰动脉
降肌支
升肌支
脊支

图 3-8-2　腰动脉分支（背面观）

第九节　脊柱的静脉

　　脊柱周边静脉在脊柱周边乃至椎管内外形成了复杂的静脉丛。这些静脉丛缺少静脉瓣，相互自由吻合。早在胎儿期，这些静脉丛就建立了广泛吻合，随后这些静脉丛通过侧支汇入腔静脉系统和奇静脉/腰升静脉系统。脊柱静脉丛还与硬脑膜静脉窦及颈和骨盆的深静脉相联系。脊柱静脉丛能在颈、胸、腹静脉阻塞的患者体内形成静脉回流的侧支循环。但是，由于缺少静脉瓣，又使它们为肿瘤和感染的广泛播散提供了良好途径。

　　脊柱前方和后方都有椎外静脉丛分布，尤其在颈部多见并形成吻合。椎前静脉丛位于椎体前方，它与椎底和椎间静脉相交通，并接受来自椎体的分支。椎后静脉丛在椎板后方，包绕棘突、横突和关节突，与椎内静脉丛相沟通，汇入椎静脉、肋间后静脉和腰静脉等。椎内静脉丛位于硬脊膜和脊椎之间，接受来自骨和脊髓等周边结构的静脉，形成了比椎外静脉丛更为致密的静脉网络。

　　椎内前静脉丛位于椎体和椎间盘后面，后纵韧带的侧方，在该韧带深方与横向静脉的分支相连。椎内后静脉丛位于椎弓和黄韧带前方，借穿过黄韧带的静脉与椎外后静脉丛相吻合。椎内静脉丛通过各脊椎附近的静脉相互沟通，在枕骨大孔周围与椎静脉、枕窦和乙状窦、基底静脉丛、舌下神经管静脉丛及髁导静脉等沟通形成致密的静脉网。根静脉与脊神经根相伴穿椎间孔连通椎管，分布于脊髓并与椎内、外静脉丛沟通，终止于椎静脉、肋间后静脉、腰静脉和骶外侧静脉等。肋间后上静脉经头臂静脉汇入腔静脉系统，肋间后下静脉则汇入奇静脉系统。

　　腰椎周边的静脉主要包括以下分支：

　　（1）椎骨（内）静脉：收集椎体周围静脉，在后纵韧带及骨膜的深面汇入静脉窦，与椎（管）内静脉相交通。

（2）椎（管）内静脉：包括：①椎管内后静脉，离椎间盘较远；②椎管内前静脉，紧贴椎间盘后面，位于硬脊膜及马尾神经之前，与椎骨内静脉相交通；③根静脉，为成对的节段静脉，与神经根密切相关，经椎间孔穿出。

（3）椎（管）外静脉：即两侧的腰升静脉，在椎体、横突及椎弓根交界处形成的沟内纵行向上。左腰升静脉注入半奇静脉，右腰升静脉汇入奇静脉（图3-9-1，图3-9-2，图3-9-3）。

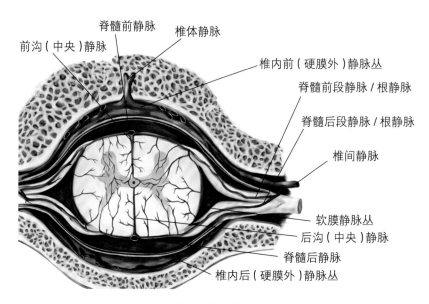

图 3-9-1　脊柱的静脉分布（上面观）

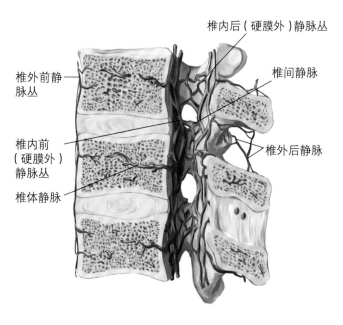

图 3-9-2　脊柱的静脉分布（内面观）

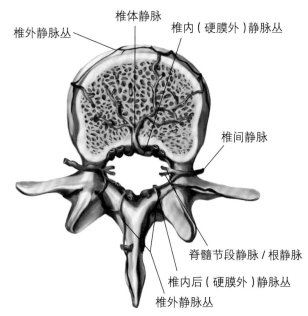

图 3-9-3　椎体及椎间孔的静脉分布（上面观）

（闫军浩）

参考文献

[1] Christoph P H, Sebastian R, Zhou Y, et al. Atlas of Full-endoscopic Spine Surgery. New York: Thieme Publishing Group, 2020.

[2] Kai-Uwe L, Michael D S, Jorge F, et al. Minimally Invasive Spinal Surgery. JP Medical Ltd, 2018.

[3] Nikolai B. Clinical and Radiological Anatomy of the Lumbar Spine. 5th ed. Elsevier Ltd, Churchill Livingstone, 2012.

[4] 岳寿伟. 脊柱康复. 北京: 人民卫生出版社, 2019.

[5] 史本超, 靳安民. 颈椎椎间孔韧带的临床解剖学研究. 广州: 南方医科大学, 2015.

[6] 段红光. 腰椎间盘突出症的发病机制和诊断. 中国全科医学, 2012, 15(36): 4227-4230.

[7] Susan S. 格氏解剖学: 第39版. 徐群渊译. 北京:北京大学医学出版社, 2008.

[8] 柏树令. 系统解剖学. 6版. 北京:人民卫生出版社, 2005.

[9] 陈家强, 余明华, 周立兵, 等. 胸腰段椎间孔的解剖学观测及其临床意义. 郧阳医学院学报, 2004, 23(1):20-22.

第四章 脊柱退变性疾病的常用影像学测量

第一节 外科医生视角的脊柱退变影像学解读：X线测量相关参数

近20年来，脊柱外科医生逐渐发现脊柱-骨盆矢状位序列（spino-pelvic sagittal alignment）对脊柱退变性疾病的病因学研究、脊柱手术规划和术后效果起着重要的作用，因此这一领域成为一个国内外研究热点。脊柱-骨盆矢状位序列是指人体为了维持直立行走的姿势和水平视野，脊柱和骨盆在生长发育过程中，自然形成的矢状面的生理弧度和形态。人类脊柱最理想的矢状位序列是能够使个体在最低的能量消耗情况下来维持直立姿势及水平视野。在生长发育过程中，每个个体所形成的矢状位序列各不相同，而这种形态和方位上的差异，势必引起个体脊柱-骨盆生物力学的改变，进而对脊柱疾患的发生发展产生一定影响。

许多学者研究发现，脊柱-骨盆矢状位序列参数与脊柱退变性疾病、脊柱畸形等紧密相关。1935年Lippman介绍了利用测量椎体终板的垂线夹角的方法来评估前后位X线片上的脊柱侧弯，开启了脊柱影像学测量的先河。1948年Cobb推广了这种方法，用这种方法测量侧位X线片中颈椎、胸椎和腰椎的矢状位角度，来指导临床治疗。后来越来越多的医生分别基于距离和角度对脊柱序列进行测量，但由于Cobb角法方便易行而被更广泛接受。

脊柱-骨盆矢状位序列是术前制订手术方案及术后评价手术效果的关键，如何正确地选择并应用合适的影像学测量方法是临床医生处理各类脊柱疾病时需要考虑的问题。以下对几种经典的及近年来新出现并被较多应用的测量脊柱序列的方法进行介绍。

一、颈椎X线相关参数测量

（一）颈椎矢状序列分型

颈椎是比较复杂的脊柱节段，它不仅承担头部的重量，连接着结构较为稳定的胸椎，而且还有着最大的活动范围。正是因为其复杂的结构，其罹患疾病的风险也越高。脊柱外科医生对颈椎的序列的研究也较为深入。

颈椎弯曲大约形成于胚胎发育的第10周，直到出生后颈椎开始承受头部的重量后才表现出明显的自然前凸。颈椎前凸与颈椎间盘的楔形变、Luschka关节的发育和脊柱椎体间连接有密切关系。

采用Toyama颈椎矢状位序列分型方法（图4-1-1），即取C_3-C_6椎体四条边的切线，连接所构成的四边形的对角线，对角线的交点作为椎体的几何中心。A点为C_2下终板的中点，B点为C_7上终板的中点，根据C_3-C_6椎体的几何中心与线AB的位置关系，将颈椎矢状位序列分为四种类型：

（1）前凸型（图4-1-1A）：C_3-C_6椎体的几何中心全部都在线AB的前方，且至少有一个几何中心距线AB的水平距离≥2 mm；

（2）变直型（图4-1-1B）：C_3-C_6椎体的几何中心距线AB的水平距离均在2 mm范围内；

（3）S型或鹅颈畸形（图4-1-1C）：C_3-C_6椎体的几何中心中，一些位于线AB的前方，一些位于线AB的后方，且至少有一个几何中心距线AB的水平距离≥2 mm；

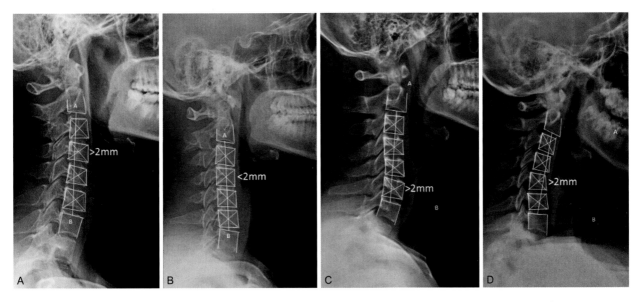

图 4-1-1　颈椎序列分型：前凸型（A）、变直型（B）、S 型或鹅颈畸形（C）、后凸型（D）示意图

（4）后凸型（图 4-1-1D）：C_3-C_6 椎体的几何中心全部都在线 AB 的后方，且至少有一个几何中心距线 AB 的水平距离≥2 mm。

（二）颈椎矢状位角度测量

目前，评估颈椎前凸角度常用的有三种方法，包括 Cobb 角法，Jackson 生理应力线法，Harrison 后切线法（图 4-1-2）。

Cobb 角法测量 C_1-C_7 角（图 4-1-2A）或 C_2-C_7 角（图 4-1-2B）：这四条线包括一条平行于 C_2 椎体的下终板，或者从 C_1 的前结节到后方棘突的顶点的直线，另一条线平行于 C_7 的下终板，取该两条直线的垂线，测量两垂线的夹角（锐角）。

Jackson 生理应力线法（图 4-1-2C）是取 C_2 和 C_7 椎体后缘的平行线，测量两者之间的夹角（锐角）。

Harrison 后切线法（图 4-1-2D）是取 C_2 到 C_7 所有椎体的后表面的切线，计算切线之间的夹角的总和。

枕骨枢椎角（Occiput-C_2 angle，C_0-C_2）（图 4-1-3）指 McGreger 线（经过硬腭的后上方和枕骨中线最尾端点的线）和 C_2 下终板切线之间的夹角，在评价上颈椎曲度中具有重要作用，研究数据表明健康人群

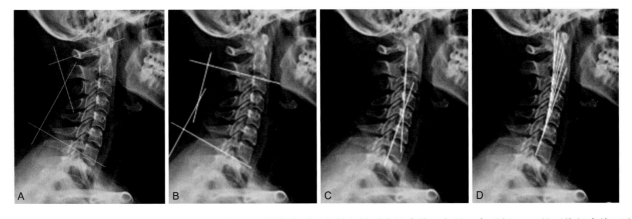

图 4-1-2　A. Cobb 角法，测量 C_1-C_7 角，即从 C_1 的前结节到后方棘突的顶点的直线，与另一条平行于 C_7 的下终板直线，取该两条直线的垂线，测量两垂线的夹角（锐角）。B. C_2-C_7 角，即取平行于 C_2 的下终板的直线，与另一条平行于 C_7 的下终板直线，取该两条直线的垂线，测量两垂线的夹角（锐角）。C. Jackson 生理应力线法，取 C_2 和 C_7 椎体后缘的平行线，测量两线之间的夹角（锐角）。D. Harrison 后切线法，取 C_2 到 C_7 所有椎体的后表面的切线，计算切线之间的夹角的总和

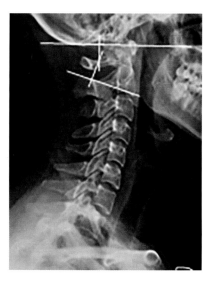

图 4-1-3　枕骨枢椎角（Occiput-C_2 angle, C_0-C_2）的测量方法

的 C_0-C_2 角的平均值为 14°±7°。

Harrison 研究发现 C_1-C_7 Cobb 角对颈椎前凸的评估过高，C_2-C_7 Cobb 角评估过低，而 Harrison 后切线法能更好地评估颈椎前凸。尽管如此，Cobb 角法因其方便性和良好的组内和组间可信度，仍是临床评估颈椎前凸的主要方法。在下颈椎区域，Gore 测量无症状人群中 C_2-C_7 前凸角，发现在 20~25 岁的人群中男性平均值为 16°±16°，女性平均值为 15°±10°，这一测量值随着年龄的增长而增加，在 60~65 岁人群中，男性平均值为 22°±13°，女性平均值为 25°±16°。Hardacker 用 Cobb 角法测量了 100 例无症状成年志愿者的颈椎 C_0-C_7 发现颈椎总体的前凸平均值约为 40.0°±9.7°，主要的前凸分布于 C_1-C_2，约为 31.9°±7.0°，下颈椎对整个颈椎前凸的贡献仅占 15%，然而 C_0-C_1 表现为后凸，其平均值约为 1.5°±5.2°，其他研究也证实了这一发现。综合国外内学者测量数据，一般颈椎前凸的角度范围为 20°~40°。

（三）颈椎矢状位轴向垂线（SVA）测量

除了椎体形状的测量，矢状位轴向垂线（Sagittal Vertical Axis, SVA），也常常用来评价全脊柱或颈椎矢状位平衡。C_1-C_7 SVA 或 C_2-C_7 SVA 常常用来评估颈椎矢状位序列，C_2 或 C_7 SVA 与骶骨的后上角之间的水平距离常用来评价全脊柱矢状位平衡。近年来头部的重心（Center of Gravity of Head,

CGH）也被用来评估脊柱矢状位平衡（图 4-1-4）。

C_2-C_7 SVA（a 线）：C_2 椎体几何中心的铅垂线到 C_7 终板的上后方的水平距离。

CGH-C_7 SVA（b 线）：在侧位 X 线片上，头部的重心大约在外耳道的前缘，外耳道的前缘到 C_7 终板的上后方的水平距离。

C_1-C_7 SVA（c 线）：C_1 铅垂线（C_1 椎体的前缘）到 C_7 终板的上后方的水平距离。

Hardacker 对无症状人群进行研究发现 C_2-C_7 SVA 在 15.6±11.2 mm。Tang JA 对多节段病变的颈椎病患者进行研究发现，C_2-C_7 SVA 值越大，尤其在 40 mm 以上时，健康相关生命质量评分越低。C_2、C_7 矢状轴向垂线在全脊柱的矢状平衡中可以评价颈椎整体的前移情况，但其更多的是代表了整个脊柱向前偏移情况，而 C_1-C_7 SVA、C_2-C_7 SVA 或 CGH-C_7 SVA 能避免在测量时胸椎及腰椎的前移造成的误差，更好地反映颈椎本身的曲度情况。应用全脊柱 X 线检查同时应用 CGH-C_7 SVA 能更好地衡量颈椎本身的退变情况，当以颈椎原发退变为主时 C_2-C_7 SVA 和 CGH-C_7 SVA 的偏倚均较大，反之如果由腰椎退变继发引起颈椎曲度改变则两值均较小。尽管很多学者对矢状位轴向垂线有着深入的研究，但是全脊柱或颈椎的 SVA 目前还缺乏标准的范围。

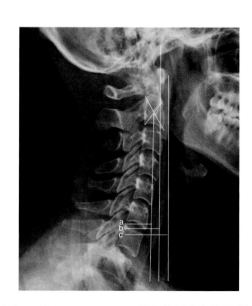

图 4-1-4　a 线，C_2-C_7 SVA，C_2 椎体几何中心的铅垂线到 C_7 终板的上后方的水平距离。b 线，CGH-C_7 SVA，外耳道的前缘到 C_7 终板的上后方水平距离。c 线，C_1-C_7 SVA，C_1 铅垂线（C_1 椎体的前缘）到 C_7 终板的上后方的水平距离

（四）颏额垂线角

颏额垂线角（chin-brow to vertical angle，CBVA）是水平视野的一个重要评价指标。颈部位于中立位或固定位置，测量矢状位上眉弓到下巴的连线与重垂线之间的夹角（图 4-1-5）。这种测量方法在评估严重脊柱后凸畸形方面有着重要作用，因为水平视野的丢失对日常活动和生活质量有着重要影响。这一参数与畸形矫正手术的术后结果如视野、行走、日常活动有着密切的关系，术后颏额垂线角维持在 –10° 至 10° 之间是比较合适的。

（五）颈椎失稳的评估

颈椎失稳的评估是颈椎矫形外科医生判断颈椎手术方式过程中必不可少的步骤，主要通过 X 线上颈椎椎体间的水平位移及角位移来衡量颈椎的稳定性。White 测量法：在侧位片上于被测相邻两椎体的下缘各做一条水平直线。两直线相交成角即椎体角度位移；被测椎体后缘相对其下一椎体的水平移位距离即椎体水平位移，椎间水平位移 >3.0 mm，角位移相对于邻近椎间角位移 >10° 被认为颈椎不稳（图 4-1-6）。

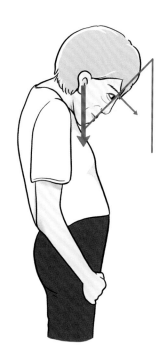

图 4-1-5 CABA 测量方法示意图：颈椎处于中立位，膝关节和髋关节自然伸展，测量上眉弓到下巴的连线与重垂线之间的夹角

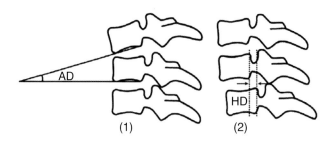

图 4-1-6 颈椎不稳测量方法示意图：在颈椎侧位片上椎间活动度即角位移 >10° 或椎体的水平位移 >3 mm，AD，椎体间角度位移；HD，椎体间水平位移

（六）颈椎活动度

颈椎活动度（range of motion，ROM）是评估颈椎矫形手术前后效果的一个重要指标，X 线侧位片上测量椎体间活动度是现今最为常用的影像学测量方法。目前常用 Cobb 角法测量颈椎整体和局部节段的活动度。

颈椎整体活动度：在过伸以及过屈侧位 X 线片测量 C_2 椎体下缘连线与 C_7 椎体下缘连线的夹角。夹角之和即为 ROM。

脊柱功能单位（functional spinal unit，FSU）活动度：FSU 上位椎体上缘的平行线与下位椎体下缘的平行线的延长线在过伸过屈位的改变范围，来评估局部节段的活动度。

二、胸椎X线相关参数测量

（一）T_1 倾斜角

T_1 椎体作为颈椎及头部的一个基座，其具体形态会影响颈椎的矢状位曲度，T_1 倾斜角（T_1 slope）指的是 T_1 椎体的上终板的切线与水平面之间的夹角（图 4-1-7）。一般 T_1 倾斜角较大的个体，为维持矢状位平衡和水平视野需要较大的颈椎前凸，反之亦然。但一旦 T_1 倾斜角较大，如果不能通过过度的颈椎前凸来充分代偿，就会出现正性颈椎矢状位失衡（C_7 铅垂线位于 S_1 椎体后上角前方大于 5 cm）和由之带来的疼痛等不适。Knott 回顾性研究了 52 例有脊柱症状的成年患者，发现 T_1 倾斜角与 C_2 SVA 有很强的相关性，并且发现当 T_1 倾斜角较高（大于 25°）的患者，具有至少 10 cm 正性矢状位失衡（C_2

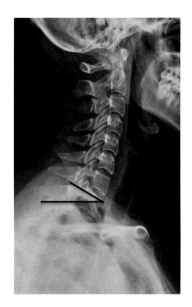

图 4-1-7　T_1 倾斜角测量方法示意图：T_1 椎体的上终板的切线和水平面之间的夹角

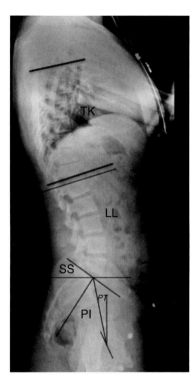

图 4-1-8　胸椎后凸角（TK）、腰椎前凸角（LL）、骨盆入射角 PI）、骶骨倾斜角（SS）测量示意图：胸椎后凸角指 T_4 上终板与 T_{12} 下终板间夹角；腰椎前凸角指 L_1 上终板与 S_1 上终板夹角；骨盆入射角指经 S_1 上终板中心作一条垂直于终板的直线，再经 S_1 上终板的中心和两股骨头连线的中点作一条直线，两条直线间的夹角；骶骨倾斜角指 S_1 上终板与水平线间的夹角

铅垂线位于 S_1 椎体后上角前方大于 10 cm），然而 T_1 倾斜角较低（小于 13°）的患者存在负性矢状位失衡（C_7 铅垂线位于 S_1 椎体后上角后方）。因此，当患者的 T_1 倾斜角在 13°～25° 范围之外时，外科医生需要通过全脊柱侧位片来评估颈椎和全脊柱的矢状位序列。

（二）胸椎后凸角（TK）

胸椎后凸角（thoracic kyphosis, TK）指的是 T_4 上终板与 T_{12} 下终板间夹角（图 4-1-8），是胸椎整体曲度的测量方法，笔者通过对 132 例无脊柱相关症状的成年人的测量，发现 TK 的角度为 24.72°±7.12°，综合国外内学者测量数据，一般 TK 的角度范围为 20°～50°。对于局部节段的后凸角度的测量仍可以使用 Cobb 角法。

三、腰椎-骨盆X线相关参数测量

（一）腰椎-骨盆矢状位参数测量

腰椎前凸角（lumbar lordosis, LL）：L_1 上终板与 S_1 上终板夹角（图 4-1-8）；

骨盆入射角（pelvic incidence, PI）：经 S_1 上终板中心作一条垂直于终板的直线，再经 S_1 上终板的中心和两股骨头连线的中点作一条直线，两条直线间的夹角（图 4-1-8）；

骶骨倾斜角（sacral slope, SS）：S_1 上终板与水平线间的夹角（图 4-1-8）；

骨盆倾斜角（pelvic tilt, PT）：双侧股骨头中心连线的中点与骶骨终板中点作一连线，此连线与铅垂线之间的夹角（图 4-1-8）。

Duval-Beaupere 和 Legaye 在 1998 年率先提出骨盆入射角 PI 的概念，是一个能够真实反映骨盆形态的解剖学参数，具有个体特异性，同时在个体成年后保持恒定，不为个体的体位以及姿势所影响。而 PT 和 SS 是反映骨盆空间方位的两个数据，随体位变化。通过几何关系可以得出，PI=PT+SS。PI 决定了骶骨平台与股骨头之间的相对位置。PI 值较小的患者骨盆环的前后径短，称为垂直骨盆，即股骨头接近骶骨平台的正下方。垂直骨盆形态上与大猩猩的骨盆类似，对站立位的适应性较差。相反，PI 值较大的骨盆为水平骨盆，股骨头位于骶骨平台的前方，对矢状位失衡的代偿能力较强。

腰椎前凸在每节段上并非平均分布，而是由 L_1 至骶骨逐渐加大。L_4-S_1 的前凸角约占整个前凸的 2/3。由腰椎曲线最靠前的点做水平线可将腰椎前凸分为上下两段。下段弧度等于 SS，而上段弧度多不受脊柱形态的影响，为一恒定的常数，约为 20°。故理论上可认为腰椎前凸约等于 SS+20°。临床上对腰椎前凸减少患者拟行截骨术时，可根据 PI 值首先决定术后期望的 SS 值，以获得术后期望达到的前凸值（SS+20°）。

Schwab 建议将 PI−LL=±9° 作为矫形目标，这也是目前使用最广泛的矫形目标。但李危石等国内学者发现，对于中国老年退变性侧凸人群，可能用 PI-LL=10°～20° 来指导矫形能获得更好疗效。

（二）腰椎 – 骨盆矢状位序列分型

Berthonnaud 与 Roussouly 根据 SS 值将脊柱矢状位序列分为四种不同类型（图 4-1-9）：

1 型，SS<35°，几乎腰椎无下弧，顶点位置低，接近 L_5，上弧组成前凸的主要部分，前短而小，胸腰段移行区为后凸。此型的胸椎长后凸与腰椎短前凸不协调；

2 型，SS<35°，下弧小。腰椎前凸长而平，接近一条直线。此型胸椎后凸小，胸椎后凸与腰椎前凸协调一致；

3 型，35°<SS<45°，前凸顶点位于 L_4。前凸

与后凸的转换点位于胸椎与腰椎的交界处，此类为标准的矢状位曲线；

4 型，SS>45°，下弧的曲度明显增大，组成下弧的椎体数目多，腰椎前凸的长度和曲度增加，胸椎后凸亦相应增加。此类为过曲的协调状态。

对于 PI 较低（即 1 型和 2 型）的个体，腰椎较为直立，会引起腰椎压应力集中，加速椎间盘退变，易导致下腰痛及椎间盘突出。4 型腰椎前凸大，压力主要作用在后侧关节面，导致关节面退变发生早，易发生 L_5 峡部裂合并滑脱。对严重矢状位失衡的患者，只有重建矢状位的平衡才能获得最好的疗效，治疗 PI<45° 的患者时，需要重建 1 型或 2 型脊柱，而无需明显增加腰椎前凸；对于 PI>60° 的患者，PI 值越大，需更积极重建腰椎前凸的角度和长度，减少骨盆的后倾。

（三）椎间盘高度指数

椎间盘高度指数（disc height index，DHI）与椎间盘退变程度密切相关，与椎间盘术后复发有密切关系，其测量方法为见图 4-1-10：左图为腰$_{4,5}$椎间盘高度指数测量方法，在腰椎中立侧位上，腰$_4$、腰$_5$椎体的对角线交点的连线，测量腰 4 椎体高度 A，腰$_{4,5}$椎间盘高度 a。同理右图为腰$_5$-骶$_1$ DHI 的测量方法，DHI=a/A。Kim 等测量发现，DHI≥0.3 或者<0.15 时，椎间盘切除术后复发的概率较低。

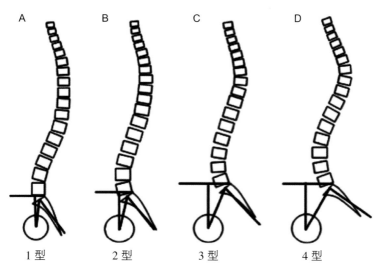

图 4-1-9　Roussouly 分型示意图

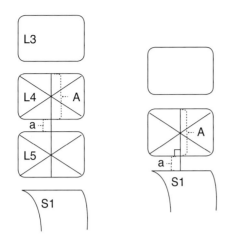

图 4-1-10　椎间盘高度指数（DHI）测量方法

（四）矢状面活动度

　　研究发现，矢状面活动度（sagittal range of motion, sROM）与椎间盘术后复发独立相关，其测量方法为见图 4-1-11：在过伸过屈位上，责任椎间盘相邻终板角度的变化绝对值。Kim 等研究发现，sROM 过大是发生椎间盘切除术后复发的最重要的危险因素，sROM 大于 10° 时椎间盘术后复发率远高于 sROM 小于 10° 者。

四、全脊柱X线相关参数测量

　　脊柱骶骨角（spinal sacral angle，SSA）（图 4-1-12）：C_7 椎体的中心与 S_1 上终板中点的连线与 S_1 上终板切线的夹角（钝角）；其正常值为 135° ± 7.8°，Roussouly 提出在正常人群中 SSA=0.96 × SS+97°。SSA 反映了整个脊柱的后凸情况。目前有很多研究探讨了 SSA 在脊柱后凸类疾病中的应用。Debarge

报道 SSA 能更好地评估强直性脊柱炎患者的后凸矫正程度及效果；Bourghli 等对峡部裂型腰椎滑脱患者进行术后随访发现，SSA 与患者临床预后显著相关。

　　C_7-S_1 矢状面轴向距离（C_7-S_1 SVA）（图 4-1-12）：经 C_7 椎体的几何中心的铅垂线距 S_1 后上角之间的水平距离，C_7 铅垂线位于 S_1 后上角之后为负值，反之为正值。SVA 是目前最常用的评价脊柱整体矢状位平衡的影像学参数，Frank 推荐以骶骨后上角至 C_7 铅垂线的距离 ≥ 5 cm 作为判断失衡的标准。但其具有局限性，它是一个距离参数，由于个体差异，按 SVA 的绝对值来进行分析理论上缺乏准确性。

　　人体脊柱是一个铰链系统，脊柱-骨盆各部分矢状面曲度相互影响，北京大学第三医院刘晓光团队研究了 132 例无症状成人的全脊柱矢状面序列，发现上颈椎曲度（C_0-C_2 角）与下颈椎曲度（C_2-

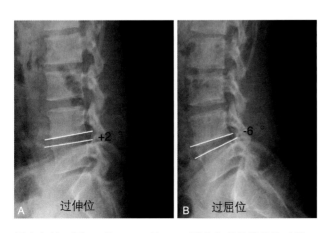

图 4-1-11　腰 4-5 的 sROM 是 A、B 图中角度差值的绝对值8°

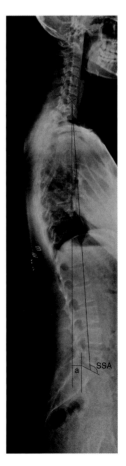

图 4-1-12　脊柱骶骨角（SSA）、C_7-S_1 矢状面轴向距离测量示意图

C_7 角）存在负相关，C_2-C_7 角与 T_1 倾斜角正相关，C_2-C_7 角与 TK 负相关，TK 与 LL 负相关，LL 与 SS、SS 与 PI 均存在相关性，说明脊柱是一个连接头颅和骨盆的开放线性链，在这一关系中，某一节段脊柱的形状和方向受相邻节段脊柱的影响，从而整个脊柱以最小的能量消耗来保持平衡的直立姿势和水平视野。这提示我们在脊柱手术术前规划时要考虑局部的脊柱的曲度对全脊柱序列的影响。

（赵文奎 祝 斌）

第二节 外科医生视角的脊柱退变影像学解读：CT 与 MRI 测量相关参数

一、脊柱退变常用CT参数解读

在脊柱退变性疾病影像诊断中，CT 是较为常用的检查方法，其具有密度分辨率高和空间分辨率高的特点，对手术治疗有较好的指导意义，尤其是在脊柱内镜领域，通过 CT 对致压物软硬度及范围的判断，会影响手术的策略、入路等。随着内镜镜下操作工具和手术技术的进步，我们从最初的仅能处理软性压迫，发展到能很好地处理硬性致压物，如椎间盘的钙化、后纵韧带骨化、黄韧带骨化、椎体后缘离断、增生肥厚的小关节等。笔者在本节针对目前脊柱内镜处理较为棘手但热门的两种疾病：椎体后缘离断症、腰椎小关节病变进行讨论。

（一）椎体后缘离断症

椎体后缘离断症，曾被不同的学者命名为不同的名称，如椎体后缘骨折、椎骨终板离断、后 Schmorl 结节等，其定义为椎体后缘骨块和椎间盘软骨组织构成的骨 - 软骨复合体与椎体部分或完全分离并突入椎管内压迫硬膜囊、神经根，常常合并椎间盘突出，最常见的节段是腰 4-5。常见的病因包括：外伤、剧烈活动、发育不良、骨发育期反复伸展力导致髓环撕脱、椎间盘及髓环退变等。椎体后缘离断症致病因素特殊，致压物为硬性突出，病史较长，也可以在有硬性突出的基础上，伴发软性间盘突出或脱出，因此在手术决策中需要谨慎考虑。

椎体后缘离断症主要是通过 CT 检查确诊，是其诊断的金标准，CT 的主要表现为：①椎体后缘局限性骨缺损；②缺损区后方的骨块突入椎管，一般骨块和缺损区形状相似，多伴有椎间盘突出；③椎体后缘骨缺损区边缘骨质不同程度硬化。X 线也可以诊断，但诊断准确率为 29% ~ 69%，其表现为：①在侧位片上可以观察到受累椎体后缘骨性缺损；②在缺损后面突向椎管的弧形或楔形骨碎片。而 MR 对其诊断率较低，主要表现为椎体后缘缺损和不连续、低信号的撕脱性骨折移位，但其能更好地观察整个椎间盘的退变程度及神经受压情况。

Epstein 椎体离断症分为四种类型（图 4-2-1）：Ⅰ型为单纯的小弧形皮质骨撕脱，无明显骨质缺损区；Ⅱ型为由中央骨折包括部分皮质以及松质骨的边缘，可见对应骨缺损区；Ⅲ型为椎体后缘的局部部分离断，表现为椎体后缘多处骨块离断偏向一侧；Ⅳ型为椎体后缘终板间的全长离断。

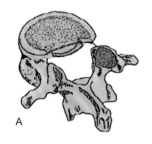 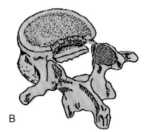 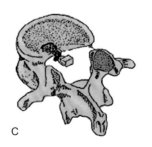 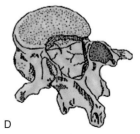

A B C D

图 4-2-1 Epstein 椎体离断症分型（Epstein, 1992.）

（二）腰椎小关节退变

1911 年，Goldthwait 描述了椎间小关节可能是腰背痛的原因，而后小关节病变才逐渐被人们认识和研究。在腰腿痛患者中，有 15%～45% 患有腰椎小关节骨性关节炎，它是一种慢性进行性腰椎退行性病变，影像学表现主要包括骨赘形成、关节突增生肥大、关节硬化、关节软骨侵蚀破坏、关节内"真空现象"、关节囊和黄韧带的增生肥大和（或）钙化等征象。然而对于多数脊柱外科医生而言，在面对腰腿痛患者时，往往更加关注椎间盘病变而忽视腰椎小关节退变的因素。CT 检查可充分显示腰椎小关节解剖结构及病理变化过程，能够及早地发现腰椎小关节病变，为腰椎小关节病的诊断提供可靠依据。

腰椎小关节为滑膜关节，小关节面有软骨覆盖，具有一小关节腔，周围有关节囊包绕，其内层为滑膜，能分泌滑液，具有承受压缩、剪切、牵拉、扭转等负荷的功能，因此承受负荷最高的下腰部小关节退变发生率高。小关节退变是一个动态的过程，在疾病的不同时期，由不同的主导因素来引起疼痛。早期，可能是生物力学原因，或者轻微损伤，这时没有症状或仅有轻微的不适。到了中期为关节的无菌性炎症改变，关节囊肿胀、关节腔积液、炎性渗出物对周围组织的刺激与压迫产生炎性疼痛。临床上表现为广泛的、定位体征不明确的腰背部疼痛。而到了晚期关节软骨破坏、关节突肥大增生、骨赘形成、关节结构紊乱、神经根受压，此时则有定位明确的神经系统的阳性体征。

腰椎小关节病变的临床表现较为复杂。结合国内外学者的发现，主要表现为

（1）腰痛：持续性钝痛或酸痛，后伸时产生疼痛或加剧。下腰部僵硬，特别是晨起未活动时，变换体位及姿势可缓解疼痛。

（2）下肢放射痛：疼痛并不完全按照神经根分布区域扩散，常放射至臀及大腿，痉挛性疼痛，主要位于膝关节以上。

（3）体征：小关节处固定性深压痛。

（4）下肢无神经系统的病理体征。

腰椎小关节病的影像学表现 X 线平片无特异性，CT 和 MR 诊断率相对较高，但 CT 是首选检查。主要表现为：

（1）关节突增生、肥大：双侧关节不对称，骨皮质局部异常增厚或变形，上下关节突可相互包绕。

（2）骨赘形成：关节突边缘形成均质性赘生物。

（3）关节间隙变窄：小于正常的 2～4 mm，均匀或不均匀地变窄。

（4）骨性关节面改变：骨性关节面凹凸不平，关节面软骨下骨硬化、侵蚀或囊变。

（5）关节"真空"征：椎小关节间隙内异常透亮。

（6）关节脱位或半脱位：上下关节突的骨性关节面对合错位，常伴有关节间隙不均匀增宽或同节段双侧小关节间隙不对称，甚可伴有椎弓或关节突骨折。

（7）关节囊或其周围组织的钙化：小关节间隙内侧缘或外侧缘出现斑点状或新月形钙化。

（8）侧隐窝或椎间孔变窄。

（9）椎体退行性滑脱。

腰椎小关节炎的严重程度有多种分级系统，目前最常用的是 4 级体系（图 4-2-2）：

Ⅰ级：正常的腰椎小关节，关节间隙 >2 mm，无其他异常。

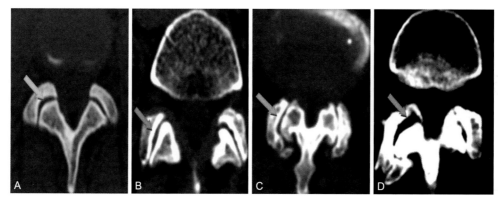

图 4-2-2　腰椎小关节炎分级示意图。A～D 分别为 Ⅰ～Ⅳ 级

Ⅱ级：关节间隙变窄（1～2 mm）和／或关节突轻度骨赘形成和／或轻度增生肥大，和／或局限性硬化。

Ⅲ级：关节间隙变窄（≤1 mm）和／或关节突中度骨赘形成，和／或中度增生肥大，和／或轻度软骨下骨质破坏（或囊性变），和／或关节间隙真空现象。

Ⅳ级：关节间隙非常窄和／或较大骨赘形成，和／或关节突严重增生肥厚，和／或严重的软骨下骨破坏（或囊性变），和／或关节间隙真空现象。

（三）CT引导下椎间盘造影

腰椎间盘造影术为椎间盘诱发造影，是目前临床上诊断腰椎间盘源性腰背痛、间盘内破裂最重要的手段之一，近年来广泛应用于腰背痛来源鉴别、破裂纤维环定位及腰椎融合方案选择。目前最常用的评价方法为达拉斯CT椎间盘造影评价体系（Dallas discogram description，DDD）。

纤维环撕裂程度评估（图4-2-3）：

0级，造影剂完全局限在髓核内

1级，造影剂沿着裂隙流入内纤维环；

2级，造影剂流入外纤维环；

3级，造影剂流出纤维环外层或硬膜外腔。

腰椎间盘退行性变评估（图4-2-4）：

0级，正常，造影剂充填正常的髓核空间；

1级，造影剂充填纤维环面积占正常纤维环面积的10%以下。

2级，造影剂充填纤维环面积占正常纤维环面积的10%～50%。

3级，造影剂充填纤维环面积占正常纤维环面积大于50%。

研究发现纤维环退变为2级、3级的椎间盘在椎间盘造影阳性的椎间盘中占63.2%，3级的椎间盘在椎间盘造影阳性的椎间盘中占94.7%，达拉斯纤维环撕裂分级较纤维环退变分级更能提示间盘源性腰痛。造影剂阳性的椎间盘数量要远低于MRI所显示的"黑椎间盘"数量，MRI所显示的"黑椎间盘"并不完全是引起腰痛的"责任"椎间盘，因此不能以MRI上椎间盘信号改变作为诊断间盘源性腰痛的依据。

近年来越来越多的学者发现椎间盘造影会加速椎间盘退行性变，不仅造影剂及麻醉阻滞剂具有细胞毒性作用，且穿刺点更容易发生椎间盘突出，尽管如此，该技术仍是一种重要且有价值的诊疗辅助工具。

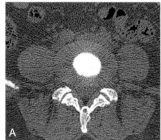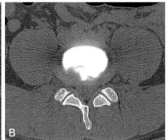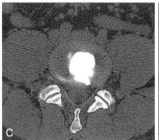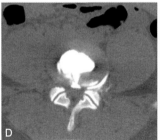

图4-2-3　纤维环撕裂程度分级示意图

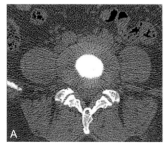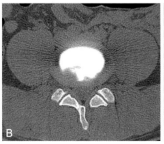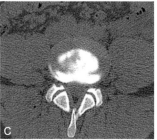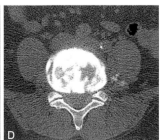

图4-2-4　腰椎间盘退行性变分级示意图

二、脊柱退变常用MRI参数解读

目前 MRI 已经广泛应用于脊柱退变性疾病的诊断，尤其是腰椎。通过过 MRI 横断面、矢状面、冠状面多面扫描，显示椎管解剖结构。正中矢状位，观察椎体结构、终板、椎间盘、后纵韧带、椎管内容物和周围软组织；旁矢状位观察椎体侧面、椎间孔及其内容物、关节突关节；横断面可通过相邻水平观察神经根的走行路径。对于腰椎退变性疾病的 MRI 表现，如椎间盘信号的改变、纤维环撕裂（HIZ）、Modic 改变、Schmorl 结节等，还有椎间盘突出的评价，腰椎管狭窄的定量和定性的指标，给临床医生诊疗腰椎疾病提供了很大的帮助。

（一）椎间盘退变 Pfirrmann 分级

2001 年 Pfirrmann 等建立了 MRI 分级体系用于评价患者的腰椎间盘退变程度，该体系分级明确，而且能直观、全面地反映退变程度，丰富了基础研究和临床评价的标准化评估手段。Pfirrmann 分级是目前广泛采用的对椎间盘退变进行分级的影像学标准，在 T_2 加权像上，一共分为 5 级（图 4-2-5）：

Ⅰ级：椎间盘的结构呈均匀的白色高信号，其椎间盘的高度正常；

Ⅱ级：椎间盘的结构呈不均匀的白色高信号；纤维环和髓核的区别比较明显，有或没有水平灰色带，椎间盘高度正常；

Ⅲ级：椎间盘结构的信号不均匀，中间是灰白的信号强度；纤维环和髓核的区别不明显，椎间盘的高度正常或略微下降；

Ⅳ级：椎间盘结构的信号不均匀，呈黑色低信号；髓核和纤维环之间的区别消失，椎间盘的高度正常或适度下降；

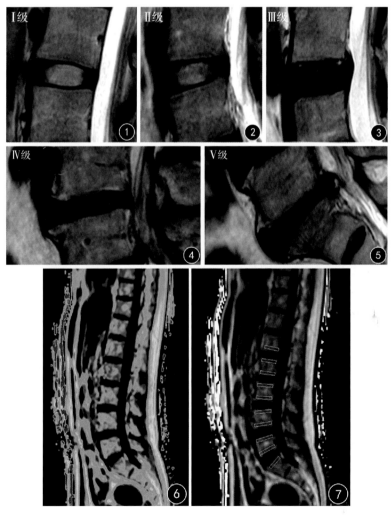

图 4-2-5　Pfirrmann 分级示意图

Ⅴ级：椎间盘结构的信号不均匀，呈黑色低信号；髓核和纤维环之间的区别消失，并有椎间隙的塌陷。

（二）纤维环后方的高信号区

1992年Aprill等首次提出MR腰椎间盘纤维环后方的高信号区（High Intensity Zone, HIZ）的概念（图4-2-6），并认为其与椎间盘造影疼痛的再现有着较高的相关性，其定义为，在T$_2$像上纤维环后部的一个高信号区，周围被低信号区包围，信号强度与髓核信号接近或稍高，但与髓核组织分离。HIZ的病理为新生血管及肉芽组织形成。Mitra等追踪研究56名腰痛患者HIZ病灶发现，其中大部分病灶无明显变化，部分病灶消失，少部分病灶范围扩大，提示HIZ可能是动态变化的过程，早期的炎症刺激和新生肉芽组织，在MR上表现为高信号，而随着肉芽组织成熟，MR上可能看不到HIZ。近年来，许多学者对HIZ进行了大量的观察和研究，认为HIZ与下腰痛存在一定的相关性，其对腰痛预测的特异性高，但敏感性低，因此不能代替椎间盘造影对椎间盘源性腰痛的诊断和治疗。

（三）Modic改变

1987年de Roos等率先报道在腰椎间盘退变性疾病患者的腰椎MRI中发现邻近终板区域的椎体信号改变。1988年Modic等通过对474例大部分患有慢性腰痛的患者进行研究，正式系统地描述了退变的腰椎间盘终板及终板下骨质MR信号改变的类型、分型标准及相应的组织学变化，即Modic改变。

Modic改变分为3型（图4-2-7）：

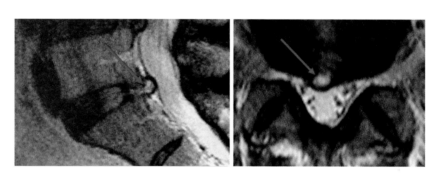

图4-2-6 HIZ示意图

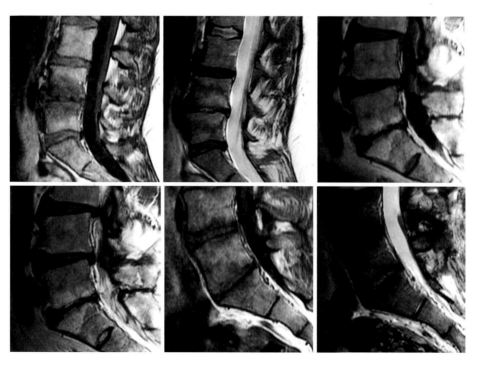

图4-2-7 Modic改变分型示意图

Ⅰ型（又称为炎症期或水肿期）：在 T₁ 加权像上为低信号，在 T₂ 加权像上为高信号；

Ⅱ型（脂肪期或黄骨髓期）：在 T₁ 加权像上呈高信号，T₂ 加权像上表现为等信号或轻度高信号，脂肪抑制像表明该变化主要由大量脂肪沉积所致；

Ⅲ型（骨质硬化期）：在 T₁ 加权像及 T₂ 加权像上均表现为低信号。

其相应的组织学表现：

Ⅰ型改变为纤维血管组织替代（炎症修复期），即骨性终板撕裂，终板及终板下区域有丰富的肉芽组织长人，纤维血管组织替代了增厚的骨小梁间的正常骨髓；

Ⅱ型改变为黄骨髓替代，在慢性受损的终板及终板区域大量脂肪细胞沉积；

Ⅲ型改变为终板及终板下骨质硬化。

Modic 改变混合型Ⅰ和Ⅱ、Ⅱ和Ⅲ也被报道过，提示这些改变是相同病理学改变的不同阶段，并且可以进行相互转化。

Dominik 等根据 MRI 腰椎正中矢状位上的终板骨质异常累及椎体的高度将 Modic 改变分为4度（图4-2-8）。

正常：T₁、T₂ 加权像上均无异常；

轻度：终板异常达到或小于椎体高度25%；

中度：终板异常介于椎体高度的25%～50%；

重度：终板异常超过椎体高度的50%以上。

当椎间盘的上下两侧终板均受累时，其分度以终板异常严重的一侧为准。

Modic 改变在腰椎间盘退行性变患者中的发生率约为9%～59%，其中Ⅰ型、Ⅱ型比较常见，Ⅲ型和混合型少见。在 Modic 中，Ⅰ型与腰痛关系最密切，Ⅰ型转变为Ⅱ型需要2～3年时间。Toyone 等对74例腰椎退行性变患者进行了 MR 研究发现，只有Ⅰ型 Modic 改变的患者70%有腰椎节段性运动不稳，而Ⅱ型 Modic 改变的患者仅有16%存在腰椎节段性不稳。国内外学者发现，椎间盘突出合并 Modic Ⅰ型改变，是椎间盘术后复发的危险因素，因此，对于此类患者，笔者建议考虑单侧减压时需要谨慎，对于合并不稳，建议进行融合。

三、腰椎间盘突出分型

既往很多学者根据腰椎间盘突出的形态特征，提出不同的分型方法，但在脊柱内镜时代，我们需要更精准的立体空间定位才能更有效地处理突出的间盘组织。一些新的分型方法被提出并应用于临床实践，笔者将介绍目前对脊柱内镜手术方案有较好指导作用的分型方法。

（一）Lee 矢状位分型

Lee 等前瞻性研究了116例行脊柱内镜手术的 LDH 患者（不包括以腰椎管狭窄为主型），根据突出的腰椎间盘在矢状位上移位的方向及距离进行分型，从而指导内镜手术策略。矢状位进行分型为（图4-2-9），1区：上位椎弓根下缘向下3 mm 的区域；2区：上位椎弓根下缘3 mm 以下至椎体上缘区域；3区：下位椎体上缘到下位椎弓根中心区域；4区：下位椎弓根中心到下位椎弓根下缘区域。对于2区和3区突出，充分上关节突成形即可；对于1区和4区突出，需要在充分关节突成形的基础上，切除部分峡部和椎弓根上缘；对于超过1区和4区的超高度游离，建议行后路手术。

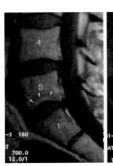
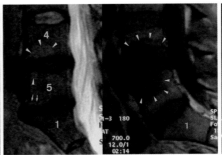
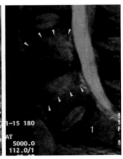

轻度　　　　　　　　　　　中度　　　　　　　　　　　重度

图4-2-8　Dominik 终板炎分度示意图

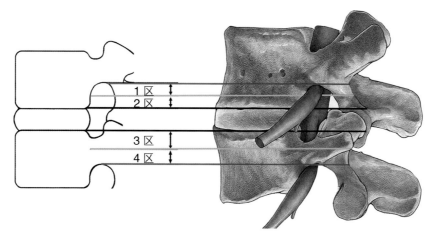

图 4-2-9　椎间盘矢状位分型示意图（Lee.et al.2007.）

（二）MSU 分型

2010 年 Mysliwiec 等对 181 例患者进行了前瞻性研究，提出了一种新的分型方法，即 MSU 分型。该分型将 LDH 患者的 MR 资料作为研究对象，具体分型标准如下（图 4-2-10）：MR 横断面小关节分别对应的上、下面的连线作为分级的横向定位，分为 1 级、2 级、3 级；棘突至椎间盘后缘中点连线、小关节内侧缘与椎间盘后缘垂直连线、小关节内侧缘与棘突中点与椎间盘后缘垂直连线分为 A 区、B 区、C 区。Marshall 等发现 1 级患者可能是突出的髓核产生化学物质刺激或者神经根水肿导致腰腿痛症状，大部分患者可经过保守达到一定程度的缓解，甚至临床症状完全消失；而位于 2-B 和 2-AB 型一般均需手术治疗，对 3 级患者保守治疗往往效果不佳，需要手术，但在此类型内镜手术时要注意，充分的关节突切除、后纵韧带切开是减压充分的关键。

四、腰椎管狭窄的定性指标

（一）马尾神经沉降征

2010 年 Barz 等提出将马尾神经沉降征（nerve root sedimentation sign, NRSS）作为新的影像学指标来辅助诊断腰椎管狭窄症。在腰椎 MRI 横断面 T_2WI 上观察 $L_1 \sim L_5$ 节段，通过腰椎两侧小关节顶点间做一水平直线，除本节段离开硬膜囊的神经根外，还有其他神经根位于连线的腹侧，即为 NRSS 阳性；在连线腹侧，除离开硬膜囊的神经根之外若无其他神经根，则为阴性（图 4-2-11）。在患者平卧位时，神经根会因自身重力而沉降，但是当狭窄节段硬膜囊内压力升高时，椎管内神经根被束缚，导致神经根不能沉降到硬膜囊背侧，而呈现 NRSS 阳性。Barz 发现在 L_5 平面以上症状和影像学符合中央椎管狭窄的患者中，马尾神经沉降征阳性率高达 94%，而无椎管狭窄症状的腰痛患者中，其发生率几乎为零。因此，马尾神经沉降征可以作为区分单纯腰痛和腰椎管狭窄症的特征性指标。

（二）马尾神经冗余征

马尾神经冗余征（redundant nerve roots, RNRs）该现象是一种存在于腰椎蛛网膜下腔神经根扩张、弯曲、缠绕的现象。RNRs（图 4-2-12）最早于 1954 年被 Verbiest 描述，在此之前被认为是一种罕见的先天性异常。目前该现象已经可以通过脊髓造影或 MRI 检测出。其发生机制为：当椎管狭窄到一定严重程度，椎间盘髓核、肥厚的黄韧带、椎体周围增生的骨赘等压迫马尾神经，屈曲位时马尾神经根受牵拉可能上移，但伸展位时靠其自身重力作用难以复位，因此神经根在狭窄段上方迂曲、缠绕，同时马尾神经根上下移动时，在狭窄段神经根之间及神经根与硬膜囊间相互摩擦，以至产生粘连，使神经根更难以复位。由于在 L_{2-4} 节段骨性椎管容积较小，神经根数量相对较多，其通过狭窄处时更加容易发生压迫，因此腰椎管最狭窄位置在 $L_2 \sim L_4$ 时，更容易发生冗

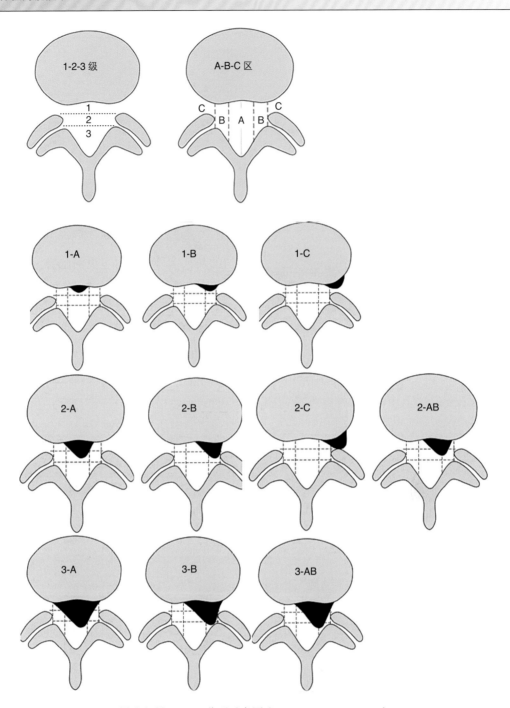

图 4-2-10　MSU 分型示意图（Mysliwiec. et al. 2010）

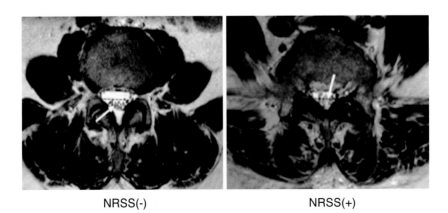

NRSS(-)　　　　　　　　　　　　　NRSS(+)

图 4-2-11　马尾神经沉降征示意图

余现象。Yokoyama 等的研究结果表明，术后 MRI 上 RNRs 消失的患者比 MRI 上 RNRs 仍存在的患者表现出更大的功能恢复能力，其术后改善更好。

（三）形态学法

Schizas 等在 MRI 横断面 T_2WI 上，根据脑脊液空间 / 马尾神经的比例（CSF/rootlet ratio），也将椎管的狭窄程度分为 4 级。

A 级狭窄：硬膜囊内有明显的脑脊液可见，但

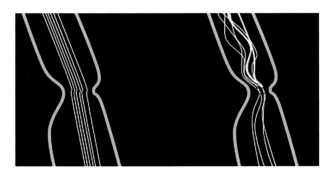

图 4-2-12　马尾神经冗余征示意图

分布不均匀。此级也有 4 种形态。

A1：马尾神经位于背侧，占据硬膜囊区的一半以下；

A2：马尾神经位于背侧，与硬膜囊接触，但呈马蹄形结构；

A3：马尾神经位于背侧，占据硬膜囊的一半以上；

A4：马尾神经位于中央，占据硬膜囊的大部分。

B 级狭窄：马尾神经占据整个硬膜囊，但仍然可见，一些脑脊液仍然呈颗粒状出现在硬膜囊内。

C 级狭窄：马尾神经无法辨别，硬膜囊显示均匀的灰色信号，没有可见的脑脊液信号，有硬膜外脂肪存在于后面。

D 级狭窄：脑脊液、硬膜外脂肪均不可见。

随后研究证实：①基于形态学表现而非表面直接测量的分级标准准确定义了狭窄的程度。②在中央型椎管狭窄症的手术患者中，大部分为 C 级和 D 级狭窄的患者，而且此类患者经保守治疗，往往效果欠佳；而 A 级和 B 级患者通常不需要手术治疗。

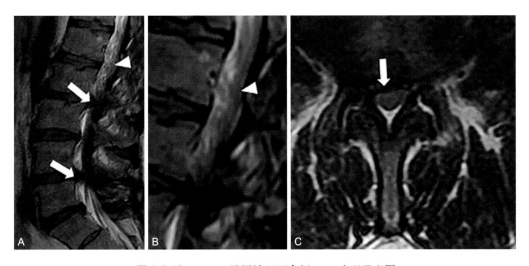

图 4-2-12　A～C. 马尾神经冗余征 MRI 表现示意图

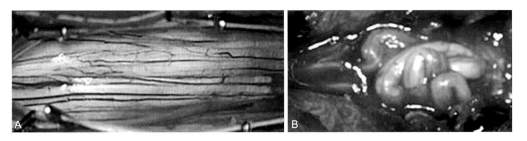

图 4-2-12　马尾神经冗余征术中图。A 为正常，B 为异常表现（Hakanetal 2008）

（赵文奎　祝　斌）

第三节　影像科医生视角的脊柱退变影像学解读

一、脊柱CT、MRI解剖学

脊柱分为颈椎、胸椎、腰椎、骶骨及尾骨5部分，以下重点叙述腰椎影像学解剖，颈椎、胸椎仅描述其与腰椎有不同之处。

（一）腰椎影像学解剖

1. 腰椎 CT 解剖

腰椎椎体在 CT 轴位上呈肾形（图 4-3-1），在矢状位上类似长方形，自 L_1 至 L_5 腰椎逐渐增大，椎体表面薄层骨皮质呈线状高密度影。骨皮质基本连续，但在椎体后缘中部因椎静脉通过局部骨皮质

不连续，初学者易误诊为骨折。椎体内部骨松质密度较骨皮质低，并可见点条状高密度骨小梁。关节突关节又称椎间关节，由上位腰椎的下关节突和下位腰椎的上关节突构成。关节面倾斜度变化较大，上位腰椎的椎间关节面近似冠状，自 L_1 至 L_5 关节面逐渐转变成近似矢状。20 岁之前关节面软骨较厚，但 CT 图像无法显示。腰椎椎板短宽而厚，棘突呈板状水平位后伸。

椎体之间主要靠椎间盘连接，椎间盘密度低于椎体，CT 值为 50~110 Hu，无法在 CT 图像上区分髓核和纤维环（图 4-3-2）。腰椎韧带主要为前纵韧带、后纵韧带、黄韧带、棘间韧带、棘上韧带和横

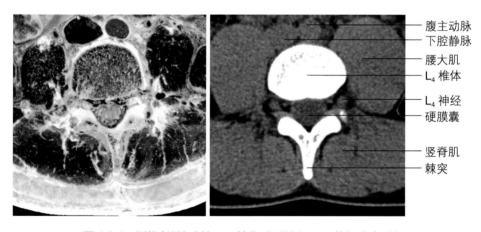

图 4-3-1　腰椎断层解剖与 CT 轴位对照图（L_4-L_5 椎间孔水平）

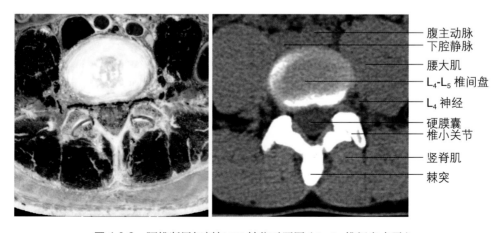

图 4-3-2　腰椎断层解剖与 CT 轴位对照图（L_4-L_5 椎间盘水平）

突间韧带。前、后纵韧带正常情况下无法在CT图像上显示，除非发生骨化或钙化。黄韧带节段性位于椎弓板之间，呈叠瓦状，在CT轴位上呈"V"状，与肌肉呈等密度，测量正常厚度为3~5 mm。随着年龄的增加，腰椎黄韧带可增生肥厚，>5 mm可诊断为腰椎黄韧带肥厚。棘间韧带在周围脂肪的衬托下可显示轮廓，呈软组织密度影。

椎骨椎孔相连形成椎管，椎管前壁由椎体、椎间盘和后纵韧带构成，后壁为椎板及黄韧带，两侧为椎弓根和椎间孔。腰椎椎管形态可呈卵圆形、三角形和三叶形。从L_1至L_5，正常人CT椎管矢状径逐渐变小，范围为15~25 mm，椎管与椎体比值范围为1:(2~5)，侧隐窝是椎管最狭窄部，前壁为椎管后缘，外侧壁是椎弓根内缘，后壁是上关节突和黄韧带，内有腰神经根。自侧隐窝前壁至上关节突前缘的距离为侧隐窝前后径，正常值为3~5 mm。

脊髓外层的被膜从外到内分别为硬脊膜、蛛网膜和软脊膜。在CT上，硬膜囊与蛛网膜显示为一层结构，硬膜囊在轴位呈类圆形稍低密度影，因为脊髓圆锥、脑脊液及马尾神经密度对比不明显，无法明确区分（图4-3-3）。硬膜外椎管内可见较多脂肪，呈低密度。腰神经根自离开硬膜囊后，经神经根管最终由椎间孔外口穿出。神经根圆而致密，在周围脂肪的衬托下显示清晰，呈软组织密度，直径2~3 mm，双侧对称。

2. 腰椎MRI解剖

在MRI上，骨皮质在T_1WI、T_2WI序列均呈低信号影（图4-3-4）；而骨松质在T_1WI、T_2WI序列较肌肉信号高，且信号与年龄相关，青少年及儿童因红骨髓含量较高呈稍高信号，而老年人黄骨髓含量高呈高信号。关节突软骨在T_1WI序列呈等信号，在T_2WI呈相对低信号影。随着年龄的增加，软骨变薄，关节面下骨质囊变，骨质增生、骨赘形成。

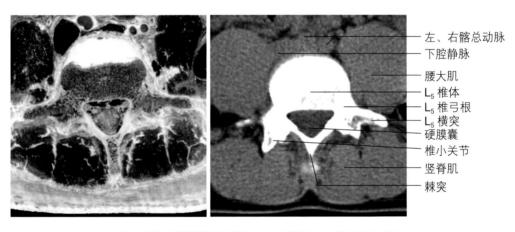

左、右髂总动脉
下腔静脉
腰大肌
L_5椎体
L_5椎弓根
L_5横突
硬膜囊
椎小关节
竖脊肌
棘突

图4-3-3 腰椎断层解剖与CT对照图（L_5椎弓根水平）

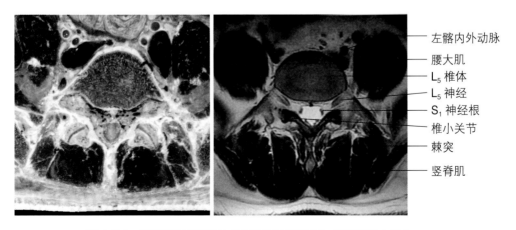

左髂内外动脉
腰大肌
L_5椎体
L_5神经
S_1神经根
椎小关节
棘突
竖脊肌

图4-3-4 腰椎断层解剖与MRI轴位对照图（L_5椎体下缘水平）

椎间盘由透明软骨终板、纤维环、髓核和Sharpey 纤维组成。在 T_1WI 序列，纤维环、髓核和 Sharpey 纤维均呈均匀稍低信号或等信号，在 T_2WI 序列，内纤维环与髓核呈高信号，随着年龄增长，水分减少，髓核信号减低，而外纤维环、Sharpey 纤维呈低信号（图 4-3-5）。赵亮等对 56 例正常国人的腰椎间盘 MRI 进行测量，矢状位椎间隙前部高度为 5～9.5 mm，中部高度为 7.6～9.6 mm，后部高度为 5.1～6.8 mm。前、后韧带与椎间盘外纤维环信号相似，呈低信号影。黄韧带在所有序列上均呈低信号，在周围高信号脂肪的衬托下显示清晰，黄韧带厚度测量 MRI 较 CT 更准确。

脊髓圆锥下端在成年人平 L_1 椎体下缘水平，最低者可位于成人 L_2 椎体下部水平，在 MRI 矢状位图像上观察清晰，脊髓圆锥异常信号易漏诊，应引起重视。腰骶尾部脊神经在硬膜囊中围绕着脊髓圆锥和终丝，称为马尾。在 MRI 轴位上，马尾神经以终丝为中心呈 V 形分布。马尾神经在 T_1WI 序列呈等信号，在 T_2WI 序列明显低于椎间盘和脑脊液信号；马尾神经在蛛网膜下腔内下降，被 T_2WI 序列高信号的脑脊液包绕。尽管 MRI 软组织分辨率较高，仍然不能分辨出硬脊膜和蛛网膜。硬膜外间隙为骨性椎管与硬脊膜之间的狭窄腔隙，内含有脂肪、静脉、营养动脉、脊神经及少量结缔组织。腰神经信号较低，在高信号脂肪衬托下，显示清晰。椎内前静脉丛位于硬膜囊前方，每侧一对。

（二）颈椎影像学解剖

1. 颈椎 CT 解剖

寰枢椎及 C_7 外形、大小与其他颈椎不一致。寰椎为椭圆形骨环，上下关节面呈椭圆形水平状，上方与枕骨髁形成寰枕关节，下方与枢椎形成寰枢关节（图 4-3-9）。正常成人 CT 矢状位寰齿前间隙 <3 mm，伸屈活动时无变化，正常儿童寰齿前间隙

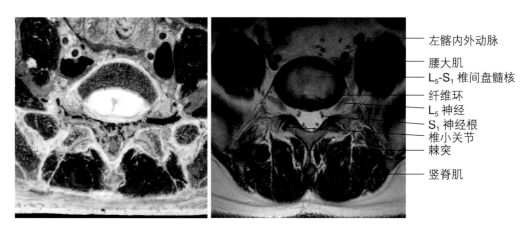

左髂内外动脉
腰大肌
L_5-S_1 椎间盘髓核
纤维环
L_5 神经
S_1 神经根
椎小关节
棘突
竖脊肌

图 4-3-5　腰椎断层解剖与 MRI 轴位对照图（L_5-S_1 椎间盘水平）

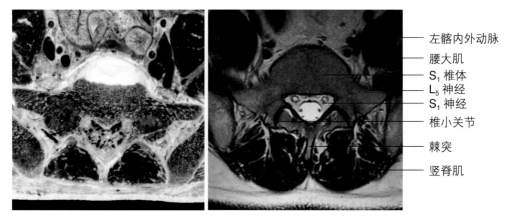

左髂内外动脉
腰大肌
S_1 椎体
L_5 神经
S_1 神经
椎小关节
棘突
竖脊肌

图 4-3-6　断层解剖与正常腰椎 MRI 轴位对照图（S_1 椎体上缘水平）

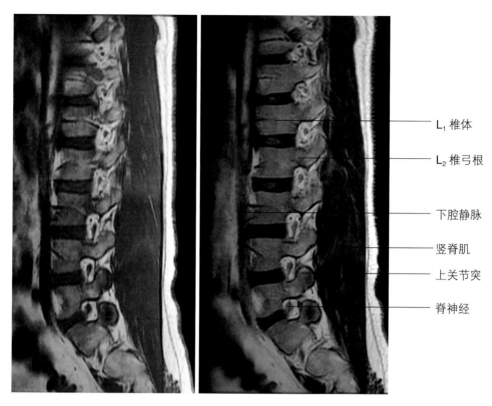

图 4-3-7 腰椎 MRI T_1WI 和 T_2WI 矢状面（椎间孔层面）

L₁ 椎体 → L_1 椎体
L₂ 椎弓根 → L_2 椎弓根
下腔静脉
竖脊肌
上关节突
脊神经

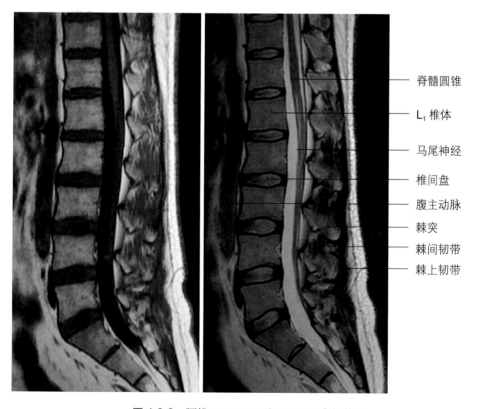

图 4-3-8 腰椎 MRI T_1WI 和 T_2WI 正中矢状面

脊髓圆锥
L_1 椎体
马尾神经
椎间盘
腹主动脉
棘突
棘间韧带
棘上韧带

<5 mm，过伸可增大 1 ~ 2 mm。C₃-C₇ 椎体呈梯形，两侧为粗短横突，内有横突孔，有椎动静脉通过。C₃-C₇ 椎体边缘的椎体钩、椎体唇缘相接，可形成钩椎关节。颈椎关节突关节面倾斜走行，与冠状面呈 40° ~ 45°。

颈椎椎间盘较胸、腰椎间盘小，厚度介于胸腰椎间盘之间（图 4-3-10）。董亮等对 138 位国人颈椎 CT 椎间隙进行测量，椎间隙前高 3.11 ~ 5.17 mm，中高 4.34 ~ 6.39 mm，后高 2.67 ~ 3.73 mm。颈椎椎间孔位于相邻的椎弓根之间，在矢状位呈卵圆形。正常国人颈椎椎间孔平均值：矢状径约 6.7 mm，纵径（高度）约 7.9 mm；男性椎间孔矢状径最小值为 5.7 mm，女性为 5.8 mm；男性椎间孔纵径最小值为 7.5 mm，女性为 6 mm。神经根常常位于颈椎椎间孔下部，低于椎间盘。椎间孔的狭窄会引起神经压迫症状。

2. 颈椎 MRI 解剖

颈椎 MRI 软组织分辨率较 CT 高，能够清晰观察椎管内结构。颈椎椎管近似三角形，前后径短，左右径长。前后径正常范围为寰椎 16 ~ 27 mm，枢椎以下为 12 ~ 21 mm。颈椎内蛛网膜下腔较宽大，自枕骨大孔至 C₂ 逐渐变小，C₃-C₇ 水平大致相同，但硬膜外脂肪较少，仅在背侧及外侧部。颈神经较短，走行近水平（图 4-3-11）。在 MRI 上显示较 CT 清晰，神经根与椎间孔大小之比为 1 :（2 ~ 8）。颈椎黄韧带较腰椎薄，厚度范围 2 ~ 4 mm。

颈脊髓位于椎管中央，C₅-C₆ 椎体水平有脊髓颈膨大。脊髓内部由灰质和白质构成（图 4-3-12）。灰质位于脊髓的中央，在横轴位上呈蝴蝶状或 H 形、以中央管为中心左右对称，中央管前后各有一条状灰质，称为灰质前联合和灰质后联合，将左右两侧灰质连接。脊髓灰质是由神经元胞体和神经纤维构

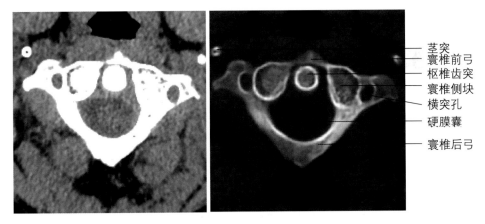

图 4-3-9　颈椎 CT 轴位软组织窗、骨窗（寰椎层面）

茎突
寰椎前弓
枢椎齿突
寰椎侧块
横突孔
硬膜囊
寰椎后弓

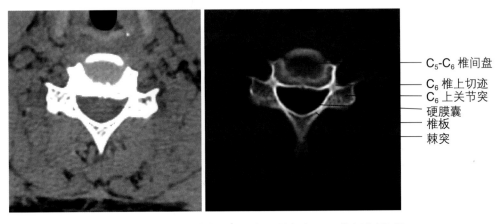

图 4-3-10　颈椎 CT 轴位软组织窗、骨窗（C₅-C₆ 椎间盘层面）

C₅-C₆ 椎间盘
C₆ 椎上切迹
C₆ 上关节突
硬膜囊
椎板
棘突

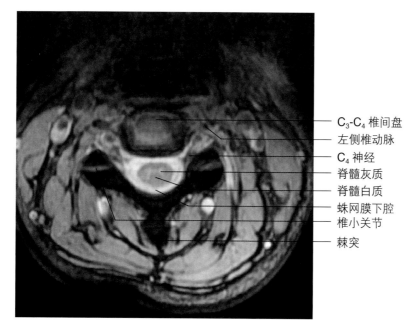

C₃-C₄ 椎间盘
左侧椎动脉
C₄ 神经
脊髓灰质
脊髓白质
蛛网膜下腔
椎小关节
棘突

图 4-3-11　正常颈椎 MRI 轴位（C₃-C₄ 椎间盘水平）

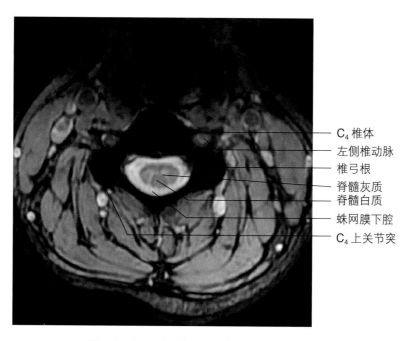

C₄ 椎体
左侧椎动脉
椎弓根
脊髓灰质
脊髓白质
蛛网膜下腔
C₄ 上关节突

图 4-3-12　正常颈椎 MRI 轴位（C₄ 椎体水平）

成，灰质前部为前角，含有大型运动神经元，其轴突参与组成前根，离开脊髓后支配骨骼肌；后部为后角，接受脊神经后根进入脊髓的传入纤维。脊髓白质按照部位从前到后分为前索、外侧索和后索。两侧前索在灰质前联合前方连接，称为白质前联合，后索在灰质后联合后方连接，称为白质后联合。白质主要由纵行神经纤维组成，前索主要由下行传导束组成，后索由上行传导束组成，外侧索由上行及下行传导束组成。脊髓肿瘤、脊髓炎性脱髓鞘疾病、脊髓缺血损伤、颈椎病等疾病均可引起脊髓异常信号，但这些疾病的好发部位、形态等影像学特征不同，了解颈脊髓的解剖有助于鉴别诊断。

（三）胸椎影像学解剖

1. 胸椎 CT 解剖

胸椎椎体呈心形，横径与前后径大致相等；胸椎自上而下逐渐增大，上部胸椎形态类似颈椎，下部胸椎类似腰椎（图 4-3-13）。胸椎椎体前缘高度低于后缘，T_1-T_2 椎体前缘与后缘比值为 0.95～0.97，自上而下比值逐渐减低，T_{11}-T_{12} 比值最低，约为 0.88；此为正常表现，勿认为是陈旧压缩骨折。胸椎椎间关节面近似冠状，上关节突的关节面向后，下关节突的关节面向前，棘突斜向后下，呈叠瓦状排列。与颈椎、腰椎不同，椎体侧面、横突有肋凹，与肋骨形成肋头关节和肋横突关节。

2. 胸椎 MRI 解剖

胸椎前纵韧带较颈椎、腰椎厚，椎间盘较颈椎、腰椎薄，并从上到下逐渐增厚，椎间盘前后缘厚度几乎一致。由于胸椎活动度小，且前纵韧带和后纵韧带均较厚，胸椎间盘极少发生突出。

胸椎椎管 MRI 轴位呈圆形，横径与前后径大致相等。胸椎椎管前后径除 T_{12} 水平其余平均为 14～15 mm，蛛网膜下腔前后径为 12～13 mm。硬膜外脂肪主要分布在椎间孔和硬脊膜与椎弓之间，硬膜囊前方脂肪极少。胸段脊髓在轴位呈圆形，位于硬膜囊正中稍前方（图 4-3-14）。椎管内脑脊液总体上沿着椎管长轴流动，在颈椎、胸椎矢状位、轴位图像上可见蛛网膜下腔内与血管外形类似的条状

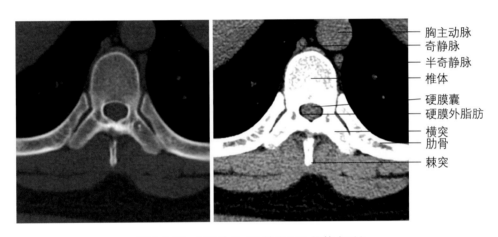

胸主动脉
奇静脉
半奇静脉
椎体
硬膜囊
硬膜外脂肪
横突
肋骨
棘突

图 4-3-13　正常胸椎 CT 轴位（T_9 椎体水平）

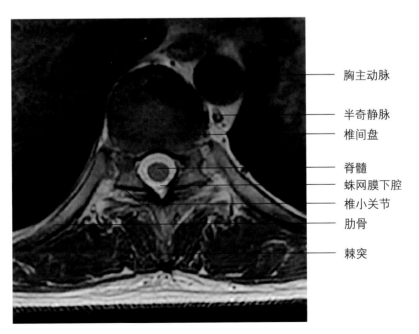

胸主动脉

半奇静脉
椎间盘

脊髓
蛛网膜下腔
椎小关节
肋骨

棘突

图 4-3-14　正常胸椎 MRI 轴位（T_9-T_{10} 椎间盘水平）

或斑点状低信号影，这是由于质子失相位引起的脑脊液流动伪影，勿认为是病变。胸髓节段高于同序数椎体，故胸脊神经较颈神经长，在蛛网膜下腔内下降 2～3 椎体后才经同序数椎骨下方的椎间孔上部穿出椎管（图 4-3-15、图 4-3-16）。

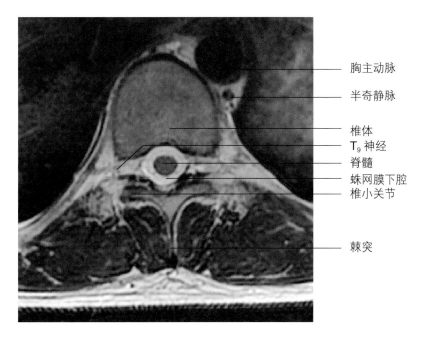

图 4-3-15　正常胸椎 MRI 轴位（ T_9-T_{10} 椎间孔水平 ）

胸主动脉
半奇静脉
椎体
T_9 神经
脊髓
蛛网膜下腔
椎小关节
棘突

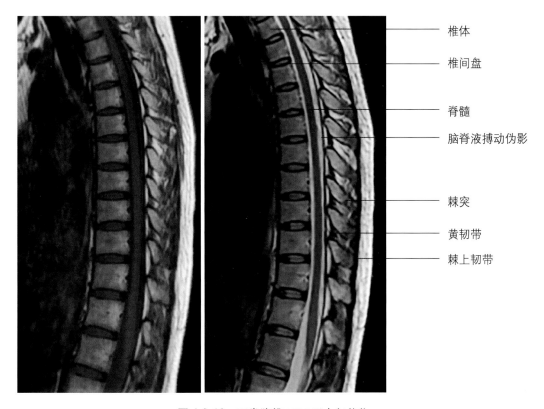

椎体
椎间盘
脊髓
脑脊液搏动伪影
棘突
黄韧带
棘上韧带

图 4-3-16　正常胸椎 MRI 正中矢状位

二、椎间盘疝

根据北美脊柱协会、美国脊柱放射学分会、美国神经放射学分会专家组的命名，椎间盘疝（disk herniation）包括以下 4 种类型：椎间盘膨出（annular bulge）、椎间盘突出（protrusion）、椎间盘脱出（extrusion）和椎间盘髓核游离（free fragment disk）。

（一）椎间盘膨出

2001 年北美脊柱协会、美国脊柱放射学分会、美国神经放射学分会规范了椎间盘膨出这一术语，将椎间盘膨出定义为"大于 50% 圆周长度的椎间盘组织超出椎体环突的边缘，边缘不包括增生骨赘，超出距离一般 <3 mm"。2014 年美国专家组修改定义为"大于 25% 圆周的椎间盘组织移位"（图 4-3-17、图 4-3-18）。国内学者与国外学者对椎间盘膨出的定义不同，国内学者认为"变性椎间盘纤维环完整且松弛、超过椎体终板边缘 >4 mm"。椎间盘膨出根据形态可分为对称性和不对称性膨出，勿将不对称性膨出认为是椎间盘突出。

椎间盘退行性变、继发于负荷或角向运动导致的韧带松弛均可引起椎间盘膨出。而椎间盘轴位 CT

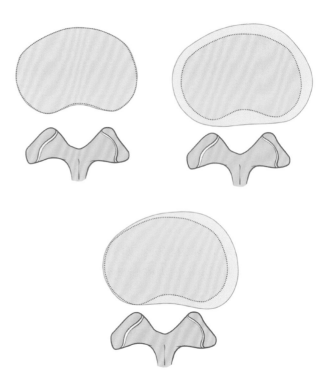

图 4-3-18　椎间盘膨出。左上图为正常椎间盘，椎间盘并未超出椎间隙边缘。右上图为对称性椎间盘膨出，椎间盘纤维环超出椎体环突的边缘、但 <3 mm。下图为不对称椎间盘膨出，膨出部分周长大于椎间盘周长的 25%

容积效应造成的伪影，也易误认为是椎间盘膨出。椎间盘膨出非椎间盘突出的亚型，仅仅是一个影像学术语，用于描述椎间盘的形态改变，并不代表椎间盘的特定的病因学、病理改变或预后因素。椎间盘膨出在影像学上主要通过 CT 或 MRI 轴位图像进行判断。

椎间盘膨出在 CT 轴位像上表现为椎间盘光滑超出椎体边缘，无局限性凸起，椎间盘后缘可保持原有正常形态或变平。硬膜囊及椎间孔脂肪受压，脊髓无受压或有轻微受压改变。膨出椎间盘内可出现钙化，在 CT 像上表现为结节状高密度影，部分可出现"椎间盘真空征"，即椎间盘髓核退变，周围组织产生的气体沿着纤维环裂隙进入椎间盘，形成椎间盘内的带状、圆形低密度影。

在 MRI 上膨出椎间盘信号多减低，其 Pfirrmann 分级详见本章第二节，在此就不赘述。椎间盘膨出时，椎间盘低信号纤维环超出椎体边缘，但髓核仍位于椎间盘中央。部分病例髓核可突出至椎间盘变薄纤维环，但不超过椎间盘纤维环外缘，形成髓核

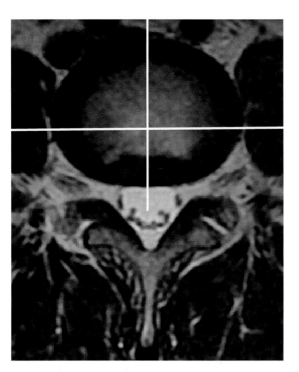

图 4-3-17　正常腰椎间盘，图中白线将椎间盘周长四等分，每一份为 25% 椎间盘周长

内突出。椎间盘积气和钙化表现为 T_1WI、T_2WI 序列低信号或无信号。

（二）椎间盘突出

2014 年美国专家共识认为椎间盘突出的定义为"小于 25% 的椎间盘周长超过椎体环突的边缘（不包括增生骨赘），且疝出物的基底部分大于疝出物边缘至椎体缘的最大径线。"疝出组织可以是髓核或纤维环，也可以是软骨终板或环突碎片，甚至是钙化组织或瘢痕组织。若疝出的组织无钙化，则可随时间推移脱水回缩，称为软突。如果疝出组织存在钙化或骨化，则为硬突。国内椎间盘突出的定义为"椎间盘向某一局部方向突出，该处纤维环内层破裂，但纤维环外层和后纵韧带保持完整"。

椎间盘突出好发于脊柱活动度大的部位。腰椎间盘不仅承受上身的重量，而且活动度大，易发生椎间盘突出，约占全部脊柱椎间盘突出的 90%。颈椎虽然承受较小，但是活动度较胸椎和腰椎大，也易发生椎间盘突出。胸椎因胸廓限制，活动度较小，极少发生椎间盘突出。椎间盘突出的重要原因是椎间盘的退变，包括髓核脱水、变性、弹性减低，纤维环出现裂隙，韧带松弛等，但并非退变就会引起椎间盘突出。除了椎间盘退变这一主要内因之外，还有很多因素共同作用，导致椎间盘突出的发生。外因主要有：长时间站立或负重引起的慢性劳损、外伤、寒冷潮湿等。Nachemson 等认为 70 kg 成年人在直立体位时腰椎间盘压力是仰卧位时的 4 倍，坐位、前屈 20° 同时双手负重 20 kg 时椎间盘压力最大，是仰卧时的近 10 倍。慢性劳损导致的椎间盘压力持续增高以及外伤等引起的椎间盘压力突然增高导致椎间盘纤维环断裂，髓核突出。

在 X 线图像上，由于椎间盘是软组织密度，无法直接区分椎间盘与周围的软组织，无法直接诊断椎间盘突出，但是可以根据间接征象推测是否有椎间盘突出。椎间盘突出患者多曲度变直、反弓，部分可出现侧弯，Cobb 角测量详见本章第一节。病变椎间盘相邻椎体骨质增生硬化，可形成骨赘，椎间盘高度减低导致在脊柱侧位片上椎间隙变窄。此外，椎体后缘骨质增生、椎间隙前窄后宽也提示椎间盘突出。但需要注意的是，有些正常人的 L_5-S_1 椎间隙较 L_1-L_5 狭窄，这是解剖变异，仅反映了 L_5 椎体骶骨化的趋势，并不提示椎间盘突出。

椎间盘膨出、椎间盘突出在 CT、MRI 矢状位图像上均表现为弧形向后突入椎管，且纤维环外层、后纵韧带连续，故在诊断椎间盘膨出、突出时应该以轴位图像为主，矢状位图像为辅。椎间盘的轴位图像不仅能判断超出椎体缘的组织占椎间盘周长的比例，还能直观地观察突出类型和突出方向。

在 CT 或 MRI 轴位图像上，根据疝出组织与关节突、椎间孔的位置关系，疝出区域被划分为中央区、关节下区、椎间孔区以及椎间孔外区（图 4-3-19、图 4-3-20）。

（1）中央区突出：突出椎间盘组织位于硬膜囊的前方正中，与母盘宽基底相连，突出椎间盘可有大小、形态不一的钙化。硬膜外脂肪间隙变窄、移位或消失、硬膜囊、脊髓或马尾神经腹侧受压。脊

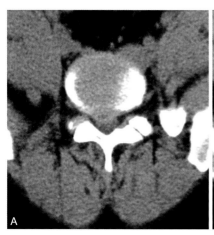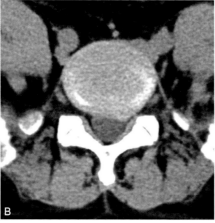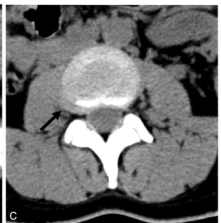

图 4-3-19　A.L_5-S_1 椎间盘中央区突出。B.L_5-S_1 椎间盘左侧关节下区突出。C.L_3-L_4 椎间盘右侧椎间孔外区突出

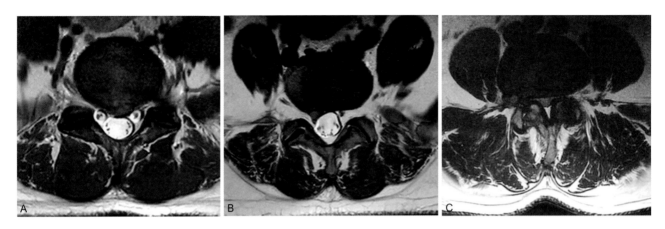

图 4-3-20　A. L$_5$-S$_1$ 椎间盘中央区突出。B. L$_5$-S$_1$ 椎间盘右侧关节下区突出，右侧 S$_1$ 神经根受压。C. 为 L$_4$-L$_5$ 椎间盘右侧椎间孔外区突出，右侧 L$_4$ 神经根受压

柱椎间盘突出中，颈椎最易发生中央区突出，可能与颈椎椎体两侧钩椎关节的限制相关。腰椎间盘水平后纵韧带宽大强韧，故腰椎间盘中央区突出概率要低于关节下区突出的概率。

（2）关节下区突出：突出椎间盘偏于一侧，位于椎小关节前方，除压迫硬膜囊、脊髓或马尾神经外，可使同侧的神经根受压移位，侧隐窝狭窄。例如 L$_4$-L$_5$ 椎间盘右侧关节下区突出易压迫右侧 L$_5$ 神经根，出现相应的神经压迫与刺激症状。在 CT 图像上由于软组织分辨率较低，突出的椎间盘与水肿神经根之间缺乏对比，不能完全区分，被称为"神经根湮没"，为神经根受压表现。

（3）椎间孔区突出：可突向椎间孔区，主要压迫同侧脊神经节及脊神经。例如 L$_4$-L$_5$ 椎间盘右侧椎间孔区突出易压迫右侧 L$_4$ 神经根。椎间孔区突出还需与椎间孔区的小神经鞘瘤相鉴别。椎间孔区的小神经鞘瘤不与椎间盘相连，增强扫描病变呈明显

强化；而突出髓核增强扫描仅周边呈线状强化，中间的大部分区域不强化。

（4）椎间孔外区突出：椎间盘突向椎间孔外侧区域，导致同侧脊神经受压。椎间孔外区突出发生率低，在临床工作中又极易漏诊，应引起重视。

Van Rijn 等在 MRI 上将椎间盘突出患者神经根受压分为 5 级，分别为：无明确神经根压迫、可能无神经根压迫、不确定是否有神经根压迫、可能有神经根压迫、明确神经根压迫。此分级在无临床资料的情况下观察者间差异为 $k=0.75$，在有临床资料的情况下观察者间差异为 $k=0.77$。Pfirrmann 等将 MRI 上神经根受压分为 4 级（图 4-3-21）。0 级：完全正常。神经根清晰可见，与椎间盘无接触，神经根与椎间盘之间的硬膜外脂肪存在。1 级：接触。神经根与椎间盘接触，神经根与椎间盘之间无硬膜外脂肪。2 级：移位。神经根在椎间盘的推移下向背侧移位。3 级：神经根受到椎间盘和椎管壁的压

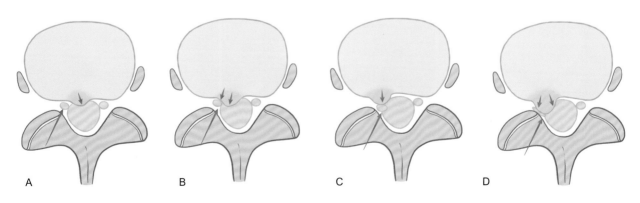

图 4-3-21　神经根受压 Pfirrmann 分级。A. 0 级；B. 1 级；C. 2 级；D. 3 级

迫。此 MRI 图像神经受压分级与手术结果相关性较高（$r=0.86$）。Pfirrmann 分级中 1 级虽然神经根与椎间盘接触，但不一定会产生神经根性症状，有文献报道 22%～23% 的无症状受试者中 Pfirrmann 分级为 1 级。Pfirrmann 分级中 2 级、3 级与症状相关程度较高。

脊柱退行性变、椎间盘突出严重压迫脊髓时，会出现脊髓病变，好发于脊髓型颈椎病（图 4-3-22）。脊髓明显受压后，脊髓血液循环障碍和或脑脊液回流障碍，从而出现脊髓的缺血水肿，早期表现为 T_2WI 稍高信号，边界模糊，T_1WI 可无信号改变；随着疾病的进展，脊髓会出现坏死囊变，表现为 T_2WI 序列边界清晰的高信号，T_1WI 序列低信号改变；若长期压迫未及时解除，脊髓会萎缩变细。Yasutsugu Yukawa 等对 104 位脊髓型颈椎病脊髓病变患者进行 T_2WI 信号分级：0 级为脊髓无异常信号；1 级为稍高信号，边界模糊；2 级为高信号，边界清晰。脊髓 T_2 高信号分级可作为预测手术效果的指标，0 级患者手术效果最好，术后 JOA 评分高；2 级患者手术效果最差，术后 JOA 评分很低。脊髓型颈椎病长节段的脊髓信号异常为了与其他脊髓病变相鉴别需行增强扫描，增强扫描脊髓强化主要位于椎管最窄层面，多表现为结节状、点状中等强化程度，灰白质同时强化。

（三）椎间盘脱出

椎间盘脱出指疝出组织的基底部在至少一个平面上小于疝出物的最大径线，或者疝出物游离。椎间盘脱出可以简单地理解为疝出组织与母盘"窄颈"相连。国内椎间盘脱出的定义为髓核突破纤维环外层和后纵韧带进入硬膜外间隙。

在椎间盘脱出的影像诊断中，需 CT、MRI 矢状位、轴位多方位综合观察才能准确诊断。椎间盘脱出髓核在 CT 像上与椎间盘呈等密度，无法区分；更无法判断外层纤维环是否完全中断，所以在 CT 像上主要根据脱出组织与母盘窄颈相连这一征象。而 MRI 上可观察到椎间盘脱出的直接证据，即外层纤维环的中断和脱出髓核（图 4-3-23）。在 MRI 上脱出髓核可呈圆形、椭圆形、长条状，与母盘相连，一般在 T_1WI 序列呈等信号、在 T_2WI 序列呈明显高信号，但明显变性髓核信号减低，可呈低信号。

椎间盘脱出、椎间盘突出均可合并椎间盘膨出。但椎间盘脱出后因椎间盘压力明显减低，合并突出者罕见。

（四）椎间盘髓核游离

椎间盘髓核游离是指脱出的组织不再与母盘相连，可位于椎间盘水平，也可向头端或尾端移行，

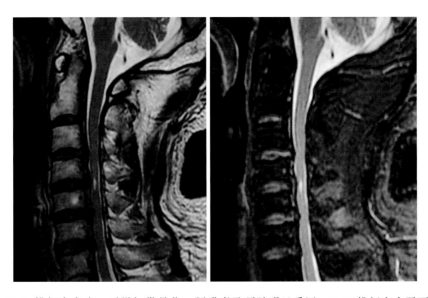

图 4-3-22　颈椎病。C_3-C_7 椎间盘突出，后纵韧带骨化，硬膜囊及颈髓明显受压，C_4-C_5 椎间盘水平可见小片状 T_2WI 高信号影

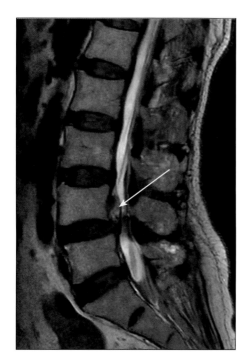

图 4-3-23 L_4-L_5 椎间盘脱出

既可位于后纵韧带之前，又可位于后纵韧带之后。椎间盘髓核游离在 CT 像上极易漏诊，故在 MRI 上观察最佳。新鲜游离髓核与邻近椎间盘髓核信号相似，但随着髓核的机化，信号减低。若游离髓核钙化，则在 T_1WI、T_2WI 序列均呈低信号。游离髓核需要行 MRI 增强扫描与椎管内硬膜外肿瘤相鉴别。

（五）许莫氏结节

许莫氏结节（Schmorl's nodes）是一种特殊的椎间盘突出，椎间盘的髓核通过软骨终板破裂处嵌入邻近椎体骨质内，形成椎体内压迹。但是由于许莫氏结节临床意义不如其他类型的椎间盘突出重要，故并未列入椎间盘分型中。但许莫氏结节的出现提示椎间盘已发生退行性变。许莫氏结节好发于椎体上或下终板的后 1/3，表现为终板及终板下类圆形、半圆形软组织密度或信号压迹，边界清晰，周围见骨质硬化。胸腰椎多发许莫氏结节需与休门氏病鉴别，但休门氏病好发于青少年，除有椎体终板多发许莫氏结节外，影像学上至少 3 个相邻椎体有 5° 或5° 以上楔形变，合并后突畸形，两者鉴别并不困难。

三、椎管狭窄

椎管狭窄是指构成椎管的脊椎、软骨和软组织异常导致椎管有效容积减小，脊髓、神经和血管等结构受压而引起的一系列临床症状和体征。椎管狭窄包括中央型椎管狭窄和侧方型椎管狭窄（侧隐窝和椎间孔狭窄）。根据脊柱中央椎管狭窄程度可分为轻度（变窄 <1/3）、中度（变窄 1/3 ~ 2/3）和重度（变窄 >2/3）三型。根据导致椎管狭窄的原因，可分为先天性、获得性和混合性三类。以下讨论因脊柱退行性变所致的获得性椎管狭窄、在先天性椎管狭窄基础上叠加退行性变因素所致的混合性椎管狭窄。

通常脊柱影像学检查为中立位，脊柱椎管容积在中立位时最大，在过伸位及负重位时容积减小，故对于一些影像学上无椎管狭窄表现、但临床症状明显的患者可行过伸位和负重位影像学检查、以提高检查阳性率。椎管狭窄的影像学表现与临床表现可能会存在不一致的情况，因此影像学上的椎管狭窄并不等同于临床上的椎管狭窄症。若仅仅在影像学上发现椎管狭窄而无临床表现可叙述为椎管变窄。

（一）颈椎管狭窄

颈椎管狭窄多见于中老年人，其发生率仅次于腰椎管狭窄。部分颈椎管狭窄患者伴有腰椎管狭窄，少数还伴有胸椎管狭窄。

椎间盘膨出、突出可向后压迫硬膜囊和脊髓，是造成颈椎管狭窄的主要原因。后纵韧带骨化、椎体后缘骨赘突向椎管，使椎管的矢状径明显减小，引起中央颈椎管狭窄（图 4-3-24）；椎小关节的增生、黄韧带肥厚、皱褶主要引起侧隐窝狭窄；钩椎关节、椎小关节的骨质增生、椎间盘病变均引起椎间孔狭窄，压迫颈椎神经根（图 4-3-25）。

1. 颈椎管狭窄的 X 线评估

颈椎 X 线正侧位片除能够显示颈椎退行性变的征象之外，还可以做定量测量，以有助于颈椎管狭窄的诊断。X 线侧位片椎管矢状径是指椎体后缘中点至棘突椎板线的最近距离，但在测量时会受到 X 线摄片中放大率的影响，导致测量数据不够准确，使用比率可消除放大率的影响。颈椎 X 线侧位片测量颈椎管率（Pavlov 比值）对颈椎管狭窄有诊断意义。颈椎管率低于 0.75 提示为发育性椎管狭窄。除此之外，一些定性指标如椎弓根变短、椎板增厚内聚、椎小关节后缘连线与棘突椎板线重叠，均可提示发育性椎管狭窄。

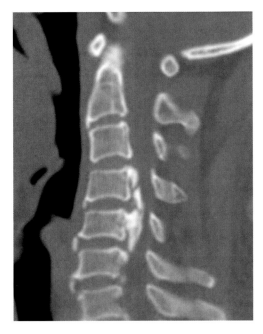

图 4-3-24 颈椎后纵韧带骨化。CT 矢状位像示 C_4-C_6 水平后纵韧带骨化，继发颈椎管狭窄

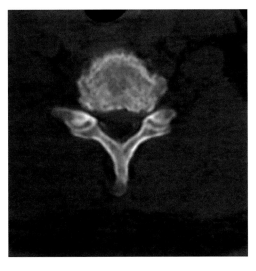

图 4-3-25 CT 轴位像示椎体边缘、椎小关节骨质增生、骨赘形成，继发双侧椎间孔狭窄

$$颈椎管率 = \frac{颈椎管矢状径}{椎体矢状径}$$

在颈椎发生退行性变时，颈椎管最严重的狭窄部位在椎间盘及其相邻部位，而非椎体中部水平，颈椎管狭窄率并不能反映真实的退行性椎管狭窄。为此，李杰等提出了 X 线退行性颈椎管矢状径及有效颈椎管率的测定。有效颈椎管率低于 0.6 时考虑退变性颈椎管狭窄。

$$有效颈椎管率 = \frac{颈椎管矢状径 + 椎体中矢径 - 退变椎体矢状径}{退变椎体矢状径}$$

用 X 线片 45° 斜位投照方法可清晰显示颈椎椎间孔，并可显示由钩椎关节、椎小关节骨质增生造成的椎间孔狭窄。X 线片密度分辨率较低，不能显示狭窄的椎间孔内神经等组织受压情况。

2. 颈椎管狭窄的 CT 评估

CT 密度分辨率高，可进行冠状位、矢状位、轴位三个方位重建，能清晰显示椎体、椎间盘、硬膜囊、神经根、黄韧带等软组织，除能判定是否有椎管狭窄之外，还能判定椎管狭窄的原因、范围和程度，明显优于 X 线。

先天发育性颈椎管狭窄在 CT 像上表现为椎弓发育短小，骨性椎管正常三角形消失，硬膜外脂肪减少，硬膜囊变形，脊髓受压变扁。退变性颈椎管狭窄骨性椎管形态正常，但因各种退变因素导致矢状径变小，硬膜囊、脊髓受压变形，脊髓甚至出现异常信号。颈椎 CT 像上椎管矢状径 10 ~ 13 mm 为相对狭窄，< 10 mm 为绝对狭窄。对椎间孔行 CT 45° 斜矢状位重建，可在同一层面上显示全部颈椎的一侧椎间孔及小关节，便于观察椎间孔内神经受压以及椎间孔的定量测量。

3. 颈椎管狭窄的 MRI 评估

MRI 是评估颈椎管狭窄的最佳手段，它能准确评估颈髓横截面积、受压情况，并且对颈髓病变显示的敏感度极高。

在 MRI 上，发育性颈椎管狭窄的表现为颈椎管各个径线均小，脊髓腹侧和背侧蛛网膜下腔减小甚至消失。退变性椎管狭窄在 MRI 上可观察到引起椎管狭窄的病因，如椎间盘突出、椎体骨赘形成、后纵韧带及黄韧带肥厚骨化等，还能观察到狭窄水平腹侧或背侧蛛网膜下腔减少、消失，硬膜囊及脊髓受压、脊髓内异常信号（图 4-3-26）。

Moll 等将颈椎管狭窄在 MRI 上的改变分为 4 级：0 级，蛛网膜下腔前后缘均无压迫；1 级，蛛网膜下腔减小＞50%，无脊髓受压变形；2 级，蛛网膜下腔减小＞50%、脊髓受压变形，但无脊髓信号异常；3 级，蛛网膜下腔减小＞50%、脊髓受压变形，同时脊髓信号异常。将椎间孔狭窄分为 2 级：0 级，无椎间孔狭窄或椎间孔脂肪减少＜50%；1 级，椎

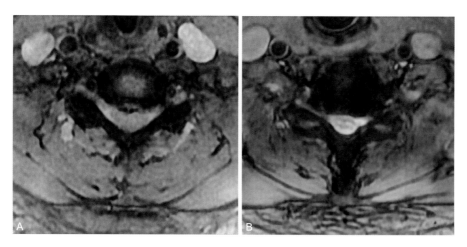

图 4-3-26　A.椎间盘突出致中央椎管狭窄。B.椎体、椎小关节骨质增生致中央椎管、椎间孔狭窄

间孔脂肪减少＞50%，伴或不伴神经根外形改变。

（二）胸椎管狭窄

胸椎管狭窄症是一种因胸椎管容积减小导致脊髓和或神经根受压而引起一系列症状的疾病。胸椎管狭窄可由一种或多种病因引起，包括后纵韧带、黄韧带骨化，椎间盘纤维环骨化，椎体骨赘及发育性椎管狭窄等；其中，黄韧带骨化占 80%~85%。好发于下胸椎，占 80%~90%，与骨性胸廓对下胸椎保护较弱相关。胸椎管狭窄发病率男高于女，均呈慢性病程。

1. 胸椎管狭窄的 X 线评估

发育性胸椎管狭窄椎弓根变短、增厚，椎管矢状径变小。退变性胸椎管狭窄主要表现为椎小关节间隙减小，椎小关节骨质增生肥大、内聚，侧位可见增生肥大的上关节突向椎管内。黄韧带骨化表现为 X 线正位片上椎板间隙模糊不清、椎板轮廓无法辨认，侧位片上显示椎间孔区椎管后壁突向椎管内的三角形高密度影，多发黄韧带骨化时椎管后壁呈锯齿状高密度影。后纵韧带骨化表现为椎体、椎间隙后缘条状高密度影。

2. 胸椎管狭窄的 CT 评估

CT 是诊断胸椎管狭窄，明确病变部位、致窄因素以及评估狭窄程度的主要影像学手段。

胸椎黄韧带骨化是引起胸椎管狭窄的主要原因，在 CT 像上表现为椎板、关节囊前方条状、线状或 V 形高密度影突入椎管内，两侧骨化多不对称，但两侧骨化也可融合或与椎板、后关节囊融合（图

4-3-27）。若骨化边缘清晰，骨化组织密度均匀，提示是完全骨化；若骨化边缘不光滑，内部密度不均匀，提示骨化可能不成熟。刘宁等将 CT 像上黄韧带骨化侵占下的椎管横截面积与同一椎体椎弓根平面的椎管横截面积的比值定义为椎管面积残余率，通过对 67 例黄韧带骨化患者进行病例对照研究后发现，CT 椎管面积残余率＜80% 可作为胸椎黄韧带骨化引发脊髓损害的影像学标准。Sato 等将 CT 轴位像上的黄韧带骨化形态分为 5 型，分别为单侧型、单侧扩展型、双侧型、双侧融合型和结节型。分型不同、黄韧带骨化的部位和侵犯椎管的程度不同。在这 5 型当中，结节型造成的脊髓压迫最重。

胸椎后纵韧带骨化在 CT 像上表现为椎体后方的条状、团块状高密度影，可压迫硬膜囊和脊髓。当后纵韧带骨化和黄韧带骨化同时出现时，会加重椎管狭窄，形成严重的脊髓压迫。

此外，CT 像能较平片更好的发现引起胸椎管狭窄的退变征象，如椎体后缘骨赘、椎间盘突出、椎弓根增厚内聚、椎小关节骨质增生硬化等，这些均会导致胸椎管狭窄，硬膜囊及脊髓受压。一般认为，胸椎管矢状径＜12 mm 时为绝对狭窄。

3. 胸椎管狭窄的 MRI 评估

引起胸椎管狭窄的因素如后纵韧带骨化、黄韧带骨化、椎体后缘骨赘在 T_1WI、T_2WI 序列均呈低信号突向椎管内，故 MRI 在观察引起胸椎管狭窄的病因时不如 CT，但 MRI 在明确脊髓受压情况、脊髓异常信号等方面明显优于 CT（图 4-3-28 ）。在 MRI 矢状位 T_2WI 序列可清晰显示胸椎管狭窄

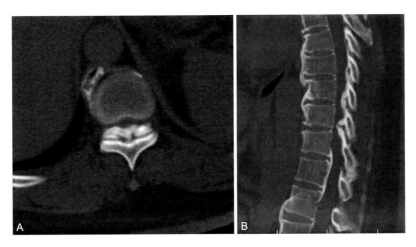

图 4-3-27 A. CT 轴位像示黄韧带骨化，继发胸椎管狭窄。B. CT 矢状位像示 T_{11}-L_1 水平后纵韧带骨化，T_7-T_{11} 黄韧带骨化，以 T_9-T_{11} 为著

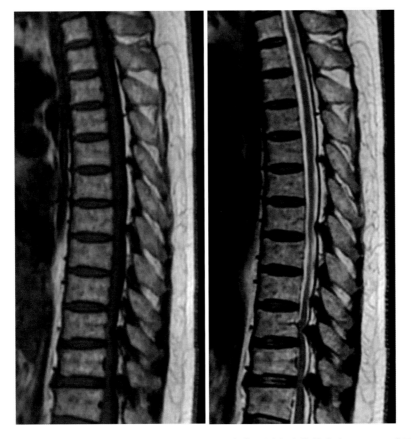

图 4-3-28 胸椎 MRI T_1WI 和 T_2WI 示多发黄韧带骨化，以 T_{10}-T_{12} 为著，继发胸椎管狭窄，T_{10}-T_{12} 水平脊髓内可见小片状 T_2 高信号影

患者的蛛网膜下腔内脑脊液高信号影减少或消失，脊髓受压变形。脊髓长期受压可出现脊髓水肿、肿胀和脊髓软化等病理改变，在 T_1WI 序列表现为脊髓内局限性等或稍低信号，在 T_2WI 序列呈明显高信号。

（三）腰椎管狭窄

2011 年北美脊柱协会修订了退变性腰椎管狭窄的定义。退变性腰椎管狭窄是指因腰椎管退行性变导致的容纳神经和血管的椎管形态和容积减小。

中央型椎管狭窄常见的原因为椎间盘膨出或突出、椎体后缘骨质增生骨赘形成、后纵韧带或黄韧带扭曲增厚骨化以及退变性椎体滑脱。侧隐窝、椎间孔狭窄最常见的原因是下一椎体上关节突的肥大退变，但椎间隙高度减低、椎体后缘骨质增生、椎间盘膨出或突出也可导致狭窄。

1. 腰椎管狭窄的 X 线评估

X 线检查能够发现导致腰椎管狭窄的退变因素，比如腰椎生理曲度变化、椎间隙变窄、椎体边缘及椎小关节骨赘形成、退变性椎体滑脱等。虽然 X 线片有放大率、加上体位不标准等情况，使得椎管测量的可靠性减低，但是在无 CT、MRI 检查的情况下，X 线测量仍具备极大的参考价值。

当 X 线测量腰椎管横径＜20 mm、矢状径＜15 mm，应该考虑腰椎中央椎管狭窄。侧隐窝矢状径＜3 mm 时，应考虑侧隐窝狭窄。当腰椎间隙后缘高度≤4 mm、椎间孔高度≤15 mm 时，可能会引起严重的神经根受压情况。

2. 腰椎管狭窄 CT、MRI 评估

腰椎管在 CT 轴位上呈三叶草样外观提示腰椎管狭窄，最常见的狭窄部位为 L$_4$-L$_5$ 水平，可单个节段或多个节段狭窄。

关于腰椎管狭窄的定量和定性诊断指标，并未达成广泛的统一意见。CT、MRI 量化指标接近 30 个，本节仅介绍被小范围接受的几个定量指标。骨性椎管前后径可在 CT、MRI 矢状位测量，为椎体后缘与棘突前缘的距离（图 4-3-29），椎管前后径＜10 mm 为腰椎中央椎管绝对狭窄，＜12 mm 为腰椎中央椎管相对狭窄。骨性椎管横径在 CT 像椎体水平轴位上测量，为双侧椎弓根内缘的距离。不管在椎体水平，还是在椎间盘水平，椎管横径＜16 mm 为腰椎管狭窄。韧带椎小关节距离在 CT、MRI 椎间盘水平轴位上测量，为连接椎小关节关节间隙的直线上的双侧黄韧带内表面的距离。L$_2$-L$_4$ 水

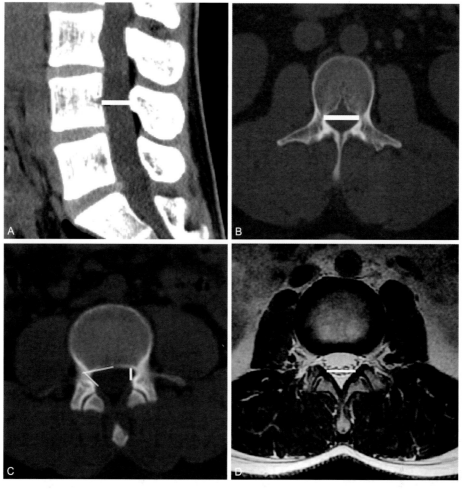

图 4-3-29　A. 为腰椎椎管矢状径。B. 为椎管横径。C. 为左侧为侧隐窝高度，右侧为侧隐窝角度测量方法。D. 为韧带椎小关节距离

平韧带椎小关节距离＜10 mm、L_4-L_5 水平＜12 mm、L_5-S_1 水平＜13 mm 为椎管狭窄。硬膜囊前后径在椎间盘水平≤10 mm 为椎管狭窄。椎管、硬膜囊横断面积可在 CT、MRI 轴位图像测量，L_2-L_5 水平硬膜囊面积 100～130 mm² 为早期中央腰椎管狭窄，＜100 mm² 为中央椎管狭窄。Laurencin 等将运动节段（L_3-S_1）硬膜囊横截面积与稳定节段（L_2-L_3）硬膜囊面积的比值定义为腰椎管狭窄率，L_3-L_4 水平腰椎管狭窄率＜0.66、L_4-L_5 水平＜0.62、L_5-S_1 水平＜0.73 可诊断为中央椎管狭窄。

Hallinan JTPD 等将腰椎中央后狭窄分为 3 度：1 度是指腰椎硬膜囊前缘受压，马尾神经分离无聚集；2 度狭窄是指硬膜囊面积减小、马尾神经聚集；3 度狭窄是指马尾神经呈束状聚集。一般情况下 2 度、3 度狭窄有临床意义（图 4-3-30）。

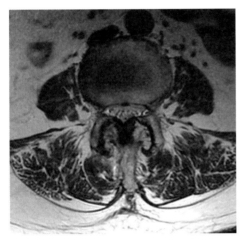

图 4-3-30　黄韧带明显肥厚、内聚致腰椎中央椎管中度狭窄，马尾神经聚集

侧隐窝的高度是指在轴位上上关节突前缘至椎体后缘的距离，5 mm 以上为正常，≤2 mm 为侧隐窝狭窄（图 4-3-31）；侧隐窝的角度是指侧隐窝前壁、外侧壁的夹角，＜30° 可诊断为侧隐窝狭窄。椎间孔直径＜3 mm 为椎间孔狭窄（图 4-3-32），椎间孔狭窄可分为 3 度：1 度狭窄为椎间孔内神经根周围脂肪闭塞＜50%；2 度狭窄为神经根周围脂肪闭塞＞50%，但神经根无形态改变；3 度狭窄为神经根明显受压变窄、塌陷。

四、退行性脊椎滑脱

脊椎滑脱是指因椎体间骨性连接异常而发生的上位椎体与下位椎体表面部分或全部的滑移。各种原因均可导致脊椎滑脱，如先天性发育异常、创伤、脊柱退行性变等。退行性变是引起脊椎滑脱最常见的原因。引起退行性脊椎滑脱的原因主要有：①椎间盘变性、脱水、高度减低，导致矢状面节段性不稳定。②椎小关节退变、半脱位，使得椎体失去强有力的结构支撑。③韧带过度松弛，无法发挥稳定脊柱的作用。

退行性脊椎滑脱好发于女性 [女：男 =（2～3）：1]，多在 50 岁以后发病，腰椎最常见、其次为颈椎，胸椎几乎不发生。根据椎体滑脱的方向，退行性脊椎滑脱可分为前滑脱、后滑脱及左右滑脱（极少见）。正常腰椎是以 L_3 为中心前凸，在人体重力的作用下，当腰椎发生滑脱时，L_4、L_5 椎体向前滑脱，L_1-L_3 易发生后滑脱。正常颈椎曲度向

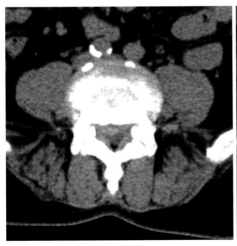
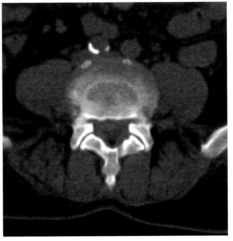

图 4-3-31　L_4-L_5 水平椎间盘突出、黄韧带肥厚致中央椎管狭窄。椎小关节骨质增生致侧隐窝狭窄

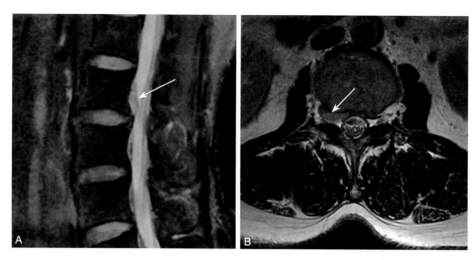

图 4-3-32　A.示 L_2-L_3 椎间盘髓核向右后上脱出。B.示 L_2-L_3 椎间孔区因髓核脱出而狭窄，需与神经鞘瘤鉴别

前，故颈椎滑脱与腰椎类似，下段颈椎多向前滑脱，上段颈椎多向后滑脱。胸椎因受骨性胸廓保护，不易发生退行性滑脱。

（一）退行性腰椎滑脱

退行性腰椎滑脱是临床上最常见的腰椎滑脱，由于其椎体结构保持完整，又称为假性腰椎滑脱。

1. 退行性腰椎滑脱的 X 线表现

在腰椎正位片上，若腰椎滑脱较重，则滑脱的椎体因与下位椎体重叠而显得椎体下缘模糊不清、密度增高。在侧位片上，若椎体相对下位椎体向前或后移≥3 mm，则可诊断腰椎滑脱。根据 Meyerding 法，将滑脱下位椎体上缘分为四等分，若上位椎体后缘相对于下位椎体上缘移位＜25%，则为Ⅰ度滑脱（图 4-3-33、图 4-3-34）；椎体移位 25%~50% 为Ⅱ度滑脱，椎体移位 50%~75% 为Ⅲ度滑脱；椎体移位 75%~100% 为Ⅳ度滑脱。与真性滑脱不同，退行性椎体滑脱的双侧椎弓峡部骨质均连续，且退变性腰椎滑脱很少出现严重的滑脱，一般不会超过Ⅱ度滑脱。在多发椎间盘变性的情况下，可见多个椎体相互前后滑脱，这能够使脊柱保持平衡，是只有在退行性腰椎滑脱时才能见到的征象。

在腰椎滑脱发生的过程中，由于相邻椎体间异常活动使椎间盘外层纤维环受到牵拉张力刺激，滑脱腰椎会在椎体的前方或侧前方出现牵张性骨刺。牵张性骨刺呈水平方向突起，基底距椎间盘外缘约

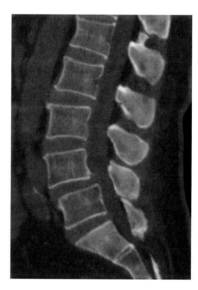

图 4-3-33　退行性椎体滑脱。CT 矢状位示 L_4 椎体Ⅰ度假性前滑脱

1 mm，与椎间盘引起的爪形骨质增生不同。小的牵张性骨刺意味着腰椎不稳，大的牵张性骨刺仅提示曾有过腰椎不稳。

滑脱水平椎间隙明显狭窄，椎小关节骨质增生硬化、关节面小囊变，外形肥大，形成半脱位。

2. 退行性腰椎滑脱的 CT、MRI 表现

因 X 线片上骨质结构互相重叠，有些患者腰椎滑脱的类型难以明确。但 CT、MRI 不仅能明确腰椎滑脱的类型，还能准确地测量因滑脱引起的椎管、侧隐窝及椎间孔狭窄，观察椎小关节对位以及硬膜囊、神经根受压情况。CT 矢状位重建、MRI 矢状

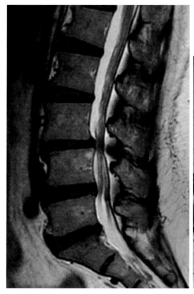
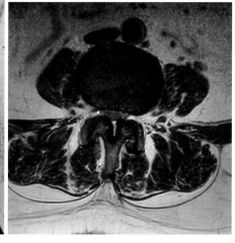

图 4-3-34 退行性椎体滑脱。MRI T_2WI 矢状位示 L_3 椎体 I 度假性前滑脱。T_2WI 轴位示 L_3-L_4 椎间盘膨出、黄韧带肥厚致椎管狭窄

位能够更直观地观察退行性腰椎滑脱，更准确地评估退行性腰椎滑脱的程度。

在滑脱水平腰椎间盘膨出，椎小关节骨质增生硬化、肥大，椎小关节间隙狭窄，可见"真空征象"和半脱位，可伴有黄韧带明显肥厚、皱褶。相应椎管截面积缩小，硬膜囊及神经根受压，马尾神经聚集。文献报道，腰椎椎管内小关节旁滑膜囊肿也与退行性腰椎滑脱有一定的关联，并加重了椎管狭窄。

（二）退行性颈椎滑脱

与退行性腰椎滑脱已被广泛认同和研究不同，国内外退行性颈椎滑脱的报道均较少，国内很少将其以一种独立的疾病提出。虽然退行性颈椎滑脱没有得到足够的重视，但是它比以往我们认为的发病率要高。

关节突关节退变、不对称、关节面角度改变等被认为是引起颈椎退行性滑脱的重要原因。颈椎退行性滑脱患者双侧关节突关节面总面积明显增大，且双侧关节不对称，下关节突与水平面的角度变小；关节突关节间隙变窄，关节面小囊变，同时伴有同水平的黄韧带肥厚。椎间盘退变与颈椎退行性滑脱关系密切，椎间盘退变导致椎间盘高度减低，椎间盘及关节突关节过度载荷，而这种载荷的增加，会在伸屈位时牵拉椎间盘和关节囊韧带，导致滑脱

的发生。此外，颈椎节段活动度的增大，可能是引起颈椎退行性滑脱的重要危险因素，故最易发生退行性颈椎滑脱的节段是 C_3-C_4 和 C_4-C_5，约占 95%。

多数文献把颈椎侧位 X 线片上椎体滑移距离 > 2 mm 作为判定颈椎退行性滑脱的标准。Suzuki 等对 468 例有颈痛症状的患者进行动力位 MRI 分析，将其分为：无滑脱组、1 级滑脱组（滑移距离为 2 ~ 3 mm）、2 级滑脱组（滑移距离 >3 mm），并将过伸、过屈位上椎体水平移动距离 >3 mm 判定为颈椎不稳。Woiciechowsky 等通过对 16 例颈椎退行性滑脱患者的影像学研究，将其分为三类：第一类是颈椎退行性滑脱伴随关节突关节退变，第二类是颈椎退行性滑脱伴关节突关节及椎体的退变，第三类是颈椎退行性滑脱伴严重的颈椎畸形；并认为根据这样的分类对于术式的选择有指导意义。

（袁　源）

参考文献

[1] Duval-Beaupere G, Schmidt C, Cosson PH, et al. A barycentremetric study of the sagittal shape of spine and pelvis. Ann Biomed Eng, 1992, 20: 451-462.

[2] Roussouly P, Gollogly S, Berthonnaud E, et al. Classification of the normal variation in the sagittal alignment of the human lumbar spine and pelvis in the standing position.

Spine, 2005, 30: 346-353.

[3] Tang JA, Scheer JK, Smith JS, et al: The impact of standing regional cervical sagittal alignment on outcomes in posterior cervical fusion surgery. Neurosurgery, 2012, 71: 662-669.

[4] Lee CS, Chung SS, Kang KC, et al. Normal patterns of sagittal alignment of the spine in young adults radiological analysis in a Korean population. Spine, 2011, 369(25): E1648-E1654.

[5] Roussouly P, Gollogly S, Berthonnaud E, et al. Classification of the normal variation in the sagittal alignment of the human lumbar spineand pelvis in the standing position. Spine, 2005, 30: 346-353.

[6] Smith JS, Shaffrey CI, Bess S, et al. Recent and emerging advances in spinal deformity. Neurosurgery, 2017, 80(3S): S70-S85.

[7] Hallinan JTPD, Zhu L, Yangk, et al. Deep learning model for Automated Detection and classification of Central Canal, lateral Recess, and Neural Foraminal stenosis at lumbar Spine MRI. Radiology, 2021, 300(1) 130-138.

[8] Schwab F, Patel A, Ungar B, et al. Adult spinal deformity postoperative standing imbalance: how much can you tolerate? An overview of key parameters in assessing alignment and planning corrective surgery Spine(Phila Pa 1976), 2010, 35(25): 2224-2231.

[9] 孙卓然, 李危石, 陈仲强, 等. 正常国人脊柱-骨盆矢状位序列拟合关系研究. 中国脊柱脊髓杂志, 2015, 25(1): 1-5.

[10] 赵文奎, 于淼. 无症状成人颈椎矢状位曲度分析及其与全脊柱矢状位参数的关系. 中国脊柱脊髓杂志 2015, 3:231-238.

[11] Lee S, K im SK, Lee SH, et al. Percutaneous endoscopic lumbar discectomy for migrated disc herniation: classification of disc migration and surgical approaches. Eur Spine J, 2007, 16(3): 431-437.

[12] Mysliwiec LW, Cholewicki J, Winkelpleck M D. MSU Classification for herniated lumbar discs on MRI: toward developing objective criteria for surgical selection. Eur Spine J, 2010, 19(7): 1087-1093

[13] 姜树学. 人体断层解剖学. 2版. 北京: 人民卫生出版社: 268-272.

[14] 赵亮, 瞿东滨, 金大地. 正常人腰椎间盘的MRI测量及其临床意义. 中国脊柱脊髓杂志, 2003, 13(4):241-243.

[15] 董亮, 许正伟, 王栋琪, 等. 国人颈椎间盘解剖参数与常用人工椎间盘尺寸的比较. 脊柱外科杂志, 2019, 17(6): 419-424.

[16] Fardon DF. Nomenclature and classification of lumbar disc pathology. Spine(Phila Pa 1976), 2001, 26(5): 461-462.

[17] Recommendations of the combined task forces of the North American Spine Society, the American Society of Spine Radiology and the American Society of Neuroradiology. Spine J, 2014, 14(11): 2525-2545.

[18] Van Rijn JC, Klemetso N, Reitsma JB, et al. Observer variation in MRI evaluation of patients suspected of lumbar disk herniation. AJR Am J Roentgenol, 2005, 184(1): 299-303.

[19] Pfirrmann CW, Dora C, Schmid MR, et al. MR image-based grading of lumbar nerve root compromise due to disk herniation: reliability study with surgical correlation. Radiology, 2004, 230(2): 583-588.

[20] Yukawa Y, Kato F, Yoshihara H, et al. MR T2 image classification in cervical compression myelopathy: predictor of surgical outcomes. Spine(Phila Pa 1976), 2007, 32(15): 1675-1678; discussion 1679.

[21] 李杰, 胡有谷, 刘宗礼, 等. 颈椎侧位X线片测量评估退行性颈椎管狭窄. 中华骨科杂志, 2002, 22(3): 145-149.

[22] Moll LT, Kindt MW, Stapelfeldt CM, et al. Degenerative findings on MRI of the cervical spine: an inter- and intra-rater reliability study. Chiropr Man Therap, 2018, 26: 43.

[23] 刘汝落. 腰椎管狭窄症. 中国矫形外科杂志, 2004, 12(19): 1514-1516.

[24] Steurer J, Roner S, Gnannt R, et al. Quantitative radiologic criteria for the diagnosis of lumbar spinal stenosis: a systematic literature review. BMC Musculoskelet Disord, 2011, 12: 175.

[25] Laurencin CT, Lipson SJ, Senatus P, et al. The stenosis ratio: a new tool for the diagnosis of degenerative spinal stenosis. Int J Surg Investig, 1999, 1(2): 127-131.

[26] 贾连顺. 腰椎滑脱和腰椎滑脱症. 中国矫形外科杂志, 2001, 8(8): 815-817.

[27] Kalichman L, Hunter DJ. Diagnosis and conservative management of degenerative lumbar spondylolisthesis. Eur Spine J, 2008, 17(3): 327-335.

[28] 樊潇霄, 周志杰, 范顺武. 颈椎退行性滑脱的研究进展. 中华骨与关节外科杂志, 2015, 8(3): 273-277.

[29] Suzuki A, Daubs MD, Inoue H, et al. Prevalence and motion characteristics of degenerative cervical spondylolisthesis in the symptomatic adult. Spine(Phila Pa 1976), 2013, 38(17): E1115-1120.

[30] Woiciechowsky C, Thomale UW, Kroppenstedt SN. Degenerative spondylolisthesis of the cervical spine-symptoms and surgical strategies depending on disease progress. Eur Spine J, 2004, 13(8): 680-684.

第五章　脊柱退变性疾病的常用评估量表

第一节　脊柱退变性疾病评估量表的意义

脊柱退变性疾病是一个严重的医学和社会问题，其治疗一直是医生面对的重点与难点，与治疗技术不断进步相伴随的，是脊柱退变性疾病的疗效评估方法和评估体系的不断变化和发展。

对脊柱退变性疾病病情及其治疗效果的评估，一直以来都是临床工作的重要部分。最初，临床医师可以通过一些客观的方式进行评估，例如通过检查患者脊柱活动度、感觉、肌力、反射、病理征等来评估脊柱退变性疾病的基本情况。随着放射检查技术的发展，X线片、CT、MRI等检查技术在临床的广泛应用，影像学结果也成为了脊柱疾患评估的重要部分，例如脊柱X线片观察椎间隙高度、脊柱曲度情况，脊柱过伸过屈位X线片观察脊柱稳定性，CT观察后纵韧带、黄韧带、椎间盘的钙化情况，MRI观察椎间盘、椎管内脊髓及神经根的情况。但是，随着临床对于影像学资料研究的不断深入，有时发现这些资料并不能完全客观反映脊柱疾患的情况，患者的病情轻重程度、治疗效果与影像学结果只有中度相关性。

近年来，随着医学模式的转变，"以人为本，以患者为中心"的理念不断深化，通过询问患者主要日常生活行为的改变等患者的主观感受来评估病情，并进行患者主观生存质量评价越来越受到重视。为了完善脊柱退变性疾病的评估标准，避免评估方法琐碎、效率低、不够统一、相互比较困难，临床医生提出了多种评估量表进行脊柱退变性疾病的评估，这些评估量表是由若干问题或自我评分指标组成的标准化测定表格，一般由多项指标组成，这些指标可以是通过测量患者的某些特征而获得的定量数据，也可以是通过询问获得患者的定性和定量的答案。量表的指标和问题可以是定性的，也可以是定量的，但最终都会得到一个总的定量评分。该总评分将定量地描述患者的疾病特征，并且方便进行患者间的比较。因此量表测评具有定量化特性。通过标准的评估量表最终提供了一个便利和可靠的方式，用以准确评价脊柱退变性疾病患者的功能改变，并能监测治疗结果。

脊柱退变性疾病的评估量表种类繁多，每种量表评估的角度、适合的人群不同，没有一种量表可以对一种脊柱退行性疾病进行全面的评估，故在实际临床工作中，对于一种疾病往往会选择几种量表进行评估。但是，不同的量表也存在彼此交叉的现象，这样就降低了评估的效率，增加了操作成本。脊柱退行性疾病的常用量表大致可分为三大类：疼痛评估量表，一般生活质量评估量表，疾病特异的评估量表。因此，本章拟分类介绍并列举出几种常用的、具有代表性的脊柱退变性疾病的评估量表，供临床医生选用。

第二节　疼痛的常用评估量表

疼痛是一种复杂的生理心理活动，是脊柱退变性疾病最常见的临床表现之一。对疼痛的有效评估是临床医生评估病情轻重的重要参考。大多数疼痛评价方法将疼痛定义为单纯的仅强度变化的一种感觉，譬如疼痛数字评分法（Numerical Rating Scale，NRS）、视觉模拟评分法（Visual Analogue Scale，VAS）、口述分级评分法（Verbal Rating Scale，VRS）等，以上也是临床最常使用的评估方法。但是，疼痛事实上是一种多维度的感觉，以上的评估方法不能有效地评估疼痛的性质、特点和伴随状态，而针对疼痛的多元评价方法有简明疼痛调查表（Brief Pain Inventory，BPI）、McGill 疼痛问卷（McGill Pain Questionnaire，MPQ）等，使用相对复杂费时。此外，针对神经病理性疼痛近年来多项筛查量表被开发及验证，如利兹神经病理性症状和体征评分（Leeds Assessment of Neuropathic Symptoms and Signs，LANSS）、神经病理性疼痛问卷（Neuropathic Pain Questionnaire，NPQ）、ID 疼痛量表（ID-pain）、疼痛标准评估表（Standardized Evaluation of Pain，StEP）等。

一、疼痛数字评分法

疼痛数字评分法（NRS）最早由 Budzynski 和 Melzack 等提出，目前临床应用广泛。该评分表将疼痛用 0 ~ 10 这 11 个数字表示，要求患者用 0 到 10 这 11 个点来描述疼痛的强度。0 表示无疼痛，疼痛较强时增加点数，10 表示最剧烈的疼痛。这是临床上最简单、常用的评价主观疼痛的方法，容易被患者理解和接受，可以口述，结果较为可靠，是医疗机构诊治大量患者时最易使用的方法。被测者根据个人疼痛感受在其中一个数字上做标记，可打"√"号。

腰痛程度：

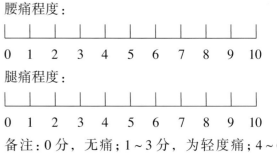

0　1　2　3　4　5　6　7　8　9　10

腿痛程度：

0　1　2　3　4　5　6　7　8　9　10

备注：0 分，无痛；1 ~ 3 分，为轻度痛；4 ~ 6 分，为中度痛；7 ~ 10 分，为重度痛。

二、视觉模拟评分法

视觉模拟评分法（VAS）最早在心理学上用于情绪的量化，作为心理学方法用于评价各种主观感受已有 90 余年，作为一种评价急性和慢性疼痛的方法最早由 Huskission 提出，具体做法是：在纸上面划一条 10 cm 的横线，横线的一端为 0，表示无痛；另一端为 10，表示剧痛；中间部分表示不同程度的疼痛。让患者根据自我感觉在横线上划一记号，表示疼痛的程度。国内临床上通常采用中华医学会疼痛学分会监制的 VAS 卡。在卡中心刻有数字的 10 cm 长线上有可滑动的游标，两端分别表示"无痛"（0）和"最剧烈的疼痛"（10）。患者面对无刻度的一面，本人将游标放在当时最能代表疼痛程度的位置；医生面对有刻度的一面，并记录疼痛程度（图 5-2-1）。

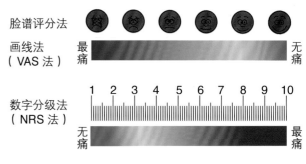

图 5-2-1　VAS 评分工具

VAS 是一种简单、灵敏、有效的测量疼痛强度的方法，有可比性，受试者更易懂。VAS 的主要缺点是它假定疼痛是单纯的仅强度变化的一种感觉，然而，"疼痛"是具有复杂、多变性质的主观感受，不是仅强度改变的特异性单纯感觉，每个个体对于疼痛的敏感性、耐受性有很大的差异。每一种疼痛都有其独特的特点，针刺痛不同于钝痛，冠心病引起的疼痛不同于骨折引起的疼痛。仅仅采用强度描述疼痛忽略了疼痛本身的其他特点。

三、简明疼痛调查表

简明疼痛调查表（BPI）是在测量患者疼痛症状严重程度时最常使用的多因素评估量表，近十多年来已被翻译成十几种语言，并经过信度与效度的鉴定，而成为全世界最广为应用的疼痛量表之一。1996 年被译成中文版并逐渐在国内得到广泛应用

（图 5-2-2）。

BPI 将感觉、情感和评价进行量化，有线形标识图，患者可以在上面标出疼痛的部位，此外还对患者在过去 24 小时内所进行的治疗、应用的药物及疼痛减轻程度进行记录，以 NRS 评分的形式进行量化，中文版的简明疼痛调查表的信度和效度已经得到验证，美中不足的是填写相对较麻烦，在腰腿痛的疼痛评定中应用尚不广泛。

四、McGill 疼痛问卷

McGill 疼痛问卷（MPQ）发表于 1975 年，是广泛使用的一种综合性疼痛评估量表。MPQ 量表共含有 4 类 20 组疼痛描述词，每组词按疼痛的程度递增的顺序排列，其中 1～10 组为感觉类，11～15 组为情感类，16 组为评价类，17～20 组为其他相关类，被测者在每一组词中选一个与自己痛觉程度相

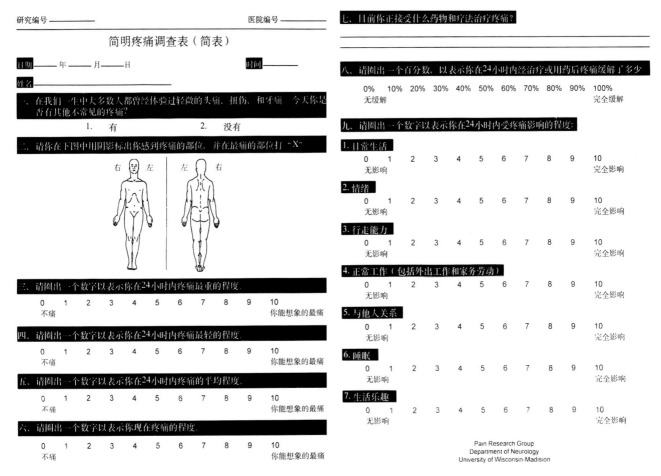

图 6-2-2 中文版简明疼痛调查表

同的词。该方法具有实用性、可靠性、一致性和有效性，且适用证广泛。由于它从不同的角度进行疼痛评估，所以在疼痛的鉴别诊断中也起着一定的作用，已成为广泛使用的临床工具和研究工具。MPQ的优点是有效、可靠，能够区分不同类别的疼痛，同 BPI 的不足类似，该量表填写复杂，需要的时间太长，限制了其在腰腿痛评价中的应用。

由于 McGill 疼痛问卷表过于复杂，有学者提出了简化版的 McGill 疼痛问卷表，极大地方便了临床应用，Dworkin 等在简版 MPQ（Short-form MPQ，SF-MPQ）基础上制定了 SF-MPQ-2。SF-MPQ-2 共包含 22 个条目，其中 16 个问题针对伤害感受性疼痛，6 个问题针对神经病理性疼痛，操作简便省时，能够对疼痛性质、疼痛强度进行全面准确的评估。在中华医学会疼痛学分会倡导下，李君等进行了中文版 SF-MPQ-2 的制定与验证，证实该中文版 SF-MPQ-2 可全面评估中文为母语的患者的疼痛情况（表 5-2-1）。

五、利兹神经病理性症状和体征评分

利兹神经病理性症状和体征评分（LANSS）是最常用的神经病理性疼痛量表，由 5 项疼痛问卷调查问题和 2 项感觉检查组成，每项赋予不同的分值，

表 5-2-1　简化 McGill 疼痛问卷 -2（SF-MPQ-2）

此问卷向您提供了一系列描述不同疼痛及相关症状性质的词汇。请在能最确切描述您在过去一周所能感觉到的每一种疼痛及相关症状强度的数字上划 X。如果此词汇不能描述您的疼痛或相关症状，请选择 0。

1. 跳痛

无 | 0 | 1 | 2 | 3 | 4 | 5 | 6 | 7 | 8 | 9 | 10 | 最剧烈

2. 射击样疼痛（猛烈的冲击痛，类似弹弓射击痛）

无 | 0 | 1 | 2 | 3 | 4 | 5 | 6 | 7 | 8 | 9 | 10 | 最剧烈

3. 刀割痛

无 | 0 | 1 | 2 | 3 | 4 | 5 | 6 | 7 | 8 | 9 | 10 | 最剧烈

4. 尖锐痛

无 | 0 | 1 | 2 | 3 | 4 | 5 | 6 | 7 | 8 | 9 | 10 | 最剧烈

5. 痉挛牵扯痛

无 | 0 | 1 | 2 | 3 | 4 | 5 | 6 | 7 | 8 | 9 | 10 | 最剧烈

6. 持续性咬痛

无 | 0 | 1 | 2 | 3 | 4 | 5 | 6 | 7 | 8 | 9 | 10 | 最剧烈

7. 热灼痛

无 | 0 | 1 | 2 | 3 | 4 | 5 | 6 | 7 | 8 | 9 | 10 | 最剧烈

8. 酸痛

无 | 0 | 1 | 2 | 3 | 4 | 5 | 6 | 7 | 8 | 9 | 10 | 最剧烈

9. 坠痛

无 | 0 | 1 | 2 | 3 | 4 | 5 | 6 | 7 | 8 | 9 | 10 | 最剧烈

10. 轻压痛

无 | 0 | 1 | 2 | 3 | 4 | 5 | 6 | 7 | 8 | 9 | 10 | 最剧烈

11. 撕裂痛

无 | 0 | 1 | 2 | 3 | 4 | 5 | 6 | 7 | 8 | 9 | 10 | 最剧烈

12. 疲惫 - 无力

无 | 0 | 1 | 2 | 3 | 4 | 5 | 6 | 7 | 8 | 9 | 10 | 最剧烈

13. 令人厌恶的感觉

无 | 0 | 1 | 2 | 3 | 4 | 5 | 6 | 7 | 8 | 9 | 10 | 最剧烈

14. 害怕

无 | 0 | 1 | 2 | 3 | 4 | 5 | 6 | 7 | 8 | 9 | 10 | 最剧烈

15. 折磨 - 惩罚感

无 | 0 | 1 | 2 | 3 | 4 | 5 | 6 | 7 | 8 | 9 | 10 | 最剧烈

16. 电击痛

无 | 0 | 1 | 2 | 3 | 4 | 5 | 6 | 7 | 8 | 9 | 10 | 最剧烈

17. 冷痛

无 | 0 | 1 | 2 | 3 | 4 | 5 | 6 | 7 | 8 | 9 | 10 | 最剧烈

18. 穿刺痛

无 | 0 | 1 | 2 | 3 | 4 | 5 | 6 | 7 | 8 | 9 | 10 | 最剧烈

19. 轻轻抚摸导致的疼痛

无 | 0 | 1 | 2 | 3 | 4 | 5 | 6 | 7 | 8 | 9 | 10 | 最剧烈

20. 瘙痒

无 | 0 | 1 | 2 | 3 | 4 | 5 | 6 | 7 | 8 | 9 | 10 | 最剧烈

21. 麻刺痛或针刺痛或蛰痛

无 | 0 | 1 | 2 | 3 | 4 | 5 | 6 | 7 | 8 | 9 | 10 | 最剧烈

22. 麻木

无 | 0 | 1 | 2 | 3 | 4 | 5 | 6 | 7 | 8 | 9 | 10 | 最剧烈

以下由医生填写：

总评分：___

总分 24 分，≥12 分提示患者的疼痛中有神经病理性疼痛因素参与其中。临床验证 LANSS 的灵敏度为 82% ~ 91%，特异度为 80% ~ 94%。

五项疼痛问卷调查包括：1、皮肤异样不愉快的感觉，如刺痛、麻木及针扎等，如是赋值 5 分，否为 0 分；2、疼痛部位的皮肤是否看起开有异于正常的皮肤，如变红等，如是赋值 5 分，否为 0 分；3、疼痛部位的皮肤触碰起来是否有异样的感觉，如轻触碰时的不愉快感觉或穿紧身衣物时疼痛，如是赋值 3 分，否为 0 分；4、静息时疼痛是否会突然出现或爆发，如电击样、跳痛或爆发痛等，如是赋值 2 分，否为 0 分；5、疼痛部位的皮肤温度感觉是否有变化，如变热或烧灼感，如是赋值 1 分，否为 0 分。皮肤感觉检查包括痛觉敏化检查和针刺觉疼痛阈值变化检测，前者赋值 5 分，后者赋值 3 分。国内李君等将其翻译为中文版并验证了其信度和效度（表 5.2.2）。

六、神经病理性疼痛问卷

神经病理性疼痛问卷（NPQ）由美国威斯康星大学 Backonja 和 Krause 等制定，有一个完整版和一个简表，二者灵敏度和特异度相仿，简表应用更方便和广泛。国内李君等将其翻译为中文版并验证了其信度和效度。

NPQ 量表共有 12 项条目，分别是烧灼痛（burning pain）、触觉过敏（overly sensitive to touch）、射击样疼痛（shooting pain）、麻木（numbness）、电击样疼痛（electric pain）、刺痛（tingling pain）、压榨样疼痛（squeezing pain）、冷痛（freezing pain）、疼痛的不舒适程度（Unpleasant）、疼痛严重程度（overwhelming）、触碰导致的痛觉加重程度（increased pain due to touch）、因天气疼痛加重程度（increased pain due to weather changes）。每项以数字评分量表（NRS）进行评价（0 ~ 100），得分乘以权重减去 1.408，总分在 0 分以上提示有神经病理痛的可能。简表则只有三项，分别是刺痛、麻木和触碰导致的疼痛加重程度，乘以权重后减去 1.302，同样是总得分 0 分以上提示神经病理痛可能（表 5-2-3）。

表 5-2-2　利兹神经病理性症状和体征评分（LANSS 评分）

此疼痛评分有助于判断传导您疼痛信号的神经是否工作正常。如果需要采用不同治疗方法以控制您的疼痛，查明这一点尤为重要。

A 疼痛问卷
• 回想您在过去一周所感觉到的疼痛是怎样的。
• 请说出以下任一描述是否与您的疼痛相符。

1. 您的皮肤是否有令人不愉快的奇怪的疼痛感觉？例如范围较大的刺痛、麻刺痛、针刺感等。
　　a）否——————————————————（0）
　　b）是——————————————————（5）
2. 疼痛部位的皮肤看起来和其他部位的皮肤有没有不同？例如有没有色斑或者看起来更红？
　　a）否——————————————————（0）
　　b）是——————————————————（5）
3. 疼痛使受累的皮肤对抚摸异常敏感吗？例如轻擦皮肤时有不适感或者穿紧身衣时出现疼痛。
　　a）否——————————————————（0）
　　b）是——————————————————（3）
4. 当您静止不动时，疼痛会没有任何明显原因就突然爆发性发作吗？例如电击样、跳痛或爆发痛。
　　a）否——————————————————（0）
　　b）是——————————————————（2）
5. 您感觉疼痛部位的皮肤温度是否有异常变化？例如热或烧灼感。
　　a）否——————————————————（0）
　　b）是——————————————————（1）

B 感觉检查
皮肤敏感性检查即通过与对侧或邻近非疼痛部位相比，检查疼痛部位是否存在痛觉超敏以及针刺阈值（PPT）的变化。
1）痛觉超敏
用脱脂棉先后轻擦非疼痛部位和疼痛部位，检查痛觉反应。轻擦时，如果非疼痛部位感觉正常，而疼痛部位有痛觉或不适感（麻刺痛、恶心），则存在痛觉超敏。
　　a）否，无痛觉超敏。—————————（0）
　　b）是，仅疼痛部位存在痛觉超敏。——（5）
2）针刺阈值（PPT）变化
将 2 ml 注射器所配的 23 号针头（蓝针）先后轻置于非疼痛部位和疼痛部位，通过比较两者的反应来判断针刺阈值。
如果非疼痛部位有尖锐的针刺感，但疼痛部位的感觉有所不同，例如没有感觉 / 仅有钝痛（PPT 升高）或非常痛（PPT 降低），则存在 PPT 变化。
如果两个部位都没有针刺感，将针头套在注射器上以增加重量并重复试验。
　　a）否，两个部位的感觉相同。————（0）
　　b）是，疼痛部位的 PPT 有变化。——（3）

评分：
将括号内有关感觉描述和检查所见得到的分值相加得到总分。
总分（最高 24）
如果评分＜12，神经病理性机制不太可能造成患者的疼痛。
如果评分≥12，神经病理性机制有可能造成患者的疼痛。

表 5-2-3　神经病理性疼痛问卷

　　为了评估及治疗您的疼痛问题，我们需要全面了解您到底患有哪种疼痛类型，以及此疼痛类型是否会随时间而变化。您可能仅有一个部位的疼痛，或您可能有不止一个部位的疼痛。

请指出对您来说**最为严重**或**使您最烦恼**的疼痛部位（如胳臂、脚等等）：

　　对于以下所有问题，请针对您刚刚列出的疼痛部位来评价您的疼痛。

　　请您用自己的话在下面的横线上描述您的疼痛：

　　请使用以下词条来评价您平日所感受到的疼痛。在每一标尺上指出最能代表您疼痛程度的数字。例如，如果您没有烧灼痛，可选择"0"。如果您有可想象到的最严重的烧灼痛，可将其评价为"100"。如果您的疼痛与二者均不符，而是介于"0"和"100"之间，请选择一个最符合您疼痛程度的数字。

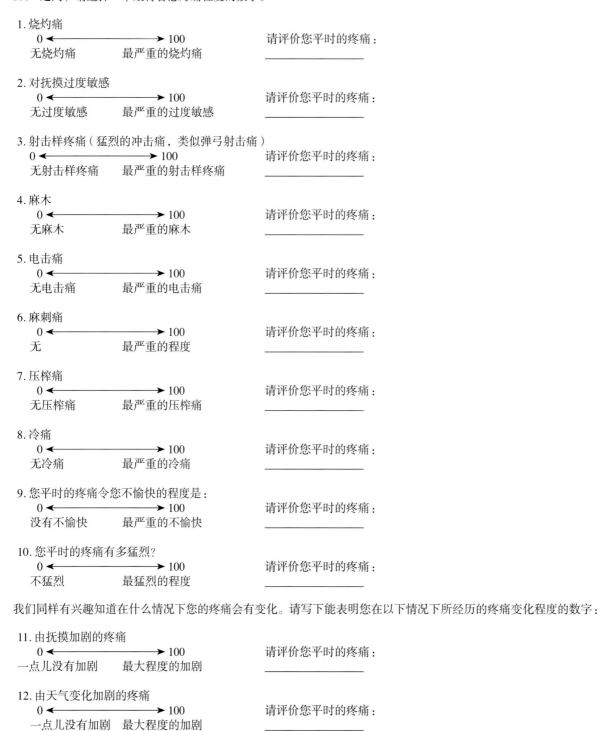

1. 烧灼痛
   0 ←——————→ 100　　　　　请评价您平时的疼痛：
   无烧灼痛　　最严重的烧灼痛　　　_____

2. 对抚摸过度敏感
   0 ←——————→ 100　　　　　请评价您平时的疼痛：
   无过度敏感　　最严重的过度敏感　_____

3. 射击样疼痛（猛烈的冲击痛，类似弹弓射击痛）
   0 ←——————→ 100　　　　　请评价您平时的疼痛：
   无射击样疼痛　最严重的射击样疼痛　_____

4. 麻木
   0 ←——————→ 100　　　　　请评价您平时的疼痛：
   无麻木　　最严重的麻木　　　　　_____

5. 电击痛
   0 ←——————→ 100　　　　　请评价您平时的疼痛：
   无电击痛　　最严重的电击痛　　　_____

6. 麻刺痛
   0 ←——————→ 100　　　　　请评价您平时的疼痛：
   无　　　最严重的程度　　　　　　_____

7. 压榨痛
   0 ←——————→ 100　　　　　请评价您平时的疼痛：
   无压榨痛　　最严重的压榨痛　　　_____

8. 冷痛
   0 ←——————→ 100　　　　　请评价您平时的疼痛：
   无冷痛　　最严重的冷痛　　　　　_____

9. 您平时的疼痛令您不愉快的程度是：
   0 ←——————→ 100　　　　　请评价您平时的疼痛：
   没有不愉快　　最严重的不愉快　　_____

10. 您平时的疼痛有多猛烈？
    0 ←——————→ 100　　　　　请评价您平时的疼痛：
    不猛烈　　最猛烈的程度　　　　　_____

　　我们同样有兴趣知道在什么情况下您的疼痛会有变化。请写下能表明您在以下情况下所经历的疼痛变化程度的数字：

11. 由抚摸加剧的疼痛
    0 ←——————→ 100　　　　　请评价您平时的疼痛：
    一点儿没有加剧　　最大程度的加剧　_____

12. 由天气变化加剧的疼痛
    0 ←——————→ 100　　　　　请评价您平时的疼痛：
    一点儿没有加剧　最大程度的加剧　_____

七、ID疼痛量表

ID 疼痛（ID-pain）量表共包括 5 项感觉描述项和 1 项疼痛是否出现于关节部位（排除伤害感受性疼痛）的选项，无体检项，总评分最高为 5 分，最低为 –1 分，评分≥3 分者提示神经病理性疼痛。有研究显示，22% 的伤害感受性疼痛、39% 的混合性疼痛和 58% 的神经病理性疼痛患者 ID 疼痛量表评分均≥3 分（表 5-2-4）。

八、疼痛标准评估表

疼痛标准评估表（StEP）2009 年由麻省总医院 Scholz 等发布，目前国内尚未有权威的中文版。是一个专门用于鉴别下腰痛发病机制的量表。其在鉴别根性放射痛和轴性下腰痛中的敏感性和特异性分别是 92% 和 97%。以下为初步的汉化版，中文版的信度和效度尚未验证（表 5-2-5、表 5-2-6）。

表 5-2-4　ID 疼痛量表

请把您疼痛的部位在下图中相应的位置涂上阴影作为标记。

如果有不止一个部位有疼痛，请圈出最困扰您的那个部位。

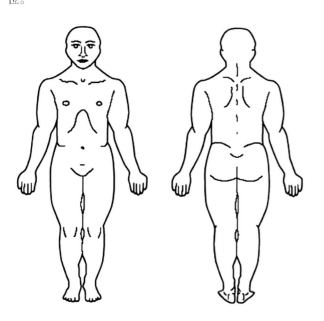

下面的问题如果能反映您过去一周的疼痛情况请选择"是"，如果不能则选"否"。

问题	评分	
	是	否
1. 疼痛的感觉是像针刺或针扎样的吗？	1	0
2. 疼痛的感觉是烧灼感吗？	1	0
3. 疼痛的感觉是麻木样的吗？	1	0
4. 疼痛的感觉像过电吗？	1	0
5. 衣服或床单摩擦时，疼痛会加重吗？	1	0
6. 疼痛只局限于关节吗？	–1	0

注：如果患者不止一个部位有疼痛，要求患者在回答以上问题时只考虑最困扰他们的那个疼痛部位。得分从 –1 到 5 分。分数越高说明病理性疼痛的可能性越大。

评分：_____

得分评价：
非常有可能（评分 = 4 或 5）；比较有可能（评分 =2 或 3）；可能（评分 =1）；不太可能（评分 =0 或 –1）。

表 5-2-5　疼痛标准评估表（StEP）

　　为了能更好地了解您疼痛的原因，我们想问您几个问题。例如，您的疼痛在什么部位，持续多长时间。请回忆您最近 24 小时内的疼痛感受并如实回答下列问题。我们还将对您做一些测试，例如，我们将测试您对接触冷和热刺激的反应。如果您在测试中感到了疼痛，请如实告知我们疼痛的强度，并用 0 到 10 中的一个数字来评分。0 分表示没有任何疼痛，10 分表示您能想象到的最严重的疼痛。请用一个您认为最恰当的数字来描述您疼痛的强度。

问题：

1. 疼痛的位置
　　1.1 疼痛是否位于表浅？例如局限在皮肤
　　　　　　　　　　　　　　　　是□　　否□
　　1.2 疼痛是否位于深处？例如在肌肉、骨骼或内脏
　　　　　　　　　　　　　　　　是□　　否□

2. 疼痛的持续方式
　　2.1 疼痛是为否阵发性的？也就说是不是每次持续数分钟或数小时，其间有没有不疼的时候？
　　　　　　　　　　　　　　　　是□　　否□
　　2.2 疼痛发作时，强度如何？　评分　（0-10）
　　2.3 疼痛是否持续存在？　　　是□　　否□
　　2.4 持续的疼痛发作时，强度如何？　评分　（0-10）

3. 疼痛的性质：请选择下面的词汇来描述您的疼痛
　　3.1 □ 烧灼样痛　　3.6 □ 刀割样痛　　3.11 □ 冷痛
　　3.2 □ 绞痛　　　　3.7 □ 闪痛　　　　3.12 □ 针刺样痛
　　3.3 □ 搏动性痛　　3.8 □ 压榨感　　　3.13 □ 过电样痛
　　3.4 □ 锐痛　　　　3.9 □ 钝痛　　　　3.14 □ 触痛
　　3.5 □ 牵拉痛　　　3.10 □ 如坐针毡　　3.15 □ 放射性痛

4. 诱发疼痛的姿势和活动
　　4.1 疼痛是否在活动时出现，例如在活动手脚、转身、弯腰、行走、咳嗽或吃饭时　是□　　否□
　　4.2 疼痛是否在特定的姿势出现，例如端坐或平躺
　　　　　　　　　　　　　　　　是□　　否□

5. 非疼痛性感觉：您是否在忍受以下不舒服、但不是疼痛的感觉
　　5.1 针刺感，如针扎的感觉　　是□　　否□
　　5.2 瘙痒　　　　　　　　　　是□　　否□
　　5.3 热或冷　　　　　　　　　是□　　否□

6. 现在的疼痛情况
　　6.1 您现在疼吗　　　　　　　是□　　否□
　　6.2 您现在疼痛的强度如何　　评分　（0-10）

7~16 为医生体格检查表

7. 皮肤
　　7.1 肿胀　　　　　　　　　　是□　　否□
皮肤颜色改变
　　7.2 变红　　　　　　　　　　是□　　否□
　　7.3 发青　　　　　　　　　　是□　　否□
　　7.4 异常的苍白　　　　　　　是□　　否□
　　7.5 异常的皮肤干燥　　　　　是□　　否□
　　7.6 过度出汗　　　　　　　　是□　　否□
　　7.7 皮肤、毛发或指甲的营养性改变；或难以用失神经支

配解释的肌肉萎缩　　　　　　　　是□　　否□

8. 触觉
　　8.1 使用 Von Frey 纤维丝测痛仪低强度刺激时感觉减退
　　　　　　　　　　　　　　　　是□　　否□
　　8.2 使用 Von Frey 纤维丝测痛仪低强度刺激诱发疼痛
　　　　　　　　　　　　　　　　是□　　否□
　　8.3 由 Von Frey 纤维丝测痛仪低强度刺激诱发疼痛的强度
　　　　　　　　　　　　　　　　评分　　（0-10）

9. 钝性压力
　　9.1 对钝性压力的反应减弱　　是□　　否□
　　9.2 压力诱发疼痛　　　　　　是□　　否□
　　9.3 压力诱发的疼痛强度　　　评分　（0-10）

10. 毛刷试验
　　10.1 对毛刷活动反应减弱　　　是□　　否□
　　10.2 毛刷活动诱发疼痛　　　　是□　　否□
　　10.3 毛刷活动诱发疼痛的强度　评分　（0-10）

11. 震动觉
　　11.1 震动觉减弱　　　　　　　是□　　否□

12. 针刺觉
　　12.1 针刺觉减弱　　　　　　　是□　　否□
　　12.2 针刺诱发疼痛　　　　　　是□　　否□
　　12.3 针刺诱发疼痛的强度　　　评分　（0-10）

13. 温觉
　　13.1 对热刺激感觉减弱　　　　是□　　否□
　　13.2 热刺激诱发疼痛　　　　　是□　　否□
　　13.3 热刺激诱发疼痛的强度　　评分　（0-10）

14. 冷觉
　　14.1 对冷刺激感觉减弱　　　　是□　　否□
　　14.2 冷刺激诱发疼痛　　　　　是□　　否□
　　14.3 冷刺激诱发疼痛的强度　　评分　（0-10）

15. 反复刺激
　　15.1 首次刺激未出现疼痛，但反复刺激后出现
　　　　　　　　　　　　　　　　是□　　否□
　　15.2 反复刺激使疼痛的强度增加　是□　　否□

16. 直腿抬高试验（仅在患者存在下腰痛或下肢疼痛时进行）
　　16.1 直腿抬高试验时是否诱发坐骨神经痛
　　　　　　　　　　　　　　　　是□　　否□

表 5-2-6　疼痛标准评估量表（StEP）——神经病理性疼痛

神经根性疼痛 和 轴向性疼痛

StEP 可用来帮助区分神经病理性（神经根性）和非神经病理性（轴向性）下腰痛。以下评分表列出了一些评估神经根性下腰痛的访谈问题和体格检查项目，它们均包括在 StEP 中。回答下列问题并完善以下检查。如果总分数≥4，为神经根性疼痛。如果总分数 <4，则为轴向性下腰痛。

根性症状和轴性症状区别

2.3 疼痛是否持续存在？　　　　　　　　是 □ -2
　　　　　　　　　　　　　　　　　　　否 □ 0

3. 疼痛的性质
　 烧灼样痛（3.1）或　　　　　　　　　是 □ -1
　 冷痛（3.11），或二者兼有　　　　　　否 □ 0

5. 非疼痛性感觉（任何情况）　　　　　　是 □ -1
　　　　　　　　　　　　　　　　　　　否 □ 0

体格检查

7. 皮肤改变（任何情况）　　　　　　　　是 □ -3
　　　　　　　　　　　　　　　　　　　否 □ 0

9. 钝性压力
　 对钝性压力的反应减弱或压力诱发疼痛
　　　　　　　　　　　　　　　　　　　是 □ 1
　　　　　　　　　　　　　　　　　　　否 □ 0

10. 毛刷试验
　　 对毛刷活动感觉反应或　　　　　　是 □ -2
　　 毛刷活动诱发疼痛　　　　　　　　否 □ 0

11.1 震动觉减弱　　　　　　　　　　　是 □ 1
　　　　　　　　　　　　　　　　　　　否 □ 0

12. 针刺觉
　　 针刺觉减弱或针刺诱发疼痛　　　　是 □ 2
　　　　　　　　　　　　　　　　　　　否 □ 0

14. 冷觉
　　 对冷的感觉减弱或寒冷诱发疼痛　　是 □ 3
　　　　　　　　　　　　　　　　　　　否 □ 0

15. 反复刺激　　　　　　　　　　　　　否 □ 0
　　 首次刺激未出现疼痛，但反复刺激后出现　　是 □ -1
　　　　　　　　　　　　　　　　　　　否 □ 0

16.1　直腿抬高试验诱发坐骨神经痛　　是 □ 7
　　　　　　　　　　　　　　　　　　　否 □ 0

第三节　一般生存质量的常用评估量表

一、欧洲五维健康量表

欧洲生存质量项目组（EuroQol Group）成立于 1987 年，该项目组旨在联合研制一个标准的非特异性健康相关生命质量量表，最终共同开发了欧洲五维健康量表（EuroQol-5 Dimensions，EQ-5D）。EQ-5D 问卷可分为 EQ-5D 健康描述系统和 EQ-VAS 两个部分。健康描述系统包含 5 个维度：行动能力（mobility）、自我照顾（self-care）、日常活动（usual act ⅳ ity）、疼痛或不舒服（pain/discomfort）和焦虑或抑郁（anxiety/depression），每个维度分为 3 个水平：没有困难、困难和极度困难或不能。同时，EQ-5D 还包括 1 项单一指标（EQ-VAS）（健康状况）以代表总体健康状况。EQ-VAS 是一个长 20 厘米的垂直的视觉刻度尺。顶端为 100 分代表"心目中最好的健康状况"，底端为 0 分代表"心目中最差的健康状况"。最初，EQ-5D 只在荷兰、英国、芬

兰、挪威和瑞典使用，现在该量表作为一种多维健康相关生存质量测量法已在全世界范围得到广泛应用。该量表使用方便、简明易懂，是描述人群的健康状况、描述生存质量的合理选择。目前，中国大陆 EQ-5D 中文版已通过了信度和效度检验。EQ-5D 英文版和中文版在测量结果上的等效性也已得到初步证明（表 5-3-1）。

二、SF-36健康调查简表

SF-36 健康调查简表（MOS 36 item short form health survey, SF-36）是在 1988 年 Stewartse 研制的医疗结局研究量表（medical outcomes study –short form, MOS-SF）的基础上，由美国波士顿健康研究所发展而来，最初用于慢性病医疗结局的研究，并在国外糖尿病和非糖尿病患者中应用获得良好的信度和效度，被认为是具有广泛应用前景的生存质量测量工具。1991 年浙江大学医学院社会医学教研室

表 5-3-1　欧洲五维健康量表（EuroQol-5 Dimensions，EQ-5D）

请在下列各组选项中，指出哪一项最能反映您今天的健康状况，并在空格内打勾（√）

1. 行动	□ 我可以四处行走，没有任何困难 □ 我行动有些不方便 □ 我不能下床活动
2. 自己照顾自己	□ 我能自己照顾自己，没有任何困难 □ 我在洗脸、刷牙、洗澡或者穿衣方面有些困难 □ 我无法自己洗脸、刷牙、洗澡或穿衣
3. 日常活动（如工作、学习、家务事或休闲活动）	□ 我能进行日常活动，没有任何困难 □ 我在进行日常活动方面有些困难 □ 我无法进行日常活动
4. 疼痛 / 不舒服	□ 我没有任何疼痛或不舒服 □ 我觉得中度疼痛或不舒服 □ 我觉得极度疼痛或不舒服
5. 焦虑（如紧张、担心、不安等）/ 抑郁（如做事情缺乏兴趣、提不起精神等）	□ 我不觉得焦虑或抑郁 □ 我觉得中度焦虑或抑郁 □ 我觉得极度焦虑或抑郁

心目中最好的健康状况

为了帮助您反映健康状况的好坏，我们花了一个刻度尺（有点像温度计），在这个刻度尺上，100 代表您心目中最好的状况，0 代表您心目中最差的状况。

请在右边刻度尺上标出您今天的健康状况。请从左面方格中画出一条线，连到刻度尺上最能代表您今天健康状况好坏的那一点。

您今天的健康状况

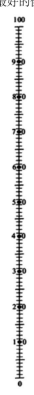

心目中最差的健康状况

翻译了中文版的 SF-36。1996 年 SF-36 第二版（SF-36 v2）量表被研发。新版量表条目更易于理解和回答，结果更易解释，同时提高了测量的精确性和敏感性，以及量表的翻译和跨文化调适能力。SF-36 包含生理功能（physical functioning）、生理职能（role-physical）、躯体疼痛（bodily pain）、一般健康状况（general health）、精力（vitality）、社会功能（social functioning）、情绪角色（role-emotional）和心理卫生（mental health）8 个领域。除了以上 8 方面外，SF-36 还包含另一项健康指标：健康变化（reported health transition），评价过去一年内健康状况的总体变化情况。

目前，SF-36 是国际上最常用的生存质量标准化测量工具，SF-36 量表在很大程度上反映了患者自身的生命质量状况，并具有较好的信度、效度及反应度，能够量化地反映疼痛患者的生理和心理变化，易于理解，具有临床可操作性，能为选择全面有效的干预提供科学依据，可用于脊柱退行性疾病患者的生命质量检测，更能体现出生物医学模式向生物 - 心理 - 社会医学模式转变的意义。但这份问卷与 EQ-5D 相比，它显得更复杂和耗时（表 5-3-2）。

三、SF-12 健康调查简表

SF-12 健 康 调 查 简 表（Short Form-12 Health Survey）是 SF-36 的简明版本，简化为 12 道题目，只需 2~3 分钟即可完成，是一个实用、可靠、有效的健康调查评分表。适用于大宗人口健康调查或

表 5-3-2 SF-36 健康调查简表

以下问题是询问您对自己健康状况的看法，您自己觉得做日常活动的能力怎么样。如果您不知如何回答，就请您尽量给出最好的答案。

请使用对勾（√）选出一个答案

1. 总体来讲，您认为 您的健康状况是：
   非常好○ 很好○ 好○ 一般○ 差○

2. 跟 1 年前相比，您觉得 您现在的健康状况是：
   比 1 年前好多了○比 1 年前好一些○跟 1 年前差不多○比 1 年前差一些○比 1 年前差多了○

3. 下列项目是 您平常在一天中可能做的事情。请 您想一想，您的健康状况是否限制了这些活动？如果有限制，程度如何？
   请在每一行√一个答案

	限制很大	有限制	毫无限制
（1）重体力活动，如：跑步、举重、参加剧烈运动等	○	○	○
（2）中等量活动，如：移动桌子、扫地、打保龄球、打高尔夫、打太极拳等	○	○	○
（3）举或搬运杂物	○	○	○
（4）上几层楼梯	○	○	○
（5）上一层楼梯	○	○	○
（6）弯腰、屈膝	○	○	○
（7）步行超过 1500 米	○	○	○
（8）步行数百米	○	○	○
（9）步行 30 米	○	○	○
（10）自己洗澡、穿衣	○	○	○

4. 在过去 4 个星期里，您有多少时间因为健康原因，在工作和日常活动时出现以下这些问题？

	所有时间	大多数时间	一些时间	一点时间	没有时间
（1）减少了工作或其他活动的时间	○	○	○	○	○
（2）减少了工作量或活动量	○	○	○	○	○
（3）从事工作或其他活动的种类受到限制	○	○	○	○	○
（4）从事工作或其他活动有困难（如需额外的努力）	○	○	○	○	○

5. 在过去 4 个星期里，您有多少时间因为任何情绪原因（如压抑或者焦虑），在工作或其他日常活动时出现以下问题？

	所有时间	大多数时间	一些时间	一点时间	没有时间
（1）减少了工作或从事其他活动的时间	○	○	○	○	○
（2）减少了工作量或活动量	○	○	○	○	○
（3）工作或其他活动不如平时专心	○	○	○	○	○

6. 在过去的 4 个星期里，您的生理健康或情绪不好在多大程度上影响了您与家人、朋友、邻居或集体的正常社会交往？
   完全没影响○ 有一点影响○ 中等影响○ 影响很大○ 影响非常大○

7. 在过去的 4 个星期里，您有身体疼痛吗？
   完全没有○ 很轻微○ 轻微○ 中等○ 严重○

8. 在过去的 4 个星期里，疼痛影响 您的工作和家务的程度有多大？
   完全没影响○ 有一点影响○ 中等影响○ 影响很大○ 影响非常大○

（续表）

9. 以下这些问题有关过去4个星期里 您自己的感觉，对每一问题，请给出与 您情况最接近的答案。在过去4个星期，有多少时间：

	所有的时间	大部分时间	一部分时间	一小部分时间	没有这种感觉
（1）觉得干劲十足？	○	○	○	○	○
（2）非常紧张？	○	○	○	○	○
（3）感到情绪低落、沮丧，怎么也快乐不起来？	○	○	○	○	○
（4）觉得内心平静？	○	○	○	○	○
（5）觉得精力充沛？	○	○	○	○	○
（6）感到心灰意冷？	○	○	○	○	○
（7）觉得筋疲力尽？	○	○	○	○	○
（8）心情愉快？	○	○	○	○	○
（9）感到疲倦？	○	○	○	○	○

10. 在过去的4个星期，有多少时间 您正常的社会活动受到 您的生理健康和情绪问题的影响？

所有时间○　大多数时间○　一些时间○　一点时间○　没有时间○

11. 下列每一种状态与 您的实际情况符合程度如何？

	完全相符	基本相符	不知道	大部分不符合	完全不符
（1）我比别人容易生病	○	○	○	○	○
（2）我跟周围人一样健康	○	○	○	○	○
（3）我认为我的健康状况在变坏	○	○	○	○	○
（4）我的健康状况非常好	○	○	○	○	○

将该调查表与特定疾病调查表相结合使用的场景。SF-12仍然覆盖了与SF-36相同的八个健康领域，每个领域有一个或两个问题，节省回答问卷时间的基础上，不影响整个量表的基本功能。如果希望在总体水平上简明地衡量健康情况，那么SF-12是一个合适的选择（表5-3-3）。

四、Odom标准

Odom标准自1958年公布以来，被广泛用于评估脊柱手术的术后疗效，特别是颈椎手术术后的临床结果。Odom标准主要集中在两个方面：术后症状改善以及日常活动能力。这一分级方法将术后功能

表5-3-3　SF-12健康调查评分表

以下问题是关于您健康的评价，请选择最佳答案并在方框中打√

1. 总体而言，你认为你现在的健康状况如何？
   □非常好　□很好　□好　□一般　□差
2. 适度活动诸如搬桌子，打扫卫生，打保龄球或打高尔夫球。以你目前的健康状况,这些活动受到限制吗？如果有的话,程度如何？
   □限制很多　□限制一点点　□一点也没有限制
3. 爬几层楼梯,以你目前的健康状况受到限制吗？如果有的话,程度如何？
   □限制很多　□限制一点点　□一点也没有限制
4. 在过去4周，由于身体原因而不能完成你想做的工作或完成工作较预计少的时间有多少？
   □所有时间　□大多数时间　□一些时间　□一点时间　□没有时间
5. 在过去4周，由于身体原因使得工作或其他活动不如平时专心的时间有多少？
   □所有时间　□大多数时间　□一些时间　□一点时间　□没有时间
6. 在过去4周，由于情绪原因（如心情压抑或焦虑）而不能完成你想做的工作或完成工作较预计少的时间有多少？
   □所有时间　□大多数时间　□一些时间　□一点时间　□没有时间
7. 在过去4周，由于情绪原因（如心情压抑或焦虑）使得工作或其他活动不如平时专心的时间有多少？
   □所有时间　□大多数时间　□一些时间　□一点时间　□没有时间
8. 在过去4周，疼痛在多大程度上妨碍你的正常工作（包括上班和家务劳动）？
   □完全没影响　□一点影响　□中等影响　□影响很大　□影响非常大
9. 在过去4周，你感觉有多长时间是内心平静的？
   □所有时间　□大多数时间　□一些时间　□一点时间　□没有时间
10. 在过去4周，你有多长时间感到精力充沛？
    □所有时间　□大多数时间　□一些时间　□一点时间　□没有时间
11. 在过去4周，你有多长时间感觉心情不好，闷闷不乐或沮丧？
    □所有时间　□大多数时间　□一些时间　□一点时间　□没有时间
12. 在过去4周，你的身体健康状况或情绪问题有多长时间影响到你的社交活动（如访友、走亲戚等）？
    □所有时间　□大多数时间　□一些时间　□一点时间　□没有时间

的恢复分为优、良、可、差四级，提供了一个简单、通用的手术后结果的测量方法，也是最早注重脊柱手术后患者总体功能和生活质量的评价标准。但是，

Odom 标准侧重于患者在手术介入后的症状评价，并不能真正评估患者的一般健康状况（表 5-3-4）。

表 5-3-4　Odom 标准

评分	分级	描述
1	优	所有术前症状均缓解，日常生活完全不受限制
2	良	遗留轻微术前症状，日常生活没有明显受限
3	可	部分术前症状缓解，但是日常生活明显受影响
4	差	症状未改变或更差，不能进行日常活动

第四节　颈椎退变性疾病的常用评估量表

颈椎病是骨科、疼痛科、神经科、康复科常见的疾病，该病类型较多、症状复杂，依据致病因素和临床症状可分为神经根型、脊髓型、交感型和椎动脉型，有的患者还可以表现为两种或两种以上的混合型颈椎病。临床医生希望能有一个合适的量表来评定颈椎病患者的症状和相关功能情况及观察治疗效果，但很难设计单独的一个量表对不同类型的患者均适用。本节拟介绍几种目前临床应用最广泛的颈椎退行性疾病评估量表。

一、日本骨科学会评分

日本骨科学会评分（Japanese Orthopaedic Association Scores，JOA Scores）于 1975 年由日本学者首次提出，从运动、感觉及膀胱功能障碍共三个方面进行评分，最高分总计 17 分为正常，也称 17 分法（表 5.4.1），这一标准较为合理、实用。17 分法于 1994 年修订，称 17-2 分法（表 5.4.2）。该方法适合亚洲人群，其评价的客观性也被学术界广泛认可，分数越低表明功能障碍越明显。本法操作较为简捷，便于进行统计分析，最常用于脊髓型颈椎病病情评估及术后恢复情况的评定。

二、脊髓病 Nurick 神经功能分级

该分级系统由 Nurick 于 1972 年提出，根据患者行走障碍的程度将脊髓功能进行分级评估。该方法共设 6 个级别：0～5 级。级别越高，功能损伤越

严重。可用于脊髓型颈椎病病情评估及术后恢复情况的评定。由于 Nurick 评分关注步态较多，而很难反映上肢功能的变化，故较其他评分系统，对术后的疗效评估欠准确（表 5.4.3）。

三、颈椎功能障碍指数量表

颈椎功能障碍指数量表（Neck Disability Index，NDI）由 Vernon H 等于 1991 年首先报道，是根据 Oswestry 功能障碍指数（Oswestry Disability Index，ODI）修改的患者自评问卷调查表，评定内容包括颈痛程度和相关症状，以及对日常生活活动能力的影响情况，临床上常用于颈椎功能状态评估，适用于多种类型颈椎病。研究表明该量表具有良好的效度和信度，已翻译成多种语言在多个国家广泛使用。NDI 对颈椎病患者的评定包括两方面：①颈痛及相关的症状：颈部疼痛强度、头痛、集中注意力和睡眠；②日常生活活动能力：个人护理、提起重物、阅读、工作、驾驶和娱乐。每项 5 分，总分从 0 分至 50 分，分值越高功能障碍越重。

当涉及评估神经根型颈椎病时，由于症状的差异，在量表的选择上不同于脊髓型颈椎病的选择。虽然 JOA 评分系统被广泛认为是可靠的评分系统，但除了上肢功能评价以外，还包括下肢和膀胱功能的评价，因此可能不能准确地反映神经根型颈椎病的病情程度和病情变化，NDI 可以作为评估神经根型颈椎病的良好选择（表 5.4.4）。

表 5-4-1 JOA 评分

	评分
一、上肢运动功能	
正常	4
用筷子吃饭有些困难	3
用筷子吃饭很困难	2
能用汤匙吃饭，但不能用筷子	1
自己不能吃饭	0
二、下肢运动功能	
正常	4
不用任何辅助可行走，但步行缓慢	3
上下台阶需要扶栏杆	2
在平地上行走需要辅助器具	1
不能行走	0
三、感觉功能	
上肢	
正常	2
轻微感觉缺失	1
明显感觉缺失	0
下肢	
正常	2
轻微感觉缺失	1
明显感觉缺失	0
躯体	
正常	2
轻微感觉缺失	1
明显感觉缺失	0
四、膀胱功能	
正常	3
轻度功能障碍	2
严重功能障碍	1
完全尿潴留	0
总分	17

恢复率（百分率）=（术后分 - 术前分）÷（17 - 术前分）×100%

表 5-4-2　JOA 评分（1994 修订版）

	评分
一、运动功能	
手指	
正常	4
能用筷子、写字不利索，能系纽扣	3
能用筷子夹大块食物，能很勉强写字，能系大的纽扣	2
不能用筷子、写字，能勉强用勺子和刀叉	1
完全无功能	0
肩肘功能：使用 MMT 肌力评定法，选择三角肌和肱二头肌肌力较弱的一块记录	
三角肌或肱二头肌肌力 =5 级	0
三角肌或肱二头肌肌力 =4 级	-0.5
三角肌或肱二头肌肌力 =3 级	-1
三角肌或肱二头肌肌力 ≤2 级	-2
下肢	
正常	4
能快步行走，但不利索	3
走平地不需要持，只在下楼梯时必须用手抓栏杆	2.5
走平地不需要扶持，上下楼梯时必须用手抓栏杆	2
走平地不需要扶持，但步态不稳	1.5
走平地也要扶持	1
能站立，不能行走	0.5
不能独立站立和行走	0
二、感觉功能	
上肢	
正常	2
只有轻微的麻木感（触觉正常）	1.5
只有 60% 以上的正常感觉和（或）中度的疼痛及麻木感	1
只有正常感觉的 50% 或以下和（或）严重的疼痛及麻木感	0.5
触痛觉完全消失	0
躯干	
正常	2
只有轻微的麻木感（触觉正常）	1.5
只有 60% 以上的正常感觉和（或）中度的疼痛及麻木感	1
只有正常感觉的 50% 或以下和（或）严重的疼痛及麻木感	0.5
触痛觉完全消失	0
下肢	
正常	2
只有轻微的麻木感（触觉正常）	1.5

（续表）

	评分
只有 60% 以上的正常感觉和（或）中度的疼痛及麻木感	1
只有正常感觉的 50% 或以下和（或）严重的疼痛及麻木感	0.5
触痛觉完全消失	0

三、膀胱功能

正常	3
轻度排尿困难和（或）尿频	2
排尿费力和（或）排尿不尽和（或）排尿时间延长和（或）不全性尿失禁	1
尿潴留和（或）尿失禁	0
总分	**17**

恢复率（百分率）＝（术后分 - 术前分）÷（17- 术前分）×100%

表 5-4-3 脊髓病 Nurick 神经功能分级

分级	特点
0	有神经根症状或体征，但没有脊髓病证据
1	有脊髓病体征，但没有步态异常
2	轻度步态异常，但不影响日常工作
3	步态不稳，影响日常工作或日常家务劳动，但尚不需要他人帮助
4	需他人帮助或辅助器具才能行走
5	不能离开轮椅或卧床

表 5.4.4 颈椎功能障碍指数量表

请仔细阅读说明。

这项问卷将有助于医生了解颈痛对你日常生活的影响。请阅读每个部分的项目，然后在最符合你现在情况的项目方框上打勾。

问题 1—疼痛强度
☐ 我此刻没有疼痛
☐ 此刻疼痛非常轻微
☐ 此刻有中等程度的疼痛
☐ 此刻疼痛相当严重
☐ 此刻疼痛非常严重
☐ 此刻疼痛难以想象

问题 2—个人护理（洗漱、穿衣等）
☐ 我可以正常照顾自己，而不会引起额外的疼痛
☐ 我可以正常照顾自己，但会引起额外的疼痛
☐ 我在照顾自己的时候会出现疼痛，需慢慢地、小心地进行
☐ 我的日常生活需要一些帮助
☐ 我每天的大多数日常生活活动都需要照顾
☐ 我不能穿衣，洗漱也很困难，需要卧床

（续表）

问题 3—提起重物
☐ 我可以提起重物，且不会引起额外的疼痛
☐ 我可以提起重物，但会引起额外的疼痛
☐ 疼痛会妨碍我从地板上提起重物，但如果重物放在桌子上合适的位置，我可以设法提起它
☐ 疼痛会妨碍我提起重物，但可以提起中等重量的物体
☐ 我可以提起轻的物体
☐ 我不能提起或搬动任何物体

问题 4—阅读
☐ 我可以随意阅读，且不会引起颈痛
☐ 我可以随意阅读，但会引起轻度颈痛
☐ 我可以随意阅读，但会引起中度颈痛
☐ 因中度的颈痛，使得我不能随意阅读
☐ 因严重的颈痛，使我阅读困难
☐ 我完全不能阅读

问题 5—头痛
☐ 我完全没有头痛
☐ 我有轻微的头痛，但不经常发生
☐ 我有中度头痛，但不经常发生
☐ 我有中度头痛，且经常发生
☐ 我有严重的头痛，且经常发生
☐ 我几乎一直都有头痛

问题 6—集中注意力
☐ 我可以完全集中注意力，并且没有任何困难
☐ 我可以完全集中注意力，但有轻微的困难
☐ 当我想完全集中注意力时，有一定程度的困难
☐ 当我想完全集中注意力时，有较多的困难
☐ 当我想完全集中注意力时，有很大的困难
☐ 我完全不能集中注意力

问题 7—驾驶
☐ 我能驾驶而没有任何颈痛
☐ 我想驾驶就可以驾驶，仅有轻微颈痛
☐ 我想驾驶就可以驾驶，但有中度颈痛
☐ 我想驾驶，但不能驾驶，因有中度颈痛
☐ 因严重的颈痛，我几乎不能驾驶
☐ 因颈痛，我完全不能驾驶

问题 8—工作
☐ 我可以做很多我想做的工作
☐ 我可以做日常的工作，但不能太多
☐ 我只能做大部分的日常工作，但不能太多
☐ 我不能做我的日常工作
☐ 我几乎不能工作
☐ 任何工作我都无法做

问题 9—睡眠
☐ 我睡眠没有问题
☐ 我的睡眠稍受影响（失眠，少于 1 小时）
☐ 我的睡眠轻度受影响（失眠，1~2 个小时）
☐ 我的睡眠中度受影响（失眠，2~3 个小时）
☐ 我的睡眠重度受影响（失眠，3~5 个小时）
☐ 我的睡眠完全受影响（失眠，5~7 个小时）

问题 10—娱乐
☐ 我能参与所有的娱乐活动，且没有颈痛
☐ 我能参与所有的娱乐活动，但有一些颈痛
☐ 因颈痛，我只能参与大部分的娱乐活动
☐ 因颈痛，我只能参与少量的娱乐活动
☐ 因颈痛，我几乎不能参与任何娱乐活动
☐ 我不能参与任何娱乐活动

第五节　腰椎退变性疾病的常用评估量表

腰椎退变性疾病主要有腰椎间盘突出症、腰椎管狭窄、腰椎滑脱、退变性脊柱侧弯等。目前比较常用的腰椎退变性疾病评估量表有日本骨科学会评分（Japanese Orthopaedic Association Scores，JOA Scores）、Roland-Morris下腰痛功能障碍调查表（Roland-Morris Disability Questionnaire，RMDQ）、Oswestry功能障碍指数（Oswestry Disability Index，ODI）等。这些量表应用广泛，但缺少心理层面的评价。疼痛是主观感受，有时在无组织损害的情况也可以发生，甚至在某些情况，疼痛还可能是情感方面的感受，心理社会因素对腰腿痛的病因及预后的影响越来越受到重视。基于此，本节还将介绍广泛应用于分析心理与腰痛的关系的恐惧逃避信念问卷（Fear Avoidance Beliefs Questionnaire，FABQ）和恐动症Tampa评分（Tampa Scale for Kinesiophobia，TSK）。

一、日本骨科学会评分

日本骨科学会评分（JOA Scores）又称为日本骨科协会腰背痛评估治疗分数，主要用于腰椎疾患如腰椎间盘突出症、腰椎管狭窄症的病情评估和疗效评价，总分为29分。该方法简洁明了，应用广泛。JOA总评分分数越低表明功能障碍越明显。治疗后改善率 =[（治疗后评分 - 治疗前评分）/（29- 治疗前评分）]×100%（表 5-5-1）。

二、Roland-Morris下腰痛功能障碍调查表

Roland-Morris下腰痛功能障碍调查表（RMDQ）由英国学者Roland和Morris在1983年设计对下腰痛患者进行评估，包括24项受下腰痛影响而受限的活动组成。每个问题分值为1分，回答"是"得1分，回答"不是"得0分，总分最高24分，最低0分，分数越高表明功能障碍越明显（表5-5-2）。

表 5-5-1　腰背痛 JOA 评分

1. 主观症状（9分）	评分
A. 腰背痛	
a. 无任何疼痛	3
b. 偶尔轻微疼痛	2
c. 频发的轻微疼痛或偶发严重疼痛	1
d. 频发或持续的严重疼痛	0
B. 腿痛和 / 或麻木感	
a. 无任何疼痛	3
b. 偶尔轻微疼痛	2
c. 频发的轻微疼痛或偶发严重疼痛	1
d. 频发或持续的严重疼痛	0
C. 步态	
a. 正常	3
b. 尽管出现疼痛、麻木或无力，也可步行超过 500 米	2
c. 由于出现疼痛、麻木或无力，步行不能超过 500 米	1
d. 由于出现疼痛、麻木或无力，步行不能超过 100 米	0

2. 临床体征（6分）	
A. 直腿抬高试验	
a. 阴性	2
b. 30°～70°	1
c. <30°	0
B. 感觉障碍	
a. 无	2
b. 轻度障碍（主观感受不到）	1
c. 明显障碍	0
C. 运动障碍	
a. 正常（肌力 5 级）	2
b. 轻度无力（肌力 4 级）	1
c. 明显无力（肌力 0～3 级）	0

3. 日常活动受限情况（14分）

	严重受限	中等受限	无受限
a. 平卧翻身	0	1	2
b. 站立	0	1	2
c. 洗漱	0	1	2
d. 弯腰	0	1	2
e. 坐约 1 小时	0	1	2
f. 举重物	0	1	2
g. 行走	0	1	2

4. 膀胱功能	
a. 正常	0
b. 轻度排尿困难	-3
c. 严重排尿困难（尿失禁或尿潴留）	-6

总计：____ 分

表 5-5-2　Roland-Morris 下腰痛功能障碍调查表

问题（回答"是"在前面方框内打√，"否"打 ×）

☐ 由于腰痛，每天大部分时间都待在家里
☐ 不停地改变姿势，使得腰部尽可能舒服一些
☐ 由于腰痛，走路要比平时慢一些
☐ 由于腰痛，平时常做的家务事现在做不了
☐ 由于腰痛，上楼时需要拉着楼梯扶手
☐ 由于腰痛，经常需要躺下休息
☐ 由于腰痛，必须借助抓住什么东西才能离开躺椅
☐ 由于腰痛，经常需要别人帮忙做一些事情
☐ 由于腰痛，穿衣服要比平时慢得多
☐ 由于腰痛，只能站立一小会儿
☐ 由于腰痛，尽量不弯腰或下蹲
☐ 由于腰痛，从椅子里站起来比较困难
☐ 每天大部分时间都感到腰痛
☐ 由于腰痛，在床上翻身困难
☐ 由于腰痛，食欲不是很好
☐ 由于腰痛，穿袜子困难
☐ 由于腰痛，只能走很短的一段距离
☐ 由于腰痛，睡眠状况没有以前好
☐ 由于腰痛，经常需要别人帮忙穿衣服
☐ 由于腰痛，每天大部分时间都要坐下来休息
☐ 由于腰痛，尽量避免做一些家务重活
☐ 由于腰痛，要比平时容易激怒，脾气变坏
☐ 由于腰痛，上楼梯要比平时慢得多
☐ 由于腰痛，每天大部分时间都躺在床上

三、Oswestry功能障碍指数

1976 年，Fairbank 等开始制定 Oswestry 功能障碍指数（Oswestry Disability Index, ODI）问卷表，用于患者慢性下腰痛功能障碍程度的自我评价，经大样本检验后于 1980 年首次发表。1989 年，在第一版的基础上进行了改良，发布了 Oswestry 2.0 版。ODI 评定是稳定、可靠的，可作为腰痛患者是否需要手术或康复疗效评定的参考指标，对评定慢性腰痛患者具有良好的反应度。Oswestry 功能障碍指数由 10 个问题组成，包括疼痛程度、日常生活自理能力、提物、行走、坐、站立、睡眠、性生活、社会活动、旅行（郊游）等 10 个方面的情况，每个问题6 个选项，每个问题的最高得分为 5 分，选择第一个选项得分为 0 分，最后一个选项得分为 5 分，假如有 10 个问题都做了问答，记分方法是：实际得分/50（最高可能得分）×100%，得分如有一个问题没有回答，则记分方法是：实际得分 /45（最高可能得分）×100%，如越高表明功能障碍越严重。ODI 具有较高的可靠性、有效性、敏感性、特异性及实用性，在脊柱外科和保守治疗效果评价方面应用非常广泛，并被视作金标准（表 5-5-3）。

四、恐惧逃避信念问卷

1993 年，国外学者依据腰痛的恐惧逃避信念模型发明了恐惧逃避信念问卷（Fear Avoidance Beliefs Questionnaire, FABQ），用来评估恐惧逃避信念对腰痛患者，尤其是慢性腰痛患者工作和活动的影响。持续的疼痛导致患者对引起或加重疼痛的行为畏惧，而恐惧导致患者产生回避，这是进一步造成功能障碍的主要原因。因此在治疗腰背痛患者时，有必要评估患者恐惧、恐动信念的严重程度，以达到较佳的治疗疗效。

FABQ 在国内外已广泛用于分析心理与腰痛的关系，具有评估腰背痛患者疼痛、健康、失能等方面的特质。该问卷含有 16 个选项的自评问卷，每个选择有 0 ~ 6 分 7 个等级（从完全不同意到完全同意）。FABQ 最后得分是通过每项分值的相加。得分高表示恐惧逃避信念就强（表 5-5-4）。

五、恐动症Tampa评分

"恐动症"指因持续疼痛导致患者产生一种非理性的对身体活动的过度恐惧，进而导致其对痛苦伤害的易感性增强，甚至会有再次受伤的危险。对于腰椎退行性变患者，腰腿痛的症状往往会引起他们的恐动信念。恐动症 Tampa 评分（Tampa Scale for Kinesiophobia, TSK）是对腰腿痛畏惧行为重要评估量表，TSK 量表可以弥补心理层面评估的缺失。TSK 量表拥有良好的心理计量特性，可用来评估腰椎退变性疾病所致腰腿痛患者的恐惧、回避的态度及信念。问卷中有 17 个问题，每个问题采用 4 个分值，从 1（严重反对）到 4（完全同意），总成绩为每题分数之和，分数越高恐惧逃避信念越强（表 5-5-5）。

表 5-5-3　Oswestry 功能障碍指数

1. 疼痛程度
   - □ 我现在不痛
   - □ 我现在的疼痛非常轻微
   - □ 我现在的疼痛中等程度
   - □ 我现在的疼痛相当严重
   - □ 我现在的疼痛非常严重
   - □ 我现在的疼痛已无法形容
2. 日常生活自理能力（例如洗澡、穿衣服等）
   - □ 日常生活完全能自理，无疼痛
   - □ 日常生活完全能自理，但疼痛明显
   - □ 日常生活虽然能自理，但活动时疼痛加重，动作缓慢且小心
   - □ 大部分日常生活可以自理，但需要一些帮助
   - □ 日常生活大部分都需要帮助
   - □ 我无法自己穿衣服，洗澡有困难，我都躺在床上
3. 提物
   - □ 我可以提起重物，不导致疼痛
   - □ 我可以提起重物，但会导致疼痛
   - □ 疼痛让我无法从地面上提起重物，但如果放在合适的位置就可以举起，比如放在桌上的
   - □ 疼痛让我无法从地面上提起中等重量的物体，但如果放在合适的位置就可以举起，比如放在桌上的
   - □ 我只能提起很轻的东西
   - □ 我完全无法提起任何东西
4. 行走
   - □ 走任何距离均无疼痛
   - □ 因疼痛仅能行走 1500 米
   - □ 因疼痛仅能行走 500 米
   - □ 因疼痛仅能行走 100 米
   - □ 只有依靠枴杖或手杖才能走
   - □ 我大部分时间都卧床，无法走到厕所
5. 坐
   - □ 我可以坐任何椅子，想坐多久都可以
   - □ 坐特定舒适的椅子，想坐多久都可以
   - □ 疼痛使我无法坐超过 1 小时
   - □ 疼痛使我无法坐超过半小时
   - □ 疼痛使我无法坐超过 10 分钟
   - □ 疼痛使我完全无法坐着
6. 站立
   - □ 我要站多久都可以，疼痛不会加重
   - □ 我要站多久都可以，但疼痛会加重
   - □ 疼痛使我无法站超过 1 小时
   - □ 疼痛使我无法站超过半小时
   - □ 疼痛使我无法站超过 10 分钟
   - □ 疼痛使我无法站着
7. 睡眠
   - □ 我的睡眠不受疼痛影响
   - □ 我的睡眠偶尔受到疼痛影响
   - □ 因为疼痛，睡眠时间少于 6 小时
   - □ 因为疼痛，睡眠时间少于 4 小时
   - □ 因为疼痛，睡眠时间少于 2 小时
   - □ 疼痛使我无法入睡
8. 性生活
   - □ 性生活正常而且不会增加疼痛
   - □ 性生活正常但会增加疼痛
   - □ 性生活基本正常但有明显疼痛
   - □ 因为疼痛，我的性生活受到严重限制
   - □ 因为疼痛，我几乎没有性生活
   - □ 因为疼痛，我完全没有性生活
9. 社会活动
   - □ 社会活动完全正常，不会因此疼痛加重
   - □ 社会活动完全正常，但会加重疼痛
   - □ 疼痛限制剧烈活动，如运动，但对其他社会活动没有明显影响
   - □ 疼痛限制了正常的社会活动，以致不能经常参加社会活动
   - □ 疼痛限制了社会活动，只能在家从事一些社会活动
   - □ 因为疼痛，无法从事任何社会活动
10. 旅行（郊游）
    - □ 能到任何地方去旅行，腰部或腿不会痛
    - □ 能到任何地方去旅行，但疼痛会加重
    - □ 由于受到疼痛限制，外出郊游不超过 2 小时
    - □ 由于受到疼痛限制，外出郊游不超过 1 小时
    - □ 由于受到疼痛限制，外出郊游不超过 30 分钟
    - □ 由于疼痛，除了到医院，根本无法外出郊游

表 5-5-4　恐惧逃避信念量表

下列问题是根据您腰背部疼痛的经历描述的一些情形。请您在每项问题后面（0～6）圈选
一个数字来表示您认为下列身体活动例如弯腰、提物、走路或开车对于您目前的腰背部造成或可能造成的影响。

	完全不同意	不确定	完全同意
1. 我的腰背痛是因为身体活动所造成		0 1 2 3 4 5 6	
2. 身体活动会使我的腰背痛更严重		0 1 2 3 4 5 6	
3. 身体活动可能会伤害我的腰背部		0 1 2 3 4 5 6	
4. 我不应该从事可能会使我腰背痛更严重的身体活动		0 1 2 3 4 5 6	
5. 我无法从事会使我腰背痛更严重的身体活动		0 1 2 3 4 5 6	
6. 我的腰背痛是因我的工作或工作中的某次伤害造成的		0 1 2 3 4 5 6	
7. 我的工作会加剧我的腰背痛		0 1 2 3 4 5 6	
8. 我会因为我的腰背痛索取赔偿		0 1 2 3 4 5 6	
9. 对于我而言，我的工作太繁重吃力		0 1 2 3 4 5 6	
10. 我的工作会（或可能）使得我的腰背痛更严重		0 1 2 3 4 5 6	
11. 我的工作可能会伤害到我的背部		0 1 2 3 4 5 6	
12. 以我现在的疼痛，我不应该从事我原来的工作		0 1 2 3 4 5 6	
13. 以我现在的疼痛，我不能够从事我原来的工作		0 1 2 3 4 5 6	
14. 在我的疼痛治好前，我不能够回去从事我原来的工作		0 1 2 3 4 5 6	
15. 我不认为我会在 3 个月内回到我原来的工作岗位		0 1 2 3 4 5 6	
16. 我不认为我能回去做我原本的工作		0 1 2 3 4 5 6	

表 5-5-5　恐动症 Tampa 评分

以下问题是关于您的腰背痛与您平时活动的关系，请根据您的实际情况选择你认为最合适的答案，在数字上画○

	严重反对	反对	同意	完全同意
1. 如果我运动的话会害怕伤到自己	1	2	3	4
2. 如果我尝试克服，疼痛会加剧	1	2	3	4
3. 我的身体告诉自己我犯了非常危险的错误	1	2	3	4
4. 如果我运动的话疼痛很可能会缓解	1	2	3	4
5. 人们对我的健康状况不够关注	1	2	3	4
6. 发生的意外使我的身体将来一直承受风险	1	2	3	4
7. 疼痛总是意味着身体受到了伤害	1	2	3	4
8. 仅仅使疼痛加剧的事情不意味着它们很危险	1	2	3	4
9. 我害怕会意外地伤到自己	1	2	3	4
10. 不做多余的动作，简单保持小心是我能做到的防止疼痛恶化的最安全的事	1	2	3	4
11. 如果没有一些潜在的危险事情在我身体内发生的话我不会感到如此疼痛	1	2	3	4
12. 我感到很痛，但如果我活动活跃的话情况会好转	1	2	3	4
13. 疼痛使我知道何时停止运动以防止受伤	1	2	3	4
14. 像我这样活动活跃真的不安全	1	2	3	4
15. 我太容易受伤了，无法做常人可以做的事	1	2	3	4
16. 尽管有些事给我带来了许多疼痛，但我不认为它们很危险	1	2	3	4
17. 没有人在疼痛时必须要去运动	1	2	3	4

（商澜镨　祝　斌）

参考文献

[1] Farrar JT, Young JPJ, Lamoreaux L, et al. Clinical importance of changes in chronic pain intensity measured on an 11-point numerical pain rating scale. Pain, 2001, 96: 410-411.

[2] Hartrick C T, Kovan J P, Shapiro S . The Numeric rating scale for clinical pain measurement: A ratio measure? Pain Practice, 2004, 3(4): 310-316.

[3] Huskisson E C. Measurement of pain. The Lancet, 1997, 2(7889): 1127-1131.

[4] Wang X S, Mendoza T R, Gao S Z, et al. The Chinese version of the brief pain inventory(BPI-C): its development and use in a study of cancer Pain. pain, 1996, 67(2-3): 407-416.

[5] Melzack, Ronald. The McGill Pain Questionnaire: Major properties and scoring methods. Pain, 1975, 1(3): 277-299.

[6] 李君, 冯艺, 韩济生, 等. 中文版简版McGill疼痛问卷-2的制定与多中心验证. 中国疼痛医学杂志, 2013(01): 48-52.

[7] 李君, 冯艺, 韩济生, 等. 三个中文版神经病理性疼痛诊断量表的制定与多中心验证. 中国疼痛医学杂志, 2011, 17(9): 549-553.

[8] Bennett M. The LANSS Pain Scale: the Leeds assessment of neuropathic symptoms and signs. Pain, 2001, 92(1-2): 147-157.

[9] Backonja MM, Krause SJ. Neuropathic pain questionnaire-short form. Clin J Pain, 2003, 19(5): 315-316.

[10] Krause SJ, Backonja MM. Development of a neuropathic pain questionnaire. Clin J Pain, 2003, 19(5): 306-314.

[11] Scholz J, Mannion RJ, Hord DE, et al. A novel tool for the assessment of pain: validation in low back pain. PLoS Med, 2009, 6(4): e1000047.

[12] Picavet, J H S . Health related quality of life in multiple musculoskeletal diseases: SF-36 and EQ-5D in the DMC3 study. Annals of the Rheumatic Diseases, 2004, 63(6): 723-729.

[13] Wang H, Kindig DA, Mullahy J. Variation in Chinese population health related quality of life: Results from a

EuroQol study in Beijing, China. Qual Life Res, 2005, 14(1): 119-132.

[14] Ware JE, Snow KK, Kosinski M, et al. SF-36 Health Survey: Manual and Interpretation Guide. Boston: New Engl Med Center, 1993.

[15] Ware JE, Kosinski M, Keler SD. How to score the SF-12 physical and mental health institute. 2nd ed. Boston: New Engl Med Center, 1995.

[16] Yonenobu K, Abumi K, Nagata K, et al. Interobserver and Intraobserver Reliability of the Japanese Orthopaedic Association Scoring System for Evaluation of Cervical Compression Myelopathy. Spine, 2001, 26(17): 1890-1894.

[17] Vernon H T, Mior S A. The Neck Disability Index: A Study of reliability and validity. Journal of Manipulative & Physiological Therapeutics, 1991, 14(7): 409-415.

[18] Gay RE, Madson TJ, Cieslak KR. Comparison of the Neck Disability Index and the Neck Bournemouth Questionnaire in a sample of patients with chronic uncomplicated neck pain. Journal of Manipulative & Physiological Therapeutics, 2007, 30(4): 259-262.

[19] Macdermid JC, Walton DM, Avery S, et al. Measurement Properties of the Neck Disability Index: A systematic review. Journal of Orthopaedic & Sports Physical Therapy, 2009, 39(5): 400-417.

[20] Mccarthy M J H, Grevitt M P, Silcocks P, et al. The reliability of the Vernon and Mior neck disability index, and its validity compared with the short form-36 health survey questionnaire. European Spine Journal, 2007, 16(12): 2111-2117.

[21] Roland M, Morris R. A study of the natural history of back pain. Part I: development of a reliable and sensitive measure of disability in low-back pain. Spine(Phila Pa 1976), 1983, 8(2): 141-144.

[22] Fairbank JC, Pynsent PB. The Oswestry Disability Index. Spine(Phila Pa 1976), 2000, 25(22): 2940-2952.

[23] Fairbank JC, Couper J, Davies JB, O'Brien JP. The Oswestry low back pain disability questionnaire. Physiotherapy, 1980, 66(8): 271-273.

[24] Fritz J M, Irrgang J J. A Comparison of a Modified Oswestry Low Back Pain Disability Questionnaire and the Quebec Back Pain Disability Scale. Physical Therapy, 2001, 81(2): 776-788.

[25] Waddell G, Newton M, Henderson, et al. A Fear-Avoidance Beliefs Questionnaire(FABQ) and the role of fear-avoidance beliefs in chronic low back pain and disability. Pain, 1993, 52(2): 157-168.

[26] Roelofs J, Breukelen GV, Sluiter J, et al. Norming of the Tampa Scale for Kinesiophobia across pain diagnoses and various countries. Pain, 2011, 152(5): 1090-1095.

[27] Lundberg MKE, Styf J, Carlsson SG. A psychometric evaluation of the Tampa Scale for Kinesiophobia-from a physiotherapeutic perspective. Physiotherapy Theory and Practice, 2004, 20(2): 121-133.

[28] Hudes K. The Tampa Scale of Kinesiophobia and neck pain, disability and range of motion: A narrative review of the literature. The Journal of the Canadian Chiropractic Association, 2011, 55(3): 222-232.

第六章　脊柱退变性疾病的自然病史

脊柱退行性疾病是指构成脊柱的椎体、椎间盘、关节和韧带等发生退行性改变从而导致疼痛、麻木等一系列临床症状的一类疾病的统称。脊柱退行性疾病主要包括椎间盘突出、椎管狭窄、腰椎滑脱症、腰椎退变性侧弯等。脊柱退行性变是随年龄改变的一种生理过程，随着人的衰老，脊柱也会逐渐老化、退变，但很多因素都可以加快脊柱退行性变的进程，比如外伤、不良坐姿、过度负重等。

自然病史又称疾病的自然史，是指在不给任何治疗或干预措施的情况下，疾病从发生、发展到结局的整个过程。了解疾病的自然病史，对早期诊断和预防、判断治疗效果等都有重要意义。但是在实际情况中，脊柱退行性疾病由于疼痛、麻木等症状常干扰患者的正常工作和生活，大部分患者会选用药物、物理治疗等常规治疗手段，仅有极少部分患者会选择不行任何治疗，因此临床上罕有不经过任何治疗的脊柱退行性疾病患者的临床资料，这样的研究也不符合医学伦理要求，因此在探讨脊柱退行性疾病的自然病史时我们不应该脱离实际情况。所以本章讨论的是无特殊干预（如微创介入治疗、手术等）的常规治疗下的脊柱退行性疾病的自然病史，并且进一步讨论手术等治疗手段对于自然病史的影响。

本章主要通过检索文献的方式，对脊柱退变性疾病中常见的三种类型，即腰椎间盘突出症、脊髓型颈椎病和神经根型颈椎病的自然病史进行回顾总结，以便对脊柱退变性疾病的发生、发展以及手术干预时机等有一个较全面的认识。

第一节　腰椎间盘突出症的自然病史

腰椎间盘突出症（lumbar disc herniation，LDH）是指因为腰椎间盘各部分（髓核、纤维环及终板），尤其是髓核，发生不同程度的退行性改变后，在外力因素的作用下，椎间盘的纤维环破裂，髓核组织从破裂之处突出（或脱出）于后方或椎管内，刺激或压迫相邻脊神经根及硬膜囊，从而产生腰腿痛、下肢麻木以及马尾综合征等一系列临床症状。LDH最典型的表现为坐骨神经痛，即起源于腰部或臀部后侧，沿坐骨神经支配区域放射的疼痛。坐骨神经痛可在有或无明显诱发因素的情况下突然发病，也可缓慢发病。

LDH是目前所有腰椎退行性疾病中最常见的一种，也是患者行脊柱手术最常见的病因。腰椎间盘突出的发病峰值年龄为 20 ~ 50 岁，但其中仅有 3% ~ 6% 的腰椎间盘突出会产生症状，称之为LDH。LDH预计在全人群发病率为 2% ~ 3%，年龄超过 35 岁男性为 4.8%，而年龄超过 35 岁女性为 2.5%，男女发病比例为（4 ~ 6）：1。LDH 以 L_4-L_5、L_5-S_1 发病率最高，约占 95%。

一、LDH的自然病史

早在 1970 年，Hakelius 率先报道了 38 例急性LDH 患者的保守治疗结局，所有患者均只采用卧床休息和佩戴腰围保守治疗，在 1 个月、2 个月、3 个月以及 6 个月内症状完全缓解的患者比例分别为：58%、60%、75% 和 88%。在 1983 年 Weber 发表了一篇重量级研究，该研究共纳入了 280 名患者，67 名患者由于有物理治疗无效的重度坐骨神经痛和 / 或神经损害的表现而直接归为 "有手术指征组"，另有 87 名患者由于仅有轻到中度症状而纳入 "无手术指征组"，而最后剩余的 126 名患者为 "不确定手术指征组"，他将这 126 名 LDH 患者又随机分入手术组或保守治疗组，其中保守治疗组 66 名患者，随访至 1 年时优良率为 61%（ n=40 ），期间 26%（ n=17 ）转为开放手术，随访至 4 年时优良率仅提高至 67%（ n=44 ），同时该研究发现 1 年时手术组疗效要优于保守治疗组，但随访至 4 年时疗效已经无统计学差异，但是手术组有更好优良率的趋势，随访至 10 年时两组之间已经无明显差异。而且 Weber 在文中提出一个重要的观点：如果患者情况允许，应该观察至少 3 个月以判断保守治疗的疗效，如果无明显改善或者改善很少，那么此类患者应该考虑行手术治疗。此后发表的一系列研究也都支持 Weber 的结论。但 Bassette 等质疑了 Weber 研究结论的有效性，他们强调该研究不是一个严谨的随机对照研究，该研究样本量小而且术后结局测量指标过于主观等，而且他们认为神经损伤程度与患者预后不相关，肌力下降的患者通过保守治疗也可明显改善，但是该类患者在该研究中被自动归为有手术指征组，因此人群选择存在一定偏倚。1993 年 Weber 等又发表了一项纳入 208 名有典型根性疼痛的 LDH 患者的随机对照双盲研究，该研究主要探讨吡罗昔康的治疗效应，结果发现 70% 的患者在 1 个月内疼痛即显著缓解，60% 回归工作；但在随访至 1 年时 30% 的患者仍有腰痛和 / 或坐骨神经痛，20% 的患者仍然无法回归工作；但是吡罗昔康治疗组与安慰剂治疗组临床结局相同。Michel 认为在最初 2 个月内 60% 的患者腰腿痛程度会显著下降，但在 1 年时仍有 20%～30% 的患者有腰腿痛困扰，对于这些患者应该考虑手术治疗。

临床上常常将有严重或者进行性神经损害体征的患者直接纳入手术治疗，因此关于伴有神经损害体征的 LDH 患者的自然病程的研究较少。但在 2013 年 Hong-Seok Choi 发表了一篇比较手术和非手术治疗伴有肌无力的 LDH 患者的疗效的随机对照研究，总共纳入 46 例患者，结果发现两组患者在随访 1、3、6 和 12 个月时 VAS 评分以及 ODI 评分均无明显差异，但是手术治疗组的肌力在术后早期即可显著恢复，与保守治疗组有统计学差异，但是随访至 12 个月时两组肌力无显著差异，因此对于有肌无力的患者保守治疗也可取得与手术治疗相似的疗效。该研究的缺陷是样本量较小，而且未细化分级肌力

下降程度深入研究。但伴有进行性神经损害体征加重或者马尾综合征的患者具备绝对的手术指征，因此也无法获得关于此类患者的自然病史。

总结而言，我们认为尽管各研究关于 LDH 保守治疗有效率的结论各有不同，但是大部分 LDH 患者呈现自限性趋势，通过保守治疗即可获得较为满意的疗效，而少部分患者保守治疗无效，需要接受手术治疗。

二、腰椎间盘突出后重吸收现象

椎间盘突出后重吸收（ resorption of herniated nucleus pulposus，RHNP ）是指在没有进行手术干预的情况下，突出的髓核自发消失或缩小的现象。根据机械压迫理论，LDH 保守治疗效果佳可能与 RHNP 现象密切相关，突出间盘减少或者消失导致对于神经根的压迫明显减轻，从而导致患者症状改善。

早在 1984 年美国 Guinto 教授首次报道了一名 25 岁男性 L_{4-5} 椎间盘突出的患者，通过 CT 检查发现突出的椎间盘组织发生自发消失现象，他将此称之为"自发性消退"。紧随其后，Teplick 等在 1985 年报道了 11 名同样发生突出间盘自发缩小或者消失的患者，伴随着形态学改变，患者临床症状也得到缓解。Autio 等通过 MRI 跟踪 160 例 LDH 患者，保守治疗 2 个月后 MRI 复查观察到 68 例患者（ 42.5% ）突出物体积有不同程度减小，而 12 个月时 118 例患者（ 73.8% ）突出物体积有不同程度减少。Autio 的另一项研究认为 RHNP 的高峰期发生在发病后 2 个月内，RHNP 在 41～50 岁的人群中最常见。Eiichi 等对 42 名行保守治疗的 LDH 患者进行了 24 个月的随访，每 3 个月行一次 MRI 检查，结果发现 37 名（ 88% ）患者在 3～12 个月内突出物体积缩小超过 50%，另外 5 例（ 12% ）在随访到 24 个月时突出物体积也无明显缩小，临床症状的改善与椎间盘突出体积缩小密切相关，但是临床症状缓解时间要早于 MRI 观察到的椎间盘体积缩小。Macki 等报道的 53 例发生 RHNP 患者中，腰腿痛或麻木症状平均缓解时间是 1.3 个月，而 MRI 观察到突出椎间盘缩小或完全消失的平均时间为 9.3 个月。

各研究关于 RHNP 的发生概率以及发生时间窗

存在不小的差异，原因在于各研究关于 RHNP 的定义、MRI 或 CT 复查时间窗、突出物类型等不一致有关，后期应该统一标准进一步研究。但总结而言，RHNP 发生概率较高，目前多数学者认为在腰椎间盘突出发病后的前 6 个月是髓核自发吸收发生的活跃期，但其时间跨度可以是 1 ~ 12 个月甚至更久，其临床症状缓解时间要早于 RHNP 发生时间。部分患者椎间盘吸收后仍有明显根性症状，提示机械性压迫不能完全解释 LDH 发病，其他因素，例如炎症反应，也在 LDH 发病中占有重要地位。

RHNP 的发生率以及发生时间与突出物类型密切相关。有大量相关研究讨论椎间盘突出类型与 RHNP 的关系，总结可以得出以下几个主流观点：①破裂型（突出间盘突破后纵韧带），特别是游离型，容易发生重吸收；②髓核游离越远越容易发生重吸收；③突出物体积越大越容易发生重吸收；④无 Modic 改变的 LDH 更容易发生重吸收，可能

与有 Modic 改变的 LDH 突出物可能为软骨终板，因而难以吸收有关。因此针对符合上述表现的 LDH 患者应该特别注意，预留足够保守治疗时间，但是脱出游离以及巨大型突出常可导致严重的症状以及神经损害体征，因此针对此类患者需要仔细权衡保守治疗利弊，如果出现进行性神经损害加重以及马尾综合征表现，还是应该尽早手术治疗。

我们研究中心也接诊过许多腰椎间盘突出重吸收患者，经过保守治疗，突出物体积均明显缩小，以下列出 3 例较为典型的患者（图 6-1-1 ~ 图 6-1-3）。

三、手术干预时机

自从腰椎减压手术应用于治疗 LDH 以来，争议不断，关于比较手术与非手术治疗以及不同手术方式的研究层出不穷。大量研究已经表明，开放手术相较于保守治疗，在早期能够取得更好的疗效，短期优良率可达到 85% ~ 95%，但是随着时间推移，

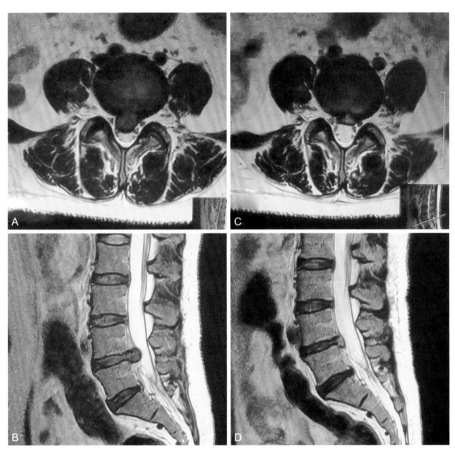

图 6-1-1　36 岁男性，L_{4-5} 间盘巨大中央型突出，腰痛伴右下肢放射性疼痛，2 个月后症状消失，8 个月后复查 MRI。A、B 为起病时 MRI，C、D 为复查时 MRI

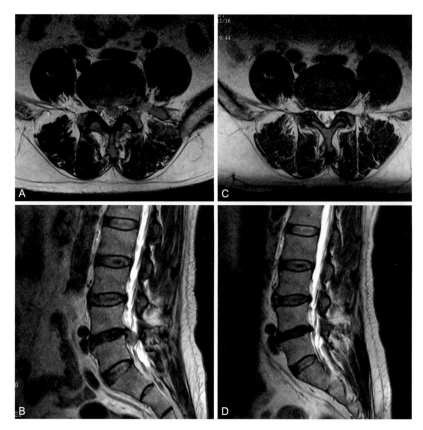

图 6-1-2　55 岁男性，L_{4-5} 间盘脱出下游离，左下肢放射性疼痛，3 个月后症状减轻，但仍有反复，15 个月后症状消失，17 个月复查 MRI。A、B 为起病时 MRI，C、D 为复查时 MRI

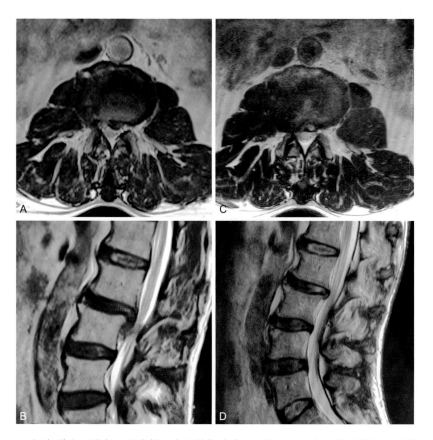

图 6-1-3　66 岁男性，L_{2-3} 间盘脱出下游离，腰痛伴左大腿前侧疼痛，3 个月后左大腿症状消失，腰痛一直存在，9 个月后复查 MRI。A、B 为起病时 MRI，C、D 为复查时 MRI

满意度逐渐下降至 55%~70%，下降原因主要因为下腰痛的出现，远期疗效在手术与非手术患者之间基本无明显差异，但是无法明确满意度下降的原因是由于手术所致，还是来源于患者腰椎的自然退变。对于保守治疗无效的患者，后续采取手术治疗是否会取得较为满意的疗效呢？Toyone 等发表的一项研究发现，手术减压可使 85% 保守治疗无效的患者获得较为满意的术后疗效，随访平均时间为 40 个月。

结合上述研究，目前大部分学者认可以下几种情况的患者具备手术指征：①尝试过足够时间（我们推荐 3~6 个月）及方法的保守治疗手段，仍然无效；②保守治疗成功过，但又反复发作者；③保守治疗难以控制的重度疼痛；④出现马尾综合征症状或者进行性神经损害加重。

目前唯一达成的共识是针对有马尾综合征症状或者进行性神经损害加重的患者应该考虑尽早手术治疗。由椎间盘突出导致马尾综合征比较少见，但是一旦出现就提示极为严重的神经损害，马尾综合征患者具备急诊手术减压指征，但是术后神经功能恢复也需要较长时间，甚至无法恢复。Tamburrelli 报道了 8 例马尾综合征患者，术后 1 年仅 1 名患者症状恢复显著，其余均改善有限，但是随访至术后 2 年时，除了 1 名患者以外，其余均恢复较好，该名患者是由于误诊导致手术延后，术后 2 年仍有较为严重的性功能以及大小便功能障碍。因此，手术减压越早介入，术后疗效越好，Todd 的 meta 分析结果提示手术介入时机会明显影响预后，确诊 24 小时以内手术患者术后膀胱功能恢复要好于确诊 24 小时以后手术患者，确诊 48 小时以内手术患者术后膀胱功能恢复要好于确诊 48 小时以后手术患者。

没有足够证据表明，对于神经功能恢复，手术治疗要比保守治疗更快。因此对于有神经功能损害的患者不是绝对地需要立即手术治疗。相反，许多学者推荐可以观察 6 周，如果运动功能无明显恢复，可以考虑手术治疗。但是对于出现神经损伤进行性加重患者，特别是出现足下垂等症状，还是应该考虑尽早手术治疗。同样，手术介入时机会影响术后疗效。一项纳入 102 名足下垂患者的研究发现，足下垂 30 天内进行手术患者疗效要优于 30 天以后手术患者，而 2020 年 Nakashima 等发表的另一项纳入 60 名足下垂患者的研究，随访至术后 2 年，结果发现早期减压（3 天以内）患者术后肌力恢复要优于晚期减压（3 天以后）患者。因此，针对有进行性神经损伤加重，特别是出现足下垂患者也应该考虑尽早手术治疗。

因此，由于关于手术介入的合适时机仍有争议，我们应该尽力去寻找手术与非手术治疗间的平衡，我们必须了解哪些患者通过短期合理的保守治疗即可获得满意的结局，也需要了解哪些患者需要考虑手术介入以及选择最适合的手术方式。

核心知识

1. 大部分腰椎间盘突出症患者症状呈现自限性趋势，通过保守治疗即可获得较为满意的疗效，仅少部分需手术治疗。
2. 腰椎间盘突出存在自发重吸收现象，破裂游离型突出更容易重吸收，症状缓解时间一般要早于间盘重吸收时间。
3. 保守治疗 3~6 个月无效的中度及以上患者，应考虑手术治疗。
4. 出现马尾综合征或者进行性神经损害加重的患者，应尽早手术治疗。

（易 端 祝 斌）

第二节 脊髓型颈椎病的自然病史

脊髓型颈椎病（cervical spondylotic myelopathy，CSM）是颈椎病中最严重的类型，主要是指由颈椎退变等原因导致椎间盘突出、骨质增生、韧带肥厚和椎体半脱位等压迫脊髓或压迫供应脊髓的血管，从而出现肢体感觉、运动功能甚至大小便功能障碍等颈脊髓损害表现的颈椎疾病。

CSM 发病率占颈椎病的 12%~30%，在全部人群中约占 1.6/10 万，总体男性多于女性，但在亚洲男性和欧洲白人女性中发病率最高。CSM 好发于 55 岁以上人群，且随着年龄增加，发病率逐渐上升。

一、CSM的自然病史

关于 CSM 的自然病史到目前为止并没有一个明确的定义，现有的研究证据级别仍有限，缺乏高质量大样本的随机对照研究。

早在 1956 年，Clarke 和 Robinson 关于 120 例未经治疗或者治疗前的 CSM 患者的研究中发现，75% 的患者没有治疗或者治疗前症状会阶梯式恶化，一般都有几次出现新症状和体征的发作，且病情随每次发作而加重；20% 的患者病情进展很缓慢，但并不减轻；另有 5% 的患者会迅速出现症状，随后病情长时间平稳，但脊髓功能障碍无法恢复正常。随后 1963 年，Lees 和 Turner 对根据临床和影像学证据诊断为 CSM 的 44 名患者进行了长达 3~40 年的随访研究，大多数患者每次发作后症状加重，但随后病情长期趋于稳定，进行性加重的病例少见。Nurick 等研究结果与 Lee 等报道相似，他们发现 37 名患者中大部分发病初期病情加重，随后会有持续多年的静止期或稳定期，能力丧失发生在病程早期，许多患者随时间延长，病情不再加剧，但病情严重的患者极少可能会恢复。

Symon 和 Lavender 通过应用能力丧失分级而非主观症状的减轻来定义 CSM 严重程度，该研究发表在 1967 年，结果与 Lees 等研究不一致，该研究中 67% 的患者在手术前病情进行性加重，因此他们认为 CSM 不可能是一个良性过程，保守治疗效益受到挑战。Phillips 等分析 Lees 等的资料，发现 57% 的患者有严重功能丧失，其中少有患者病情改善，他们自己纳入 102 例患者的研究也发现，仅有 1/3 非手术患者病情得到改善。

2009 年 Matz 等针对现有关于 CSM 的文献进行系统性回顾分析，结果表明 CSM 病程复杂多变，一部分患者表现为长期稳定，而另有一部分患者表现为阶梯样加重。因此很难去预测每个个体的疾病进程。2013 年 Spyridon 的系统综述发现，中等程度证据表明 20%~62% 的 CSM 患者如果不行手术治疗，在初次诊断 3~6 年内会出现神经系统症状加重（JOA 评分至少下降 1 分）；低等级证据表明脊髓型颈椎病神经系统症状与脊髓受压程度有关。2017 年 Lindsay 等发表的系统回顾的结果与 Spyridon 等的

研究基本一致，且极低等级证据表明 4%~40% 的 CSM 患者 3~7 年后转为手术治疗。

在国内，1998 年贾连顺等学者通过回顾性分析 188 例 CSM 的临床资料，对 CSM 的自然病史进行了归纳，主要分为 5 种类型：第 1 种，起病时症状轻微，休息后可缓解，长期处于稳定状态，无明显加重，但可有轻度波动，占 10.64%；第 2 种，起病时症状轻，经过一段平稳期后逐渐加重，每次发作将有新的症状出现，占 42.55%；第 3 种，起病时症状轻，经过一段平稳期后突然加重，占 7.98%；第 4 种，起病时症状轻，逐渐加重，无自动缓解期，占 31.91%；第 5 种，突然严重起病，持续性加重，非手术治疗无效，占 6.91%。其中多数起病较轻，主要表现为肢体麻木、手部精细动作障碍、双下肢轻度乏力或者颈肩部酸痛不适等，少数起病重，主要表现为双下肢无力、行走困难、双手持物困难等。2002 年袁文等学者进一步扩大样本量至 1263 例，结果发现表现为第 1~ 第 5 种型患者占比依次为：10.88%、42.31%、7.57%、32.24% 和 7.05%。

针对 CSM 的自然病史，主要存在两种不同的观点，第一种认为无论 CSM 是否经过一个平稳期，最后均出现恶化；而第二种观点认为，CSM 起病后可长期处于静止状态，甚至有所改善。结合上述研究，我们认为 CSM 病程复杂多变，很难预测每个个体自然病史的进展，但是 CSM 长期处于良性稳定状态的仅占少数，多数呈现相对恶性发展的趋势，而且其造成脊髓损害时呈现不可逆性状态，因此手术介入十分必要。

二、手术介入时机

由于多数 CSM 呈现恶性发展趋势，因此手术干预显得尤为必要，而即使恰当的手术干预可改变 CSM 的自然病程，阻止病情进一步进展，但由于 CSM 的自然病程存在巨大的个体化差异，关于具体外科手术干预的时机的选择仍存在很大争议。

对于轻症 CSM 患者，保守治疗和手术治疗的疗效研究结果有争议，其中一些研究认为两组术后疗效无差异，而另有一些研究发现保守治疗组存在进行性恶化。Matz 发现在 1 年随访期内保守治疗使其中 70% 的患者未再进一步恶化。一项 Cochrane

研究在 3 年随访期内未发现轻症 CSM 患者保守治疗和手术治疗的差异。因此 Toledano 推荐对于轻症患者可采取保守治疗，然后每 6～12 个月重新评估一次，如果症状有进一步加重则需要缩短评估期。

对于中度及以上症状的 CSM 患者，推荐手术治疗。Epstein 通过文献回顾比较了非手术治疗和手术治疗 CSM 的结局，其中非手术治疗 114 例，64% 无改善，26% 继续恶化，而手术治疗 241 例，69% 神经系统功能有明显改善。一些回顾性研究发现，50%～75% 中到重度 CSM 患者能够从手术中获益，但仍有部分患者术后症状继续恶化。目前开放手术技术日新月异，但没有足够证据表明不同手术方式会影响术后结局。无论采用哪种手术技术，早期减压手术能够获得更好的术后疗效。Suri 等发表的一项纳入 146 名患者的前瞻性研究发现，在起病后 1 年内手术的患者运动功能恢复情况要优于起病 1 年以后手术的患者。Tanaka 和 Lee 等发表的研究也证实了这一观点，Tanaka 发现在发病后 3 个月内手术患者中 12 位（共 13 位）术后即恢复了行走功能，Lee 认为发病时间超过 18 个月是术后预后差的独立危险因素。

因此，对于轻症 CSM 患者可以先行保守治疗，定期评估，而对于中到重症患者建议手术治疗，且早期减压手术能够获得更好的术后疗效。

核心知识

1. 脊髓型颈椎病患者中，长期处于良性稳定状态的仅占少数，多数呈现相对恶性发展的趋势，而且造成脊髓损害时呈现不可逆性状态。
2. 轻症的脊髓型颈椎病患者可以先行保守治疗，但要定期规律评估，病情加重要及时转为手术治疗。
3. 中、重症脊髓型脊髓病患者，建议尽早手术治疗。

（易　端　祝　斌）

第三节　神经根型颈椎病的自然病史

神经根型颈椎病（cervical spondylotic radiculopathy, CSR）是指因单侧或双侧颈脊神经根受刺激或受压，出现与相应脊神经根分布区相一致的疼痛、麻木、肌无力以及反射障碍等表现的一类疾病的总称。CSR 主要的病因包括椎间盘突出、关节骨质增生和骨赘形成、相邻的三个关节（椎体间关节、钩椎关节及后方小关节）的松动与移位以及创伤等。

CSR 是颈椎病中最常见的亚型，但也常与其他亚型颈椎病合并存在，60%～70% 的颈椎病患者有颈神经根性病变表现。CSR 在全人群发病率大约 83/10 万，发病年龄多在 30～50 岁，男性发病率要略高于女性，多为单侧发病，也可双侧发病。CSR 一般起病缓慢，但也可急性发病，其中 18.4% 的患者前期有过颈部过度劳损或者创伤史，41% 的患者前期可能有腰椎根性痛病史。CSR 好发于 C_{5-6} 和 C_{6-7} 节段。由骨关节增生导致的 CSR 要多于椎间盘突出导致的 CSR。

一、CSR的自然病史

早在 1963 年 Lees 等就发表了一篇经典的关于 CSR 自然病史的相关研究，该研究调查了 51 名 CSR 患者，随访时间 2～19 年，其中 43% 的患者在发病最初几个月内症状就完全消失，29% 的患者有轻度间歇性症状，27% 的患者仍有顽固性中度疼痛，没有患者进展出现髓性症状。Honet 等对 82 名 CRS 患者进行回顾性分析，结果发现 80% 的患者在 3 周内肌无力和腱反射障碍即出现明显改善，在随后 1～2 年随访中优良率依然达到 71%，17% 的患者需行手术治疗。

1994 年 Radhakrishnan 等发表了一篇重要的关于 CSR 的流行病学调查研究，该研究纳入 561 名患者，随访时间超过 5 年，结果发现：21.9% 的患者由单纯椎间盘突出引起，68.4% 的患者与椎间盘突出和 / 或骨关节骨赘形成有关；其中 31.7% 的患者在随访期内出现症状反复，21.9% 的患者由于难治性疼痛、感觉肌力障碍等综合原因考虑行开放手术治疗，在末次随访的时候高达 90% 的患者完全无症状或仅有轻微症状残留，总体满意。

上述研究提示大部分 CSR 患者具有自限性趋势，通过保守治疗即可获得较为满意的结局，少部分患者保守治疗效果不佳，需要考虑手术治疗。保守治疗方式多种多样，包括休息制动、佩戴护具、牵引、药物治疗、物理治疗、按摩推拿以及激素注射等，但是目前各种保守治疗方式仍缺乏高质量研究去支持，但是推荐选用多模式联合保守治疗方式。另外，CSR 常常由于椎间盘突出软性压迫或颈椎骨关节增生硬性压迫所致，这两种不同病因导致的 CSR 患者可能在自然病程方面有不同之处，分开深入讨论可能对于个体化治疗有一定的指导意义。

针对单纯由于椎间盘突出原因导致的 CSR，有一系列相关研究发表，总体上颈椎间盘突出症的自然病史类似腰椎间盘突出症。1996 年 Saal 等对 26 名由椎间盘突出导致的 CSR 患者行保守治疗，保守治疗方法主要包括休息、佩戴颈围、口服消炎镇痛药或糖皮质激素以及物理治疗等，随访时间超过 1 年，结果 24 名（92%）患者获得较为满意的预后，2 名（8%）患者接受手术治疗。2014 年发表的一项文献综述提示：大部分颈椎间盘突出症患者在保守治疗 4~6 个月后疼痛和功能障碍均明显缓解，随访到 2~3 年时大部分患者完全恢复正常，有 22% 的患者在随访的 2~3 年内有症状反复，但疼痛程度要轻于首次发病时，没有患者出现进行性神经损害或出现髓性症状。

目前少有研究针对性分析由骨关节骨质增生导致的 CSR 的自然病史，原因可能在于临床上很难将椎间盘突出和骨关节骨质增生这两种不同病因完全区分开来，骨关节骨质增生患者常常同时合并椎间盘退变。后期研究可除外单纯椎间盘突出所致 CSR，进一步探讨其他原因所致 CSR 的自然病史。由于椎间盘突出是软性卡压，而骨关节骨质增生是硬性卡压，因此我们做出合理推测，椎间盘突出所致 CSR 保守治疗效果要好于骨关节骨质增生导致的 CSR，部分原因在于软性椎间盘突出存在一定自发重吸收可能。

二、颈椎间盘突出重吸收现象

类似于 LDH，颈椎间盘突出也同样存在自发重吸收现象，只是目前相关研究较腰椎少。

1992 年 Krieger 等观察到首例颈椎间盘突出重吸收现象，后续研究多以个案报道为主，

Rahimizadeh 等报道了 26 例，Gürkanlar 报道了 6 例，Vinas 报道了 4 例，Mochida 报道了 3 例，Okan 等报道了 14 例。到目前为止总共可以检索到 10 篇关于 CSR 自发重吸收的文献，重吸收节段在 C_{4-5}、C_{5-6} 和 C_{6-7}。影像学可见椎间盘部分吸收最早在发病后 3 周，时间在 2~28 个月不等，但吸收高峰期在发病后 3~4 个月，而临床症状缓解常在发病后 3~6 周，症状缓解要早于重吸收，此点与腰椎 RHNP 类似。MRI 观察到的从突出椎间盘开始缩小到完全吸收的平均时间窗为 9.71 个月，而最短为 2 个月。脱出型椎间盘重吸收概率要高于包容型椎间盘。类似于腰椎间盘突出，部分颈椎间盘突出患者发生重吸收后仍有明显根性症状，提示机械性压迫不能完全解释 CSR 发病，其他因素，例如炎症反应，也在 CSR 发病中占有重要地位。

目前研究多以病例报道为主，后续研究可扩大样本量，进行前瞻性研究深入探讨。

三、手术介入时机

由于有将近 1/3 的患者保守治疗后仍有顽固根性疼痛，因此需要考虑手术治疗。但是关于保守治疗时间和手术介入时机的选择缺乏高质量研究，因此到目前为止仍没有定论。

Persson 等将 81 名病程超过 3 个月的 CSR 患者随机分为手术组和物理治疗组，结果发现 4 个月后手术组疼痛下降程度以及肌肉力量恢复程度明显要高于对照组，但是在随访至 12 个月时两组在疼痛及肌力水平方面已经无明显差异。Depalma 和 Persson 的后续研究也同样证实开放手术的短期疗效要优于非手术组，但是远期疗效基本无差异。但该类研究选取的主要为由于骨质增生所致 CSR，排除了椎间盘突出所致 CSR，而此类型 CSR 手术难度大，手术疗效要差于单纯椎间盘突出所致 CSR，因此该结果不能代表所有 CSR 手术治疗的临床疗效。另外，根据患者的症状以及形态学等，可以选择颈椎后路手术、颈椎前路手术以及目前逐渐兴起的脊柱内镜手术，不同的手术方式同样可能对于术后疗效产生不同影响。因此，保守治疗多久无效后采取手术介入才能获得最大疗效，仍然需要进一步研究。

目前，大部分专家认为，类似于 LDH，对于出

现进行性神经损害加重或者出现髓性症状患者，推荐尽早手术治疗。对于普通类型 CSR，Childress 推荐保守治疗 4～6 周无明显改善且症状影响生活的 CSR 行手术治疗。Albert 推荐如果在保守治疗超过 6 周仍有顽固性根性症状或者肌无力症状持续存在，有髓性症状出现以及进行性神经损害加重的患者，需要行手术治疗。美国华盛顿州劳工和工业部的标准为保守治疗 6～8 周无效患者考虑手术治疗。综上所述，我们推荐对于保守治疗超过 6 周无效，出现进行性神经损害加重或者出现髓性症状患者，需要考虑手术治疗。

核心知识

1. 大部分神经根型颈椎病患者的症状具有自限性趋势，通过保守治疗即可获得较为满意的结局，少部分患者需要考虑手术治疗。
2. 椎间盘突出所致神经根型颈椎病保守治疗效果可能要好于骨关节骨质增生导致的神经根型颈椎病。
3. 类似于腰椎间盘突出症，颈椎间盘突出同样存在自发重吸收现象，目前相关研究仍较少。
4. 保守治疗超过 6 周无效的中度及以上症状患者，应考虑手术治疗。
5. 出现进行性神经损害加重或者髓性症状患者，尽早手术治疗。

（易　端　祝　斌）

参考文献

[1] Delgado-López, Pedro David, Rodríguez-Salazar, et al. Lumbar disc herniation: Natural history, role of physical examination, timing of surgery, treatment options and conflicts of interests. Neurocirugía, 2017, 28(3): 124-134.

[2] Hakelius, Anders. Prognosis in Sciatica: A clinical follow-up of surgical and non-surgical treatment. Acta Orthopaedica, 1970, 41(S129): 1-76.

[3] Weber H. Lumbar disc herniation: A controlled prospective study with ten years of observation. Spine, 1983, 8 : 131-40.

[4] Weber H, Holme I, Amlie E. The natural course of acute sciatica with nerve root symptoms in a double blind placebo controlled trial evaluating the effect of Piroxicam. Spine, 1993, 18 : 1433-1438.

[5] Benoist M . The natural history of lumbar disc herniation and radiculopathy. Joint Bone Spine, 2002, 699(2): 155-60.

[6] Choi HS, Kwak KW, Kim SW, et al. Surgical versus conservatIve treatment for lumbar disc herniation with motor weakness. Journal of Korean Neurosurgical Society, 2013, 54(3): 183-188.

[7] Guinto FC, Hashim H, Stumer M. CT demonstration of disk

regression after conservatIve therapy. American Journal of Neuroradiology, 1984, 5(5): 632-633.

[8] Teplick J. Spontaneous regression of herniated nucleus pulposus. AJR Am J Roentgenol, 1985, 145: 371-375.

[9] Autio RA, Karppinen J, Kurunlahti M, et al. Effect of periradicular methylprednisolone on spontaneous resorption of intervertebral disc herniations. Spine, 2004, 29(15): 1601-1607.

[10] Autio RA, Karppinen J, Niinim?Ki J, et al. Determinants of spontaneous resorption of intervertebral disc herniations. Spine, 2006, 31(11): 1247-1252.

[11] Takada E, Takahashi M, Shimada K. Natural history of lumbar disc hernia with radicular leg pain: Spontaneous MRI changes of the herniated mass and correlation with clinical outcome. Journal of Orthopaedic Surgery, 2001, 9(1): 1-7.

[12] Todd, NV. Cauda equina syndrome: The timing of surgery probably does influence outcome. British Journal of Neurosurgery, 19(4): 301-306.

[13] Nakashima H, Ishikawa Y, Kanemura T. Neurological function following early versus delayed decompression surgery for drop foot caused by lumbar degenerative diseases. J Clin Neurosci, 2020, Feb, 72: 39-42

[14] Toyone T, Tanaka T, Kato D, Kaneyama R. Low-back pain following surgery for lumbar disc herniation. A prospective study. J Bone Joint Surg, 2004, 86A: 893-896.

[15] Awad JN, Moskovich R. Lumbar disc herniations: Surgical versus nonsurgical treatment. Clinical Orthopaedics and Related Research, 2006, 443(443): 183-197.

[16] Clarke E, Robinson PK. Cervical myelopathy: a complication of cervical spondylosis. Brain, 1956, 79(3): 483-510.

[17] Lees F, Turner JW. Natural history and prognosis of cervical spondylosis. Br Med J, 1963, 2(5373): 1607-1610.

[18] Nurick S. The natural history and the results of surgical treatment of the spinal cord disorder associated with cervical spondylosis. Brain, 1972, 95(1): 101-108.

[19] Symon L, Lavender P. The surgical treatment of cervical spondylotic myelopathy. Neurology, 1967, 17(2): 117-127.

[20] Phillips, DG. Surgical treatment of myelopathy with cervical spondylosis. Journal of Neurology, Neurosurgery & Psychiatry, 1973, 36(5): 879-884.

[21] Matz PG, Anderson PA, Holly LT, et al. The natural history of cervical spondylotic myelopathy. J Neurosurg Spine, 2009; 11(2): 104-111.

[22] Karadimas SK, Erwin WM, Ely CG, et al. The pathophysiology and natural history of cervical spondylotic myelopathy. Spine, 2013, 38(22): 21-36.

[23] 贾连顺, 陈雄生, 倪斌, 等. 脊髓型颈椎病自然史及其早期诊断研究. 中华骨科杂志, 1998(10): 9-12.

[24] 袁文. 脊髓型颈椎病自然史规律研究. 中国矫形外科杂志, 2002(z1): 1301-1304.

[25] Tetreault LA, Karadimas S, Wilson JR, et al. The natural

history of degenerative cervical myelopathy and the rate of hospitalization following spinal cord injury: An updated systematic review. Global Spine Journal, 2017, 7(3_suppl): 28S-234S.

[26] Suri A, Chabbra RPS, Mehta VS, et al. Effect of intramedullary signal changes on the surgical outcome of patients with cervical spondylotic myelopathy. Spine Journal Official Journal of the North American Spine Society, 2003, 3(1): 33-45.

[27] Tanaka J, Seki N, Tokimura F, et al. Operative results of canal-expansive laminoplasty for cervical spondylotic myelopathy in elderly patients. Spine, 1999, 24(22): 2308-2312.

[28] Lee TT, Manzano GR, Green BA . Modified open-door cervical expansive laminoplasty for spondylotic myelopathy: operative technique, outcome, and predictors for gait improvement. Journal of Neurosurgery, 1997, 86(1): 64-68.

[29] Bednarik J, Kadanka Z, Vohanka S, et al. The value of somatosensory and motor evoked evoked potentials in pre-clinical spondylotic cervical cord compression. Eur Spine J, 1998, 7(6): 493-500.

[30] Kadanka Z, Bednarik J, Vohanka S, et al. Conservative treatment versus surgery in spondylotic cervical myelopathy: a prospectIve randomised study. Eur Spine J, 2000, 9(6): 538-44.

[31] Toledano M, Bartleson JD. Cervical spondylotic myelopathy. Neurologic Clinics, 2013, 31(1): 287-305.

[32] Cheung WY, Arvinte D, Wong YW, et al. Neurological recovery after surgical decompression in patients with cervical spondylotic myelopathy—a prospective study. Int Orthop, 2008, 32(2): 273-278.

[33] Lees F, Turner JW. Natural history and prognosis of cervicalspondylosis. Br Med J, 1963, 2(5373): 1607-1610.

[34] Honet JC, Puri K. Cervical radiculitis: treatment and results in 82 patients. Arch Phys Med Rehabil, 1976, 57(1): 12-16.

[35] Radhakrishnan K, Litchy WJ, O'Fallon WM, et al. Epidemiology of cervical radiculopathy: A population-based study from Rochester, Minnesota, 1976 through 1990. Brain, 1994, 117(Pt 2)(2): 325-335.

[36] Saal JS, Saal JA, Yurth EF. NonoperatIve management of herniated cervical intervertebral disc with radiculopathy. Spine, 1996, 21(16): 1877-1883.

[37] Childress MA, Becker BA. NonoperatIve management of cervical radiculopathy. American Family Physician, 2016, 93(9): 746-754.

[38] Wong JJ, Pierre Côté, Quesnele JJ, et al. The Course and prognostic factors of symptomatic cervical disc herniation with radiculopathy: A systematic review of the literature. The Spine Journal: Official Journal of the North American Spine Society, 2014, 14(8): 1781-1789.

[39] Krieger AJ, Maniker AH . MRI-documented regression of a herniated cervical nucleus pulposus: A case report. Surgical Neurology, 1992, 37(6): 457-459.

[40] Okan, Turk, Can, et al. Spontaneous regression of cervical discs: RetrospectIve analysis of 14 cases. Medicine, 2019, 98(7): e14521.

[41] Albert TJ, Murrell SE. Surgical management of cervical radiculopathy. J Am Acad Orthop Surg, 1999, 7(6): 368-376.

[42] Washington State Department of Labor and Industries. Medical treatment guidelines. Review criteria for cervical surgery for entrapment of a single nerve root. June 2004. http: //www. lni. wa. gov/ClaimsIns/Files/OMD/Med Treat/ SingleCervicalNerveRoot. pdf. Accessed August 26, 2009.

[43] Persson LC, Moritz U, Brandt L, et al. Cervical radiculopathy: pain, muscle weakness and sensory loss in patients with cervical radiculopathy treated with surgery, physiotherapy or cervical collar. A prospectIve, controlled study. European Spine Journal, 1997, 6(4): 256-266.

[44] Sampath P. Bendebba M Davis J. D. ea al, Outcome in patients with cervical radiculopathy prospectIve, multicenter study with independent clinical review, 1999, 24(6): 591-597.

[45] Depalma AF, Subin DK . Study of the cervical syndrome. Clinical Orthopaedics and Related Research, 1965, NA(38): 135-142.

[46] Persson LCG, Carlsson CA, Carlsson JY . Long-lasting cervical radicular pain managed with surgery, physiotherapy, or a cervical collar. Spine, 1997, 22(7): 751-758.

第七章 可视化内镜技术在侧路腰椎减压手术中的应用

第一节 内镜辅助侧入路腰椎减压的"可视化"技术发展

一、定义与历史沿革

按照传统的腰椎外科学定义，我们可以把腰椎减压手术入路分为后正中入路（posterior approach）、后外侧入路（posterior lateral approach）、侧方入路（lateral approach）和前方入路（anterior approach）。相比较"正统"的后入路手术，侧入路腰椎减压技术的起步与发展均较为"小众"。

其实很难对侧方入路腰椎外科技术下一个精准的定义。对侧入路腰椎外科技术的定义争议来源于各种侧方入路腰椎椎体间融合手术（lateral lumbar intervertebral fusion，LLIF）。笔者绘制了一张简要的示意图用来简要说明各种常见的腰椎减压入路方式（图 7-1-1）。由图中可以看到，腰椎入路和术式的命名繁杂且不统一，狭义的侧入路腰椎手术一般指以腰大肌为中心，以腰椎间盘正侧方纤维环和椎间盘为靶点的入路方式。广义上讲，从多裂肌的腹侧一直到后腹膜之间的入路，都可以纳入侧入路腰椎减压技术的范畴，包括"经椎间孔"入路、经腰大肌入路和经腰大肌前方入路。而内镜在侧入路腰椎手术中的主要领域集中在"经椎间孔"入路辅助手术。

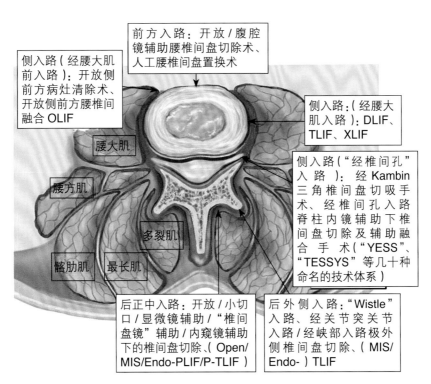

前方入路：开放/腹腔镜辅助腰椎间盘切除术、人工腰椎间盘置换术

侧入路（经腰大肌前入路）：开放侧前方病灶清除术、开放侧前方腰椎间融合 OLIF

侧入路：（经腰大肌入路）：DLIF、TLIF、XLIF

侧入路（"经椎间孔"入路）：经 Kambin 三角椎间盘切吸手术、经椎间孔入路脊柱内镜辅助下椎间盘切除及辅助融合手术（"YESS"、"TESSYS"等几十种命名的技术体系）

腰大肌

腰方肌

多裂肌

髂肋肌 最长肌

后正中入路：开放/小切口/显微镜辅助/"椎间盘镜"辅助/内窥镜辅助下的椎间盘切除、（Open/MIS/Endo-PLIF/P-TLIF）

后外侧入路："Wistle"入路、经关节突关节入路/经峡部入路极外侧椎间盘切除、（MIS/Endo-）TLIF

图 7-1-1 常见腰椎减压入路方式简图。图中诸多英文缩写详见专门缩写词汇对照章节

二、经椎间孔入路腰椎外科技术发展概述

椎间孔区域分布着较多的神经和血管，在传统开放腰椎外科手术的发展中，长期以来被认为不适合作为常规的手术入路。经椎间孔入路腰椎手术的文献报道要远远晚于后入路腰椎手术，1934 年 Mixter 和 Barr 提出的后正中入路手术被公认为是腰椎间盘突出症诊断和外科手术治疗的起点，而直到 1975 年才有第一篇经椎间孔入路腰椎间盘切除的文献报道。

关于经椎间孔入路腰椎间盘切除的技术起源，有 3 篇较重要的文献，作者和发表年份分别为 Hijikata（1975，Journal of Toden Hospital）、Kambin 和 Sampson（1984，CORR）以及 Schreiber（1988，CORR）。非常遗憾的是我们没有能够找到日本学者 Hijikata 的原始日文文献，但 Kambin 和 Schreiber 的文章均对 Hijikata 的文章进行了概括，根据文献报道整理出的发展脉络如下：1975 年 Hijikata 团队发表的文献是第一篇经皮椎间孔入路（早期文献描述为经皮后外侧入路）突出腰椎间盘切除手术，采用的是 2.6 mm 外径的套管，报道了 14 例患者（14/30）的临床结果，满意率为 64%，平均取出椎间盘组织 1.3 g。Kambin 团队 1983 年发表的学术论文中描述该团队自 1973 年开始在后正中入路椎板切除手术中辅助采用后外侧入路的经皮套管内椎间盘切除，1980 年开始采用完全经皮穿刺套管内腰椎间盘切吸手术。因此现在一般认为 Hijikata 团队和 Kambin 团队相对独立地探索出了后外侧经皮套管内腰椎间盘切除技术，这是经椎间孔腰椎外科手术的技术雏形。

Kambin 在其 1984 年发表的文献中详细描述了侧后方入路经皮套管内腰椎间盘切吸的工具及手术要点，他介绍的手术工具包括 18 G 穿刺针、4 mm 外径的扩皮导杆、6 mm 外径的工作套管、2.5 mm 的小髓核钳以及 4 mm 的大髓核钳，甚至包括角度髓核钳。核心手术理念包括局部浸润麻醉、穿刺点旁开中线 9~10 cm、与冠状面呈 35°~45° 的穿刺角度、透视下平行间隙进行穿刺、穿刺针进入纤维环的位点在 2 点或 10 点位置（以椎间盘横断面为表盘，以棘突方向为 12 点，2 点和 10 点区域的纤维环为最佳穿刺位点，而这个区域就成为后来著名的"Kambin 三角"，图 7-1-2）。阅读该文献笔者有

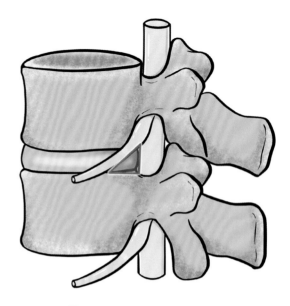

图 7-1-2　Kambin 三角示意图

几点深刻的体会：①该文献所介绍之工具和手术理念奠定了后续后外侧入路椎间盘切除技术的理论基础；②即使是现在迅猛发展的脊柱内镜技术，其工具和理念在某种程度上都是其理论体系的改良或改进；③不要过于关注历史文献的临床满意率，一个不好的写作习惯是，有的学者在做新技术与传统技术的对比研究时，喜欢引用非常"古老"的传统技术文献数据，比如 Kambin 教授文献里的临床满意率是 88%，Hijikata 教授的是 64%，这在部分学术文章里就会变成"传统的经皮腰椎间盘切吸术其临床满意率仅有 60%~80%"，高水平的手术研究学术文章其"地位"来源于核心理念的创新，而不是数据的创新；④创新性技术应该以可被检索的学术论著的形式发表，有利于学术的继承和发展。

内镜与经椎间孔入路腰椎间盘切除的首次结合由 Schreiber 首先报道，其报道从 1982 年开始在 Hijikata 方法的基础上加入了关节镜辅助监视下椎间盘切除，文献中称为"Discoscopy"，如果翻译成中文的话叫"椎间盘内镜"比较恰当。作者在对侧另外建立一个通道进入椎间盘，通道内置入关节镜用于观察椎间盘切除情况。这是一个典型的双通道操作模式，在突出侧置入操作通道，在对侧置入观察通道。在全部 109 例患者中，总体满意率为 72.5%，有 6 例 L_5-S_1 节段的患者置管失败（31.6%）。作者总结引入对侧关节镜监视下的椎间盘切除可以提高

切除效率、减少 X 线透视。因为本书主要探讨可视化脊柱内镜理念，那么 Schreiber 等人提出的"椎间盘内镜"技术可以称为"准"脊柱内镜技术。国内最早推出的此类"椎间盘内镜"（或者叫关节镜辅助的微创椎间盘切除手术）临床应用由北京朝阳医院田世杰、苏庆军开展，自 1992 年到 1996 年采用 AMD 系统（Arthroscopic micro disectomy）完成了 268 例手术治疗，相关研究结果发表在 1993 年及 1997 年中华骨科杂志上。

三、从椎间盘内镜到脊柱内镜

20 世纪 80 年代到 90 年代间，从事后外侧经皮腰椎间盘切吸手术的医生始终被两个问题所困扰：①手术适应证难以扩大；②临床满意率提升触及"天花板"。腰椎间盘突出症的基本致病机制是椎间盘突出突出→压迫神经→产生症状。传统的后入路半椎板切除手术追求的手术标准是充分的神经减压，只有充分的神经减压才可以保证症状缓解的确切性，但是经皮切吸手术以椎间盘盘内切除为衡量标准，无法肉眼"看见"神经根是否充分减压，也就是不可视。

1999 年 Yeung AT 首次发文介绍了其"Yeung Endoscopic Spinal System（YESS）"。该系统最大的贡献是确定了脊柱内镜的"单通道同轴"原则，即在内镜上集成光源、影像、工作通道和水通路，奠定了脊柱内镜的基本结构，第一款镜头由 Wolf 公司生产，到现在为止，脊柱内镜的结构没有本质的变化（图 7-1-3）。这种同轴内镜使得在减压椎间盘的同时看到神经根成为一种可能。Yeung 教授 2002 年发表在 Spine 杂志上的 307 例病例研究更加全面地阐述了他的脊柱内镜系统理念，国内早期在介绍该技术的时候为了方便推广，约定俗成地称其为"杨氏镜"或"杨氏技术"。同时因为此时国内已有后入

路椎间盘镜系统，为避免混淆，将其命名为"椎间孔镜"。YESS 系统的另外一个重大理念改变是对关节突成形的认识，他在做完椎间盘及纤维环切除后通过 YAG 激光对骨性关节突进行部分成形，使得减压靶点从椎间盘逐渐向椎管转变。但此时的手术入路理念仍然遵循 Kambin 教授的后外侧间盘切吸，以椎间盘内减压为核心，椎管内减压为辅，还不强调神经根的减压范围，称为"inside-out"技术，国内翻译为"由内而外"技术。

同期在德国，Hoogland 等研发了一套逐级的环锯系统，在 X 线透视引导下首先切除部分关节突关节做椎间孔成形，然后置入套管，进行椎间盘切除，他称之为"outside-in"技术，国内称为"由外而内"的技术，根据 Hoogland 2006 年发表在 Spine 杂志上的文章显示，这套逐级环锯系统在 1994 年开始应用，到 1998 年报道 137 例患者 1 年随访结果，取得了 88.7% 的临床满意率。这套逐级环锯系统连同后续研发的逐级骨钻系统，构成了现在主流 TESSYS 系统的原型。因为 Hoogland 早期发表的文献均为德文文献，使得其理念较晚为大家所了解和接受，所以国内许多学者将 Yeung 的 YESS 系统称为第一代椎间孔镜，将 Hoogland 的 TESSYS 系统称为第二代椎间孔镜（一开始的名字是 THESSYS，Thomas Hoogland Endoscopic Spinal System，后因一些原因改为 TESSYS，Transforaminal Endoscopic Spinal System）。其实从时间线上看，两位学者的研发和临床应用是相对独立的，不应该进行分代。

从 2000 年开始，德国的 Rutten、Schubert、Krzok 等，韩国的 Sang-Ho Lee、Gun Choi、Yong Ahn、Jin-Sung Kim、Hyeun Sung Kim 等发表了大量的学术文献，极大地推动了脊柱内镜技术的发展。国内最早引进此技术的是原解放军 514 医院（306 医院），手术开展时间为 1997 年，要早于 Yeung 第

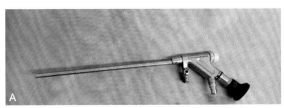
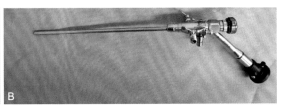

图 7-1-3　第一代 YESS 系统脊柱内镜镜头（A）和同品牌新款脊柱内镜镜头（B）

一篇学术论文的发表时间。在 2002—2008 年间，国内张西峰教授、张国民教授、李振宙教授、周跃教授、白一冰教授、孔清泉教授、曾建成教授等先后开展脊柱内镜下腰椎间盘切除手术。相关文献比较多，而且近几年有许多学术著作和论著都有较详细的总结，我们不在此做详细介绍，放在参考文献中，读者可以自行检索。

四、全脊柱内镜与可视化脊柱内镜

一个标准的内镜手术包括三个核心步骤：穿刺、建立操作空间、镜下操作。成熟的内镜技术，如腹腔镜、胸腔镜、关节镜等，其操作空间距离体表很近，所以可以通过一些体表标记如剑突、脐部、髂骨等进行手法定位穿刺点，而且胸腹腔、关节腔间隙就是天然的操作空间，通过二氧化碳建立气腹、关节腔隙灌注生理盐水就可以迅速建立操作间隙。因此脊柱内镜与上述内镜有很大不同，在于：①脊柱结构深在，没有可靠的体表标记进行手法定位穿刺，从 1975 年的经皮切吸到 2020 年的脊柱内镜，

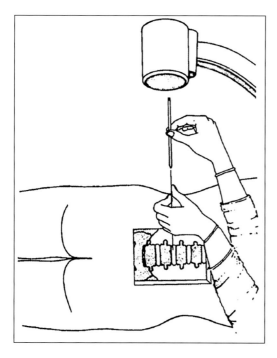

图 7-1-4　Kambin 教授 1984 年文章里关于体位、穿刺点选择、穿刺角度、工具的示意图，包括 9～10 cm 的旁开距离，35°～45° 的穿刺角度，穿刺针与逐级扩皮导杆，工作套管，不同直径的髓核钳，角度髓核钳等。现代脊柱微创技术基本与当时的理念没有太大差别

我们依然在依靠 X 线透视引导下进行穿刺定位，经验有进步，但基本方法没有本质改变；②椎间孔区域没有天然的腔隙存在，非但没有腔隙，反而由关节突关节和黄韧带构成了坚硬的障碍，我们经常提及的椎间孔成形，其实用内镜技术的专业术语来说就是创造镜下操作空间；③脊柱内镜的主要入路是经椎间孔入路，传统脊柱开放手术的入路是后正中入路，二者所面对的解剖关系完全不一样，手术衡量标准也不尽相同，也就决定了从 1975 年 Hijikata 教授的侧后入路经皮切吸开始，脊柱微创外科医生和传统开放脊柱外科医生就走上了分离之路。

在相当长的一段时间内，由于上述一些原因，脊柱微创技术（如经皮切吸、等离子消融、内镜等）实际上处于一种"非主流"的地位。许多医生在 20 世纪 90 年代初期就率先在国内开展了经皮腰椎间盘激光气化、经皮腰椎间盘等离子消融、椎间盘镜下椎板切除等一系列脊柱微创手术，但并没有延续下来。再举一个例子，韩国医生发表了大量的脊柱内镜的学术文章，印象里似乎韩国的脊柱内镜技术应该是腰椎间盘突出症的主要治疗技术，但在 2016 年参加上海一个显微镜下腰椎微创减压技术的学术会议时，笔者曾经问过一位韩国神经外科教授韩国脊柱内镜和显微镜手术治疗腰椎间盘突出症的比例，当时的回答很是出乎意料，在韩国绝大多数的公立医院还是采取显微镜或其他后路微创融合手术来治疗腰椎间盘突出症，比例大概是 80%，内镜手术的比例大概不到 18%，且主要是以 Wooridul 医院集团为代表的私立医院在开展。在脊柱内镜的发源地美国，直到最近几年脊柱内镜手术才获得保险支付代码。

那何谓可视化脊柱内镜技术？可视化是一种理念的改变，是脊柱微创医生回归到传统开放脊柱外科理念的一种必然趋势。就像前面提到的，传统的脊柱内镜模式下，穿刺和成形依然需要在 X 线透视引导下进行，只有在确认套管位置正确时，才置入内镜进行减压操作，从内镜学科来讲，应该是"半内镜手术"，其穿刺和成形置管还是延续了 Hijikata-Kambin 的基本理念，而且十分依赖在手术例数经验基础上积累起来的"手感"，包括笔者在内，对于这种以"穿刺准、成形快、透视少"为衡量标准的"手

感"引以为傲。但其实无论是逐级环锯还是逐级骨钻，在使用起来都有一些矛盾：①如果要充分成形，那必然带来手术时间和透视次数的直线上升，且对"经验"要求较高，而且越是追求向背侧多成形关节突，就越接近神经根和硬膜，容易造成一个常见的不良事件：在关节突上打个洞，置入内镜后发现腹侧骨块残留，视野中全部是黄韧带，此时套管位置几乎是固定不能活动的，如果经验不足，非常容易损伤硬膜和神经根，手术往往匆忙结束；②如果成形不足，先置入工作套管，镜下发现关节突关节阻挡视野，想镜下二次成形是非常困难的，我们给这种情况起了个名字叫"视野外周操作盲区"，在这个时期许多医生总结了很多实用技巧，如套管旋切、镜下骨凿、镜下环锯、镜下动力磨钻等，如果是椎间盘突出还好，如果是侧隐窝狭窄及黄韧带严重增生，整个手术过程苦不堪言。

因此，在镜头外的快速骨组织切割工具就成为了"可视化"理念萌发的始动因素。也就是"镜头-环锯-外套管"模式。因为可以在内镜监视下看到环锯环除关节突的过程，为了区别传统环锯，就给它起了个名字叫"可视环锯"，自然地这整个技术体系就叫可视化内镜。具体的发生发展过程和工具研发的迭代在本书的第一章和第二章有专门的介绍，在此不做赘述。

五、侧路腰椎可视化内镜技术的命名

早期侧路腰椎内镜下减压手术名称为"percutaneously endoscopic lumbar discectomy"，文献中一般以 PELD 来表示，或者用 PETD（percutaneously endoscopic transforaminal discectomy）表示。后续有学者提出鉴于内镜下减压的范围已经超出"间盘摘除（discectomy）"的范围，建议把"D"更换为"decompression"。

为了表示全程都是在内镜监视下完成工作，有学者用"full-endoscopic"这个词汇来同透视引导下穿刺、成形、置管的"percutaneous"相区别，中文翻译为"全内镜"下手术，但基本只限于椎板间入路的争论。以内镜下破黄和直接穿刺破黄作为区分"全内镜"下手术和"非全内镜"下手术的分界点。虽然部分侧路腰椎内镜的文献也使用"full-endoscopic"这个前缀，但只要还存在透视引导下穿刺、成形、置管的过程，就不能称为"全内镜"技术。

侧路腰椎可视化内镜技术的核心首先是靶点从早期"YESS"的纤维环/盘黄间隙和"TESSYS"的椎间孔，转移向关节突关节，抛去了对穿刺角度、穿刺靶点的苛刻要求，基本上从上关节突尖部到上关节突基底部均可作为减压起始区域，镜下进行结构辨识后，采用可视环锯按需进行骨质切除。为了规范化命名，我们借鉴了 ACDF 手术（Anterior Cervical Discectomy and Fusion）的命名方式，用四个字母表示可视化脊柱内镜手术，第一个字母是手术入路，包括 A（Anterior）、L（Lateral）、P（Posterior），第二个字母表示手术部位，以 C、T、L 表示颈椎、胸椎、腰椎，第三个和第四个字母表示核心减压范围，脊柱减压范围根据具体疾病特点分为神经根减压、椎间孔减压和椎管减

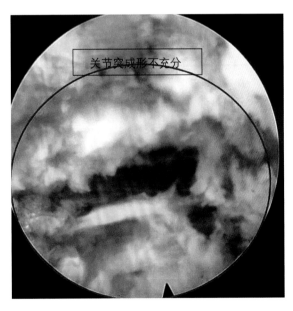

图 7-1-5　这是一个典型的关节突成形不充分的病例，可以看到关节突的轮廓是完整的，可以说几乎没有成形。如果采用传统的 6.3 mm 外径镜头加 7.5 mm 外径工作套管，在实际手术中会发现视野的背侧"新月形"区域（红圈以外，也就是关节突关节阻挡区域）的镜下二次成形是不太容易的，尤其是年轻骨质坚硬患者。受限制的原因是在同轴内镜里，工具的轴心和镜头、套管的轴心同轴，如果向视野的外侧偏移，套管连同镜头会一起偏移，关节突硬，纤维环软，套管会"欺软怕硬"，只会越来越向椎间隙内偏移，我们给它起个名字叫"视野外周操作盲区"

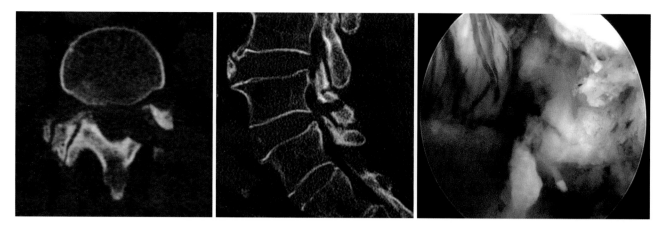

图 7-1-6　过度追求向背侧成形时最容易犯的关节突打洞的错误。典型镜下表现是四周全是骨壁，视野中心全是黄韧带，且容易因为解剖关系不熟悉损伤硬膜及马尾神经

压，分别以 Nerve decompression（ND）、Foraminal decompression（FD）和 Spinal decompression（SD）来表示。前缀"Endo-"代表脊柱内镜下手术。如侧路腰椎可视化神经根减压手术就是 Endo-LLND（Endoscopic Lateral Lumbar Nerve Decompression）。但有一些已经习惯的叫法我们依然沿用习惯称谓，如后路腰椎内镜辅助下椎体间融合，习惯称为 Endo-TLIF 及 Endo-PTLIF，后路腰椎内镜下单侧入路双侧椎管减压手术，习惯称为 Endo-ULBD。在本章的其他章节会描述手术示意图和进行病例分析。

（祝　斌）

第二节　侧路腰椎可视化内镜技术图示

　　本节将描述侧路腰椎可视化内镜技术的核心要点。过去的许多脊柱内镜教程经常以病种为分类要点，比如腰椎间盘突出、突出上游离、突出下游离、钙化型间盘突出等。既然可视化内镜的初衷就是用传统外科开放手术的减压标准衡量内镜手术，我们用了综合退变程度、减压范围区域和减压目标三个指标来进行技术分类。

　　首先，不管手术指征是突出或者狭窄，我们面对患者的影像学资料第一个评价是"退变很重"和"退变不重"。如图 7-2-1 所示，L_4-L_5 节段就是一个"退变严重"的节段，包括间隙高度降低、椎体前缘牵拉骨赘、关节突关节增生、黄韧带肥厚、侧隐窝狭窄等；L_5-S_1 节段就是一个"退变不重"的节段。面对同样一个减压目标，如椎管内游离髓核，侧入路 L_4-L_5 节段的骨减压范围和切除骨量要比 L_5-S_1 大很多。因此对于显著增生退变的节段和退变不显著的节段我们分开来介绍。

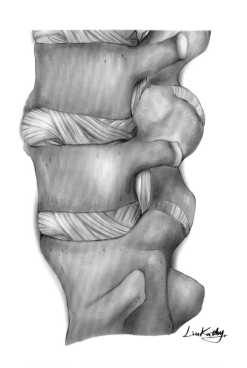

图 7-2-1　侧面观退变腰椎解剖示意图

如前所述，我们将侧路可视化内镜腰椎外科技术命名为 Endo-LLxD，LL 代表侧路腰椎（Lateral Lumbar），x 代表核心减压目标，分别以走行神经根 N（Nerve）、椎间孔 F（Foraminal）和椎管 S（Spinal canal）来表示，D 为减压（Decompression）。

在分开描述之前，先介绍一些定位靶点和置管的共性技术。可视化内镜理念下对穿刺的角度和靶点要求不高，如可识别上关节突尖部、关节囊处最佳，对于退变比较明显的关节突关节，可以采用"等腰三角形"法，如图 7-2-2 所示 L_4-L_5 节段椎间孔区所画之三角形，上位椎弓根下缘、下位椎弓根上缘、关节突关节平分线，做等腰三角形，三角形所覆盖的区域均可以作为穿刺点，用穿刺针穿刺或导杆穿刺均可。至于角度从图中穿刺针的 30° 左右头倾角到套管的 0° 头倾角之间的角度均可。置入外套管、可视环锯和镜头后，建议把头倾角度拉回到 0°，这样关节突环除的第一锯不容易偏向。

一、Endo-LLND技术

图 7-2-3 描述的是无显著退变节段（L_5-S_1）的 Endo-LLND（Edno-lateral Lumbar Nerve Decompression）技术。无显著退变节段的关节突关节对合关系存在，上关节突几乎没有增生，镜下结构识别准确的话，7.5 mm 外径的可视环锯从关节突尖部到基底部的一次成形基本可以满足神经根显露的需求，也就是图 7-2-3A、B 两图中关节突区域的"1"号区域，然后向侧隐窝成形"2"号区域，有时镜下头端有明显的关节突残留或成形偏尾端，可以向头端补充"3"号成形。需要特别指出的是，可视环锯关节突切除不要求一锯打透，环锯内壁与骨块的摩擦力要大于骨块和内层骨皮质的连接力。环锯切除的骨块与关节突主体的分离更多的是靠环锯内壁的摩擦力，而不是环锯锯齿的切割力。这个在透视下关节突环锯切除时被描述为突破感之前的卸力感觉，需要非常丰富的经验和手感。内镜监视下可视环锯切除关节突把这种手感转化为可以看得见的"骨块随环锯转动"，极大地降低了学习难度。如图 7-2-3C、D 所示，第一锯切除后，关节突切缘的内层皮质骨是存在的，这部分皮质骨与完整的黄韧带构成了手术安全性的基石。

黄韧带的显露十分重要。一般要求切除关节突后镜下 4/5 视野为黄韧带，黄韧带的尾端止点需要显露，然后切除黄韧带显露神经根及神经根背侧脂肪组织，解除神经根压迫（E，可以做到 270° 减压）。典型的镜下示意图见图 7-2-3F、G，镜下有两个非常重要的解剖标志，一个是上、下关节突的关节面，该关节面是 LLND 背侧成形充分的标志，而且无论在任何情况下该关节面腹侧对应的是椎间隙，几乎

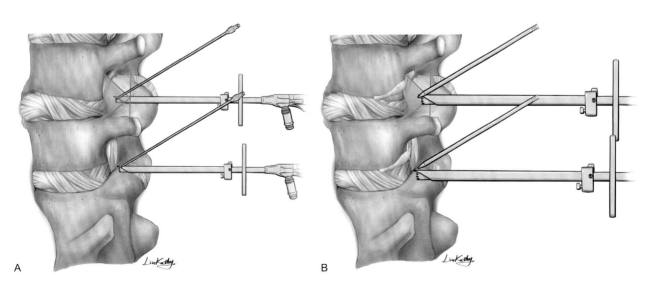

图 7-2-2 "斜穿刺，平置管"示意图。穿刺针或导杆法，依术者习惯而定

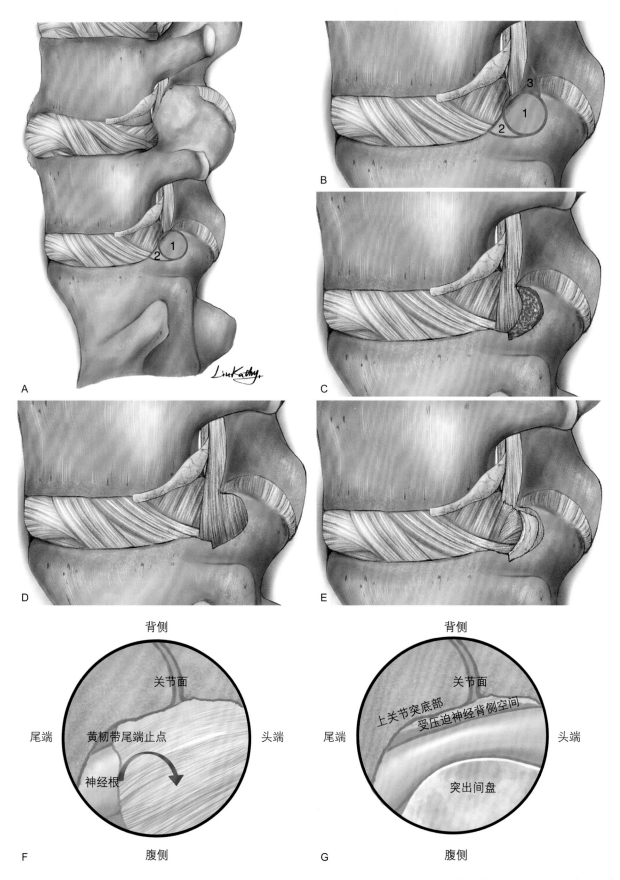

图 7-2-3　A ~ G，无明显退变节段的 Endo-LLND 技术。"镜下分块切除关节突关节 - 显露黄韧带 - 显露神经根 - 神经根减压"的典型步骤图解

没有例外情况。第二个重要的解剖标志是黄韧带的尾端止点，显露该止点后，可以向头端掀起黄韧带做整块切除。

图 7-2-4 展示了关于"骨块与环锯内壁摩擦力"和"环锯尖端切割力"的关系。这套可视环锯系统的外套管末端鸭舌面长度是 1.5 cm（A 图），当环锯抵达套管末端时，环锯手柄距离套管还有 1.0 cm 的距离（B 图）。因为角度关系，当环锯末端偏关节突腹侧的锯齿已经穿透内层骨皮质时，环锯末端偏关节突背侧的锯齿刚刚接触到内层骨皮质（C 图）。所以环锯内骨块是否与关节突主体分离，取决于两个力的强弱关系：一个是环锯内骨块同环锯内壁的摩擦力，另一个是环锯内骨块同没有切透的皮质骨的连接力（D 图）。实际的临床实践发现，年轻人骨质较坚硬，一般骨块同环锯内壁的摩擦力较强，内层皮质骨的残端面积就会较大，老年人（尤其是老年

女性）骨质疏松情况较普遍，往往需要全部打透后才可观察到骨块转动（E 图与 F 图）。对于部分关节突显著增生或环锯头倾过大时（头倾角度过大，环锯容易偏向上关节突基底部同椎弓根的移行区），若想使得骨块转动，骨块长度往往超过 3 cm 长度。而环锯完全伸出套管外，其切割长度仅有 2.5 cm（设计此长度为限深作用，防止深入椎管损伤硬膜神经根）。针对此种情况，我们推荐使用套管摆动法（G 图与 H 图），这其实就是我们开放手术中骨刀基本用法的借鉴。

图 7-2-5 用来展示显著退变节段（L_4-L_5）的 Endo-LLND 技术。如前所述，显著退变的节段始于椎间隙高度降低，引起关节突关节对合关系改变、上关节突增生、黄韧带尾端止点肥厚、侧隐窝狭窄等一系列病理改变。同样是以神经根减压为目的，显著退变节段的 Endo-LLND 技术切骨量要远大于非

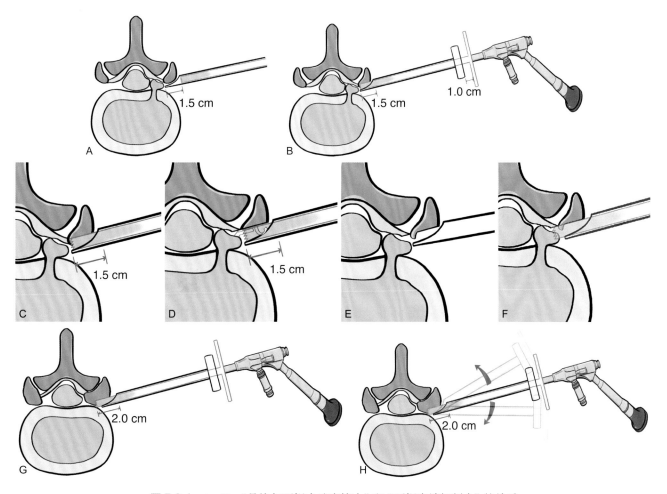

图 7-2-4　A ~ F，"骨块与环锯内壁摩擦力"和"环锯尖端切割力"的关系

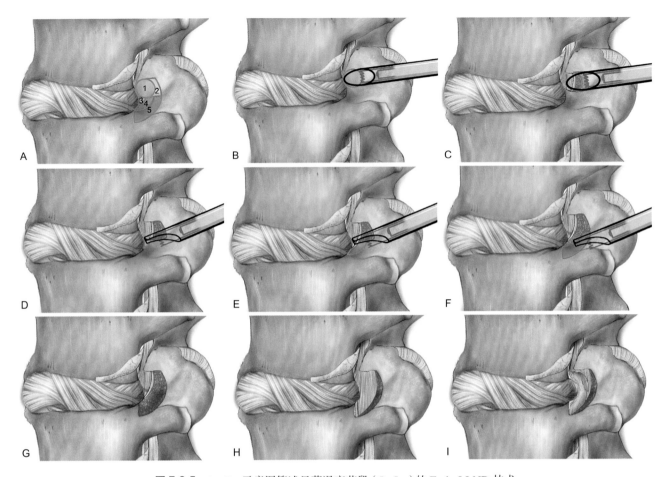

图 7-2-5　A ~ I，示意图简述显著退变节段（L$_4$-L$_5$）的 Endo-LLND 技术

退变节段。我们把关节突切除分成 5 个区域，相比较无显著退变的 1 ~ 3 区区分法，向背侧增加了"2 号"区域，向侧隐窝区域增加了"5 号"区域，这种去骨量的增加并不是为了去掉增生的关节突，而是为了充分显露增生的黄韧带尾端止点。上关节突尖部的切除与否存在争议，一般认为以受压走行神经根减压为目的的 LLND，无须切除上关节突尖部及以上区域。

二、Endo-LLSD 技术

Endo-LLSD（Endo-lateral lumbar spinal decompression）主要针对腰椎管狭窄，其主要适应证为一侧症状为主的侧隐窝狭窄或中央管狭窄。其减压范围较显著退变型的 Endo-LLND 要更大。其核心要素是充分的关节突关节和增生黄韧带切除，兼顾脊柱节段稳定性的保护。增加的减压范围我们在 LLND 的基础上以 Plus 显示（图 7-2-6D、E）。

我们采用华西分型，把神经根自硬膜发出到离开椎管分为 6 段（图 7-2-6C），1 区代表椎间隙层面，此层面的压迫因素主要是突出椎间盘。2a 区始于椎体后上角，止于黄韧带尾端止点，大概在椎弓根上缘水平，有文献称为神经根管入口区，也是 Endo-LLND 的尾端减压边界，此处的致压因素主要是轻度下游离的椎间盘突出和椎管狭窄。2b 区和 3 区对应椎弓根内缘的神经根管，此处的致压因素主要是中重度的椎管狭窄和重度下游离的髓核。中重度椎管狭窄时黄韧带下止点处增生明显可达 2b 区，因此 Endo-LLSD 的尾端减压范围要拓展到 2b 区。3 区极少通过侧入路显露，后入路显露此区要比侧入路简单得多。4 ~ 6 区一般就称为出口根了，其减压要点归于椎间孔区减压（Endo-LLFD，见后述）。

Endo-LLSD 比 Endo-LLND 增加了 plus 区域，有 4 个注意点：① Endo-LLSD 的旁开距离要比 Endo-LLND 小（相应的同冠状面的夹角增加），是

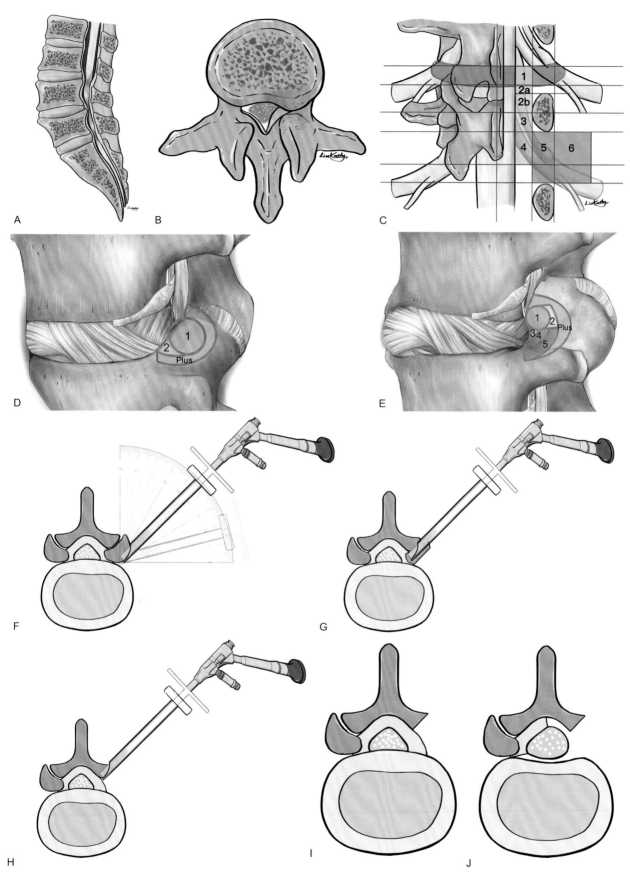

图 7-2-6 Endo-LLSD 示意图（A～J）。腰椎间盘突出和腰椎管狭窄的致病机制有很大的区别，针对腰椎管狭窄的 Endo-LLSD 核心标准是黄韧带的减压范围，在保证稳定性的前提下尽可能扩大椎管有效容积，尤其是侧隐窝层面的椎管有效容积

为了更好地显露硬膜背侧的黄韧带；②向背侧增加成形目的是为了减压到硬膜背侧穹顶（中线）的黄韧带（图7-2-6F～J）；③向尾端增加成形是为了应对黄韧带增生止点从2a区到2b区；④避免对关节突尖部关节的破坏，一是此区域不是椎管狭窄的致压区域，二是有可能影响稳定性。

三、Endo-LLFD技术

Endo-LLFD（Endo-lateral lumbar foraminal decompression）相比较前述的神经根减压和椎管减压，椎间孔区是大家相对陌生的一个解剖区域。我们还是回到前述华西6段分型并稍作修改，将所有分区放在一个节段来看（图7-2-7A）。狭义的椎间孔区一般指5区，由上下位椎体椎弓根、椎体后壁、纤维环、峡部和关节突围成的骨性孔道（图7-2-7B）；广义上的椎间孔区包含4区（椎间孔内口区）和6区（椎间孔外口区）。发生在此区域的退变性疾病包括4种情况：突出椎间盘完全脱出向上游离在4区卡压神经根、椎间孔区游离髓核在5区卡压神经根、椎间孔外区游离髓核在6区卡压神经根、椎间孔上半区关节突及黄韧带增生导致的椎间孔狭窄卡压神经根。前三种情况均可纳入腰椎间盘软性突/脱出（图7-2-7C～E），其手术主要针对无明显退变的椎间孔区解剖结构（图7-2-7B所示之解剖结构），后一种情况面对的是一系列的病理性改变，包括椎间隙塌陷、上关节突尖部增生上移、椎间孔上半部分黄韧带增生等（图7-2-7F所示之解剖结构）。手术减压要点有本质区别。

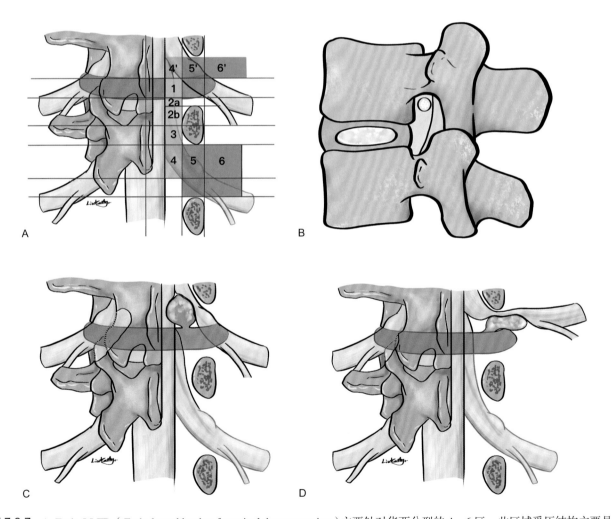

图7-2-7　A. Endo-LLFD（Endo-lateral lumbar foraminal decompression）主要针对华西分型的4～6区，此区域受压结构主要是出口根；B. 正常的椎间孔区构成，腹侧壁为椎体后壁及纤维环，上下壁是椎弓根缘，后壁从头端到尾端依次是黄韧带、峡部、关节突关节，传统意义上分上、中、下三部分，以椎间隙后方为中段，上段内有出口神经根；C. 4区软性压迫冠状位示意图，一般见于髓核脱出上游离至出口根腋下；D. 5、6区软性压迫冠状位示意图，一般见于髓核脱出上游离到椎间孔区及椎间孔外区

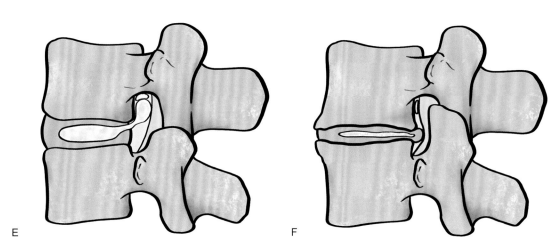

E   F

图 7-2-7（续） E. 5、6 区软性压迫矢状位示意图；F. 椎间孔区骨性狭窄示意图，主要致压因素是上移增生的上关节突尖部及椎间孔上部黄韧带。

对无明显退变的 Endo-LLFD，即前述三种椎间盘软性突 / 脱出情况的手术策略，如图 7-2-8A 所示，如果是椎间孔区（华西分型 5 区）和椎间孔外口区（华西分型 6 区）只要适当减少旁开距离（Endo-LLND 旁开距离减 2 cm），只做"1 号"区域关节突尖部切除即可充分显露游离髓核。如果是椎间孔内口的游离髓核（华西分型 4 区，一般说法的完全上游离髓核），需附加"3"号区域切除，这个区域

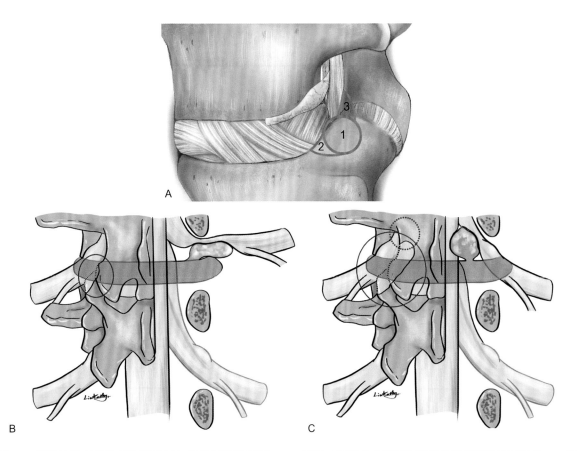

B   C

图 7-2-8 A. 无明显退变的椎间孔区减压矢状位切骨示意图；B. 5 区及 6 区突出（椎间孔区突出和椎间孔外区突出，一般笼统的称为极外侧突出）冠状面切骨示意图，红圈内虚线所标记区域为需切除的骨质，基本就是上关节突尖部及尖部附近少许下关节突骨质；C. 4 区突出（髓核脱出椎管内上游离）所需切除骨质要大于 5、6 区突出，需要包含峡部骨质（红色实线圈内所标记的骨质切除范围），有时候切除过多，能把红色虚线圈内骨质一并切除，可以在镜下看到上位椎弓根下缘骨质

即一般说的峡部，或者叫关节突间区（interarticular area），"2 号"区域切除目的为防止椎管内椎间隙层面残留。图 7-2-8 的 B 图及 C 图显示了冠状面切除示意图。

对显著退变的 Endo-LLFD，即前述椎间孔区退变性狭窄的手术策略，如图 7-2-9 图所示，重点为关节突尖部、峡部及增生黄韧带的切除，在椎间孔广泛狭窄的情况下，其实已经很难区分骨性结构，重点即将出口根从其出硬膜囊部位开始全程减压。

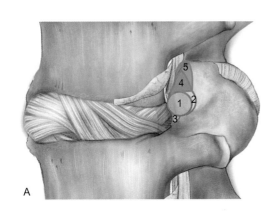
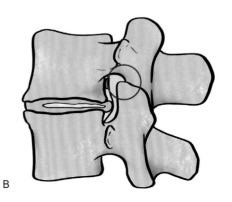

图 7-2-9　A、B.明显退变的 Endo-LLFD 减压重点示意图，后边会有专门章节讲述这个区域的减压要点

（祝　斌　刘凯茜）

第三节　典型病例分析：侧路腰椎可视化内镜下神经根减压技术

一、概述

　　腰椎间盘突出症是脊柱外科手术的最主要的病种，对其发病机制、临床表现、治疗原则等的研究论文及专著数不胜数，我们不做过多介绍，仅对可视化内镜下经椎间孔入路突出椎间盘摘除手术决策的相关问题进行概述。

二、手术指征

　　该不该做手术是所有医生在手术决策中面临的第一个问题。关于腰椎间盘突出症的手术干预适应证我们查阅了几本权威的教科书，列在表 8.3.1 中。从表中我们可以发现对腰椎间盘突出症手术干预指征的界定，不同学者、不同书籍差异极大。笔者在读书的时候，认为脊柱外科学最简单的简答题就是

腰椎间盘突出症的手术指征，因为可以按照外科学教材上写的条目逐条回答就能拿满分，但是等自己做主刀医生的时候发现，这是一个复杂的生理 - 心理 - 社会综合决策模式。

　　综合来看有以下几点：①基于体征的手术指征几乎没有争议，包括马尾功能障碍，主要肌力小于等于 3 级或进行性减低；②基于症状的手术指征难以界定，比如保守治疗时间，需要综合考量症状的轻重、患者的工作性质等，由医患双方沟通决定，在现代社会快节奏的工作状态下，很难有人可以坚持 3 个月的正规保守治疗；③医生的核心工作是仔细询问病史，认真查体并仔细审阅影像学资料，明确"症状 - 体征 - 影像学"三符合原则；④医生应该注意甄别患者主要症状里的"心理 - 社会"相关因素。

表 8.3.1　欧、美、中教科书腰椎间盘突出症的手术适应证

专著信息	牛津骨科学（第 2 版），李淳德、张殿英、刘晓光主译 . 北京大学医学出版，2015	脊柱外科学（陈仲强、刘忠军、党耕町主编）. 人民卫生出版社，2013	罗斯曼 - 西蒙尼脊柱外科学（第 6 版）. ELSEVIER. 2011	腰椎间盘突出症（第 3 版）. 鲁玉来，刘晓光主编 . 人民军医出版社 2014
绝对适应证	1. 膀胱和直肠功能障碍，即马尾综合征； 2. 进行性加重的肌无力	1. 神经损害严重，出现足下垂或马尾神经损害； 2. 疼痛严重，无法入睡，强迫体位，保守治疗无效	进行性加重的神经功能损害（包括马尾功能损害）	1. 诊断明确，首次发病，症状严重，疼痛难忍，影响生活和工作者； 2. 本症经严格保守治疗 3 ~ 6 个月无效或症状加重者； 3. 本症反复发作者； 4. 本症所致的马尾综合征或单根神经根麻痹（如足下垂）是急诊手术指征； 5. 本症伴有严重的神经源性间歇性跛行，非手术疗法不能奏效者
相对适应证	1. 保守治疗不满意，保守治疗应最少持续 6 周，但不超过 3 ~ 4 个月； 2. 急性坐骨神经痛在几天到几周内对所有药物治疗和物理治疗方法不敏感； 3. 复发的腰椎间盘突出症，保守治疗不满意； 4. 明显的下肢肌力下降伴有直腿抬高试验阳性或不伴有直腿抬高试验阳性但主要肌力≤3 级者	1. 病史超过 3 个月，经严格保守治疗无效； 2. 保守治疗有效，但仍反复发作且症状重； 3. 病史时间较长，对生活、工作产生严重影响	由医生和患者共同决策： 医生方面：根据专业知识来判定症状、体征和影像学表现相符合； 患者方面：1. 患者有强烈的回归正常工作的意愿；2. 该意愿不涉及诉讼、评残及劳资纠纷。 医患共同决策：医生应该把手术治疗的优点、缺点、风险、其他治疗选择、预期效果同患者进行沟通，共同决策	

三、体位与穿刺点

体位摆放和穿刺点的选择是许多医生开始内镜手术前最先学习的内容。但是目前关于定位和穿刺点的选择的方法千差万别，笔者曾经参观过许多医生的腰椎内镜手术，定位穿刺方法差别之大，基本可以看做完全不同的术式。但到最后画定穿刺点的时候，又会发现不同方法实际的选点范围差别并不大。此处仅介绍我团队常用的俯卧位和侧卧位定位方法。

我们用 10 幅示意图（图 7-3-1）来介绍一下经典的俯卧位腰椎内镜定位穿刺过程。用 4 张实操图补充介绍侧卧位定位穿刺过程（图 7-3-2）。

1、2. 首先标记髂骨的骨性轮廓线；

3. 定位手术间隙；

4. 手术间隙和中线画线；

5、6. 确定头倾角度，这个角度不同的医生选择不一，最早的"Inside-out"技术，该角度基本是 0°，后来"Outside-in"技术该角度越来越大，可以到 30°，随着可视化技术的普及，头倾角又再次减小，一般认为 0° ~ 15° 即可；

7. 过去还经常在侧面放置一根克氏针定位安全线，安全线是侧位透视小关节的连线，安全线腹侧区域的穿刺被认为是有高危腹腔脏器损伤的风险；

8. 从中线到安全线的 3/4 距离为理想的穿刺点旁开中线距离。但现在可视化理念下，对穿刺点旁开中线的距离要求没有过去 TESSYS 技术那么严格，一般以患者体型决定旁开中线距离即可，但普遍可视化内镜的旁开距离比 TESSYS 技术要小 1 ~ 2 cm（见图 7-3-2）；

9、10. 穿刺时保持基本的"20°-20°"原则，如果按照上述原则确认穿刺点，那么最终的理想穿刺针角度同冠状面成 20° 角，同横断面成 20° 角，几乎是一个固定角度。我们用一张示意图来介绍 YESS 技术（包括 Kambin 教授思路）、TESSYS 技术、可视化成形的旁开距离、穿刺靶点和穿刺角度变化趋势（图 7-3-3）。

此外，我们用 2 张实操图补充介绍侧卧位定位穿刺过程（图 7-3-4）。侧卧位有两种透视定位方法，一种是侧卧位侧位 X 线透视定位，我中心仍在采用传统的双平面法定位，一般用两根克氏针，一根压在髂嵴最高点以上（1 号线），代表人体体表矢状位，

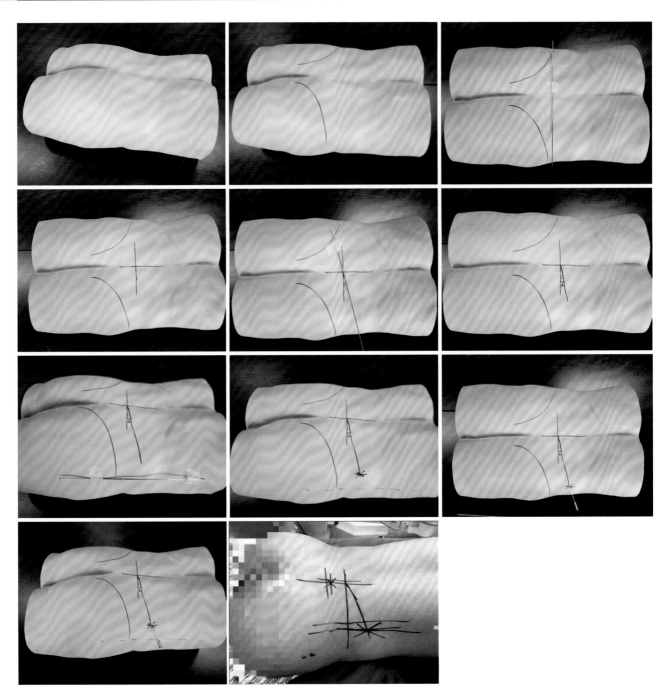

图 7-3-1　数字人模型模拟的定位穿刺过程及术中画线

男性	S	M	L	XL
女性	**S**	**M**	**L**	**XL**
可视内镜	6~7	8左右	10左右	10~11	11~12
TESSYS	7~8	8~9	10~11	11~12	12~14

图 7-3-2　用上衣尺码可以评估穿刺点旁开中线距离（cm），以上适用于 L_3-S_1 节段，L_{1-3} 节段旁开中线距离一般控制在 10 cm 以内

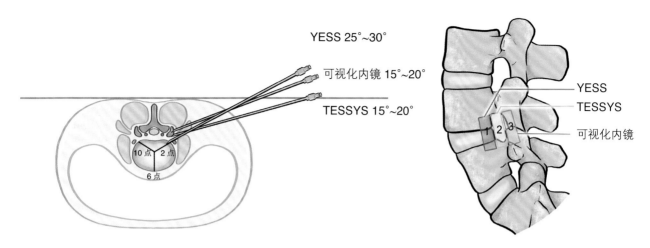

图 7-3-3　旁开距离、穿刺角度、穿刺靶点的变化。最早的 Kambin 三角入路和 YESS 旁开距离为 7～9 cm，靶点在椎间盘横断面 2 点（10 点）位置，所以角度大概有 30°，有时候可以达到 45°，到了 TESSYS 技术时，靶点转移到了椎管内，穿刺针从关节突腹侧划过，为了更好地进入椎管，其穿刺角度更小，减小到 15°～20°，相应的旁开中线距离增加了 1～2 cm，经常以 12 cm 为常见的旁开距离。到了可视化内镜时，靶点继续向背侧转移到关节突关节，为了更好地让穿刺针和外套管锚定／"含住"关节突关节，旁开距离又减少回到 YESS 技术的时代，旁开距离的减小加上靶点的背移，两相抵消，使得穿刺角度仍然为 15°～20°

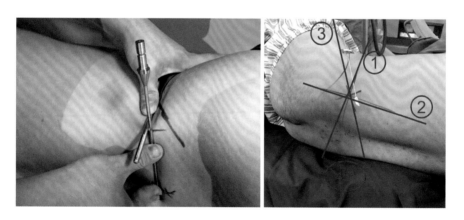

图 7-3-4　侧卧位侧位透视定位穿刺方法

一个抵在后背，代表人体体表冠状位，两根克氏针的交点定义为基本点，通过交点画一根与人体后正中线平行的线，我们的潜在穿刺点一般在这条线上（2 号线），然后通过该基本点，以 45° 角放置定位克氏针透视（3 号线），之所以选择 45° 是因为 L_4-S_1 椎间隙本身有倾斜角度，同人体横断面成 45° 角在 L_4-S_1 间隙同椎间隙的角度就是 20°～25°。如果间隙定位偏差，可以以 3 号线为基础，向头端或尾端平行移动定位克氏针。克氏针不要选太粗的，2.0 mm 克氏针为佳。侧卧位正位 X 线透视定位法同俯卧位的定位法相同，其他相关章节有详细介绍。

图 7-3-5 则用部分实际病例展示了不同技术下对穿刺点的要求。上两张图是一个典型的 TESSYS 技术穿刺，可以看到穿刺针同椎间隙的夹角在 30°～40°，针尖划过关节突关节的尖部，抵达中线处下位椎体后上缘。要到达此精准位置，初学者往往需要透视十几次到几十次，且许多刚开始开展脊柱内镜的医生对向椎管内穿刺有顾虑，尤其是当患者主诉疼痛的时候更不敢向椎管内穿刺。下三张图为可视化内镜的穿刺要求，可以看到靶点基本在关节突尖部关节囊附近，基本红圈所示的上关节突都可以作为靶点，穿刺骨性结构，安全性大为提高，套管放置只需要位于关节突关节外侧，影像上显示"含住关节突尖"即可，几乎不需要头倾，套管与椎

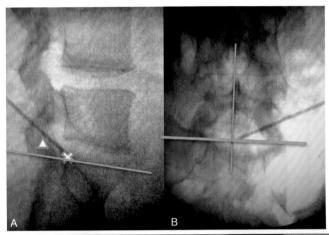

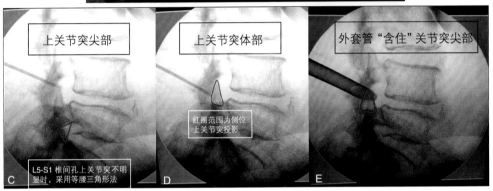

图 7-3-5 （A ~ E）TESSYS、可视化技术穿刺与置管

间隙平行为佳，透视次数降低到 5 次以内，并有提出了"0"透视技术，在后边章节会有专门讲述。

四、麻醉

麻醉是容易被忽略却又十分重要的一个环节。我团队侧入路脊柱内镜手术均采用局部麻醉加辅助静脉麻醉。局部麻醉采用的药物配比为：1% 罗哌卡因 10 ml、0.9% 生理盐水 20 ml，2% 利多卡因 15 ml（3 支）。为了方便记忆，我们总结为"1 支罗哌，2 支盐水，3 支利多，混合成 45 ml"，简称"12345"方案。重点麻醉区域有三个：皮下需要 2 ~ 3 ml，腰背筋膜处需要 5 ~ 10 ml 的多点浸润麻醉，上关节突尖 / 关节囊处需要 5 ~ 10 ml 的浸润麻醉，尤其是上关节突尖 / 关节囊处为后续关节突切除的核心起始区域，5 ~ 10 ml 的麻药会在局部疏松间隙内形成一个"麻药池"。后续可视环锯先通过"麻药池"再接触骨面进行切骨操作，等于是带药切骨，麻醉效果比较满意。除此之外可以静脉辅助 5 ~ 10 μg 的舒芬太尼做基础镇痛，右美托咪定静脉输注做基础镇静，具体由麻醉医生配合决定。

五、典型病例分析

可视化脊柱内镜技术简化了穿刺和置管步骤，镜下操作是核心。各种类型的腰椎间盘突出从可视化内镜的技术分类均属于 Endo-LLND（lateral lumbar nerve decompression）。该类患者一般不伴有明显的关节突关节增生、黄韧带肥厚等，因此手术的核心目标是通过适当的关节突关节切除，充分显露突出 / 游离髓核，并给予充分切除，解除神经根压迫。

【病例 1】

高位腰椎间盘脱出（L_1-L_2）伴不全马尾损害（图 7-3-6）。

过去观点认为高位腰椎间盘突出的侧路内镜治疗不需要做关节突成形，采用盘内技术即可，我们认为这种思路不可取。理由如下：①腰椎高位椎间盘突出，手术医生最担心的是减压前增加椎管内压力，尤其是这种伴有不全马尾损害的，也就有了置管正位不能过椎弓根内缘的说法，而先做骨成形再

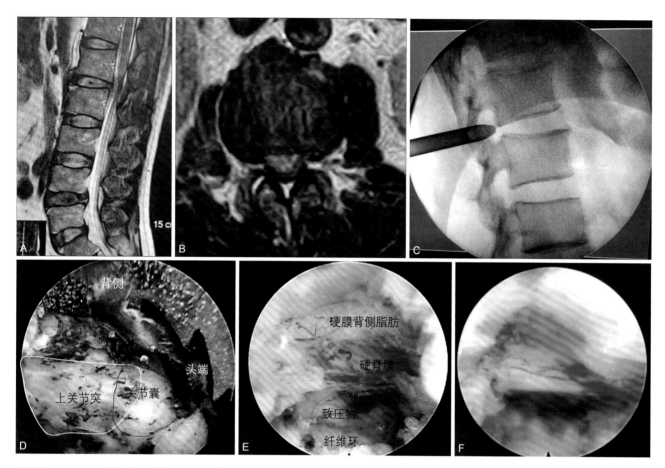

图 7-3-6　A，B. 术前磁共振检查；C. 平行间隙置管，外套管"含住"骨性结构，可视环锯在套管内可触及骨面即可；D. 骨成形前充分显露关节突外侧，识别上关节突和关节囊轮廓，充分灼烧止血；E. 切除黄韧带，显露硬脊膜，以硬膜背侧脂肪组织出现为标志，同时显露椎管内致压物，注意保持纤维环完整性；F. 神经根充分减压

减压的思路从基本原理上避免了增加椎管内压力的风险。②高位椎间盘突出往往伴有显著的椎间隙塌陷，椎间隙塌陷会改变关节突关节的对合关系，我们在早期手术中发现，多数情况下关节突关节是对硬膜有遮挡的。

因此对这例病例我们采用了如下手术策略：①无头倾穿刺，高位椎间隙与人体横断面没有倾斜角度，所以可以采用 0° 头倾穿刺。②适当减少旁开距离（一般 6 ~ 8 cm），可以让外套管更好地卡住关节突，避免滑入椎管。③注意关节突关节外缘软组织的灼烧止血，充分显露关节突和关节囊轮廓后再行环锯切骨。高位腰椎关节突关节周围血供十分丰富，我中心出现过止血不好导致的活动性出血，处理起来十分棘手。④所需切骨量很小，基本 1/2 锯就可以了，也就是 Endo-LLND 的第一锯。侧隐窝区一般不需要成形，高位腰椎椎弓根上切迹天然存

在，极少因退变增生导致侧隐窝狭窄。

【病例 2】

高位腰椎间盘突出（L_1-L_2）伴钙化（图 7-3-7）。

该病例仍然是一个高位腰椎间盘突出病例，特殊点是伴有纤维化钙化。基本理念和步骤与病例 1 是一样的，之所以把两例高位腰椎间盘突出的内镜治疗病例放在这里介绍，是想说明过去大家觉得非常危险不敢去尝试的胸腰段椎间盘突出的内镜治疗，在侧路可视化内镜"第一步先去骨，第二步去黄韧带显露神经根背侧，第三部减压神经根腹侧"的理念下，变得非常简单。

【病例 3】

椎管内髓核脱出合并侧隐窝狭窄（图 7-3-8）。

此例病例有如下特点：①侧隐窝明显狭窄合并

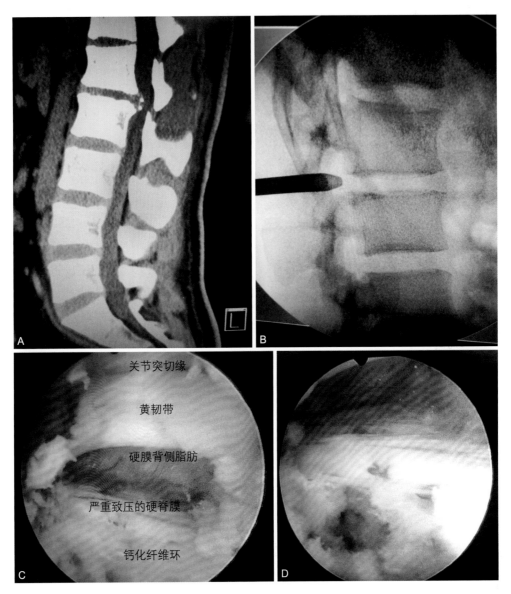

关节突切缘

黄韧带

硬膜背侧脂肪

严重致压的硬脊膜

钙化纤维环

图 7-3-7　A. 术前矢状位 CT 片；B. 透视下指示工作套管指向间隙，平行置管，卡住关节突即可；C. 依然是先去骨成形，再切黄韧带，显露硬膜背侧空间，最后做腹侧钙化纤维化切除；D. 钙化纤维环包壳充分去顶，硬膜整体减压满意

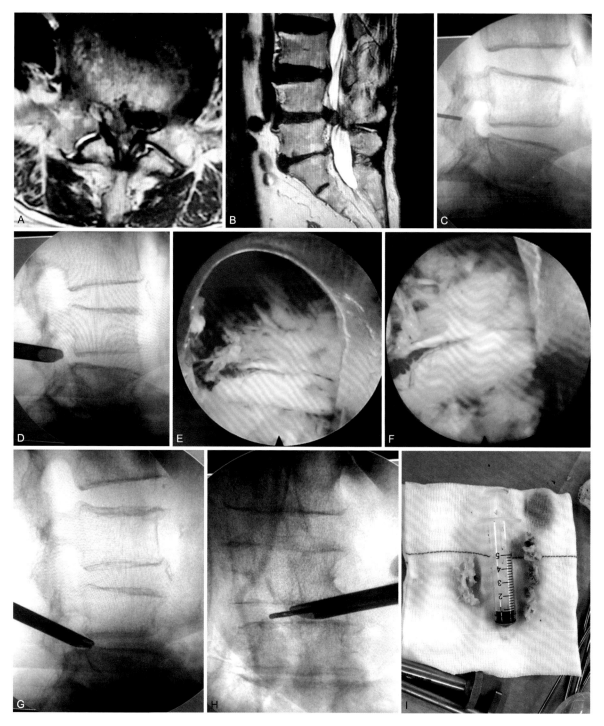

图 7-3-8　A、B. 术前 MRI 显示 L_{4-5} 左侧侧隐窝狭窄，椎间盘脱出；C、D. 采用前述 Endo-LLND 的置管减压策略；E、F. 充分的关节突切除后，视野所及均是增生的黄韧带，工作套管活动度极大，可以将神经根及硬膜牵拉向背侧，非常容易显露椎管内的游离髓核；G、H. 充分关节突切除后可以进行全椎管探查，一般手术中不再透视，本图为显示探查范围而透视；I. 分块切除的关节突，一般每段长约 2 cm

椎管内多块脱出髓核，脱出范围到对侧 2 区。②需要充分的增生关节突切除、侧隐窝减压及椎管显露，符合前述增生型 Endo-LLND 1～5 区骨减压范围，切除黄韧带尾端止点，套管挡开神经根，在椎管内将游离间盘切除，避免套管破坏纤维环进入椎间盘内。

【病例 4 】

L₃ 椎体中段水平椎管内游离髓核（经椎弓根入路）。

此类病例用内镜处理起来比较棘手，特点如下：①游离髓核上界到 L₃ 椎体上终板，下界到 L₃ 椎体下终板，内镜手术需要的探查范围较大。②过去做 X 线透视引导下成形置管的时候，此类情况的手术方式五花八门，笔者听过的就有经椎弓根入路（椎弓根打洞法）、经椎弓根上切迹入路、上下间隙会师手术、后路内镜下半椎板切除手术等；③游离髓核一般为多块，探查范围不够容易残留。

笔者第一次见内镜下椎弓根打洞技术治疗这种

椎管正中段内的游离髓核是 2015 年初在德国跟随 Guntram Krzok 教授学习时。Krzok 教授演示了一例经 L₃ 椎弓根的 X 线引导下骨钻打洞技术，首先是定位骨针钉在 L₃ 椎弓根外侧壁，0° 头倾，采用逐级骨钻在椎弓根上由外侧壁向内侧壁制造一个约 9 mm 直径的骨性通道，直达椎弓根内侧椎管的游离髓核，这种手术方式有以下注意点：①椎弓根内侧壁无黄韧带覆盖，打透椎弓根双层皮质骨并不容易，对手术医生的经验和手感要求较高。②套管四壁被骨性结构包裹，套管活动度极小，头尾端探查主要依靠弹簧钳，属于半盲法掏取髓核；③如果通道不理想，二次骨成形比较困难，强行摆动套管则有椎弓根骨折的风险。

此后国内有许多学者尝试这种"经椎弓根入路"，但多采用的是一种折中方案，是介于"经椎间孔入路"和"经椎弓根入路"之间的方案，靶点位于上关节突基底部和椎弓根上壁的移行区，可以理解为"经椎弓根上切迹入路"（图 7-3-9）。手术入路特点包括：①头倾角度比较大，可以达到 40° 以上；

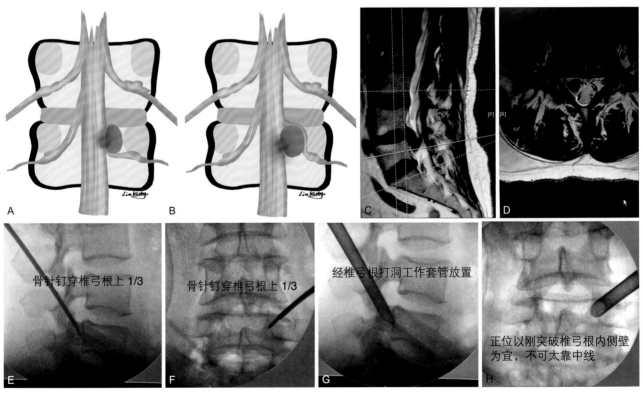

图 7-3-9　对完全椎管内脱出的病例，腋下型和肩上型有完全不同的手术策略。A、B. 用经椎弓根冠状切面来表示肩上型脱出髓核和腋下型脱出髓核同神经根的关系；C～H. 术前 MRI 以及典型的 X 线透视引导盲法"经椎弓根上切迹入路"成形置管示意图

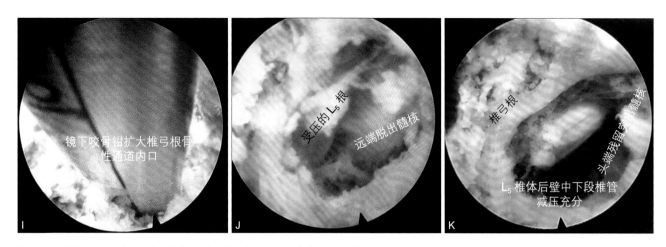

图 7-3-9（续） I.一般不敢一次打透内层皮质骨，置入内镜后，用镜下椎板咬骨钳扩大骨性通道内口；J.镜下视野属于"仰视"视野，腹侧是椎体后壁，中间是脱出游离髓核，神经根被顶向椎管背侧；K.套管位置极度受限，发现头端有残留的髓核但是套管无法转向椎间隙层面，不得已进行了二次经椎间孔入路置管减压

②在椎弓根基底部和椎弓根上内侧壁之间做通道，术后 CT 重建上也是一个"洞"。③骨性通道长的纵轴度远大于经椎间孔入路，同样面临镜下二次成形的困难。

我团队曾多次在各种学术会议上讲过上述技术，但是要注意，中段椎管内完全游离髓核分两种情况：腋下型和肩上型（见图 7-3-9）。无论是"经椎弓根入路"还是"经椎弓根上切迹入路"都是一个

腹侧减压技术，面对肩上型（含肩前型）是适合的，因为神经根被游离髓核推挤向背侧和内侧，但是对少数的腋下型突出是危险的，神经根被顶向外侧，卡在骨性的侧隐窝里，面向侧隐窝的骨成形容易损伤神经根。可视化成形技术赋予了经椎弓根上切迹入路新的活力。其可视化按需分块切骨的特点使得该入路对"经验"的要求大大降低，更多的是对镜下结构的识别（图 7-3-10）。

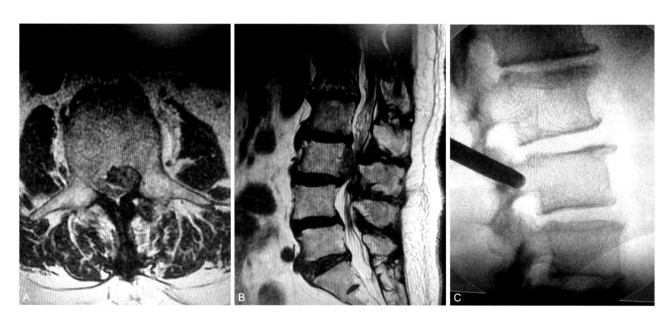

图 7-3-10 可视环锯经椎弓根上切迹入路。A，B.术前 MRI；C.可视环锯下该入路比较安全，因为可以看到骨块在环锯内同向转动，整个骨道如果打通，骨柱长度一般超过 3 cm，可在 2～2.5 cm 时采用前述"掰断"法分块处理

椎间孔入路
椎间盘摘除
术：病例

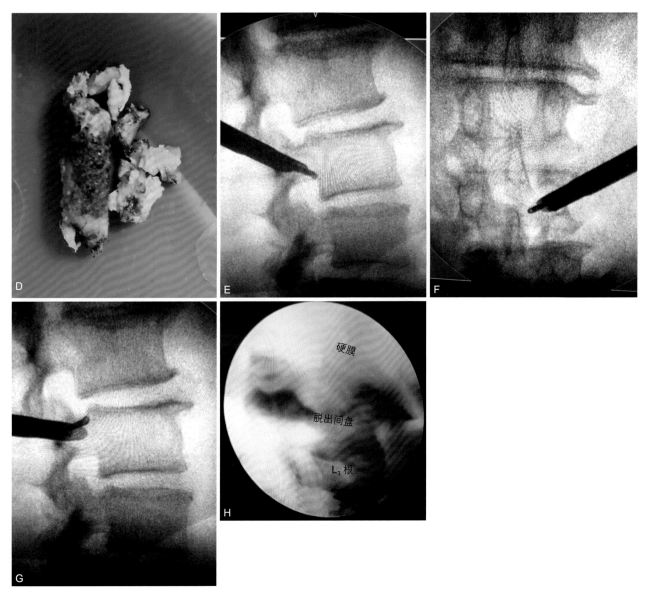

图7-3-10（续） D.第一锯先切向椎体中段，再向头端把骨道扩大，直到椎间隙水平；E～G.透视下的套管摆动范围；H.镜下视野为俯视视野，可从背侧显露硬膜和L₃根之间的游离髓核

（祝　斌）

第四节　侧路腰椎可视化内镜下椎管减压技术

一、概述

腰椎管狭窄症一般指腰椎中央管、神经根管和侧隐窝由于骨性或纤维性的结构异常增生，导致不同范围的管腔内径狭窄，从而造成神经血管结构受压引发相应的临床症状，以间歇性跛行为特征表现。

常见的骨性致压结构包括增生内聚的关节突关节、椎体后缘骨赘、后纵韧带或纤维环骨化、椎体后缘离断等。常见的纤维性致压因素包括增生的黄韧带、增厚的纤维环及突出椎间盘、增厚的后纵韧带及椎管内瘢痕粘连组织（如椎间盘突出吸收或椎管内注射治疗后造成的纤维化瘢痕粘连）。

华西医院孔清泉等提出的腰椎管侧方椎管分区比较实用（表8.4.1）。该分型将腰椎的侧方椎管分为5区，其中2区狭窄大概对应的就是我们常说的"侧隐窝"狭窄，5区狭窄对应"椎间孔区"狭窄。2区和5区狭窄是侧路可视化内镜减压的主要适应证。

不像椎间盘突出的成形和镜下技术多变，侧隐窝狭窄的侧路成形和减压技术比较固定，主要在于兼顾减压充分性和术后节段稳定性。过去关节突成形工具或成形技术不足，侧路内镜下腰椎管狭窄减压的主要问题是减压不足，现在随着技术和工具的进步，主要问题反而成了切除过多导致的术后顽固性腰痛。国内外医生尝试过通过侧路内镜治疗各种腰椎退变性疾病，包括重度的中央管狭窄和腰椎滑脱导致的椎管狭窄等。从技术角度来说，成熟的脊柱内镜医生通过侧路内镜做关节突关节全切并不

难，但不符合"最优"治疗原则。我们建议把侧路腰椎可视化内镜下的腰椎管减压手术的适应证限定在单侧症状为主的侧隐窝狭窄和椎间孔狭窄。中央管狭窄的内镜治疗建议采用后入路的单侧入路双侧减压技术（Endo-ULBD和UBE技术，在第九章介绍）。本节介绍几位不同术者腰椎侧入路可视化内镜下椎管减压手术要点（侧隐窝狭窄）。

二、手术步骤详解

【病例1】

该病例为59岁的男性患者，L_4-L_5左侧侧隐窝狭窄合并突出导致的间歇性跛行。手术方式采用前述Endo-LLSD技术。术前的CT及MRI显示明显的左侧侧隐窝黄韧带增生及中央型突出导致的侧隐窝狭窄（图7-4-1）。

表8.4.1　腰椎侧方椎管分区

区域	上界	下界	内侧界	外侧界	腹侧毗邻	背侧毗邻
1	上位椎体下缘	下位椎体上缘	椎弓根内缘连线与棘突中线的中线	椎弓根内缘连线	椎间盘侧后方	上关节突
2	下位椎体上缘	椎弓根中点的水平线	椎弓根内缘连线与棘突中线的中线	椎弓根内缘连线	下位椎体后壁	关节突关节，部分椎板及附着的黄韧带
3	椎弓根中点的水平线	椎弓根下缘水平线	椎弓根内缘连线与棘突中线的中线	椎弓根内缘连线	下位椎体后壁	椎板
4	椎弓根下缘水平线	椎体下缘	椎弓根内缘连线与棘突中线的中线	椎弓根内缘连线	下位椎体后壁	峡部或椎板
5	椎弓根下缘	下位椎弓根上缘	椎弓根内缘连线	椎弓根外缘连线	椎间盘及相邻椎体后壁	关节突关节侧方

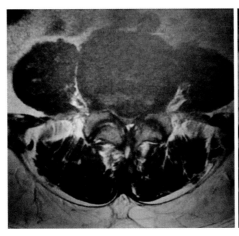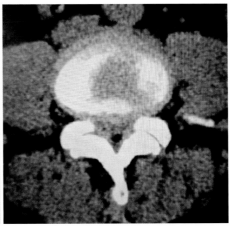

图7-4-1　病例1术前MRI及CT横断面图像

1.体位、穿刺和置管　体位摆放和麻醉方案同前两节描述的相同，但是穿刺和置管同腰椎间盘突出症有所不同。首先是与人体冠状面的角度，突出的情况一般是 10°～15°，而狭窄时为了更充分地切除关节突关节尤其是上关节突基底部，旁开距离要减少 1～2 cm，相应的穿刺针和工作套管同人体冠状面的夹角会增大到 30°～45°。透视下无论是穿刺针还是套管基本平行椎间隙，没有太多头倾角度（图 7-4-2）。

2.镜下操作步骤

（1）置入镜头首先看到的是关节囊周边附着的韧带和肌肉，这一步应该给予仔细分离，充分显露关节囊的轮廓，仔细止血，该区域的出血有时候较凶猛。

（2）增生的关节突关节以上关节突尖部及体部为主，我们一般在上关节突尖部的关节囊处开始切第一锯。

（3）以第一锯的切迹为基础，向背侧切第二锯。

（4）完成第一、二锯后，视野中应该全部是黄韧带，说明向背侧的减压空间初步满意，开始调整外套管，向尾端切第三锯。

（5）在切迹的基础上，向尾端继续切除关节突基底部（第四锯），寻找黄韧带的远端止点。

（6）同时向背侧、尾端扩大切除（图 7-4-3 中的 Plus 区域）。

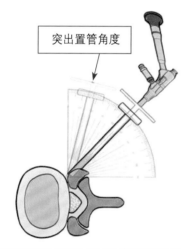

突出置管角度

为了更好地切除关节突，套管与人体冠状面的夹角要增加到 30°～45°

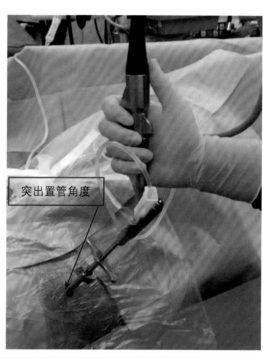

突出置管角度

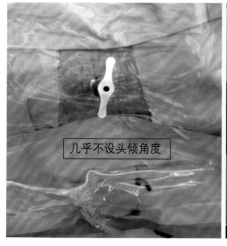

几乎不设头倾角度

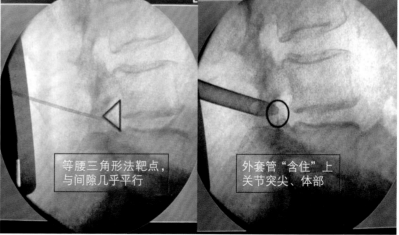

等腰三角形法靶点，与间隙几乎平行

外套管"含住"上关节突尖、体部

图 7-4-2　体位摆放、持镜方式、角度

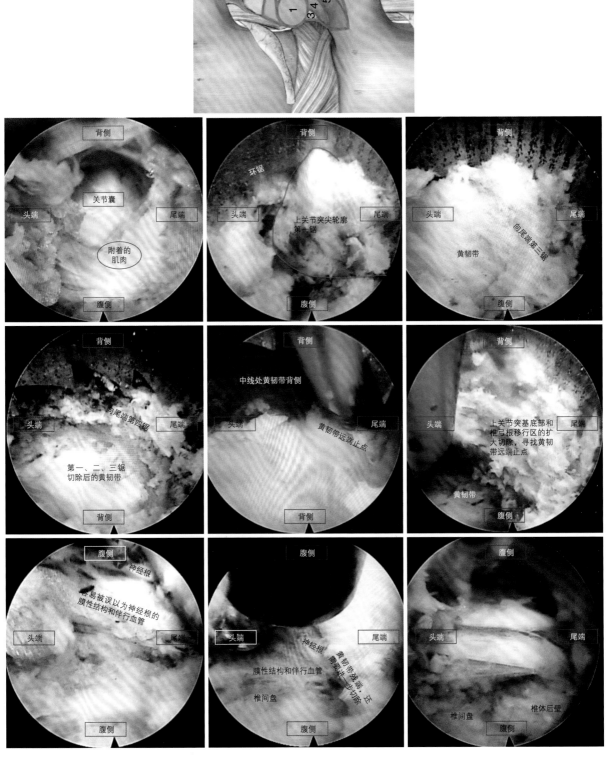

图 7-4-3 Endo-LLSD 镜下显露减压步骤

（7）充分显露黄韧带远端止点和中线处黄韧带背侧，充分显露前不要切开黄韧带，完整的黄韧带可以保护深方的硬脊膜和神经。

（8）切除黄韧带，显露突出间盘和受压神经根，此处注意神经根的伴行血管容易被突出椎间盘顶起呈穹隆状，视觉上同神经根类似，很容易被误判，此处的伴行血管和膜状结构应该予以切开，否则难以显露椎管内结构。

（9）双极射频电极可以作为剥离子使用，从头端或尾端开始分离神经根和后纵韧带之间的间隙。

（10）充分减压结束后的影像如图。

【病例2】

该病例为65岁女性患者，腰痛伴右下肢麻木疼痛1个月，加重1周。影像学显示为典型的腰椎侧方椎管狭窄合并腰椎间盘突出（图7-4-4）。

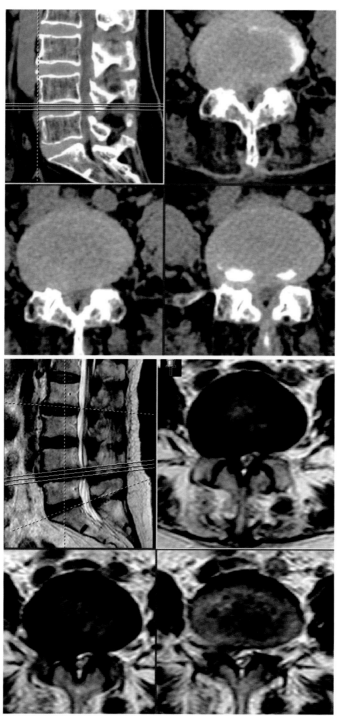

图7-4-4　病例2的术前CT及MRI

1.体位、穿刺和置管　患者采用了俯卧位。所以手术医生的持镜方式改为正手"持枪式"持镜。术前定位包括标出椎弓根投影点、旁开距离（8～9 cm，要小于间盘切除的旁开距离）、以上关节突为靶点的穿刺路径，外套管的位置仍然是"含住"关节突关节，不要进入椎管，可以明显感觉到接触到骨质，正位透视上在椎弓根投影中线，侧位透视上在椎间孔的后 1/2 位置（图 7-4-5）。外套管如果太偏腹侧，环锯无法卡住关节突关节；外套管如果太偏背侧，容易出现"关节突打洞"的问题，还需处理腹侧残余骨块问题。

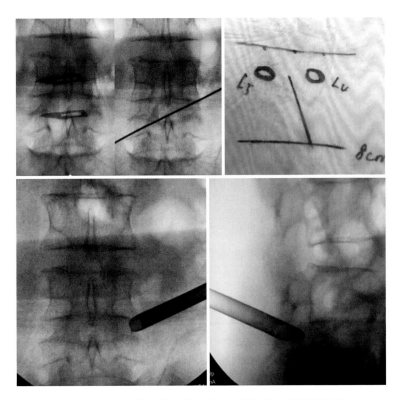

图 7-4-5　俯卧位术前定位、体表画线和外套管透视位置

2.镜下操作步骤

外套管置管图见图 7-4-6。

首先切除上关节突尖部及部分关节囊，采用单向转动环锯切除，有部分突破感时摆动环锯，"掰断"

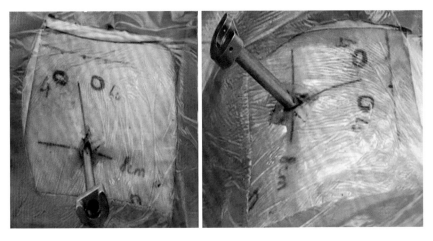

图 7-4-6　病例 2 外套管置管图

骨块，反向转动环锯取出骨块。再向背侧扩大成形关节突关节，保留黄韧带的完整性，避免环锯末端损伤神经根。之后完成上关节突基底部成形，显露黄韧带的尾端止点和侧隐窝的入口区。再切除增生的黄韧带，显露硬膜囊和神经根。完成减压后充分

探查，检查硬膜囊和神经根的减压充分性。图 7-4-7 为术后复查的 MRI，比较重要的是硬膜背侧的黄韧带减压范围到中线穹顶处，尾端下止点的显露及减压十分关键。

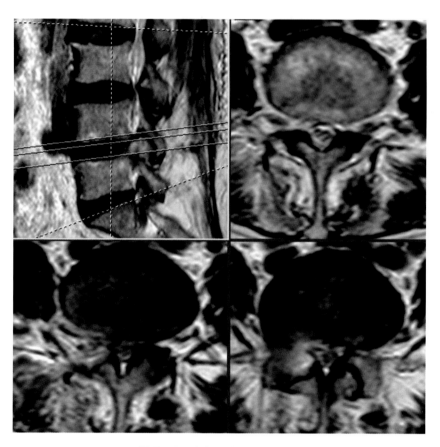

图 7-4-7　病例 2 术后复查 MRI

【病例 3 】

该病例为 77 岁女性，间歇性跛行为主要不适，单侧症状。术前 CT 显示为 L_4-L_5 侧隐窝狭窄（图 7-4-8 ）。

1.体位、穿刺和置管　以中等身高体重为例，俯卧位，切口与上关节突腹侧连线与水平位（冠状面）所成角度，以 30°～45° 为佳，具体可根据 MRI 或影像比例尺测出，一般旁开 8～10 cm。选择与间隙水平位置做切口，置入导杆后，以导杆钝性分离附着于上关节突表面的软组织，置管于上关节突体部。

2.镜下操作步骤（图 7-4-9）

（1）镜下仔细分离软组织，找到上关节突与椎

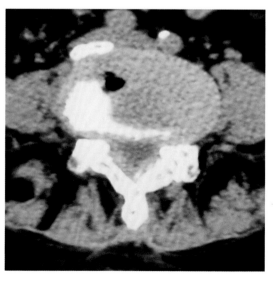

图 7-4-8　病例 3 术前 CT 横断面影像

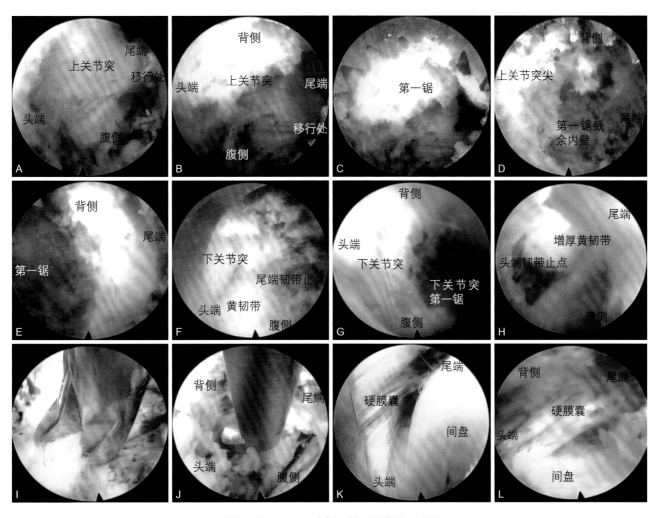

图 7-4-9　A～L，病例 3 镜下操作核心步骤

弓根移行处，该解剖标志为镜下确认上关节突的重要参照，且在打开尾侧黄韧带止点的全程提供标记。

（2）解剖标志处头侧镜下环锯第一锯，此处为上关节突体部。

（3）向头端切第二锯，切除头端残余上关节突尖部。

（4）尾端解剖标志处切第三锯。

（5）向背侧扩大关节突切除范围，自尾端向头侧逐渐切除内聚下关节突，至头端黄韧带止点。

（6）切除侧方黄韧带，并用镜下椎板咬骨钳打开黄韧带尾端止点。

（7）探查腹侧，必要时做间盘切除，确认减压范围，手术结束。

体会　腰椎管狭窄患者往往存在骨质疏松和椎管内壁增生，与内侧黄韧带粘连较重，每一锯可不必强行要求环除整个骨块，残余内壁可用椎板钳或上翘切除；与单纯摘除间盘不同，椎管狭窄患者头端切除范围应达到黄韧带止点；建议尾端黄韧带止点可在手术后期打开，使椎管内压力逐渐降低，缩短椎管内水压冲击时间；腹侧应充分探查，尤其是根性痛明显的患者，应注意尾端是否存在影像学上不易发现的游离间盘组织。

（祝　斌　马学晓　刘　威）

第五节　侧路腰椎可视化内镜下椎间孔减压技术

一、概述

椎间孔区狭窄压迫出口根进而导致下肢放射痛，其发病率为8%~11%，其中75%的椎间孔狭窄发生于L_5/S_1节段，L_5/S_1椎间孔区也被称为腰椎的隐藏区。椎间孔区狭窄在临床诊疗中非常容易被忽略，近60%的腰椎手术失败综合征是由于椎间孔区的漏诊而导致。传统脊柱内镜治疗重度骨性压迫的椎间孔狭窄仍存在损伤出口根、减压不充分及效率较低等问题。可视化内镜技术治疗椎间孔区狭窄是一种安全高效的方法，本节将着重介绍可视化内镜技术在椎间孔狭窄，尤其是在L_5/S_1节段重度骨性狭窄中的应用。

二、椎间孔区解剖

椎间孔区是包含出口根和背根神经节的圆形、卵圆形或反泪滴形区域，其上壁为上位椎体椎弓根下缘，下壁为下位椎体椎弓根上缘，前壁为上位椎体和椎间盘，后壁为下位椎体上关节突及黄韧带（图7-5-1）。腰椎的背根神经节可以在椎间孔区域内，也可在椎管区域内。出口根及背根神经节被神经周围脂肪及小血管包绕，从上位椎弓根下的椎间孔前上区域走行，通常占30%的有效椎间孔面积。

椎间孔内韧带包括斜行的体横上韧带、体横下韧带及横行的孔横上韧带、孔横下韧带。孔横上韧带在椎弓之下，起自峡部外侧，止于椎体后外侧缘，在L_1-L_5椎间孔分布，在L_5/S_1椎间孔消失。孔横下韧带及其分支起于横突基底部与上关节突的移形区，止于下位椎体或纤维环及后纵韧带外侧缘，在L_1-L_4椎间孔较厚，而在L_4-S_1椎间孔变薄或消失。孔横韧带将椎间孔分为三部分，其中上部和下部较小，中间部分较大。椎间静脉上支自孔横上韧带之上穿过，神经根及节段动脉脊神经支自孔横上韧带与孔横下韧带之间穿过，椎间静脉下支自孔横下韧带之下穿过（图7-5-2、图7-5-3）。体横韧带主要分布于L_5/S_1椎间孔，体横上韧带起于L_5横突下缘，止于L_5椎体下外侧或纤维环外侧，有时也止于S_1椎体上外侧。体横下韧带起于S_1横突上缘，止于S_1椎体上外侧或纤维环外侧，也可止于L_5椎体外侧。体横上韧带与体横下韧带将L_5/S_1椎间孔分为较小的前上部分与下部和较大的后部。椎间静脉上支和交感支从前上部分通过，腰动脉分支从后部通过，神

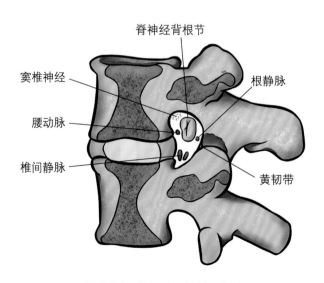

图7-5-1　椎间孔区解剖示意图

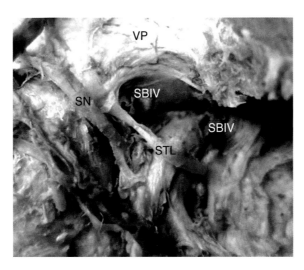

图 7-5-2　L_2-L_3 节段椎间孔解剖：神经根自孔横上韧带之下穿过，椎间静脉上支自孔横上韧带之上穿过（Yuan et al. International orthopaedics，2015.）。VP：椎弓根，SN：交感支，SBIV：椎间静脉上支，STL：孔横上韧带

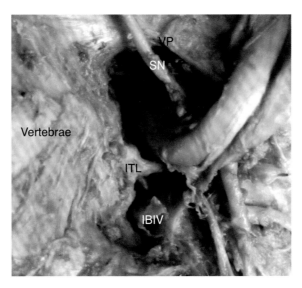

图 7-5-3　L_4-L_5 节段椎间孔解剖：神经根自孔横下韧带之上穿过，椎间静脉下支自孔横下韧带之下穿过（Yuan et al. International orthopaedics，2015.）。VP：椎弓根，SN：交感支，IBIV：椎间静脉下支，ITL：孔横下韧带

经根及椎间静脉下支从下部通过（图 7-5-4）。

　　凸向椎管的后外侧骨赘和极外侧间盘突出可以将神经根推向椎弓根下缘并导致垂直方向的压迫，增生脱位的上关节突及肥厚增生的黄韧带可以将神经根推向椎体后缘及椎弓根下缘并导致水平方向或环形的压迫（图 7-5-5）。

　　腰椎退行性病变和椎间隙塌陷导致的上关节突向前及向上脱位及黄韧带增生肥厚，使椎间孔面积减小和高度丢失是椎间孔狭窄的主要病因。正常椎间孔面积为 40～160 mm²，后伸体位会减小 15% 椎间孔面积，而屈曲体位可以增加 12% 椎间孔面积，

出口根在中立位、后伸位与屈曲位受压的发生率分别为 21.0%、15.4% 与 33.3%。正常椎间孔高度为 20～23 mm，椎间孔上部正常宽度为 8～10 mm 之间，而当椎间孔高度小于 15 mm 及椎间隙高度小于 4 mm 时应当警惕椎间孔区狭窄。对于椎间孔区狭窄应当在 MRI 及 CT 矢状位椎间孔层面仔细评估。当水平或垂直方向神经根周围脂肪受到压迫变形为轻度狭窄，当神经根周围脂肪受到环形压迫变形为中度狭窄，当神经根受到压迫变形为重度狭窄（图 7-5-6）。

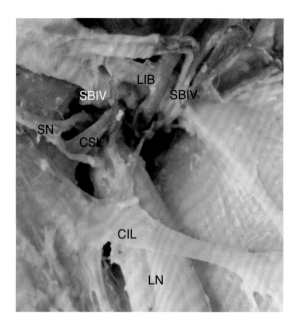

图 7-5-4　L₅-S₁ 节段椎间孔解剖：L₅ 神经根从下部通过，L₄ 动脉下支从后部通过，椎间静脉上支从前上部通过（Yuan et al. International orthopaedics, 2015.）。CSL：体横上韧带，CIL：体横下韧带，LN：L₅ 神经根，SN：交感支，LIB：L₄ 动脉下支，SBIV：椎间静脉上支

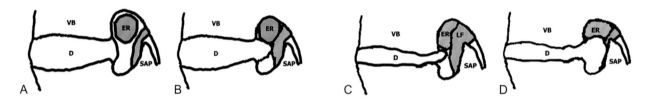

图 7-5-5　椎间孔狭窄示意图（Youn et al. World Neurosurgery, 2019.）：A. 正常椎间孔，B. 出口根环形受压，C. 椎间孔水平方向狭窄，出口根受压变形，D. 椎间孔垂直方向狭窄，出口根受压变形。VB：椎体，D：椎间盘，ER：出口根，LF：黄韧带，SAP：上关节突

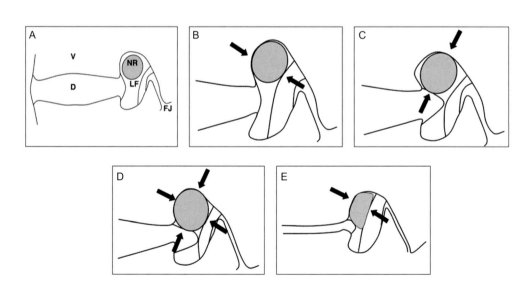

图 7-5-6　椎间孔狭窄 MRI 分级示意图：A. 正常椎间孔；B. 轻度椎间孔狭窄，神经根周围脂肪受到水平方向压迫，椎间孔上部宽度丢失，神经根形态未改变；C. 轻度椎间孔狭窄，神经根周围脂肪受到垂直方向压迫，椎间孔高度丢失，神经根形态未改变；D. 中度椎间孔狭窄，神经根周围脂肪受到环形压迫，椎间隙塌陷、黄韧带肥厚及上关节突增生移位导致椎间孔上部宽度减小且椎间孔高度丢失，神经根形态未改变；E. 重度椎间孔狭窄，神经根受压且形态改变。D：椎间盘，V：椎体，NR：神经根，LF：黄韧带。FJ：关节突关节

三、L₅/S₁椎间孔狭窄病理基础

由于椎间孔狭窄的病理特性，其在下腰椎的发病率更高，L_5/S_1椎间孔狭窄的发生率最高（75%），其后依次为$L_{4/5}$椎间孔（15%）、$L_{3/4}$椎间孔（5.3%）、$L_{1/2}$椎间孔（4.0%）。其原因可能与以下几点因素相关：首先，L_5的背根神经节常位于椎间孔内，且L_5背根神经节直径在下腰椎背根神经节内最大（8.3 mm），L_5出口根与背根神经节面积与L_5/S_1椎间孔面积之比最大可达到51.2%，且L_5/S_1椎弓根宽度在下腰椎中最大（16.9 mm），故而在L_5/S_1椎间孔留给L_5出口根的剩余空间最小。其次，L_5/S_1椎间孔区黄韧带覆盖面积更大，有研究指出腰椎黄韧带椎弓根内缘到外侧边界的平均距离由$L_{1/2}$的6.5 mm逐渐增大到L_5/S_1的11.4 mm，且椎间孔内后壁未被黄韧带覆盖的空余区域比率由$L_{1/2}$的37.1%逐渐降至L_5/S_1的23.6%（图7-5-7）。这也表明L_5/S_1节段椎间孔内被更多的软组织所填充，当出现椎间隙塌陷导致椎间孔高度变窄、小关节退变增生及黄韧带肥厚等情况时，L_5出口根更容易被累及。最后，L_5/S_1节段的活动度显著高于其他腰椎节段，并且作为腰骶椎结合部承载的应力更大，也就导致L_5/S_1更容易出现退变，进而导致椎间盘突出、椎间

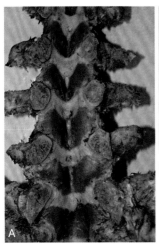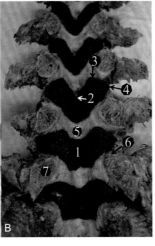

图7-5-7　腰椎黄韧带解剖。A. 腰椎黄韧带尸体标本，B. 黄韧带铁粉染色后标本，可见黄韧带由椎弓根内缘至外侧方边界的距离由L_1/L_2到L_5/S_1逐渐增加。1:L_4-L_5黄韧带，2:黄韧带在中线处头端止点，3:黄韧带在侧方头端止点，4:峡部，5:未被黄韧带覆盖的椎板，6:在椎间孔区未被黄韧带覆盖的区域（空余区域），7:椎弓根

隙塌陷、小关节增生脱位等现象。

L_5横突较为宽大、骶骨翼到横突距离较短、更偏向于冠状位的小关节及髂嵴的阻挡，这些解剖学特点导致L_5/S_1椎间孔狭窄患者开放手术减压具有一定的难度，尤其是合并小关节增生及椎间隙塌陷患者开放减压手术的操作空间极为狭小。

经皮内镜下椎间区孔减压最早局限于由软组织压迫造成的轻度椎间孔狭窄，Knight 等报道了用激光消融的方式处理极外侧间盘突出等引起的椎间孔狭窄，对250名患者30个月的随访结果表明成功率为73%。Schubert 和 Hoogland 等报道了透视引导下环锯椎间孔成形治疗间盘突出。Ahn 等报道了透视引导下环锯椎间孔成形治疗L_5/S_1椎间孔狭窄，术后1年的随访表明其成功率可达到83.3%。然而，透视引导下的环锯椎间孔成形因为不能在直视下控制，可能会造成成形不充分及神经血管损伤等并发症。近年来，Ahn 等报道了应用内镜下磨钻治疗椎间孔狭窄患者，其成功率可达82%。Choi 等也报道了应用内镜下磨钻治疗由椎间盘突出引起的L_5/S_1椎间孔狭窄患者，其成功率可达94.4%。

L_5/S_1椎间孔狭窄，尤其是重度骨性狭窄时，L_5出口根与小关节的距离变小，行椎间孔成形时更易发生出口根的损伤。此外，治疗L_5/S_1椎间孔狭窄时，高髂嵴与L_5横突常常会阻碍安全理想的入路建立。目前，安全有效的减压在L_5/S_1重度骨性狭窄中仍具有一定的挑战。下面将详细介绍我们应用可视化环锯治疗L_5/S_1椎间孔狭窄的经验。

四、手术方法

（一）定位穿刺

患者取侧卧位，患侧朝上，使用 C 臂及克氏针透视定位手术节段，采用双平面法：使用两根克氏针，一根垂直于后中线并压在后背，另一根压在髂嵴最高点以垂直于后中线的方向压下，标记两根克氏针的交点，画出一条经过交点的后正中线的平行线，穿刺入点一般会位于这条线上。穿刺靶点位于上关节突尖部或体部，穿刺方向为平行于椎间隙，确定入针点及方向并标出。值得注意的是，在L_5/S_1节段，由于可能存在的高髂嵴及L_5横突阻挡，故入针点较其他节段偏内 1~2 cm 左右，一般距中线

旁开 7～9 cm（图 7-5-8A～C）。

于入针点沿穿刺方向皮下、腰背筋膜、关节囊逐层局部麻醉。在 C 臂引导下使用 18 G 穿刺针沿预定方向穿刺，到达下位椎体上关节突后，对上关节突尖部及关节囊充分局部浸润麻醉。以入针点为中心切开皮肤约 0.8 cm，置入导丝，沿导丝逐级置入软组织扩张套管扩张软组织后，置入工作套管。C 臂透视明确工作套管末端开口处贴紧上关节突表面（图 7-5-8D、E）。

（二）镜下椎间孔区减压

置入内镜后，首先使用髓核钳清理软组织并使用射频刀头止血至可以辨识出关节囊及上关节突尖（图 7-5-9A）。切开关节囊显露出上关节突骨面，置

入镜外环锯，在内镜监测下使用环锯环除上关节突体部腹侧骨质，并由尾端向头端环除上关节突尖部腹侧骨质、部分下关节突腹侧骨质（图 7-5-9B）。减压后椎间孔解剖标志开始逐渐显露，根据术前对椎间孔区狭窄情况的判断，继续环除部分峡部腹侧骨质及黄韧带头端止点，并整块移除出口根背侧的黄韧带，将残留骨质及增生的韧带移除，如有必要将突出的髓核和纤维环碎片移除。出口根显露后，镜下可见出口根表面血管充盈、搏动良好，出口根可随神经探钩拨动而滑动，或者行直腿抬高试验可见出口根自由滑动表明神经减压充分。充分止血确定无明显活动性出血后，完成出口根的全程减压，拔出工作套管，缝合伤口并包扎。

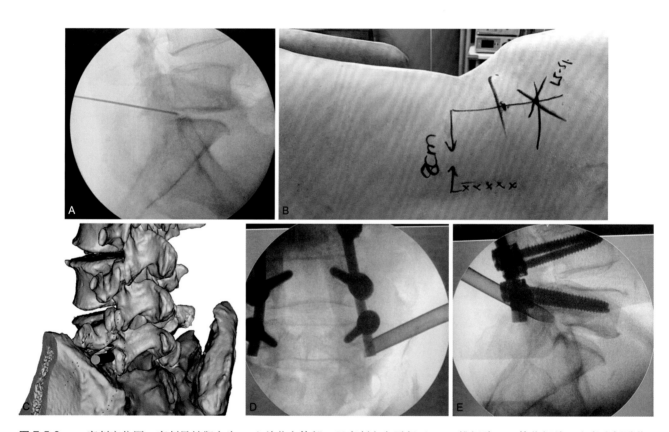

图 7-5-8　A. 穿刺定位图：穿刺导针靶点为 S_1 上关节突体部，且穿刺方向平行于 L_5/S_1 椎间隙；B. 体位摆放：患者取侧卧位，L_5/S_1 节段椎间孔区狭窄，穿刺点距中线旁开 8 cm；C. L_5/S_1 椎间孔区狭窄工作套管放置示意图：工作通道贴住上关节突体部，套管方向平行于 L_5/S_1 椎间隙，避免了髂嵴及 L_5 横突阻挡。绿色区域为髂骨，砖红色区域为 S_1 上关节突椎板及以下部分，白色区域为 L_5 下关节突及 L_5 以上部分，红色条状物为 L_5 出口根，虚点线为 L_5 出口根被骨性结构遮挡部分；D. 工作套管放置：L_3-L_5 腰椎固定融合术后，L_5/S_1 椎间孔区狭窄，术中正位片显示工作套管末端开口处紧贴上关节突表面；E. 工作套管放置：L_3-L_5 腰椎固定融合术后，L_5/S_1 椎间孔区狭窄，术中侧位片显示工作套管末端开口处紧贴上关节突表面，且工作套管方向平行于椎间隙

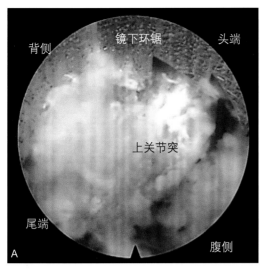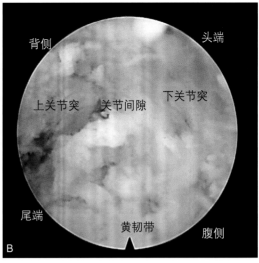

图 7-5-9　A.镜下显露出上关节突，置入环锯，在内镜监测下使用环锯切除上关节突；B.切除部分上关节突后，继续向头端切除部分下关节突腹侧骨质后，可见关节突关节间隙，椎间孔内黄韧带

五、技术要点

传统脊柱内镜治疗椎间孔区狭窄主要局限于轻中度狭窄，且对于骨性狭窄压迫减压效率较低，可视化环锯应用于椎间孔区狭窄尤其是严重骨性狭窄压迫具有高效、安全的优势。可视化环锯治疗椎间孔区狭窄成功的核心技术要点可以归纳为以下几点：

首先，将工作套管安全地置入上关节突外侧缘，由于套管并未有骨性支撑而处于一种漂浮状态，需要注意控制套管的稳定，避免在减压过程中出现神经损伤。

其次，在骨性狭窄为主的重度椎间孔狭窄中，由于上关节突增生脱位导致已经被压迫的出口根距离上关节突尖部很近，此时从上关节突尖部开始第一锯，容易损伤出口根，可以从远离出口根的上关节突体部开始，再由尾端向头端依次减压。此外，对上关节增生严重、骨质较硬、整块切除困难的情况，可以分块切除。当镜下观察到骨块随环锯转动而移动时，表明骨块主体部分已锯透，可以可用钳子夹出，腹侧残留一层薄的皮质骨，用环锯轻柔切除。

最后，对于下腰椎尤其是 L_5/S_1 节段的椎间孔狭窄，应显露出椎间孔区黄韧带的头端止点，并将出口根背侧的黄韧带切除，以达到出口根的全程减压。

六、典型病例分析

【病例1】

见图 7-5-10。图示重度 L_5/S_1 椎间孔狭窄，此类病例在腰椎间孔狭窄中发病率最高，在老年患者中更易出现以骨性狭窄为主的中到重度椎间孔狭窄，常出现上关节突增生移位等情况，术中当对 L_5 出口根充分减压。

【病例2】

展示老年退变性重度椎间孔狭窄的可视化内镜减压策略。该病例为老年退变性侧弯合并单侧椎间孔区重度狭窄（图 7-5-11），我们在临床中经常发现 L_5/S_1 的椎间孔区狭窄多数合并退变性侧弯，一般位于主弯凸侧，此时 L_5/S_1 椎间孔区狭窄侧相当于代偿弯的凹侧。手术步骤及要点同病例1类似：首先显露上关节突"尖部"并切除，对于严重增生上移的上关节突，很难镜下辨识其关节囊和关节突尖轮廓，多数情况下这一步切除的是原上关节突尖部位置，实际可能是肩部或体部。从第一锯的位置开始不断地向头端找寻真正的上关节突尖并分块切除。切除完上关节突尖部后露出了下关节突及部分峡部区域，给予分块切除，寻找黄韧带的上止点。切除头端黄韧带，显露出口根。镜下发现头端骨质切除不足，可视环锯继续向头端切除峡部骨质。双根显露充分。术后CT显示椎间孔区减压充分（图 7-5-12）。

椎间孔入路椎间孔减压：技术要点一

椎间孔入路椎间孔减压：技术要点二

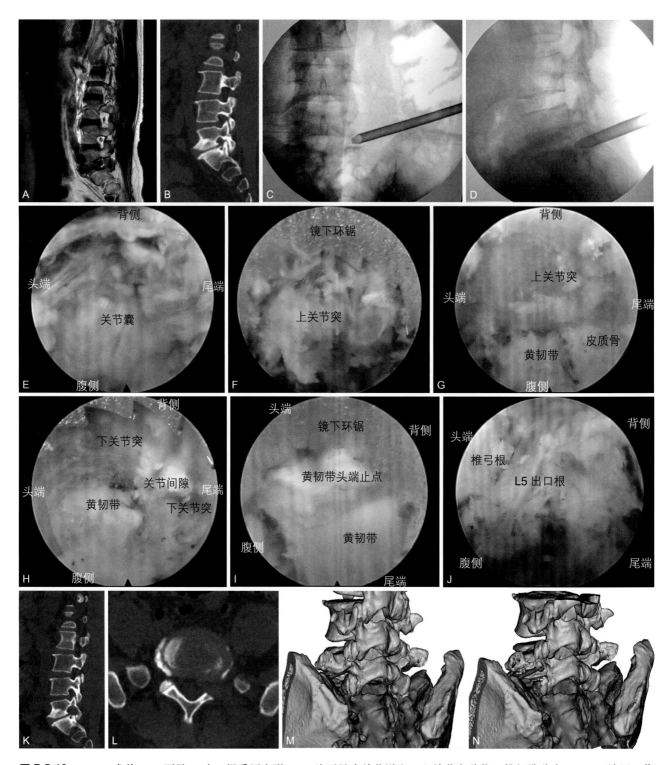

图 7-5-10　A、B. 术前 MRI 可见 L₅ 出口根受压变形，CT 片可见小关节增生，上关节突移位，椎间孔狭窄；C、D. 放置工作套管，术中正侧位可见工作套管末端紧贴上关节突；E. 放置内镜后，清理软组织后可见小关节关节囊；F. 显露出关节突骨面后，置入镜下环锯，在内镜监视下环除上关节突；G. 使用镜下环锯环除骨块主体后，在腹侧剩余一层薄薄的皮质骨，使用环锯轻柔地环除；H. 环除部分上关节突后，继续向头端减压，环除部分下关节突腹侧骨质，黄韧带及关节突关节间隙被显露出；I. 继续向头端减压，直到显露出黄韧带的头端止点，头端止点一般位于椎弓根下缘与横突基底部的移形区；J. 对 L₅ 出口根充分减压后，神经根搏动良好；K、L. 术后 CT 片显示椎间孔减压充分；M、N. 术前、术后 CT 重建对比显示，椎间孔减压充分，L₅ 出口根压迫因素解除，绿色区域为髂骨，砖红色区域为 S₁ 上关节突椎板及以下部分，白色区域为 L₅ 下关节突及 L₅ 以上部分，红色条状物为 L₅ 出口根，虚点线为 L₅ 出口根被骨性结构遮挡部分

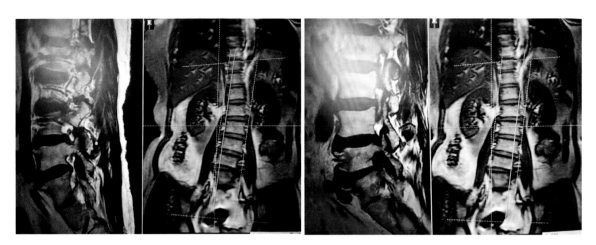

椎间孔入路
椎间孔减
压：病例

图 7-5-11　病例 2 的术前 MRI

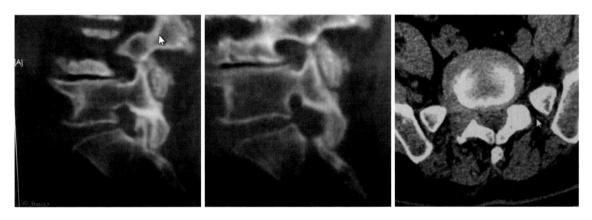

图 7-5-12　病例 2 的术前及术后 CT 对比，因为术前存在双根症状，所以同时做了侧隐窝减压

（祝　斌　宋卿鹏）

参考文献

[1] Hijikata S. Percutaneous nucleotomy. A new concept technique and 12 years' experience. Clin Orthop Relat Res, 1989, 238: 9-23.

[2] Kambin P, Sampson S. Posterolateral percutaneous suction-excision of herniated lumbar intervertebral discs. Report of interim results. Clin Orthop Relat Res, 1986, 207: 37-43.

[3] Schreiber A, Suezawa Y, Leu H. Does percutaneous nucle-otomy with discoscopy replace conventional discectomy? Eight years of experience and results in treatment of herniated lumbar disc. Clin Orthop Relat Res, 1989, 238: 35-42.

[4] Yeung AT. Minimally invasIve disc surgery with the Yeung Endoscopic Spine System(YESS). Surg Technol Int, 1999, 8: 267-77.

[5] Hoogland T, Schubert M, Miklitz B, et al. Transforaminal posterolateral endoscopic discectomy with or without the combination of a low-dose chymopapain: a prospectIve randomized study in 280 consecutIve cases. Spine(Phila Pa 1976), 2006, 31(24): E890-897.

[6] Xiong C, Li T, Kang H, et al. Early outcomes of 270-degree spinal canal decompression by using TESSYS-ISEE technique in patients with lumbar spinal stenosis combined with disk herniation. Eur Spine J, 2019, 28(1): 78-86.

[7] 周跃, 李长青, 王建, 等. 椎间孔镜YESS与TESSYS技术治疗腰椎间盘突出症. 中华骨科杂志, 2010, 30(3): 225-231.

[8] 刘晓光. 经皮脊柱内镜手术发展的思考. 中国疼痛医学杂志, 2018, 24(10): 721-722.

[9] Lee S, Kim SK, Lee SH, et al. Percutaneous endoscopic lumbar discectomy for migrated disc herniation: classification of disc migration and surgical approaches. Eur Spine J, 2007, 16(3): 431-7.

[10] Xiong C, Li T, Kang H, et al. Early outcomes of 270-degree spinal canal decompression by using TESSYS-ISEE

technique in patients with lumbar spinal stenosis combined with disk herniation. Eur Spine J, 2019, 28(1): 78-86.

[11] 鲁玉来, 刘晓光. 腰椎间盘突出症. 3版. 北京: 人民军医出版社, 2014.

[12] 陈仲强, 刘忠军, 党耕町. 脊柱外科学. 北京: 人民卫生出版社, 2013.

[13] Hasue M, Kunogi J, Konno S, et al. Classification by position of dorsal root ganglia in the lumbosacral region. Spine, 1989, 14(11): 1261-1264.

[14] Yuan S, Wen Y, Zhang P, et al. Ligament, nerve, and blood vessel anatomy of the lateral zone of the lumbar intervertebral foramina. International Orthopaedics, 2015, 39(11): 2135-2141.

[15] Inufusa A, An HS, Lim TH, et al. Anatomic changes of the spinal canal and intervertebral foramen associated with flexion-extension movement. Spine, 1996, 21(21): 2412-2420.

[16] Orita S, Inage K, Eguchi Y, et al. Lumbar foraminal stenosis, the hidden stenosis including at L5/S1. European Journal of Orthopaedic Surgery & Traumatology, 2016, 26(7): 685-693.

[17] Lee S, Lee JW, Yeom JS, et al. A practical MRI grading system for lumbar foraminal stenosis. American Journal of Roentgenology, 2010, 194(4): 1095-1098.

[18] Jenis LG, An HS. Spine update: lumbar foraminal stenosis. Spine, 2000, 25(3): 389-394.

[19] Youn MS, Shin JK, Goh TS, et al. Predictors of clinical outcome after endoscopic partial facetectomy for degenerative lumbar foraminal stenosis. World Neurosurgery, 2019, 126: e1482-e1488.

[20] Hasegawa T, Mikawa Y, Watanabe R, et al. Morphometric analysis of the lumbosacral nerve roots and dorsal root ganglia by magnetic resonance imaging. Spine, 1996, 21(9): 1005-1009.

[21] Akhgar J, Terai H, Rahmani MS, et al. Anatomical analysis of the relation between human ligamentum flavum and posterior spinal bony prominence. Journal of Orthopaedic Science, 2017, 22(2): 260-265.

[22] Chau AM T, Pelzer NR, Hampton J, et al. Lateral extent and ventral laminar attachments of the lumbar ligamentum flavum: cadaveric study. The Spine Journal, 2014, 14(10): 2467-2471.

[23] Sabnis AB, Chamoli U, Diwan AD. Is L5-S1 motion segment different from the rest? A radiographic kinematic assessment of 72 patients with chronic low back pain. European Spine Journal, 2018, 27(5): 1127-1135.

[24] Jaramillo HE, Puttlitz CM, McGilvray K, et al. Characterization of the L4-L5-S1 motion segment using the stepwise reduction method. Journal of biomechanics, 2016, 49(7): 1248-1254.

[25] Knight MTN, Goswami A, Patko JT, et al. Endoscopic foraminoplasty: a prospective study on 250 consecutive patients with independent evaluation. Journal of Clinical Laser Medicine & Surgery, 2001, 19(2): 73-81.

[26] Schubert M, Hoogland T. Endoscopic transforaminal nucleotomy with foraminoplasty for lumbar disk herniation. OperatIve Orthopadie und Traumatologie, 2005, 17(6): 641-661.

[27] Ahn Y, Lee SH, Park WM, et al. Posterolateral percutaneous endoscopic lumbar foraminotomy for L5-S1 foraminal or lateral exit zone stenosis. Journal of Neurosurgery: Spine, 2003, 99(3): 320-323.

[28] Ahn Y, Oh HK, Kim H, et al. Percutaneous endoscopic lumbar foraminotomy: an advanced surgical technique and clinical outcomes. Neurosurgery, 2014, 75(2): 124-133.

[29] Choi KC, Shim HK, Park CJ, et al. Usefulness of percutaneous endoscopic lumbar foraminoplasty for lumbar disc herniation. World Neurosurgery, 2017, 106: 484-492.

[30] Choi I, Ahn JO, So WS, et al. Exiting root injury in transforaminal endoscopic discectomy: preoperative image considerations for safety. European Spine Journal, 2013, 22(11): 2481-2487.

[31] Choi KC, Park CK. Percutaneous endoscopic lumbar discectomy for l5-s1 disc herniation: consideration of the relation between the iliac crest and l5-s1 disc. Pain Physician, 2016, 19(2): E301-308.

第八章　可视化内镜技术在后路腰椎减压手术中的应用

第一节　可视化内镜技术辅助后路腰椎减压技术发展概述

一、定义与历史沿革

椎管狭窄一词来自于希腊语"stenosis"。Portal 在 1803 年提出了现代椎管狭窄的概念。椎板切除术最早由 Lane 在 19 世纪末提出，用于治疗引起马尾综合征的腰椎管狭窄症。

在过去的 100 年中，随着我们对腰椎疾病的逐步认识和腰椎减压技术的不断改进，腰椎外科手术逐渐向微创化发展。早在 1909 年 F Krause 和 H Oppenheim 开展了第一例腰椎间盘摘除术，当时将突出间盘误认为椎管内软骨瘤。1911 年 JE Goldthwaite 和 GS Middleton 第一次报道突出髓核是引起下腰痛和坐骨神经痛的原因。1922 年 AW Adson 第一次报道了腰椎间盘摘除术。WJ Mixter 和 JS Barr 在 1934 年最早发表了一系列腰椎间盘手术的文章，主要采用的是全椎板切除技术，部分间盘是通过经硬膜入路取出，这些手术创伤都很大，并发症也很多。1939 年 JG Love 第一次报道了经椎板间入路，这一入路也成了腰椎间盘摘除手术的标准入路。20 世纪 50 年代科学家发现木瓜蛋白酶可以造成软骨吸收，Lyman Smith 将其应用于包容性间盘突出进行间盘内减压，80 年代该技术得到了广泛应用。1977 年 MG Yasargil 和 W Caspar 分别报道了显微外科经椎板间手术入路，JA McCulloch 在 20 世纪 90 年代推广了这一术式，使其成为腰椎间盘手术的"金标准"。20 世纪 70 年代 Hijikata 通过间盘造影后外侧入路将通道放入间盘并以髓核钳取出间盘，成功率达到了 64%，这是经皮技术的开端，之后出现了经皮内镜技术。20 世纪 80 年代，P Kambin 提出了 Kambin 三角的概念。A Schreiber

等第一次在内镜下完成了髓核摘除术，20 世纪 90 年代后期 H Mathews 和 A Yeung 采取了更靠外的入路进行间盘摘除，而 A Yeung 1997 年第一次在水介质下进行经椎间孔入路的间盘摘除，也就是我们常说的"杨氏技术"，之后 Hoogland 等又提出了 TESSYS 技术。21 世纪初，S Rutten 率先开展了经椎板间内镜技术。在最近 10 年中，内镜技术不断进步，有潜力取代显微外科技术，尤其是在退行性腰椎疾病治疗领域。

二、后路腰椎管减压技术发展概述

对于没有节段不稳的腰椎间盘突出症、腰椎管狭窄症的患者，如果减压手术能够保留原有腰椎的稳定性，通常只需要进行单纯减压手术而不需要进行融合。腰椎椎板切除术是最常见的腰椎管减压手术，可以获得良好的疗效，但它需要广泛去除腰椎后部结构，包括棘突、棘突间韧带、椎板和小关节等，手术入路等相关问题可能给患者带来负面影响。

一直以来，脊柱外科医生们就试图通过各种方法减少手术创伤，近年来，显微镜技术、通道技术以及内镜技术广泛应用于腰椎管狭窄症的治疗，以解决椎板切除术引起的术后腰背痛、腰椎不稳等问题。内镜手术正在逐步替代传统的开放椎间盘摘除手术，随着技术的提高和设备、工具的改进，其在腰椎管狭窄症的治疗中也逐步得到应用。腰椎管狭窄症的标准手术被认为是显微镜辅助减压椎板切除术和黄韧带切除术。随着内镜设备的不断改进，比如通道、工具尺寸变大等，出现了有别于内镜辅助下的通道技术或者其他经皮技术的全可视内镜下减压技术，使得脊柱内镜不仅可以应用于简单的椎间盘突出，也可以应用于更复杂的游离型间盘突出，以及腰椎中央管或侧隐窝狭窄。术后背痛轻，住院时间短，症状恢复快，并且能够相对较快地恢复日常生活和工作。

内镜下脊柱减压手术可分为经皮内镜（全内镜）、显微内镜、双通道内镜技术等。如今通常使用外径为 6~7 mm、视向角约为 30° 的杆状单通道内镜，如 iLESSYS Pro（Joimax GmbH, Karlsruhe, Germany）、Panoview Plus（Richard Wolf GmbH, Knittlingen, Germany）等，其内镜内工作通道直径约为 4 mm。也有学者采用经 10 mm 的大通道内镜如 iLESSYS Delta（Joimax GmbH, Karlsruhe, Germany）、VERTEBRIS stenosis（Richard Wolf GmbH, Knittlingen, Germany）等，以提高减压效率。

腰椎管狭窄症分为中央管狭窄、侧隐窝狭窄和椎间孔狭窄，针对不同部位的狭窄，可以选择不同的内镜手术入路：后入路（经椎板间入路）、经椎间孔入路、椎间孔外入路。长期以来，最常用的脊柱内镜技术采用后外侧经椎间孔入路。但经椎间孔入路存在一些弊端，比如关节突的阻挡导致不容易直视椎管内结构、椎间孔限制内镜活动范围、不能充分解除来自于椎管后方的压迫等，因此在椎管狭窄治疗方面有局限性。如果患者不存在不稳定或者既往手术史，后路手术治疗中央管狭窄比经椎间孔入路更合理（图 8-1-1）。常用的后入路手术方式包括：内镜下同侧侧隐窝减压（Interlaminar Endoscopic Lateral Recess Decompression）、内镜下同侧间盘摘除术（Interlaminar Endoscopic Lumbar Discectomy）、内镜下对侧侧隐窝及椎间孔减压（Interlaminar Contralateral Endoscopic Lumbar Foraminotomy）、内镜下单侧入路双侧减压（Lumbar Endoscopic Unilateral Laminotomy for Bilateral Decompression, Endo-ULBD）。我们常用的缩略语包括 PEID（Perculaneous Endoscopic Interlaminar Discectomy）用来表示经皮内镜椎板间入路椎间盘摘除手术，Endo-ULBD 用来表示腰椎后入路的单侧入路双侧椎管减压手术。如果采用我们前边提出的用节段、入路、减压目标来命名的话，后路腰椎可视化内镜下间盘切除手术，包括侧隐窝狭窄减压手术都可以称为 Endo-LPND，对于中央管狭窄经典的单侧入路双侧减压（Endo-ULBD）则为 Endo-LPSD。

三、全脊柱内镜与可视化内镜在后路腰椎减压中的应用

全可视内镜下后入路腰椎减压技术采取局部麻醉或者全身麻醉，镜下使用动力磨钻等工具保证所有减压操作都是在内镜下完成的。而可视化内镜采用镜外环锯技术，可在内镜监视下使用环锯进行骨性结构的切除，具有较高的减压效率。这类技术可以进行中央椎管、侧方椎管的减压及间盘摘除，而 over-the-top 技术可以做到单侧入路双侧椎管减压（图 8-1-2、图 8-1-3）。在后路减压手术中，有学者选择双通道，有学者选择单通道。该技术学习曲

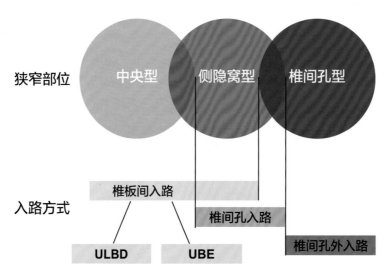

图 8-1-1　Ahn 等提出的腰椎管狭窄全内镜下减压入路选择（Ahn et al. Expert Rev Med Devices 2014;11:605-16.）

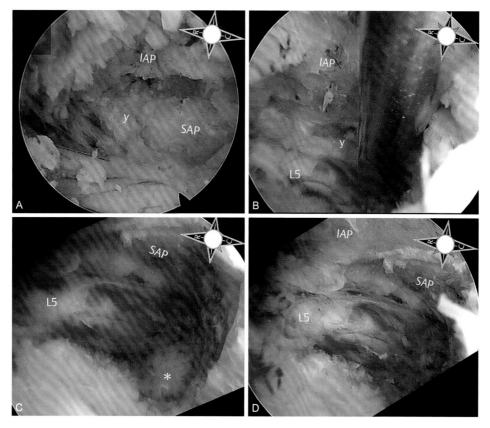

图 8-1-2 文献报道的内镜下 ULBD 手术中 "over-the-top" 技术处理对侧侧隐窝及椎间孔区的镜下示意图，SAP 为上关节突，IAP 为下关节突。图中 12 点钟为外侧，3 点钟为尾端。图 A～D 描述了经单侧入路对侧侧隐窝区上关节突基底部切除、黄韧带下止点切除、松解对侧走行根的过程。y，黄韧带；* 棘突基底部；SAP，上关节突；IAP，下关节突

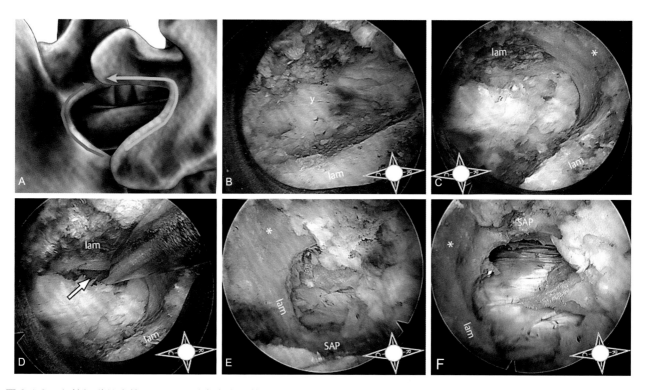

图 8-1-3 文献报道的内镜下 ULBD 手术中中央管减压（椎板间黄韧带切除），沿着椎板缘绿线和蓝线的方向减压，核心为显露黄韧带止点（A）。B～D 为头端椎板黄韧带切除，E～F 为尾端椎板黄韧带切除。y，黄韧带；lam，椎板；* 棘突基底部；SAP，上关节突

线较陡峭，外科医生在技术开展早期对内镜解剖学并不熟悉，并且难以利用监视器的反馈来操纵内镜手术器械，单节段平均手术时间 68.9 ~ 122.5 分钟。有学者报道前 100 例单节段手术时间 105.26 ± 30.49 分钟，100 例后为 67.65 ± 18.83 分钟，前 100 例椎管减压改善：101.89 ± 42.68 mm²，100 例后改善：138.31 ± 56.86 mm²。

四、后入路内镜下腰椎减压的适应证、禁忌证及常见并发症

1. 适应证　腰椎退行性侧方和中央椎管狭窄症，稳定的腰椎滑脱，椎管内和椎间孔内硬膜外囊肿，腰椎间盘突出症，具有相应的神经根症状和/或相应的神经源性间歇跛行伴或不伴神经功能缺损，保守治疗无效或不适合保守治疗。

2. 禁忌证　背痛为主要症状，需要进行固定的不稳或畸形。

3. 并发症

（1）术中并发症：手术部位错误，硬膜外出血，减压不足、致压物残留，稳定结构破坏过多，硬膜损伤，神经结构损伤，血管损伤，腹腔器官损伤，器械断裂。

（2）术后早期并发症：持续或进行性加重的下肢放射性疼痛、感觉异常，硬膜外血肿形成，马尾综合征。

（3）术后远期并发症：手术节段腰椎不稳定，手术节段椎间隙高度下降，感染，脑脊液漏，血管或器官损伤的延迟后果，进一步的神经根性症状，手术疼痛综合征。

五、后入路内镜下腰椎减压注意事项

1. 对于两侧关节突间距较大（>1.5 cm）的患者，可采用大通道内镜。对于发育性椎管狭窄或者上腰椎椎管狭窄，可采用小通道内镜。

2. 做任何操作前要保证直视操作。

3. 为了减少手术中的并发症，严格控制出血，以保持清晰的手术视野。术中容易出血的部位：椎板背侧的中部出血，小关节附近骨质动脉性出血，椎板边缘下硬膜外出血，侧隐窝边缘下硬膜外出血，神经周围小动脉出血，中线处硬膜囊腹侧静脉丛出血。如果能够看到出血部位，可以用射频电极止血；如果是骨性出血，可以用动力磨钻打磨或者 Kerrison 咬骨钳加压止血。如果出血较多，视野不清，可以增加水压，塞入明胶海绵，可在冲洗液中补充肾上腺素［每 3L 冲洗液（生理盐水）加入 1 mg 肾上腺素］，可在工作通道内注入 5000 U 凝血酶加压数分钟或通道内注入明胶基质凝血酶封闭剂（FloSeal），也可取出内镜等待 5 ~ 10 分钟。

4. 避免长时间向中线牵拉神经结构，以免损伤马尾神经。

5. 细致操作和仔细分离粘连。如果硬膜损伤，在某些情况下可以使用全内镜技术直接缝合，可以降低水压用硬膜替代物、纤维蛋白胶或其他脂肪组织覆盖损伤，在非常大的硬膜缺损时应考虑术中转为开放手术。

6. 不完全减压是通道下或显微镜下单侧入路双侧减压的缺点之一，尤其是对侧神经根减压不充分，内镜手术学习曲线的早期也可能存在这种问题。减压不充分可能主要发生在黄韧带的头端止点或同侧侧隐窝入口处，但是经皮内镜下腰椎减压术中持续盐水冲洗可增加硬膜外间隙的可视化，从而可以区分和处理相关结构。随着我们逐渐熟悉内镜下的腰椎解剖结构，对工具熟练掌握，利用内镜倾斜角度和旋转内镜，可以毫无困难地进行彻底的双侧减压。

7. 有时尽管进行了骨切除，仍无法识别黄韧带在骨结构上的附着处，可能是由于进入了棘突内或关节突骨质内，应确认内镜的轨迹，看清骨性解剖结构，硬膜囊、神经根减压充分即可，避免过度破坏关节突等稳定结构，必要时可进行透视确定内镜位置。

（于峥嵘）

第二节　后路腰椎可视化内镜技术图示

一、腰椎黄韧带解剖

进行所有腰椎手术前，搞清楚黄韧带的解剖至关重要。一般认为黄韧带是连接于上、下椎板之间的黄色韧带样结构，最早由 Naffzinger 等于 1938 年描述，起于头端椎板的下缘及腹侧，止于尾端椎板的上缘及背侧。Olszewski 等进一步研究发现腰椎黄韧带分浅、深两层，浅层黄韧带厚 2.5 ~ 3.5 mm，颜色略淡，覆盖椎板间孔，向中线处与棘突间韧带相连，浅层黄韧带背侧是多裂肌，但无连接关系。深层黄韧带要比浅层黄韧带薄很多，大概只有 1 mm 厚，深黄色，附着在头尾端椎板的腹侧，参与构成椎管的后壁。上位椎板腹侧 60% ~ 70% 区域为黄韧带所附着，而其在下位椎板腹侧的覆盖则少得多，仅有深层黄韧带的附着点。如果从椎管内向背侧看黄韧带的覆盖，越往下黄韧带的覆盖率越高，到 L₅ 椎板腹侧则 100% 为黄韧带覆盖，也就是说 L₅ 椎板腹侧没有明显的裸露区。这些解剖关系构成了我们在内镜下椎板间入路时的一些共识：在头端，黄韧带在椎板的腹侧，厚且难以显露上止点；在尾端，需要先切除一部分黄韧带后才能显露椎板，但是略微切除 3 ~ 5 mm 的下位椎板上缘后，即可将黄韧带下止点显露出来。L₅ 椎板腹侧黄韧带连续覆盖，也解释了为何腰椎管狭窄最容易发生在 L₄₅ 侧隐窝区域（图 8-2-1）。

Chau 等在另一项研究中详细介绍了侧方黄韧带的解剖特点，根据黄韧带向侧方延伸是否超过椎间孔区的后边界分成三型：A 型，黄韧带未达到椎间孔的骨性后边界；B 型，黄韧带达到椎间孔区骨性后边界；C 型，黄韧带超过并覆盖椎间孔区骨性后边界（图 8-2-2）。L₅-S₁ 节段 C 型占 89.3%，B 型占 10.7%；L₄-L₅ 节段 C 型占 60.7%，B 型占 39.3%；L₃-L₄ 节段 C 型占 71.4%，B 型占 25%；L₂-L₃ 以及 L₁-L₂ 节段以 B 型为主，分别为 57.1% 和 78.6%。可以看出 C 型的椎间孔区黄韧带覆盖主要以侧隐窝区为主，节段越靠下，侧隐窝区出现黄韧带覆盖的概率越高，提示下腰椎（尤其是 L₄-L₅ 和 L₅-S₁ 节段）的椎管减压要注意侧隐窝区黄韧带减压。

Akhgar 等 2016 年发表在 *Journal of Orthopaedics Science* 上的论文则对腰椎各节段黄韧带在椎板间孔的附着关系和大体形态进行了详细的叙述。作者对 20 例大体标本进行了形态学和 CT 检查，腰椎黄韧带的整体形态呈 "V" 形，在 L₁-L₅ 之间形态变化较小，在 L₅-S₁ 节段间变化较大（图 8-2-3）。

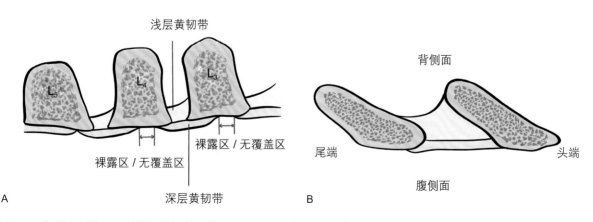

图 8-2-1　A. 旁中央矢状切面的黄韧带连接示意图。L₅ 椎板腹侧的深层黄韧带几乎是连续的，构成了增生狭窄的高发区域；B. 浅、深两层黄韧带示意图，浅层黄韧带用淡黄色表示，深层黄韧带用深黄色表示

A 型

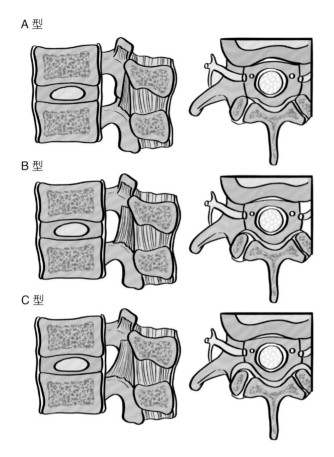

B 型

C 型

图 8-2-2 黄韧带的侧方延伸分型，节段越靠下，侧隐窝区出现黄韧带覆盖的概率越高（C 型）

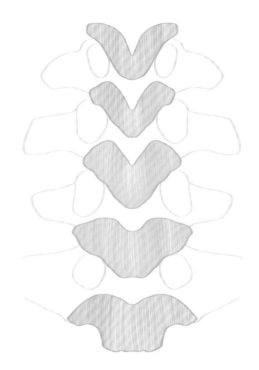

图 8-2-3 L₁-S₁ 椎板间黄韧带大体形态（Akhgar 等，2016，*Journal of Orthopaedics Science*）

二、椎板间孔形态分析

选择椎板间入路内镜手术，手术前很重要的一点是评估椎板间孔的大小。我们团队正在进行一项椎板间孔的定量测量研究，通过腰椎正位片的一些影像学标志进行径线的测量（图 8-2-4）。我们在 X 线正位片上，在责任节段的上、下椎弓根投影内缘连线为 a 线，a 线代表椎管的外侧边界。椎板间孔

的正中纵径为 b 线，有时椎板间孔正中线处为棘突投影所遮挡，我们一般从两侧沿着椎板间孔的形态进行延伸画线确定；b 线中点到椎板间孔外缘的距离为 c 线，c 线为单侧椎板间孔的中央横径，c 线把椎板间孔分为上、下两个象限，上、下象限的平分线分别为 d1 和 d2 线。

首先是如何定义椎板间孔的大小。c 线抵达或超过 a 线定义为"大"椎板间孔，椎板间孔的天然外边界可达骨性椎管的外界；"小"定义为 b 线和 c 线任何一个小于 8 mm（即能否容纳常规内镜的外套管），二者之间定义为"中"。

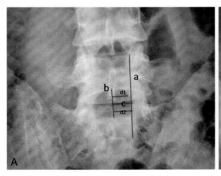
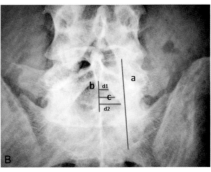
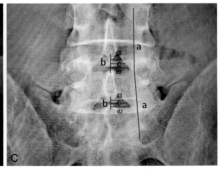

图 8-2-4 根据术前正位 X 线片进行的椎板间孔径线测量。a 线为相应节段椎弓根投影的内缘连线，一般代表了骨性椎管的外侧边界；b 线为椎板间孔的正中矢状径，有时候会被棘突的投影遮挡，我们采用从两边向中间沿椎板弧度画线的方法确定；c 线是 b 线中点到椎板间孔外缘的距离，d1 和 d2 分别是 b 线上下半段中点到椎板间孔边缘的距离

其次是分析椎板间孔的形态特点。我们经过回顾性分析发现，椎板间孔形态有两种典型形态：一种是"椭圆形"，c>d，d1 和 d2 相差不大，这是 L_5-S_1"大"椎板间孔的典型形态。另外一种是"山峰形"，特点是 d2>c>d1，虽然有的"山峰形"椎板间孔可以归类为"大"，但其椎板间孔的上半部分实际上是被椎板遮挡的，如果要显露肩上空间，往往需要切除一部分椎板关节突。"小"椎板间孔不再进行进一步形态命名。

像图 8-2-4A 的 L_5-S_1 椎板间孔我们一般称其为大"椭圆形"，术前即可确定不需要切除骨质即可完成单侧全椎管探查，图 8-2-4B 的 L_5-S_1 椎板间孔我们一般称其为中山峰形，如果是做 S_1 根腋下入路不需要去骨，但如果需要探查 S_1 根肩上区域，则需要切除部分 L_5 下位椎板及部分关节突关节，图 8-2-4C L_4-L_5 及 L_5-S_1 间隙均被我们分类为小椎板间孔，需要切实地按照椎板间开窗的切骨范围和步骤首先进行椎板间孔成形（"LOVE"术式，按上椎板下缘、部分关节突关节、下椎板上缘的顺序切除）。

实际临床工作中发现，L_5-S_1 椎板间孔以"大"或"中"椭圆形为主，L_4-L_5 椎板间孔以"中"山峰型或"小"椎板间孔为主，L_3-L_4 及以上节段几乎全部是"小"椎板间孔。

三、神经根发出位置解剖

神经根从硬膜神经根袖处发出，走行于椎管内，在椎弓根上缘水平进入神经根管，此段神经根在脊柱内镜领域习惯性称为走行神经根。神经根从神经根管走出绕椎弓根下缘出椎间孔，一般习惯称为出口根。我们在学术交流中经常提及的"肩上和腋下"，指的是突出椎间盘对神经根的压迫位置，如果压迫主要在硬膜和神经根之间，那么就构成腋下突出，如果从此区域进入减压，就称为腋下入路。如果压迫位于硬膜和神经根的头端外侧区域并将硬膜神经根挤向内侧，则称为肩上突出，从此区域入路减压称为肩上入路。

椎间盘肩上突出或腋下突出的影响因素主要有两个：神经根从硬膜发出点的高低和突出/游离髓核在椎管内的位置。国内孙正义等通过 10 例尸体标本和 200 例腰椎管造影进行了腰椎神经根出硬膜囊位置的研究。他们把神经根出囊位置分为椎间盘上部、椎间盘部和椎间盘下部。L_1-L_3 神经根的发出均位于椎间盘下部，在椎管内走行较平，发出后不久即从椎弓根下缘出椎间孔，所以，在 T_{12}-L_3 区域的椎间盘突出，压迫的硬膜囊，即使引起根性症状，也是压迫的囊内马尾神经。有的医生在展示上腰椎经椎间孔入路脊柱内镜镜下图片时，喜欢说神经根减压，这种说法是不确切的，应该是硬膜囊减压，相应的上腰椎也无从讨论椎间盘对神经根的压迫关系。L_4 神经根 85% 是在椎间盘下部发出，15% 为椎间盘部发出，因此椎间盘与 L_4 根的压迫关系几乎只能是肩上或肩前，不太可能造成腋下压迫。真正变异情况比较大的是 L_5 和 S_1 根，也就是 $L_{4,5}$ 节段和 L_5-S_1 节段的椎间盘突出，L_5 根椎间盘上、椎间盘区和椎间盘下发出的比例分别为 16%、38%、46%，S_1 根椎间盘上、椎间盘区和椎间盘下发出的比例分别为 72%、16%、12%（原文献左右两侧分开来算，区别不大，我们做了合并估算）。示意图见图 8-2-5。

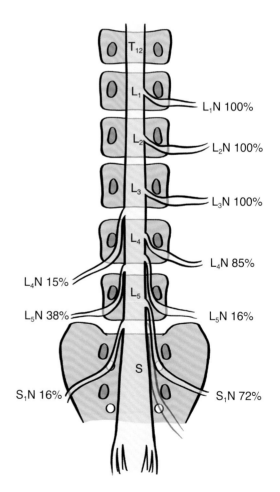

图 8-2-5 神经根发出点与椎间隙的关系示意图。我们把 S_2 神经根用浅色画出，因为有的时候在做 L_5-S_1 腋下入路时会经常碰到高位发出的 S_2 神经根，容易误伤

四、手术步骤图示

我们以一个 L_5-S_1 节段的"大"椭圆形和 L_4-L_5 节段的"中"山峰形为模型讨论腰椎后入路可视化内镜的手术步骤（图 8-2-6）。选择了 L_5-S_1 椎板间入路突出椎间盘切除手术和 L_4-L_5 椎板间单侧入路双侧减压手术（Endo-ULBD）为例子。选择理由如下：①这是 L_4-L_5 节段和 L_5-S_1 节段最常见的椎板间孔形态；② L_5-S_1 的椎管解剖特点决定了该节段的"突出"发生率远大于"狭窄"，尤其是极少发生中央管狭窄，对 L_5-S_1 椎板间入路的应用绝大多数发生在椎间盘突出 / 脱出上；③ L_4-L_5 节段的突出，多数医生倾向于侧入路术式，对 L_4-L_5 节段的后入路内镜手术的讨论主要集中在侧隐窝狭窄和中央管狭窄以及少部分重度下游离病例。因此，我们选取经典的 Endo-ULBD 入路进行讨论。

首先讨论一下当我们把"大"椭圆形 L_5-S_1 椎板间孔的附着黄韧带全部去除后可以显露的范围，以肩前型突出、腋下型突出和肩上型突出为例（图 8-2-7）。正常情况下 L_5-S_1 椎间隙后缘位于椎板间窗的上 1/2，椎板间窗的下 1/2 为 S_1 椎体后壁。S_1 神经根的肩上和腋下间隙均可探及，如果肩前型突出，神经根被突出间盘顶成穹隆形，视觉上可能类似硬膜囊，应注意区别；如果是腋下型突出，S_1 神经根被推挤向椎板间孔的外上方，如果不去除致压因素，无法探及 S_1 根肩上空间；如果是肩上型突出，S_1 神经根和硬脊膜被推挤向内侧，应该首先从肩上区域解除致压因素，必要时探查腋下区域。肩前型突出和腋下型突出优选腋下入路，肩上型突出优选肩上入路（图 8-2-8）。

L_4-L_5 节段后入路可视化内镜手术的讨论焦点在于如何充分地去骨成形和椎管减压。关于整体骨减压范围，我们发现把一个"大"椭圆型 L_5-S_1 椎板间孔的形态重叠到 L_4-L_5 椎板间孔区域，所覆盖的区域基本就是后入路内镜下全椎管减压的骨减压范围（图 8-2-9）。我们进一步将骨切除区域分成 5 个部

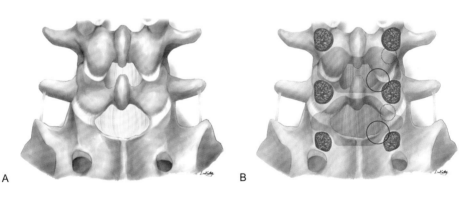

图 8-2-6　A. 为 L_4-L_5 "中"山峰型椎板间孔和 L_5-S_1 "大"椭圆型椎板间孔示意图；B. 为黄韧带与骨性结构的附着示意图，需要注意的是红色实线圆圈区域增生会导致侧隐窝狭窄，红色虚线圆圈区域增生会导致椎间孔区狭窄。黄韧带在中线处是否有明显分界存在争议，我们在此组图中没有标示

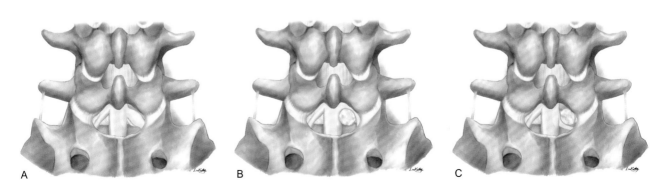

图 8-2-7　L_5-S_1 节段肩前（A）、腋下（B）、肩上（C）型突出示意图。超过 70% 的 S_1 根发出点位于 L_5-S_1 椎间隙以上，所以 S_1 活动度大，腋下空间充足，可以耐受局麻手术下的牵拉

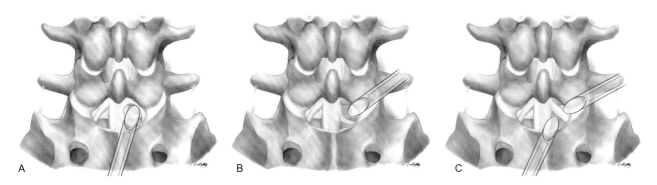

图 8-2-8 腋下入路（A）、肩上入路（B）和双入路（C）的套管开口方向和角度。腋下入路套管尖端将硬膜拉向内侧，斜面开口指向外上，避免挤压 S_1 神经根；肩上入路套管尖端抵在椎板缘，斜面开口朝向内下，避免挤压 S_1 神经根；肩上入路和腋下入路切换时，应注意将套管外撤到黄韧带层面，避免直接挤压神经根变换方向和入路。注意以上均为示意图，实际手术中无须过多切除黄韧带，在接下来的章节中会有具体病例介绍

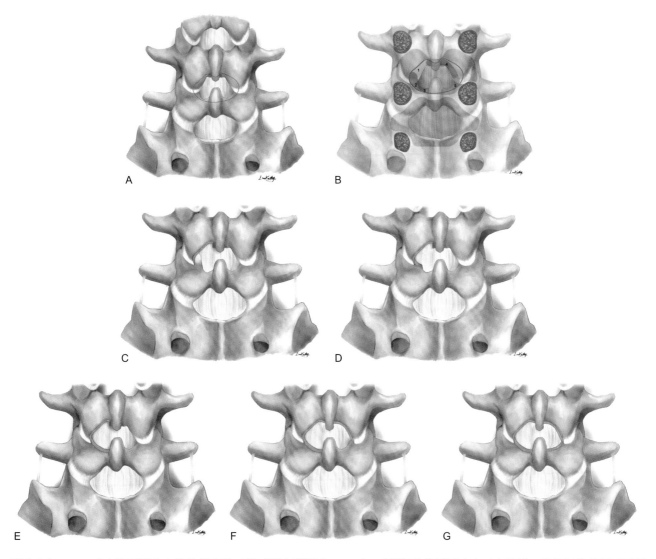

图 8-2-9 L_4-L_5 后入路可视化内镜单侧入路双侧减压步骤图（A～G），对侧切骨范围要略小于入路侧，具体切骨范围还要根据具体病例进行分析，后续章节有专门叙述

分，1 区为下关节突区域，2 区为上关节突区域，3 区为同侧黄韧带下端附着点区域，4 区为对侧黄韧带外上端附着点区域，5 区为对侧黄韧带外下端附着点区域（对侧侧隐窝区）。黄韧带多为潜行减压，去骨充分前保持黄韧带完整性，也称为"over the top"（过顶）技术。1 区加 2 区去骨减压还可用于 L_4-L_5 椎板间肩上入路突出椎间盘切除手术，2 区加 3 区去骨减压可用于 L_4-L_5 单侧侧隐窝狭窄的后入路椎管减压手术。

（祝斌　刘凯茜）

第三节　内镜辅助椎板间肩上入路间盘切除技术

一、概述

腰椎间盘突出症是脊柱外科常见病、多发病。脊柱外科医生近年来使用脊柱内镜技术来治疗腰椎间盘突出症，在这项技术的早期阶段，主要是应用于"包容型"间盘突出的盘内减压，之后随着技术的熟练和设备的改进，可以用于椎管内脱出、游离间盘的摘除，除了"经椎间孔入路"，还出现了"经椎板间入路"。起初，我们主要将经椎板间入路应用于 L_5/S_1 间隙，因为 L_5/S_1 椎板间隙足够大，允许我们经椎板间隙直接将工作套管置入椎管内进行间盘摘除。随着可视化工具的出现，比如可视环锯、镜下动力、镜下 Kerrison 咬骨钳、镜下骨刀等，后路手术也不仅局限于 L_5/S_1 椎板间入路了，我们可以通过部分椎板、关节突的切除进行全腰段间盘摘除，完全可以将以往的腰椎间盘摘除术外科手术内镜化。

内镜手术是脊柱手术的未来发展趋势，仅就腰椎间盘突出症来说，随着技术的熟练、工具的改进，内镜下能做到的减压范围将与传统开放手术的减压范围一致，因此传统手术的适应证就应该是内镜手术的适应证，比如：

（1）腰椎间盘突出合并严重的神经损害，如马尾综合征、肌力进行性下降等。

（2）保守治疗无效，严重影响患者生活、工作质量。

（3）症状、查体、影像学相符合。

侧路可以通过各种技术完成 1~6 区（图 8-3-1）的间盘摘除，但笔者认为侧路间盘摘除比较理想的突出部位应该是椎间孔对应的区域如 1、2a、5、6 区，相对理想的突出部位是 2b 区，不理想的突出部位是 3、4 区，因为侧路手术摘除 2b、3、4 区的突

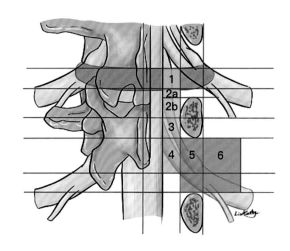

图 8-3-1　侧路可以通过各种技术完成 1~6 区的间盘摘除

出间盘时需要切除部分椎弓根（椎弓根上切迹入路或经椎弓根入路）和关节突的骨质，手术效率不高、创伤相对较大，并且很难通过同一个通道取出突出间盘后再处理椎间隙。在 L_5/S_1 节段，除了 6 区的间盘突出，其他区的间盘摘除均可以通过后入路完成，而对于 $L_{4/5}$ 及以上节段如果做好了骨性结构的减压同样可以通过后入路完成 1~5 区的间盘摘除。笔者认为对于 $L_{4/5}$ 及以上节段椎间孔对应区域以外的区域如 2、3、4 区采用后路内镜手术更符合脊柱外科医生的习惯，并且可以在同一个通道下处理椎间隙。

腰椎椎板间隙比椎间隙水平靠下，神经根自上而下发出部位由低到高、和硬膜囊的夹角由大变小。后路手术分为经神经根腋部入路和肩上入路，处理突出间盘的原则是尽量减少对神经结构的骚扰，选择容易到达突出部位的入路，取出大块髓核进行初步减压后再进行神经根肩上、腋下探查。在 L_5/S_1 节段，S_1 神经根发出位置较高，一般在 L_5/S_1 间隙

水平已经形成神经根袖，调整通道方向可以通过椎板间隙处理 S_1 神经根腋下、肩上及 L_5 神经根腋下。在 $L_{4/5}$ 及以上节段，切除部分关节突内缘并切除部分下位椎板后可以处理本节段的走行神经根肩上，切除部分关节突内缘并切除部分上位椎板后可以处理上位神经根腋下。

二、手术步骤

1. 患者俯卧位，局部麻醉（笔者个人习惯采用 10 ml 罗哌卡因、20 ml 利多卡因、30 ml 注射用水混合）、腰麻（1 ml 罗哌卡因用注射用水稀释到 6 ml 注入蛛网膜下腔进行感觉运动分离麻醉）或全身麻醉。

2. 穿刺点选择。后路也需要靶向放置通道，对于 L_5-S_1 节段，一般在椎间隙水平突出或者向远端脱出情况下笔者习惯于将工作通道放置在患侧椎板间隙中点（图 8-3-2），穿刺针放置到黄韧带表面时有质韧的软组织手感，如果脱出间盘在椎间隙头端，可将穿刺点适当下移使工作通道末端指向头端（图

8-3-3）；对于 L_{4-5} 及以上节段，需要切除部分骨性结构才能放置工作通道，我们可以在体表透视定位突出间盘部位，靶向放置通道后，镜下通过可视化工具进行骨性结构切除（图 8-3-4）。

3. 切除部分骨性结构、黄韧带后进入椎管内，止血，辨识椎管内结构，探查间盘突出部位，尽可能无张力状态下摘除突出间盘。摘除间盘前后尽可能充分止血，进一步探查突出间盘有无残留（图 8-3-5）。

4. 处理完间盘突出部分后，调整通道，到达椎间隙，进一步处理椎间隙（图 8-3-6）。

5. 充分止血，取出内镜及工作通道，缝合切口。

三、典型病例分析

以下通过几个典型病例讨论内镜辅助椎板间肩上入路间盘摘除。

【病例 1】

女性，40 岁，腰痛 9 年，左下肢放射痛 3 个月，加重 10 余天。既往：体健。查体：左足底感觉减退，左侧直腿抬高试验（＋）。X 线片示 L_5-S_1 节段椎间隙变窄，MRI 示 L_5-S_1 间盘突出，内镜下经椎板间挡开 S_1 神经根肩上入路摘除突出间盘（图 8-3-7）。

【病例 2】

女性，69 岁，腰痛伴左下肢疼痛 1 月余。既往高血压、糖尿病 10 余年，脑梗死 2 年残留左侧肢体偏瘫。查体：左小腿内侧感觉减退，左侧直腿抬

椎板间肩上
入路 L_5-S_1
椎间盘摘除
术：技术要
点一

椎板间肩上
入路 L_5-S_1
椎间盘摘除
术：技术要
点二

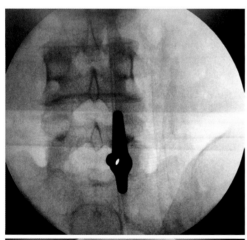

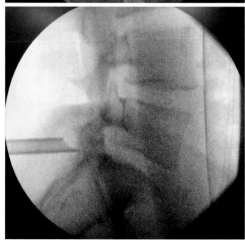

图 8-3-2　将工作通道放置在患侧椎板间隙中点

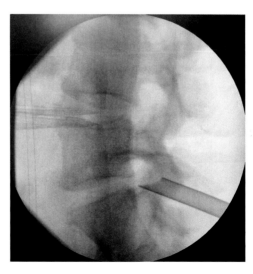

图 8-3-3　将穿刺点适当下移使工作通道末端指向头端

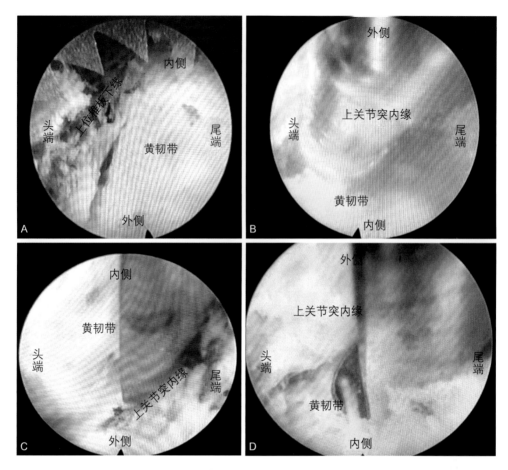

图 8-3-4　A. 可视环锯，去除部分椎板；B. 镜下动力磨钻打磨骨性结构；C. 镜下骨刀，切除部分骨性结构；D. 镜下椎板咬骨钳去除部分骨性结构

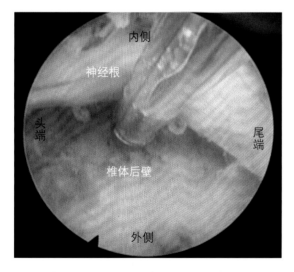

图 8-3-5　射频电极刀头探查神经根、硬膜囊周围有无突出间盘残留

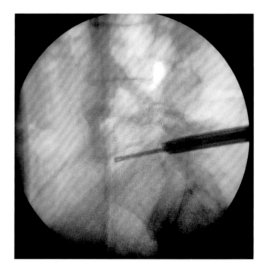

图 8-3-6　处理椎间隙

高试验（＋）。X 线片示腰椎退变、侧凸，MRI 示 L_4-L_5 间盘向头端脱出至 L_4 椎弓根水平。内镜下后入路，切除部分 L_4 椎板下缘及 L_4 下关节突内缘，挡开硬膜囊及 L_5 神经根探及位于 L_4 神经根腋部的脱出间盘，予以取出，并处理椎间隙（图 8-3-8）。

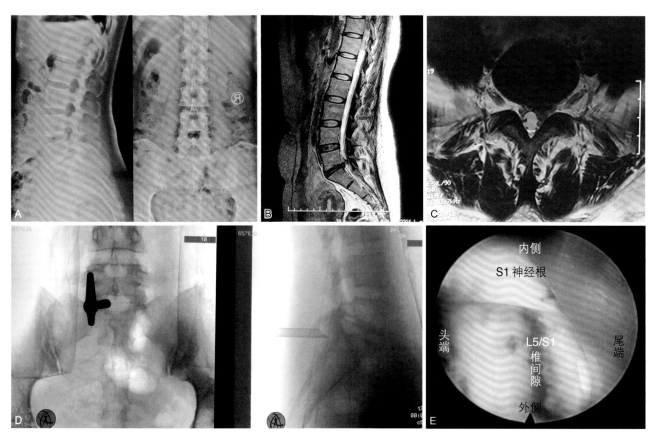

图 8-3-7　A. 术前腰椎正、侧位 X 线片显示 L_5-S_1 节段椎间隙变窄；B. 术前腰椎 MRI 矢状位显示 L_5-S_1 髓核脱出；C. 术前腰椎 MRI 轴位显示 L_5-S_1 髓核脱出压迫左侧 S_1 神经根；D. 术中正位 X 线透视套管置于 L_5-S_1 左侧椎板间；E. 套管挡开 S_1 神经根处理椎间隙

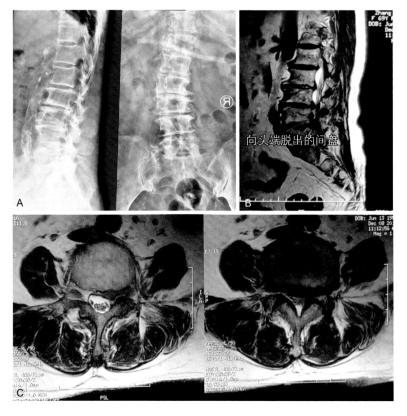

图 8-3-8　A. 术前腰椎正、侧位 X 线片腰椎退变；B. MRI 矢状位示 L_4-L_5 间盘头端脱出；C. MRI 轴位示 L_4-L_5 脱出间盘压迫 L_4 神经根

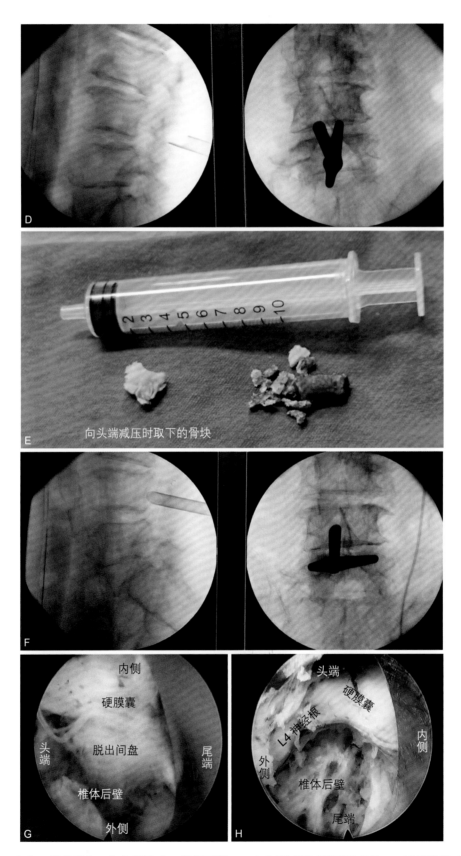

图 8-3-8（续）　D. 术中 X 线片示将工作套管置于 L₄ 椎板下缘；E. 向头端减压时取下的骨块；F. 减压后将工作套置于 L₄ 椎体后方；G. 探查位于 L₄ 神经根腋部的脱出髓核；H. 取出脱出的髓核探查硬膜囊及 L₄ 神经根

【病例3】

女性，57岁，腰痛伴右下肢疼痛10余天。既往因系统性红斑狼疮长期服用激素。查体，右侧小腿内侧感觉减退，右侧足背伸肌力Ⅳ级，右侧直腿抬高试验（＋）。X线片示腰椎退变、侧后凸，MRI示L_3-L_4间盘脱出至L_4椎弓根下缘水平。内镜下后入路切除部分L_4椎板上缘，探及位于L_4椎弓根内侧、L_4神经根前方的脱出间盘，挡开L_4神经根取出脱出间盘，同一通道下处理L_3-L_4椎间隙（图8-3-9）。

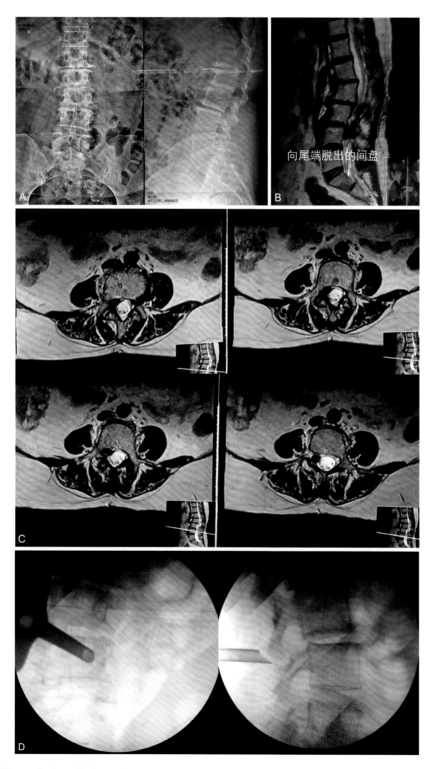

图8-3-9　A. 术前腰椎正、侧位 X 线片示腰椎退变；B. MRI 矢状位示 L_3-L_4 间盘向尾端脱出；C. MRI 轴位示 L_3-L_4 脱出间盘压迫右侧 L_4 神经根；D. 术中 X 线透视下将工作套管置于 L_4 椎板上缘；

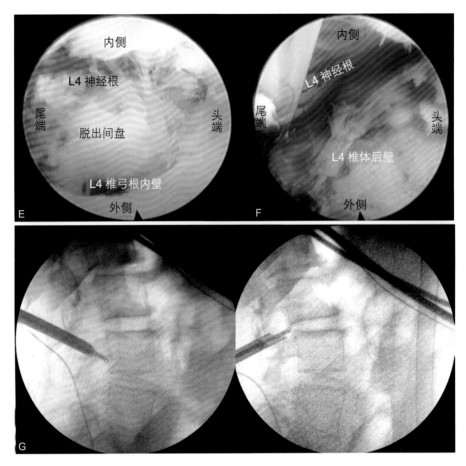

图 8-3-9（续）　E. 减压后于 L_4 椎弓根内侧探查到脱出髓核及 L_4 神经根；F. 取出脱出髓核后探查 L_4 神经根压迫解除；G. 术中 X 线透视显示探查范围

【病例 4】

女性，71 岁，腰痛伴双下肢疼痛半年，左侧为著，加重伴左下肢麻木 1 个月。既往：溶血性贫血 20 余年，帕金森病 10 余年，糖尿病 7 年。查体：左小腿外侧及左足背感觉减退，左足踇指背伸肌力 IV 级，左侧直腿抬高试验（+）。X 线示腰椎退变，

L_4 I 度退变性滑脱；MRI 示 L_4-L_5 椎管狭窄，左侧椎间盘突出。内镜下后入路以可视环锯、镜下骨刀等去除 L_4-L_5 关节突内缘及椎板缘，切除黄韧带，进行中央管及双侧侧隐窝减压，摘除脱出于 L_5 神经根肩部的间盘（图 8-3-10）。

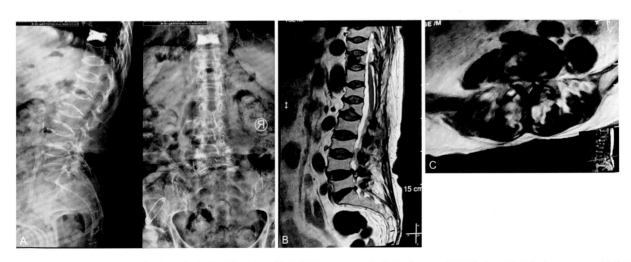

图 8-3-10　A. 术前腰椎正、侧位 X 线片示腰椎退变，骨质疏松；B. MRI 矢状位示 L_4-L_5 椎管狭窄、间盘突出；C. MRI 轴位示 L_4-L_5 椎管狭窄、间盘突出

椎板间肩上
入路 L_5-S_1
椎间盘摘除
术：病例

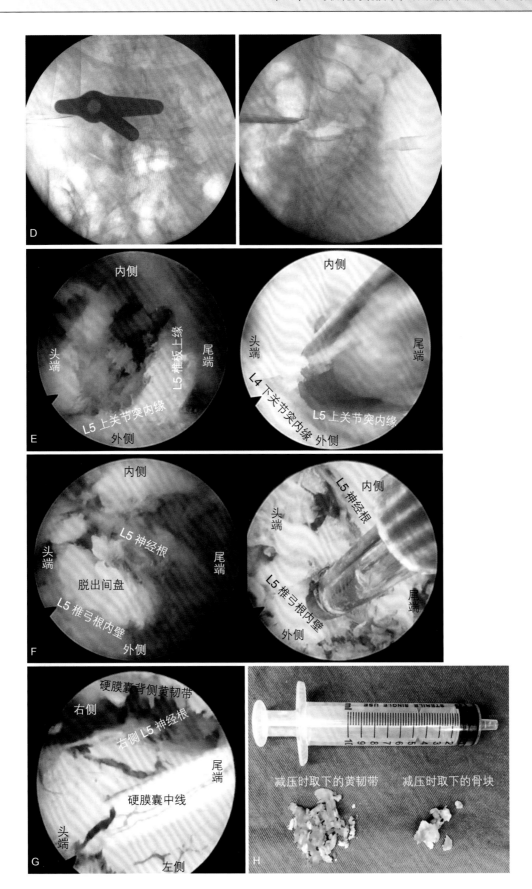

图 8-3-10（续）　D. 术中透视下将工作套管置于 L_4 椎板下缘；E. 术中可视环锯、镜下骨刀进行骨性结构减压；F. 术中探及 L_5 神经根及脱出间盘；G. 减压后探查硬膜囊、神经根；H. 减压切除的骨质及黄韧带

（于峥嵘）

第四节　内镜辅助椎板间腋下入路间盘切除技术

在开始本节前，先简要概述腰椎椎板间入路（interlaminar approach）的发展史。公认首先描述腰椎间盘切除手术的文献由麻省总医院骨科的 W. J. Mixter 和 J. S. Barr 发表在 1934 年的"新英格兰外科学报"（"新英格兰杂志"的前身）上，其手术方法接近于全椎板切除，很快其短期随访结果显示了全椎板切除和大量椎间盘切除导致的腰背痛等问题。5 年后的 1939 年，JG Love 首次报道了椎板间入路腰椎间盘切除术，较好地实现了脊柱稳定性和显露充分性的平衡，引入国内后一般以椎板间开窗腰椎间盘切除来命名此术式，也有部分学者称之为 Love 手术。之后很多年，围绕全椎板切除（wide laminectomy）和椎板开窗（interlaminar discectomy）始终存在争议，直到显微镜和脊柱内固定广泛应用于脊柱外科手术。

首先系统报道椎板间入路脊柱内镜下腰椎间盘切除术的是德国医生 Sebastian Ruetten，要介绍椎板间入路脊柱内镜必须仔细研究 Ruetten 的系列学术论文。他在 2005 年、2006 年首先报道的是全内镜椎板间入路治疗腰椎间盘突出症，早期报道的手术指征主要有三个：①向上游离到上位椎弓根下界；②向下游离到下位椎弓根中段；③侧位 X 线显示骨盆阻挡。因为尚缺乏有效的骨成形工具，其对"椎板间窗"的大小做了严格规定，上下椎板缘之间，下关节突内缘到中线间，最小距离应大于 6 mm。其手术入路应该是劈开黄韧带入路，手术节段以 L_5-S_1 节段为主（67%），绝大多数为腋下入路完成手术。如果椎板间窗足够大，可以显露到肩上，也就是我们下面要讲的第一个经典术式——S_1 神经根腋下入路突出椎间盘切除术（图 8-4-1A，B）。再到他 2009 年发表在 *Journal. Neurosurg: Spine* 杂志上 192 例侧隐窝狭窄患者接受脊柱内镜和显微镜下椎板间入路减压手术的前瞻性 RCT 研究中，已经引入了镜下动力磨钻做关节突和椎板切除，并做黄韧带的潜行减压，基本形成了内镜下椎管减压的技术标准（图 8-4-1C）。Ruetten 教授关于椎板间入路脊柱内镜的一系列学术论文，几乎影响了后来所有采用椎板间入路进行脊柱内镜手术的医生。

一、不同神经根腋下入路的特点

基于神经根与椎间隙的解剖特点（图 8-4-2），腋下压迫几乎只存在于 L_5 和 S_1 根的腋下区域，但是 L_5 根的腋下区域显露和 S_1 根的腋下区域显露有本质区别，S_1 根的腋下入路要比 L_5 根的腋下入路简

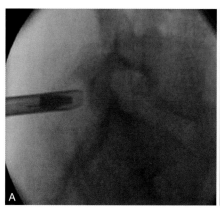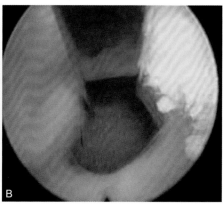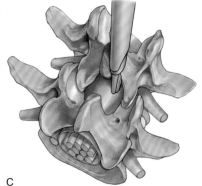

图 8-4-1　A、B. Ruetten 教授 2006 年论文中关于置管和黄韧带劈开入路，基本奠定了椎板间入路内镜下突出椎间盘切除术的基本原则（*Minim InvasNeurosurg*, 2006, 49: 80-87）。C. Ruetten 教授 2009 年的论文引入了镜下动力磨钻处理椎板和关节突，已经成为标准的内镜下半侧椎板间开窗手术或者称为单侧椎管减压手术了（*Journal of Neurosurgery*, Spine, 10(5): 476-485.）

单得多，原因包括：①骶管比 L_5 节段椎管宽大的多，加上 S_1 根的发出点明显高于 L_5 根，因此 S_1 根天然的腋下空间远大于 L_5 根；② L_5-S_1 椎板间孔较 L_4-L_5 椎板间孔要大得多，且前方正对 S_1 椎体后壁，多数情况下无须切除椎板骨质，仅做黄韧带劈开，即可直达 S_1 根腋下间隙；③多数 L_5-S_1 椎间盘突出是腋下突出或肩前突出，很容易通过腋下间隙显露（图 8-4-3）。所以针对 S_1 根腋下间隙的入路可以称为内镜下经 L_5-S_1 椎板间隙 S_1 根腋下入路突出椎间盘切除术。

L_5 根的腋下间隙显露相对复杂一些。L_5 根的腋下压迫主要来源于 L_5-S_1 间盘的完全上游离和 L_4-L_5 间盘的完全下游离，位于前述华西分型的 3 区位置，该区域正好被 L_5 椎板遮挡。如果是 L_5-S_1 间盘脱出上游离一般采用 L_5-S_1 椎板间入路，向上切除部分 L_5 单侧下椎板，可达 L_5 根的腋下区域，同时也是 S_1 根的肩上区域，可以称为内镜下经 L_5-S_1 椎板间隙 L_5 根腋下入路突出椎间盘切除术，可同时探查 L_5-S_1 间隙，避免遗漏突出髓核组织（图 8-4-4）。如果是 L_4-L_5 间盘的完全下游离，一般从 L_4-L_5 椎板间隙进入，切除 L_5 椎板的上半部分及部分关节突关节，抵达 L_5 根腋下。此入路要注意避免 L_4-L_5 间隙层面髓核残留，因为这个入路要同时探查 L_4-L_5 间隙并不容易，一般要同时探查 L_5 根的肩上区域，这个区域是 L_4-L_5 的椎间隙区域，此手术入路可以称为内镜下经 L_4-L_5 椎板间隙 L_5 根腋下入路突出椎间盘切除术（图 8-4-5）。

二、麻醉方案选择

针对椎板间入路有局麻、全麻、椎管内麻醉诸多争议，我中心始终坚持采用局部浸润麻醉，椎管内不给麻药。麻醉方案同前所述"12345"配比方案。核心操作要点就是黄韧带和多裂肌之间的疏松空隙充分给药，一般给 5~10 ml 局麻药物，这个间隙的找寻可以采用椎板内缘为靶点。

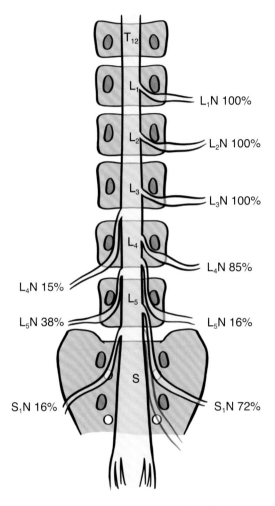

图 8-4-2　腰椎神经根发出点示意图

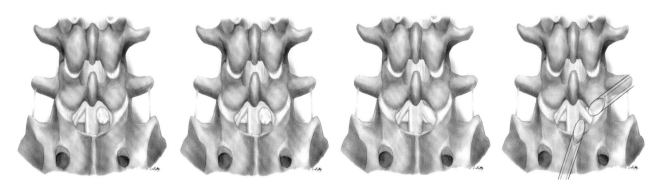

图 8-4-3　S_1 根的腋下突出或肩前突出是 L_5-S_1 椎间盘突出最常见的类型，一般可以通过单纯的 S_1 腋下入路完成减压，少数情况需要附加肩上探查，这 4 张图在前面章节讲述过，这里再次列出是为了更系统地说明腋下入路的类型

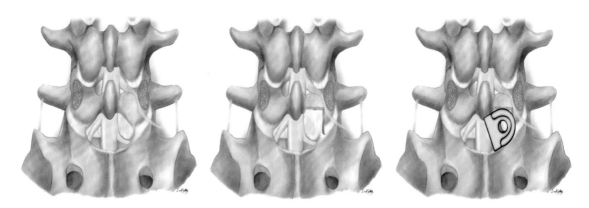

图 8-4-4　L_5-S_1 间盘完全脱出在椎管内上游离，卡压到硬膜和 L_5 根之间，是第一种 L_5 根腋下突出，我们本着"从哪个间隙脱出，从哪个椎板间隙入路"的基本原则，选择经 L_5-S_1 椎板间隙入路，切除 L_5 椎板单侧下半部分，以及部分关节突关节，可以充分显露出游离髓核予以切除。切骨工具可以选择可视环锯或动力磨钻。一般不建议用镜下椎板咬骨钳全程做骨切除，一是其效率比较低，二是容易损坏镜下椎板咬骨钳

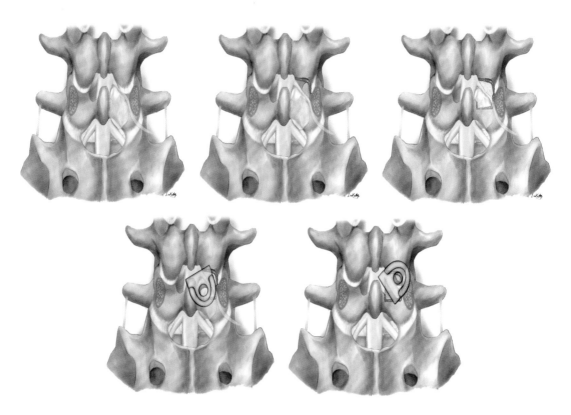

图 8-4-5　L_4-L_5 椎间盘完全脱出下游离到硬膜和 L_5 根之间，是另外一种 L_5 根腋下突出情况，比较少见。一般切除单侧 L_5 上椎板及部分关节突关节后，可以比较容易地显露出游离髓核。值得指出的是虽然从影像学上游离髓核远端表现为" L_5 根腋下"，但在我们显露的视野中，根据 L_5 根出硬膜囊位置的变异（间隙上出囊、间隙出囊或间隙下出囊），髓核近端可以表现为肩上、肩前或腋下，务必进行 L_5 根肩上、腋下双探查，避免髓核残留，这是与 L_5-S_1 间隙入路探查 L_5-S_1 间盘上游离的最大区别点

三、内镜下经L₅-S₁椎板间隙S₁根腋下入路突出椎间盘切除术

如前所述，经 L₅-S₁ 椎板间隙的 S₁ 根腋下入路是非常经典的脊柱内镜手术入路，在我们中心 L₅-S₁ 节段的腰椎间盘突出症超过 80% 以上由此入路完成，累计完成近 2000 例此入路手术。总结了一些经验：如局麻方法、反持镜头、穹顶套管破黄、外套管侧隐窝成形等技巧。

【病例 1】

本病例术前 MRI 显示是一个典型的无游离型 L₅-S₁ 腋下突出。根据术前的 X 线片提示这是一个"大椭圆形"的椎板间孔，根据我们之前的分型，认为无需切除骨质即可实现 S₁ 神经根的腋下肩上双显露（图 8-4-6）。

手术在局麻加静脉强化麻醉下完成，静脉强化药物为舒芬太尼 10 μg 静脉注入。体位摆放见图 8-4-7A，采用双层贴膜（单层贴膜容易漏水），两层贴膜之间用纱布围成三面"纱布堤坝"，开口向手术操作侧（症状侧）。

置入工作套管及镜头后，首先第一个视野是黄韧带和多裂肌之间的间隙，有脂肪组织填充（图 8-4-7B），此区域应仔细射频止血，充分显露椎板间黄韧带和 S₁ 椎板上缘的连接处（图 8-4-7C）。下一步是"破黄"，关于破黄的方法不同的医生各有体会，有电极烧灼破黄法，有蓝钳破黄法，有神经剥

离子破黄法，有髓核钳破黄法，我们采用的是套管尖端破黄法，因为我们的操作习惯是站在突出侧反手持镜头（侧卧位下做椎间孔入路手术的习惯），套管的尖端在靠近中线侧，套管的斜面朝向外侧，这样套管尖端正下方对的是硬脊膜或腋下间隙位置。套管直接旋切破黄患者几乎没有疼痛感觉，但要小心地均匀用力，避免突然破入椎管造成马尾神经损伤。套管破黄即停（图 8-4-7D），用 45° 髓核钳扩大黄韧带破口（图 8-4-7E），直到充分显露硬膜外血管脂肪层（图 8-4-7F）。这层血管脂肪层大概 3 mm 左右厚度，富含毛细血管，且有分层，应用小髓核钳仔细地抓除并射频止血（图 8-4-7G、H，椎管内操作，射频电极功率应控制在 35 W 以内，避免神经根刺激）。

充分显露腋下间隙后（图 8-4-7I），用套管末端将硬膜拉向内侧，显露出突出的髓核（图 8-4-7J），此处应小心硬膜边界的显露，在突出特别巨大的时候，硬膜容易被顶成穹隆型，外缘边界不清，容易损伤，最好的方法就是在脂肪组织中向深方分离。切除完突出髓核后（图 8-4-7K），用套管牵拉硬膜和 S₁ 根腋部，探查"肩上区域（L₅ 椎体后下壁 2~3 区）"（图 8-4-7L），确认椎管探查彻底无残留后撤套管镜头，观察减压情况（图 8-4-7M）。可以通过腋下入路探查全椎管，极少需要再行肩上入路。

如果是特别小的椎板间孔做腋下入路应该如何操作？其实大同小异，多了一个可视化环锯切除部分椎板关节突的过程，我们通过病例 2 来进行介绍。

椎板间腋下入路 L₅-S₁ 椎间盘摘除术：技术要点一

椎板间腋下入路 L₅-S₁ 椎间盘摘除术：技术要点二

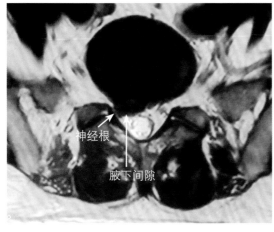
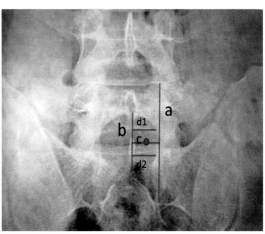

图 8-4-6　术前椎间隙层面轴位 MRI 显示为旁中央型腋下型突出，提示 S₁ 的出硬膜囊位置较高，腋下间隙足够大，椎板间孔的径线测量提示为"大椭圆形"椎板间孔，穿刺靶点为 c 线的中点。

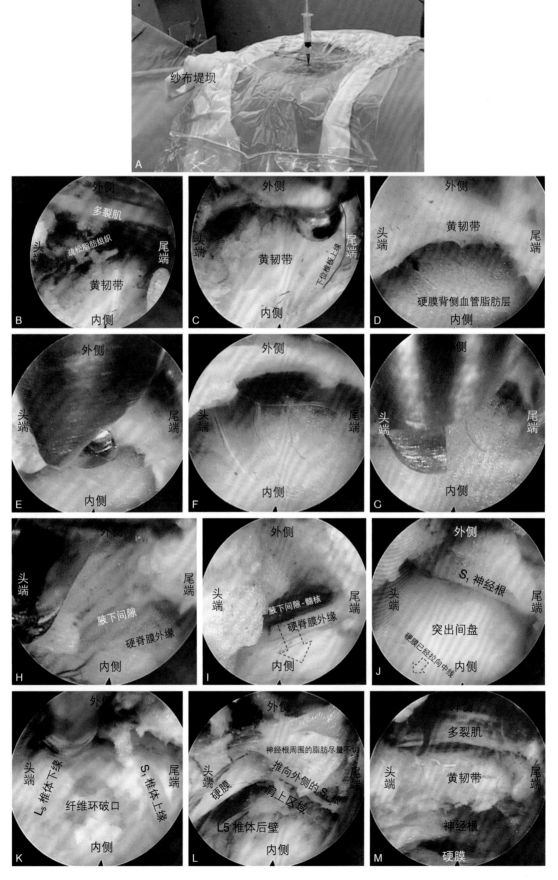

图 8-4-7　病例 1，"大椭圆形"椎板间孔，S_1 根腋下入路镜下步骤。主要原则就是"找清方向，逐层进入，仔细显露，充分止血"

【病例2】

本病例是一个典型的 L_5-S_1 腋下型突出病例，但是无论是椎板间孔还是椎间孔都不大，在入路上难以选择（图8-4-8A～C）。最终我们选择了经椎板间可视环锯切骨入路，比起"大椭圆形"椎板间孔，就多了一个充分切骨步骤，以显露出黄韧带下止点为准，向外侧切一锯即可，也可以用动力磨钻和镜下椎板咬骨钳（图8-4-8D、E、F）。只要按照"骨窗 - 黄韧带窗 - 脂肪血管层 - 神经硬膜显露 - 间盘切除 - 椎管探查"的基本步骤和原则，包括下边要讲述的病例3和病例4（ L_5 椎板切除的 L_5 根腋下入路），并无本质区别。

四、内镜下经 L_4-L_5 椎板间隙 L_5 根腋下入路突出椎间盘切除术

该类手术主要针对一种情况，就是 L_{4-5} 椎间盘完全脱出下游离，上界起自 L_4-L_5 椎间隙水平，下界到达 L_5 椎体下缘。从笔者刚开始接触脊柱内镜手术，针对此种情况的内镜下手术方式就争论不休，到现在仍然如此。争论主要集中在能否内镜下充分减压？侧路内镜、后路内镜还是联合入路内镜手术？基本共识是目前的脊柱内镜手术技术可以做到几乎任何位置的腰椎间盘突出充分减压，针对这种 L_4-L_5 完全脱出下游离情况采用后入路内镜辅助下的椎板关节突切除，可以更好地显露手术视野。

同样是经椎板间入路处理向下完全脱垂的髓核， L_4-L_5 节段同 L_5-S_1 节段有何区别？区别主要如下： ① L_4-L_5 椎板间孔的大小要显著小于 L_5-S_1，几乎都是小椎板间孔，偶尔有中山峰型，大椎板间孔罕见；② L_5 根出硬膜囊位置在 L_4-L_5 间隙水平或以下，从 L_5 根腋下入路无法探查肩上区域，甚至不能探查间隙水平；③ L_5 椎体后壁水平骨性椎管的宽度小于 S_1 后壁水平，使得其天然的椎管容积有限；④ L_5 椎板腹侧的黄韧带覆盖率几乎是100%，显露 L_5 椎板上缘的黄韧带止点要难于 S_1 椎板上缘，如果合并侧隐窝狭窄、黄韧带增生则更为复杂。

椎板间腋下入路 L_5-S_1 椎间盘摘除术：病例

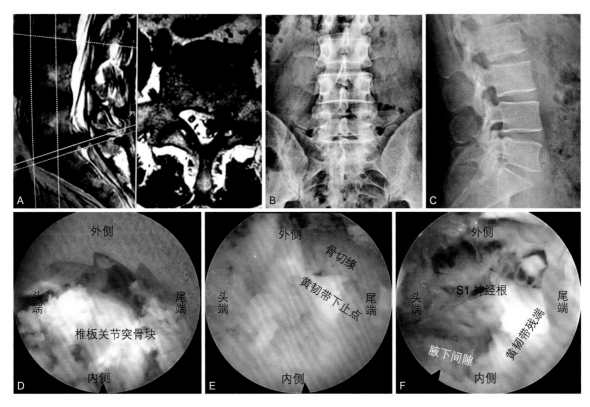

图 8-4-8　病例2，小椎板间孔经椎板间孔可视化环锯切骨入路。只要把握先充分切骨显露，再逐层进入的基本原则，就跟大椎板间孔无区别。要坚决避免暴力挤进椎管，那样很容易造成神经损伤

【病例3】

本病例是一个 L_4-L_5 完全脱出下游离病例。外套管斜面卡住椎板间孔的外下角，这个可以通过手上感觉和外套管末端开口方向确定。镜下可视环锯成形椎板间孔的外下角，显露出黄韧带的下止点，虽然前述解剖学研究表明 L_5 椎板腹侧的黄韧带覆盖是连续的，但实际手术中发现其分界线还是存在的。L_5 神经根袖和硬膜一般被压成穹隆形，没有明显的边界。虽然是 L_5 根腋下游离，但首先应该显露 L_5 根外侧肩上区域，先去探查腋部的风险极高，几乎

硬膜神经根损伤的概率是 100%。从肩上显露游离髓核，切除大部分后，L_5 根和硬膜的腋下区域自然会回复，再进行腋下探查，避免髓核残留（图 8-4-9）。

此入路多讲一点关于 L_4-L_5 椎间隙探查的问题。因为主要切骨方向为尾端，往往椎间隙层面骨切除尤其是 L_4 椎板下缘切除是不够的，如果不是刻意再次成形，是很难显露到 L_4-L_5 椎间隙的，容易发生椎间隙层面髓核残留，需要结合术前 MRI 仔细确定手术方案。

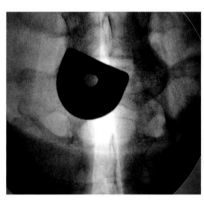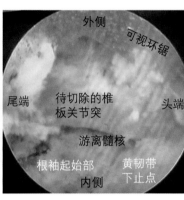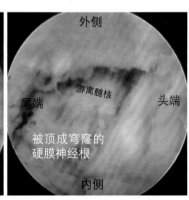

图 8-4-9　经 L_4-L_5 椎间孔入路，L_5 上椎板切除，内镜下椎管探查手术。一般黄韧带的下止点代表下位椎体中上 1/3 的分界线。切骨成形要充分，避免患者手术中严重疼痛掩盖马尾神经损伤的风险

【病例4】

本病例是另外一例 L_4-L_5 完全脱出下游离的病例，与病例3不同的是采用了动力磨钻来切除 L_5 椎板上份。术前影像资料见图 8-4-10，脱出髓核下界已经到了 L_5-S_1 间隙水平。

透视发现该例患者 L_4-L_5 椎板间孔属于小椎板间孔，术前计划需要切除较多的骨质，工作套管直接放置在 L_5 椎板表面。破黄和切除骨质的顺序，不同医生观点不一。有的医生认为应先做椎板切除减压，保留黄韧带完整性；有的医生按照椎板间入路内镜的习惯先破黄，显露神经硬膜组织，并以神经硬膜为标志向尾端切除椎板。镜下找到 L_5 椎板的上缘，用动力磨钻切除。镜下动力磨钻的磨头有金刚砂头和西瓜头两种，对于这种较大范围的骨切除，建议采用西瓜头，效率较高。金刚砂头的优点在于

不会卷入软组织，但是效率要低一些。在做 L_5 椎板上缘切除时，很容易就显露出椎板间黄韧带的下止点，该止点大概对应 L_5 椎体的中上 1/3。继续向尾端、向外侧磨除 L_5 椎板上份，直到显露出 L_5 根腋下的游离髓核，给予小心分离切除，可以看到 L_5 根和硬膜的分叉区域。结束手术前务必探查 L_5 根的肩上区域（椎间隙层面），因为通过 L_5 根的腋下空间是探查不到 L_4-L_5 椎间隙的，应通过向外磨除部分关节突关节显露 L_4-L_5 间隙，仔细探查椎间隙层面有没有残留髓核（图 8-4-11）。

五、内镜下经 L_5-S_1 椎板间孔 L_5 根腋下入路椎间盘切除术

此入路同 S_1 根肩上入路基本相同，只是多切一点 L_5 的下椎板，将放在椎板间肩上入路章节讲述。

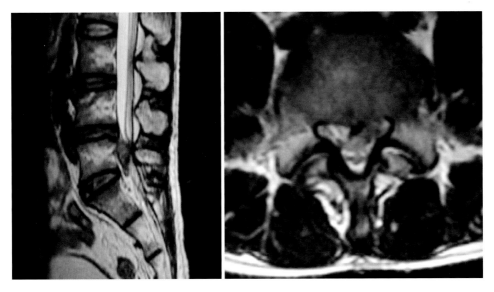

图 8-4-10　病例 4 的术前 MRI

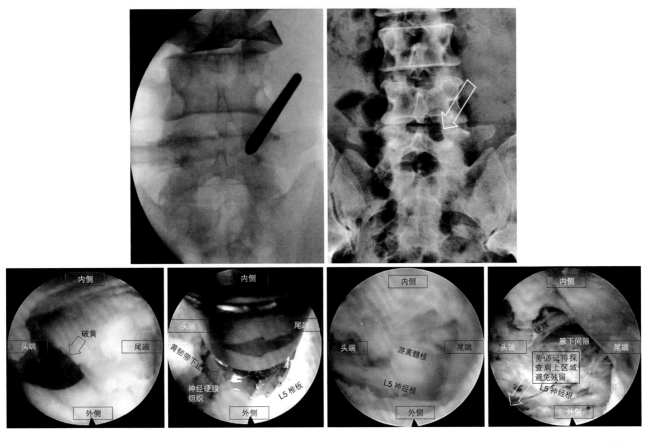

图 8-4-11　病例 4 定位、破黄、镜下磨钻磨除 L₅ 椎板上份、显露髓核、肩上腋下显露探查以及术后 X 线片显示的骨切除范围

（祝　斌　江晓兵）

第五节   后路腰椎内镜下单侧入路双侧椎管减压技术

一、定义与进展

单侧入路双侧椎管减压（unilateral laminectomy for bilateral decompression，ULBD）即单侧椎板入路双侧椎管减压术，从棘突一侧在充分保留腰椎后方稳定结构的前提下，针对椎管狭窄病例进行对侧椎板、黄韧带、增生的关节突甚至椎间盘进行有效的减压（图 8-5-1）。传统的后路全椎板切除术是目前治疗腰椎管狭窄最常用的方法，但由于对脊柱后方稳定结构破坏大，其远期疗效并不理想。1997 年，

Spetzger 等提出单侧入路双侧减压的方法，通过单侧入路保留脊柱后方结构，从而减少不稳定性的发生。随着器械工具进展，新型管道撑开器被应用于后路腰椎一侧入路双侧减压，并被证明可以减轻术后疼痛，且具有出血量少、住院时间短等优点。管道下单侧入路双侧减压对侧隐窝和椎间孔狭窄效果良好。这一术式已经被证明可以取得与开放手术下的单边或双边椎板切除减压一样的疗效。Komp 等通过临床试验表明，该技术与传统显微镜下椎板切除术的临床疗效相当，且在并发症、创伤、康复等

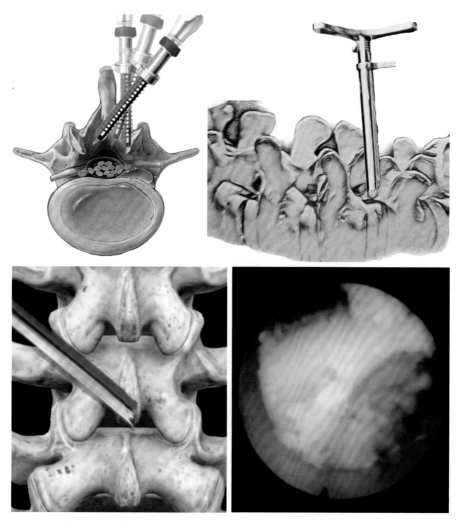

图 8-5-1   单侧入路双侧椎管减压（ULBD）示意图，与可视环锯图

方面具有优势，是一种治疗腰椎管狭窄症安全、有效、微创的术式。近年来，随着椎间孔镜技术的不断发展，使腰椎管狭窄症的手术治疗更加的微创化。传统的椎间孔镜工具由于工作通道管径的限制，椎管狭窄的减压往往费时，且需要较好的动力系统辅助，而且对于双侧症状的椎管狭窄处理起来也较为困难，随着内镜器械的不断改进，可视化环锯技术在后路腰椎常规内镜中也广泛运用，Delta 大通道可视化全内镜技术也应运而生。相对于传统的内镜，可视化技术具有更快的效率，且大通道具有更开阔的视野，加上更高效率的镜下工具，使得减压范围更大。这就为腰椎管狭窄的微创治疗提供了更多的选择。

二、内镜后路技术分区与减压策略

后路腰椎全可视化内镜下单侧入路双侧椎管减压简称为 Endo-ULBD（endoscopic unilateral laminectomy for bilateral decompression）。我们团队将后方的减压区域分为 A～E 五区（图 8-5-2）。A 区为下关节突关节内侧部分、上位椎板下缘到黄韧带外上止点区域；B 区为上关节突关节内侧部分、下位椎板上缘到黄韧带外下止点区域；C 区为上位棘突根部到黄韧带止点区域；D 区为对侧侧隐窝至黄韧带外下止点；E 区为对侧下关节突内侧至黄韧带外上止点区域。

不同区域的组合减压适应证如下：

（1）A+B：侧方狭窄，一侧狭窄，清一侧黄韧带；

（2）大 A、小 B：头端游离；小 A 大 B，尾端脱垂；

（3）A+B+D：伴有对侧侧隐窝狭窄，双侧根性症状；

（4）A+B+C+D+E：适用于中央管狭窄。

三、技术与方法

患者取俯卧位，调整腰桥使腰椎椎板间隙适度张开，硬膜外疼痛分离或全麻麻醉成功后，体表定位目标椎间隙。常规消毒铺巾，于棘突旁开 0.5～1 cm 处置入定位针，C 臂确定定位针位于关节突关节内缘椎板下缘中点处。在定位针处做长 7～10 mm 纵行切口，以垂直于水平面方向沿切口逐级放置扩张管至椎板间不突破黄韧带，探查外侧关节突骨性突起。

（一）环锯锚定

环锯轻环（图 8-5-2），卡在骨面上透视定位，正位片上环锯位置在关节突关节内缘椎板下缘，侧位片上环锯位于椎板上，外鞘管舌叶卡在椎板下缘（图 8-5-3）。

（二）可视化环锯下椎板减压

定位完毕后置入工作套管建立工作管道，连接光源和镜头，调节屏幕成像。镜下用髓核钳清理软组织，射频处理椎板上下缘以及黄韧带表面的软组织，明确镜下骨性结构。可视化环锯的使用一般顺序：椎板下缘、关节突内缘、棘突根部（可视化环

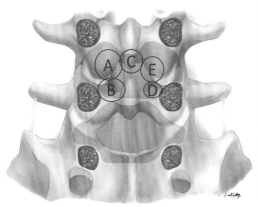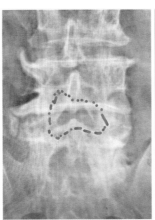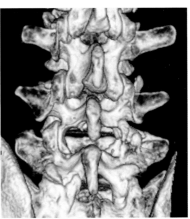

图 8-5-2　Endo-ULBD 去骨减压分区示意图；A～E 区减压后去骨量透视图

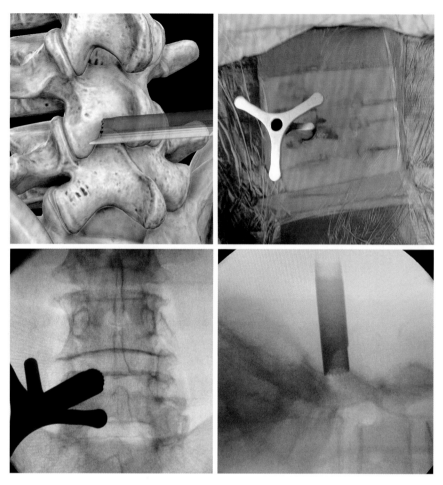

图 8-5-3　第一锯的锚定与透视定位

锯处理）、对侧侧隐窝关节突腹侧（此部分建议使用动力磨钻、枪钳处理）。第一锯去除骨质后出现黄韧带界面，这对于结构判断非常重要，接下来第二、三锯等采用半月形环锯环除骨质，可见黄韧带底部以及黄韧带的深度。一些特殊部位如同侧侧隐窝，则建议使用枪钳扩大减压；可以置入镜下动力磨钻，可视下磨薄下位椎板上缘，磨薄至 1 ~ 2 mm 厚度。再使用咬骨钳咬除部分椎板，显露黄韧带。

（三）Over The Top（图 8-5-4）

Endo-ULBD 的重点工作区域之一，我们称之为 C 区（Center 区包括棘突椎板根部、棘突中部、棘突间韧带中下 2/3）。过顶的第一步需先定位到如图 8-5-4 显示的棘突根部椎板交界区，外鞘管舌叶卡住后如图 8-5-4B，压平工作鞘及环锯与地面呈 45° 角（图 8-5-4C），可视化环除骨板。根据狭窄的不同程度扩大 C 区可以考虑往背侧即棘突间要空间，获得

更大的范围、空间以达到对侧，一般用于重度中央管狭窄病例。

（四）可视化环锯使用的注意事项

可视化环锯在后路使用的时候有几方面需要注意：第一，辨识解剖结构，避免环锯损害关节突；第二，出现黄韧带界面后，采用半月形环锯分块去除骨质的方式比较安全。第三，在可视化环锯使用过程中不一定追求环断骨质，可以在环至最后一层皮质骨的时候用力掰断，再用枪钳修补扩大，以提高安全性。过了中央区后，对侧减压在使用环锯的时候要慎重。

（五）黄韧带减压、对侧减压与探查

Endo-ULBD 的减压流程我们一般建议先做好骨性减压再打开黄韧带。骨性结构在可视化环锯减压完后，使用咬骨钳扩大咬除部分椎板，显露黄韧带

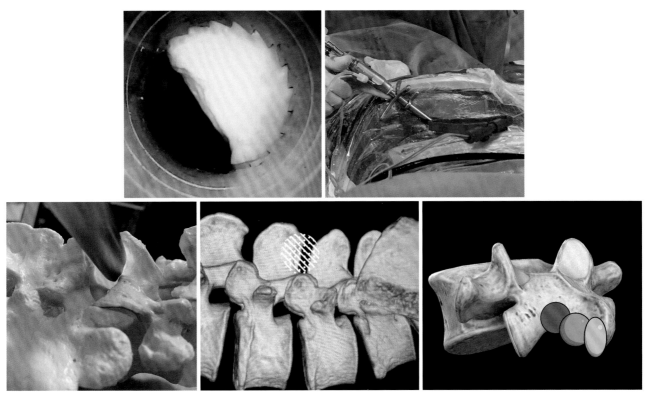

图 8-5-4　镜下"over the top"示意图

止点，神经剥离子分离黄韧带与硬膜囊，枪钳由中央向外侧切除黄韧带，切至骨性结构边缘，显露硬膜囊及神经根外侧缘，必要时切除部分关节突，充分显露松解神经根进行同侧侧隐窝减压，然后倾斜工作套管，沿棘突根部至对侧椎板减压，去除对侧黄韧带及部分关节突，完成对侧减压。探查减压充分，行射频消融及纤维环成形。早期对结构辨识建议用 X 线片透视定位（图 8-5-5）。

四、典型病例

男性，64 岁，双下肢麻木、乏力 20 余年，加重 5 年，X 线过伸过屈位显示腰椎无明显不稳（图 8-5-6）。矢状位 CT、MR 显示 L_4-L_5 水平椎管狭窄，横切面 CT、MR 显示 L_4-L_5 关节突增生内聚、黄韧带肥厚，双侧神经根管狭窄（图 8-5-7）。

患者麻醉后取俯卧位，体表定位目标椎间隙，

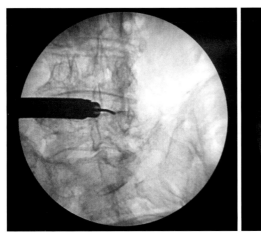
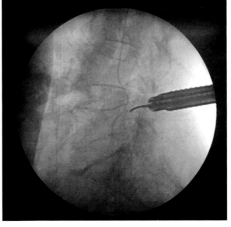

图 8-5-5　神经剥离子探查范围术中透视

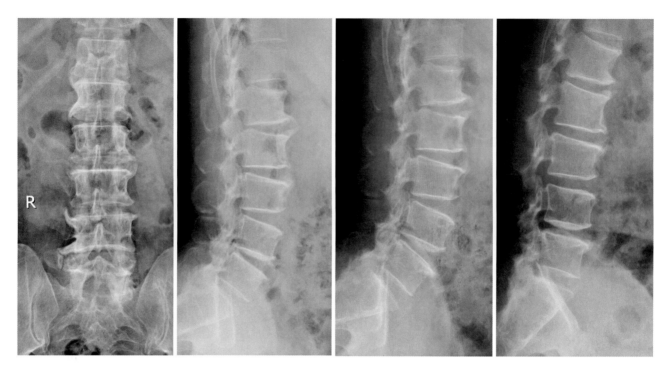

图 8-5-6　患者术前正、侧位以及过伸过屈位 X 线片

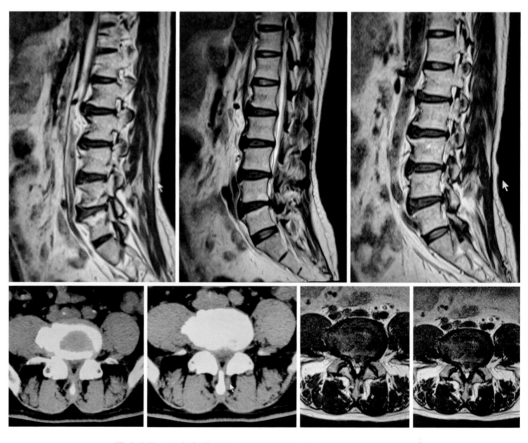

图 8-5-7　患者术前 CT、MRI 显示 L_4-L_5 节段的中央管狭窄

棘突中线旁开 1 cm 处做长 7～10 mm 纵行切口，逐级放置扩张管，探查外侧关节突骨性突起，放入环锯透视定位，正位 X 线片上环锯位置在关节突关节内缘椎板下缘，外鞘管舌叶卡在椎板下缘。

　　镜下清理软组织显露骨性结构椎板关节突。可视化环锯骨性减压的使用一般顺序：椎板下缘、关节突内缘、棘突根部显露同侧以及中部黄韧带，进一步射频电凝、骨蜡止血。使用动力磨钻、枪钳、骨凿处理对侧侧隐窝关节突腹侧，使用咬骨钳咬除部分椎板，显露黄韧带，全椎管骨性减压完成。使用枪钳扩大减压黄韧带止点，再用带钩剥离子分离黄韧带，硬膜外静脉丛进行止血，最后清除黄韧带显露硬膜、双侧神经根。最后同侧、对侧侧隐窝、根管扩大减压，探查椎管、双侧神经根管减压良好，进一步止血、手术完成（图 8-5-8）。术后复查 CT 及 MRI 可见椎管容积获得有效扩大（图 8-5-9）。

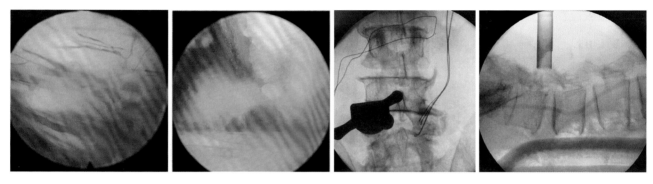

图 8-5-8　镜下示意图

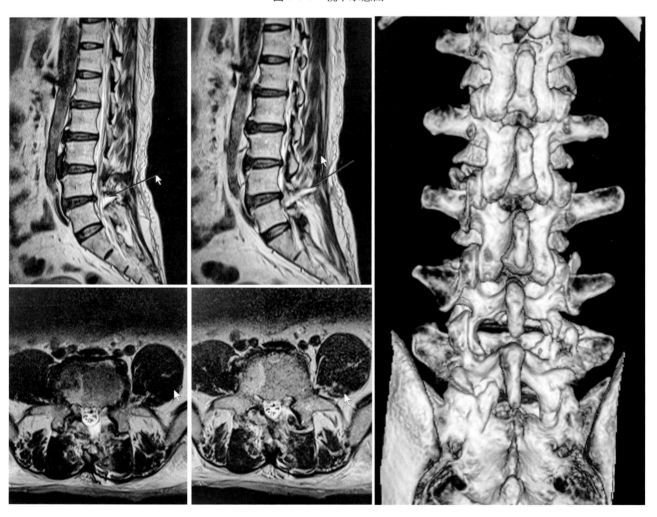

图 8-5-9　术后复查 CT、MR 显示椎管容积获得有效扩大

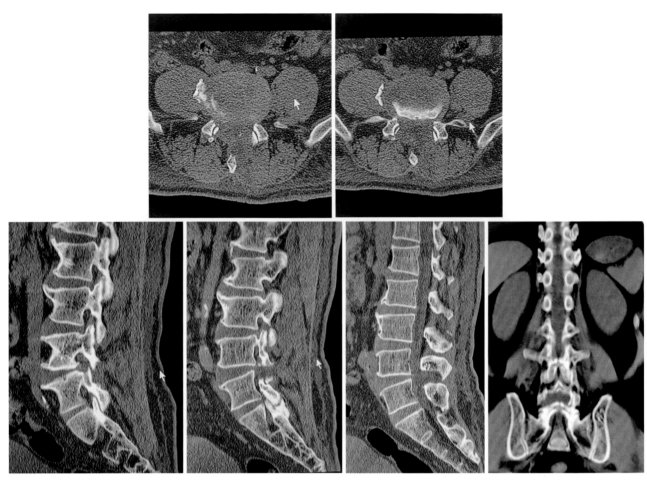

图 8-5-9 （续）

五、小结

对于腰椎椎管狭窄症的治疗，可视化内镜技术是在传统的椎间孔镜的基础上进一步优化改进，进一步扩大镜下减压范围、提高效率。采用后路单侧入路大通道全可视内镜下椎板切除技术本质上与单侧经可扩张管道入路减压方法相同，都是通过切除引起椎管狭窄的椎板、黄韧带以及增生的关节突，来对中央椎管及侧隐窝减压，同时也可以通过切除棘突根部黄韧带及部分对侧关节突、侧隐窝骨质来进行对侧神经根管减压。可视化环锯全内镜技术是一种安全、有效、高效的技术，特别适用于中央椎管狭窄为主的减压，它在减少创伤、出血量、手术时间以及恢复时间等方面都具有诸多优势，相信随着微创脊柱外科的不断进步发展，可视化环锯后路技术的适应证会日益扩大。

（李永津　苏国义）

第六节　UBE 单侧入路双侧腰椎管减压技术

一、概述及基本技术理论

UBE 是 Unilateral Biportal Endoscopy 的缩写，即单侧双通道脊柱内镜技术。该技术提供了一种针对脊柱椎管狭窄病例的内镜解决方案。它通常使用两个通道，一个是内镜通道、一个是操作通道。内镜通道用于内镜观察，操作通道可置入传统开放手术的脊柱外科器械在内镜辅助下进行操作，所以在脊柱内镜领域，该内镜技术工作效率更高，可以胜任一些复杂脊柱外科病例的内镜微创化治疗。1996

年，美国 Antoni 开始尝试应用关节镜及相关器械处理简单的 L_2-S_1 节段椎间盘突出病例，当时采取的体位是侧卧位，并将该技术命名为经椎板间硬膜外内镜技术（translaminar lumbar epidural endoscopy），这是双通道内镜技术的初步尝试。随后的 10 余年间，该技术并未得到有效地发展。UBE 技术的进一步发展成熟离不开韩国脊柱微创团队的努力，Jin Hwa Eum、Dong Hwa Heo、Sang Kyu Son 及 ChoonKeun Park 等人首先报道了双通道内镜技术在腰椎管狭窄方面的初步尝试，并尝试采用俯卧位手术，当时将该技术命名为经皮双通道内镜减压技术（percutaneous biportal endoscopic decompression，PBED）。经过技术的改进和器械的研发，Sang Kyu Son 逐渐建立了 UBE 的理论概念体系，并将该技术的适应证扩展至腰椎管狭窄的单侧入路双侧减压、胸椎病例、颈椎病例，逐渐成为该技术的领军人物。2017 年 Sang kyu Son 和 Dong Hwa Heo 等采用 UBE 技术实现了腰椎镜下融合手术。目前 UBE 技术日臻成熟并具备自己独特的理论体系和完善的技术准则，该技术适应证广泛，可胜任颈椎、胸椎、腰椎不同节段的病变处理和间盘突出、椎管狭窄、滑脱不稳及创伤等不同病种的治疗。

UBE 的基本技术理论类似于关节镜的三角理论，只有当内镜与器械交汇于三角的顶点时，我们才能在内镜下找到器械进行相关的操作。内镜与器械组成的"三角"会随着两者的移动而出现形态的变化，但是"三角"的关系不应该打破。如果两者的

"三角"关系被打破，出现分离或交叉时，在镜下是很难找到器械的（图 8-6-1）。

UBE 单侧入路双侧腰椎管减压手术的一个重要解剖概念是多裂肌三角区域（图 8-6-2）。该区域是由多裂肌肌肉纤维与棘突中线围成的三角区域。多裂肌三角区域里面仅存在脂肪和疏松结缔组织，所以只有当内镜与器械交汇于此，才能做到对腰椎后方的肌肉组织干扰最小，从而真正达到微创的目的。

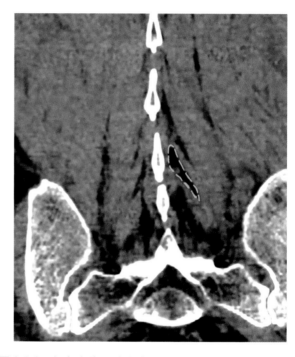

图 8-6-2　绿色虚线区域为多裂肌肌肉纤维与棘突构成的三角工作区域

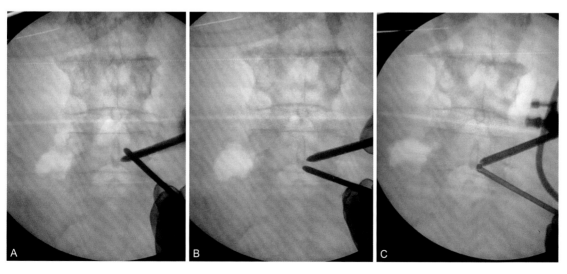

图 8-6-1　A.内镜与器械交叉；B.内镜与器械分离；C.内镜与器械交汇于目标点

二、UBE相关器械

工欲善其事，必先利其器。完善的器械准备是手术顺利开展的关键，UBE的手术前准备类似于膝关节镜或肩关节镜手术。需要准备的项目包括内镜、动力系统、等离子射频手术系统、灌注系统、手术器械等部分。由于UBE手术可使用绝大多数的脊柱外科传统器械，所以其效率高，成本低。相对而言，该技术更容易开展和普及。

（一）UBE内镜

常用的UBE内镜包括0°镜和30°的内镜系统，直径4 mm，镜子灵活且活动范围大，纤细的镜体可经硬膜顶部很顺利地到达对侧，并且不会对神经结构造成压迫。0°镜的视野类似于传统的开放手术，是最常用的内镜类型。30°镜可提供更广阔的视野，但这点必须通过旋转镜子至感兴趣的区域才能做到。30°镜常用于椎管内对侧结构的观察、镜下融合时终板的处理及颈胸椎等复杂病例。

（二）动力系统

常用的UBE动力系统有两种：一种是关节镜刨削器磨钻，该磨钻转速低，且自带保护鞘，是UBE技术最常用的动力系统（图8-6-3）。在使用方面，它与关节镜手术唯一不同的地方是其引流端采用软管。进行磨削工作时，助手夹闭软管，磨钻停止工作后，助手松开软管（图8-6-4）。这样做的目的是确保在磨钻工作时也可以获得一个清晰的术野，磨钻停止工作后，磨除的骨碎屑可以通过重力引流出来。另外一种是普通的脊柱外科高速磨钻。在腰椎管狭窄病例中，我们可以用到4.0 mm、5.0 mm甚至6.0 mm的金刚砂磨头。大尺寸的高速磨钻工作效率高，但风险也高，使用时可配合专门的高速磨钻

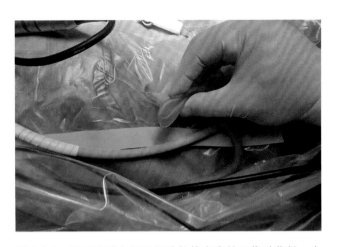

图8-6-4　通过助手夹闭及开放软管在磨钻工作时获得一个清晰的术野

保护鞘。

（三）灌注

灌注方法包括水泵和重力灌注。重力灌注无疑是最安全的方法。UBE在肌肉和骨面之间建立初始工作空间，随后经过镜鞘注水，通过灌注水压维持足够大的工作空间（图8-6-5）。根据骨面及硬膜表面血管出血的压力计算出的手术野最佳的局部盐水灌注压力为30～50 mmhg，在此压力下可有效地控制出血而不会因水压过高而损伤到神经结构。水袋悬挂的高度一般在高出手术野70～100 cm的距离可

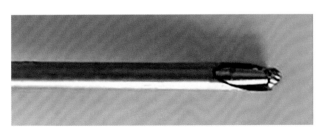

图8-6-3　带保护鞘的磨钻（4.0 mm）

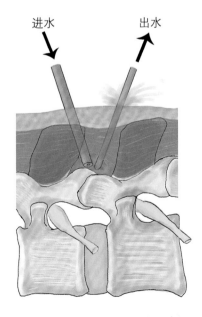

进水　　出水

图8-6-5　在肌肉和骨面之间注水建立初始工作空间

获得此灌注压力。手术时选择比镜体直径大的镜鞘或带侧边孔的镜鞘可增加灌注水流。

（四）等离子射频手术系统

UBE 的优势在于可以使用大直径的射频消融电极来显露和止血，这无疑增加了工作效率（图8-6-6）。可用于 UBE 的射频消融电极的种类很多，常用的包括 90° 的大直径刀头、带弧度的不可调节的小直径刀头、短臂的可调节方向的刀头、70° 大直径刀头及拱形用于切开纤维环的刀头等。射频消融电极刀头局部工作温度最高 70℃，并且能量主要

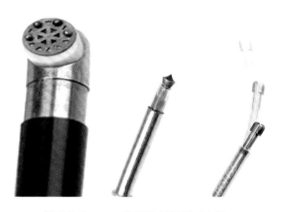

图 8-6-6　UBE 常用的射频消融电极

集中在射频消融电极的头端位置，所以工作起来安全高效。

（五）脊柱外科普通器械

脊柱外科的普通器械如传统尺寸的椎板咬骨钳、髓核钳、刮匙、神经探钩等器械均可用于 UBE的椎管减压手术。由于不受特殊尺寸的限制，所以可用于 UBE 手术的普通脊柱外科器械种类很多。相对于单孔镜小尺寸器械来说，UBE 手术可以使用传统尺寸的普通器械，这将大大增加手术效率。

（六）UBE 专门器械

UBE 专门器械囊括于专用的 UBE 器械包里（图8-6-7），包括逐级扩张导管、UBE 软组织剥离器、UBE 筋膜开口器、UBE 拉钩、UBE 半套管、镜外鞘管拉钩、高速磨钻保护鞘管、黄韧带剥离器、黄韧带椎板上缘剥离器、UBE 神经剥离子、"曲棍球"骨凿、可调方向椎板咬骨钳、带弧度的椎板咬骨钳、反向椎板咬骨钳、纤维环及硬膜修复相关器械、镜下融合相关器械等。术者可在 UBE 专门器械的辅助下顺利实施通道建立、黄韧带切除、骨性工作、纤维环修复、硬膜修复及镜下融合等技术操作。

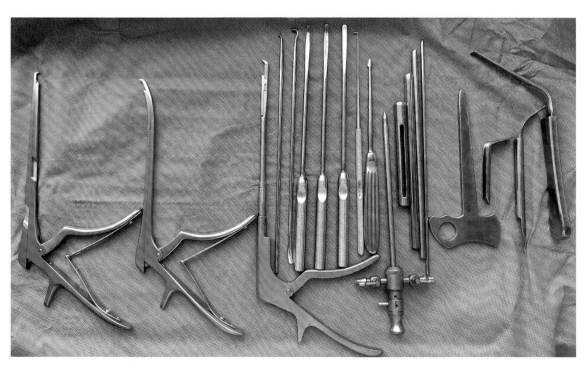

图 8-6-7　用于腰椎管狭窄单侧入路双侧减压的部分 UBE 专门器械

三、手术技术

（一）手术室准备

术者一般站于患侧，选择对侧入路时例外。助手通常站于术者对侧，帮助术者扶持 UBE 拉钩及随时夹闭连接于动力装置的引流软管。监视器塔台位于术者对侧，包括显示器、冷光源、动力系统、等离子射频手术系统、视频采集系统。器械护士站于术者一侧。集水袋可以接一软管，长的软管将水桶延伸到术者的远端，避免占据术者脚下空间（图8-6-8）。

（二）麻醉与体位

由于 UBE 单侧入路双侧减压过程中操作器械对硬膜囊及神经根有一定刺激，所以我们倾向于气管插管全身麻醉，另外全麻可以很好地控制肌肉松弛和术中进行控制性降压。术中将血压控制在收缩压 95~100 mmHg 可获得一个清晰的术野。患者体位一般为俯卧位，腹部悬空。调节手术床，尽量确保病变间隙与地面呈垂直状态，这样在 C 臂透视时可不必调节 C 臂的倾斜角度。当然对于某些体弱多病的患者，往往不能耐受全麻和俯卧位，可采用腰硬联合麻醉及侧卧位。在体位摆放时，尽可能地屈髋、屈膝，这样可以放松腰部的肌肉有利于手术进行。

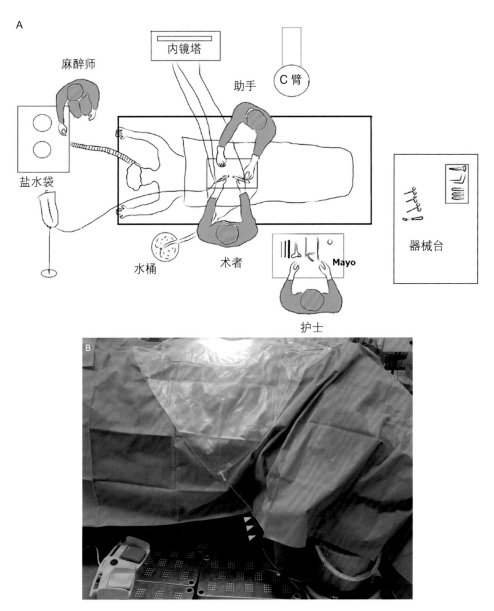

图 8-6-8   A.手术室人员和器械放置示意图；B.绿箭头所指为将水引流到头端水桶的软管

（三）体表定位

UBE 单侧入路双侧减压的体表定位与 UBE 普通间盘突出手术的体表定位一致。首先透视侧位，确定上位椎体下终板的体表投影，然后透视正位，我们会发现通过侧位透视获得的下终板体表投影一般在正位上位于上位椎板下缘水平。对于高位腰椎，上位椎体下终板的体表投影往往会位于上位椎体的椎板下部。以棘突与椎板下缘交界处画一水平线，患侧椎弓根投影内缘画一纵线，两线交点近端 1.5 cm 为内镜通道入口，远端 1.5 cm 为操作通道入路（图 8-6-9）。当然这是对于左侧病例且术者是传统的右利手者而言，如果患者是右侧病变，那么近端通道为操作通道，远端通道则变为内镜通道，对于左利手者则相反。原则上是优势手通常拿器械操作，所以优势手侧最好是操作通道。内镜通道和操作通道在整个手术过程中并不是一成不变的，可以根据需要相互交换，例如在处理完上位椎板下缘后，需要处理下位椎板上缘，为了使操作更加便利，我们可以将内镜通道和操作通道互换。

（四）工作空间的建立

UBE 手术的初始定位点位于棘突基底部与椎板下缘交界的部位，并以此处为中心建立初始的工作空间（图 8-6-10）。这个区域位于多裂肌三角区域，是肌肉最少的地方，在此建立初始工作空间对肌肉

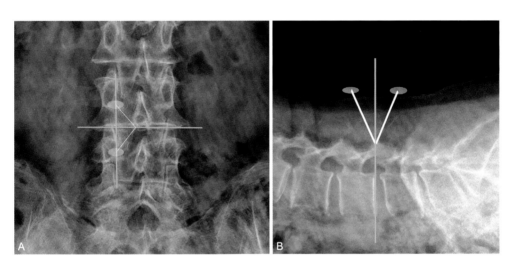

图 8-6-9 UBE 单侧入路双侧腰椎管减压时内镜通道及操作通道的定位。A. 正位定位；B. 侧位定位

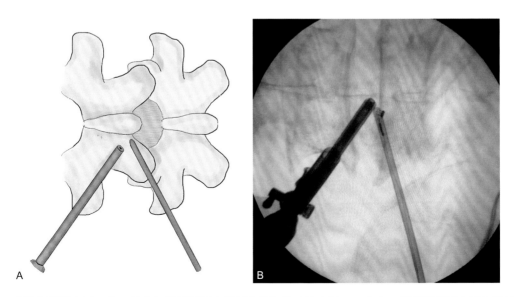

图 8-6-10 A. 内镜与器械交汇于位于棘突与椎板下缘交界部位的初始工作空间；B. 术中 C 臂透视提示内镜与器械交汇于初始工作区域

干扰最小，真正达到微创的目的。首先建立操作通道，这是关键。因为操作通道是出水的通道，保持顺畅的出水是获得清晰术野的关键，水出不来工作空间周围软组织肿胀将会使空间变得越来越狭小。操作通道是器械反复进出的通道，器械顺畅地进出是手术流畅的保证。建立操作通道的技巧有两个：一个是做切口时刀尖最好指向棘突与椎板下缘交点的方向。另一个是必须充分切开皮下的筋膜，逐级插入三级工作套管进行软组织扩张，使用 UBE 剥离器剥离椎板表面及椎板间隙表面的肌肉软组织。同法建立内镜通道，插入 UBE 内镜。这时术者会感知到内镜与器械的触碰。UBE 单侧入路双侧腰椎管减压时，内镜通道切口一般长 7～8 mm，操作通道长约 10 mm。通道建立的好坏可以通过打开内镜镜鞘的水阀灌水来确认，内镜端进水后，操作通道处可见到通畅的出水说明通道建立顺畅。磨除相应骨质，显露并切除黄韧带后，水注入硬膜外腔，建立第二个工作空间，随后完成同侧侧隐窝神经根的松解减压。经棘突基底部到达对侧的第三个工作空间，完成对侧黄韧带切除及对侧侧隐窝的神经根松解减压（图 8-6-11）。

（五）内镜视野的调试及镜下解剖结构的识别

在插入内镜前，无论是 0° 还是 30° 的 UBE 内镜，都需要事前通过观察自己的手指来确认内镜的左、右、上、下方位（图 8-6-12），这样做的目的是插入内镜后方便术者快速地辨识镜下的方位。对于 30° 的内镜而言，需要通过旋转镜头才能将自己感兴趣的术野区域最大化。镜下使用射频消融电极清理骨性结构表面的软组织并进行充分止血。镜下需要识别上位节段的椎板下缘、下位节段的椎板上缘、上位节段下关节突内缘、棘突基底部骨质及椎板间隙等解剖结构（图 8-6-13）。

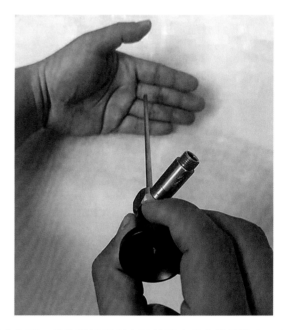

图 8-6-12　术前通过观察自己的手来确定视野的左、右、上、下方位

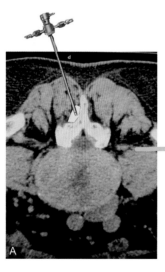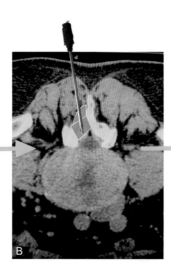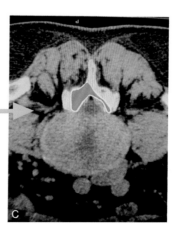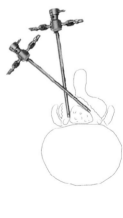

图 8-6-11　A. 在多裂肌三角区域建立第一个工作空间，经镜鞘向工作空间内注水；B. 采用带保护鞘的磨钻磨除骨质，显露并切除黄韧带，到达硬膜外腔，建立第二个工作空间，完成同侧侧隐窝减压；C. 经棘突基底部到达对侧的第三个工作空间，完成对侧黄韧带切除及侧隐窝的减压

（六）骨性工作

首先应用带保护鞘的关节镜磨钻或普通的骨科高速磨钻将同侧上位节段的椎板下缘磨薄（图 8-6-14A），然后应用传统开放手术的椎板咬骨钳进一步咬除椎板直至黄韧带近端止点。棘突基底部的骨质也需要磨除，因为这是进行对侧减压的"必经之路"。下位节段椎板上缘可采用反向椎板咬骨钳进行处理，由于黄韧带直接包绕并止于下位节段椎板上缘，可采用刮匙或特殊的 UBE 黄韧带剥离器将黄韧带从椎板上缘剥离，这样可腾出空间置放反向椎板咬骨钳（图 8-6-14B）。

（七）黄韧带的解剖及切除

充分了解黄韧带的解剖显然是非常关键的，因为它就是附在神经结构表面的一层"面纱"，掀开"面纱"就能看到下面的神经结构。椎管左右两侧的黄韧带存在一个天然的裂隙，这是界定中线并识别棘突基底部的一个重要标记。黄韧带的近端止点位于上位椎板的下表面，并一直延伸到同侧椎弓根的内下壁并到达椎间孔区域，所以说沿着对侧黄韧带的走行可以寻踪到对侧椎弓根的内壁，找到对侧椎弓根内壁即可发现位于其下方的对侧出口根。黄韧带的下止点位于下位节段的椎板上缘，就像一只手

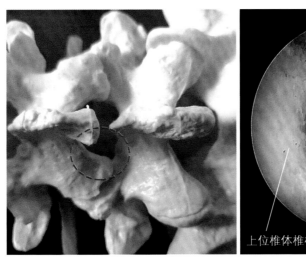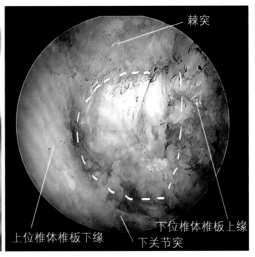

图 8-6-13　镜下各解剖结构围成的虚线为椎板间隙

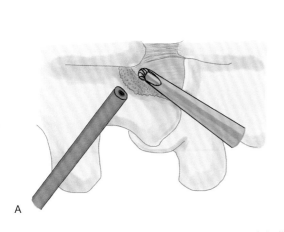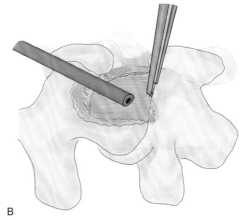

图 8-6-14　A.用带保护鞘的磨钻将椎板下缘打薄；B.反向椎板咬骨钳处理下位椎体椎板上缘

一样将椎板上缘包绕，在这个区域里黄韧带最厚，这也是中央椎管狭窄重点减压的部位（图 8-6-15）。UBE 手术黄韧带的切除过程跟传统的开放手术一样，同侧黄韧带切除可以采用大的椎板咬骨钳一点一点地咬除，也可以显露黄韧带的上下止点后，用特殊的神经剥离子自近端向远端将黄韧带剥离下来，将其整块切除（图 8-6-16）。整块切除的方式可最大限度地避免损伤位于其下方的硬膜，这对于严重椎管狭窄的病例而言非常安全且高效。对侧黄韧带切除之前需要用特殊的 UBE 神经剥离子将其与周围的结构进行剥离，然后用髓核钳、带弧度的椎板咬骨钳进行切除。可一点一点蚕食，也可整块切除。

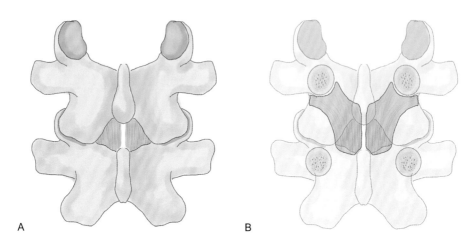

图 8-6-15　A.椎板间隙的黄韧带；B.椎板下整个黄韧带的分布

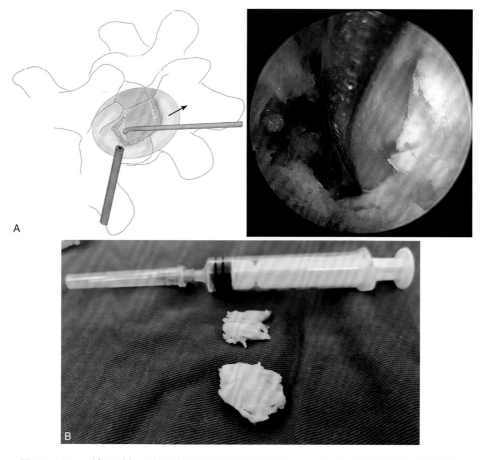

图 8-6-16　A.神经剥离子自近端向远端将黄韧带剥离；B.同侧与对侧黄韧带的整块切除

（八）双侧侧隐窝减压

切除黄韧带后，进一步扩大同侧的骨性侧隐窝（图 8-6-17），可从下位节段椎板上缘与上关节突"拐点"的部位开始，此部位下方往往就是同侧走行根，减压后可找到同侧的下位节段的椎弓根内壁，这是侧隐窝减压的外限（图 8-6-18）。根据这一界限由远端向近端减压同侧侧隐窝，如果同侧存在椎间盘突出，可行间盘摘除。如果突出不严重，可使用射频消融电极进行纤维环的消融皱缩。对侧黄韧带切除前可继续采用磨钻处理棘突基底部及对侧椎板下

表面骨质，这样可以制造出一个宽大的对侧操作空间，在对侧黄韧带的保护下这种操作是足够安全的。当然还可以在高速磨钻保护鞘保护下对对侧骨性结构进行磨削处理，保护鞘既可充当剥离子的作用，又可以保护位于其下方的重要结构，非常安全（图 8-6-19）。对侧骨性工作完成后，可将对侧黄韧带切除，显露出对侧的关节突关节。对侧黄韧带切除前可事先用神经剥离子从其背侧及远端椎板止点处进行剥离（图 8-6-20），切除对侧上关节突的部分内缘及增生骨赘，充分减压对侧的走行根（图 8-6-21）。在 UBE 拉钩的保护下，处理对侧突出的间盘，根据

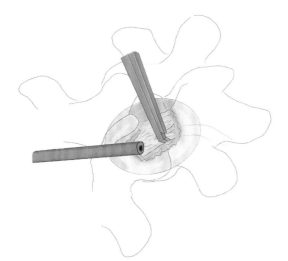
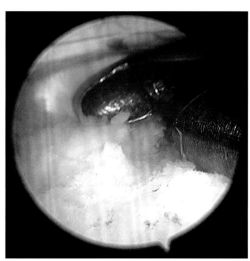

图 8-6-17　切除同侧黄韧带后进一步扩大同侧侧隐窝

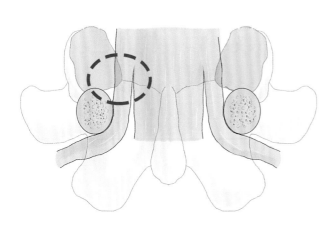

图 8-6-18　下位节段椎板上缘与上关节突"拐点"部位下方便是同侧的走行根

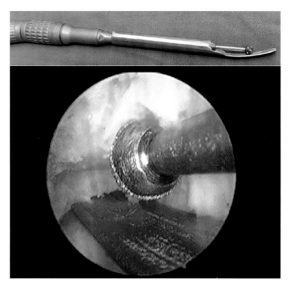

图 8-6-19　高速磨钻保护鞘

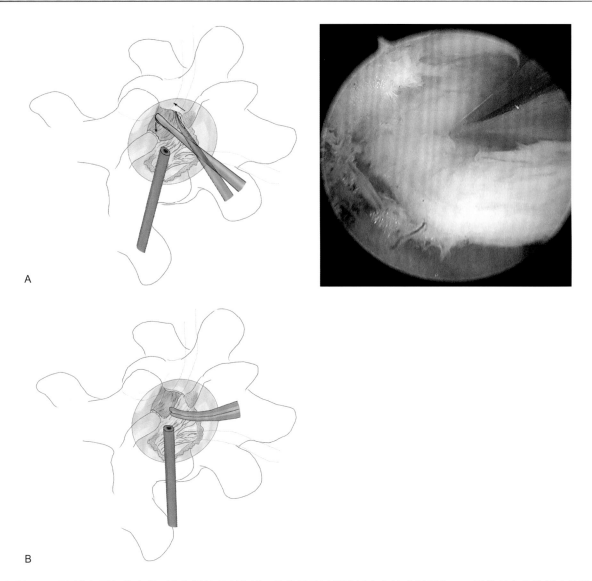

A

B

图 8-6-20　A. 对侧黄韧带切除之前可事先用神经剥离子于其背侧及远端椎板止点处进行剥离；B. 用带弧度的椎板咬骨钳切除对侧的黄韧带

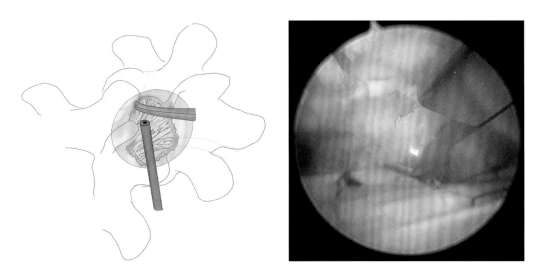

图 8-6-21　用带弧度的椎板咬骨钳处理对侧的骨性侧隐窝

具体情况可选择间盘摘除或纤维环消融皱缩。如果想要减压对侧的出口根，可沿对侧上位节段椎弓根的方位进一步地磨除对侧椎板下的骨质。采用曲棍球样的骨凿凿除部分对侧上关节突尖部，即可显露出位于椎弓根下方的出口根，这个区域往往存在一团脂肪且遍布血管，需要使用可调方向射频消融电极仔细止血，位于对侧出口根背侧的黄韧带是指示方向的重要结构。这样我们就完成了整个椎管的减压及同侧走行根、对侧出口根、对侧走行根三根神经的松解减压（图8-6-22）。放置一根引流管，预防术后局部血肿形成。术后第2日，拔除引流管，复查MRI、CT评估减压情况（图8-6-23）。

四、技术细节

（一）如何保持顺畅出水

保持顺畅的出水是保障UBE术野清晰的关键。前面已提及过，在建立通道时筋膜的充分切开十分关键。许多学者将筋膜切成十字形，或者应用椎板咬骨钳或髓核钳进一步扩大筋膜切口都是一些实用的手术技巧。在手术的初始阶段使用一些特殊的器械可以帮助建立顺畅的出水，如UBE拉钩及UBE半套管，两者设计的共同点是横断面呈半弧形，这样可方便器械的插入，同时可以将水充分引出，并且对器械的移动不会有太大的限制。UBE拉钩需要助手扶持，颈椎或胸椎病例对助手扶持UBE拉钩的技巧要求很高。在手术开始阶段使用UBE拉钩或半套管后，软组织通道会逐渐通畅，并出现一种"软组织记忆性"。随着手术的进行，可逐渐不借助这些专门UBE器械的辅助。即便是出水顺畅的情况下，周围软组织的肿胀也是不可避免的，初学者大可不必恐慌，术后水肿会很快吸收。出水通畅与器械置入的通畅感是一致的，如果手术过程中发现器械置入并不是很顺畅，此时应该先停止，仔细检查一下问题出在哪里。

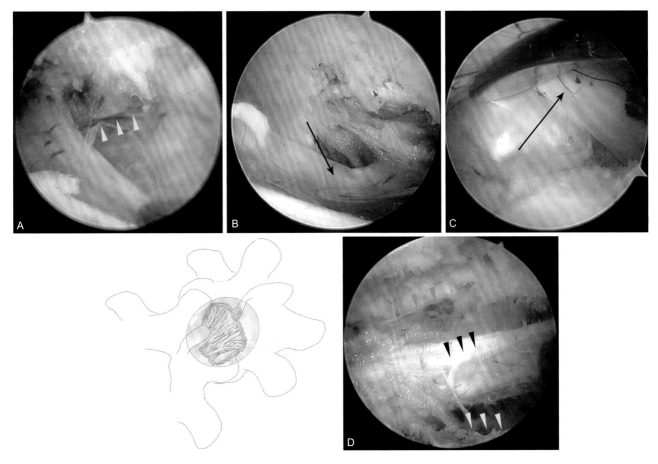

图8-6-22　A. 黄色三角所指为对侧出口根；B. 黑色箭头所指为对侧走行根；C. 黑色箭头所指为同侧走行根；D. 减压后全貌，蓝色箭头指示对侧走行根，黄色箭头指示同侧走行根，黑色箭头指示位于硬膜表面中线的系带

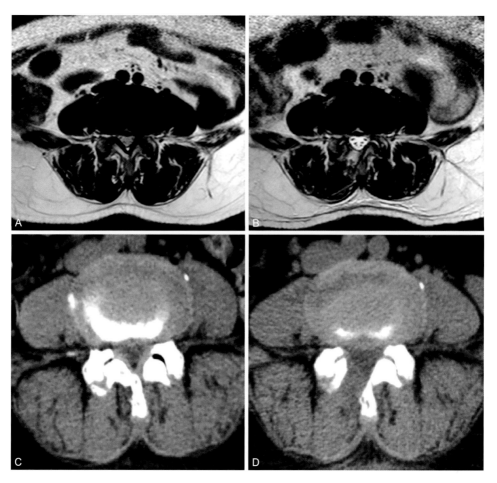

图 8-6-23 典型病例：56 岁女性患者，间歇性跛行 2 年，保守治疗无效，行 UBE 单侧入路双侧减压。A. 术前 MRI 提示椎管狭窄；B. 术后第 2 日复查 MRI 提示减压彻底；C. 术前 CT；D. 术后 CT 显示椎管减压情况

（二）出血的控制

首先明确 UBE 椎管减压最容易出血的几个部位。在显露过程中，我们发现最容易出血的部位位于上位节段椎板靠近峡部的位置，以及下位节段椎板上缘与下位节段上关节突"拐点"区域。这些区域的止血可采用 90° 的大尺寸射频消融电极进行止血，该区域的血管主要来源于节段动脉的椎板分支。切除上位节段椎板下缘直至黄韧带近端止点的区域是骨性工作中最容易出血的位置，这些血管往往是位于硬膜表面的毛细血管，面积广且出血点往往位于椎板下方不容易被发现的部位。如果发现明显的出血点，可采用可弯曲的射频消融电极止血，如果视野模糊，可局部填塞明胶海绵等止血材料。如果明胶海绵很容易被水冲出来，可在其后方再填塞一

小块骨蜡阻挡，这种方法被称之为 Push-Rock 方法。下位节段椎板上缘与下位节段上关节突"拐点"部位下方即为同侧的走行根，其周围往往存在炎性的血管增生，也是最容易出血的部位，可在神经根拉钩保护下对神经周围的血管进行充分止血。在行对侧减压时，对侧出口根的腋窝部位及走行根周围也遍布血管，可采用小的带弧度的射频消融电极或可调方向的射频消融电极进行止血。对于椎板、侧隐窝关节突关节骨表面的出血，可采用骨蜡止血。骨面上比较局限的出血，可用高速磨钻磨削止血。90°刀头正好与侧隐窝的骨面平行，采用这种刀头处理侧隐窝骨面上的出血非常方便。无论是采用大尺寸的射频消融电极还是采用小头的射频消融电极，在神经结构周围进行止血时，应该将挡位调低，避免损伤神经结构（图 8-6-24）。

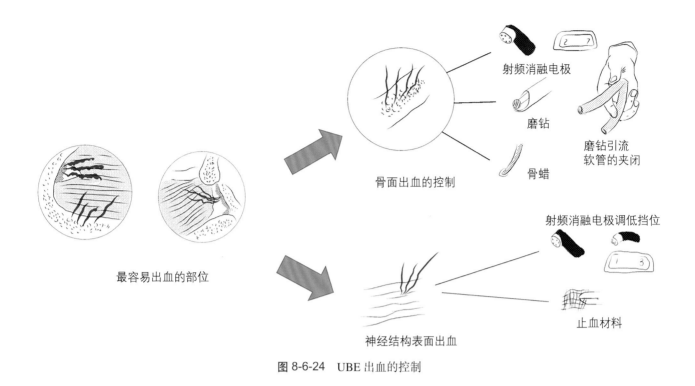

最容易出血的部位

骨面出血的控制

射频消融电极

磨钻

骨蜡

磨钻引流
软管的夹闭

射频消融电极调低挡位

神经结构表面出血

止血材料

图 8-6-24　UBE 出血的控制

(三) 如何确定中线位置

确定中线是进行 UBE 单侧入路双侧腰椎管减压的根本。它的意义在于通过中线的指示标记我们可以明确哪些区域是同侧，哪些区域是对侧，这对于术中明确减压范围和方位非常重要。同侧及对侧黄韧带中间有一个天然的裂隙，这是第一个确定中线的标记。下位节段的棘突基底部也是确定中线的一个标记，这个部位下面黄韧带最厚，下方还有硬膜表面的系带，所以处理此区域的黄韧带时需要格外小心，避免引起硬膜撕裂。下位节段的棘突基底部也需要去除一部分，只有这样器械才可以很容易地到达对侧下位节段的椎弓根内壁，对侧椎弓根内壁通常是对侧走行根绕行的部位。硬膜表面的系带是第三个标记中线的解剖结构（图 8-6-25）。

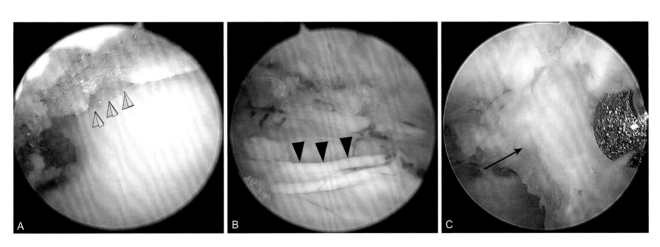

图 8-6-25　A. 绿色箭头指示黄韧带中线的天然裂隙；B. 黑色箭头指示硬膜表面的系带，它是提示中线的一个标志；C. 下位节段的棘突基底部也提示中线位置

（四）如何确定减压范围

同侧及对侧减压到椎弓根的内壁即可达到减压的外界（图 8-6-26）。减压范围超过椎弓根内壁是没有必要的，有时会影响节段的稳定性。减压不到椎弓根内壁，则减压范围不够。两侧的走行根均紧贴椎弓根内壁绕行，这是我们以椎弓根内壁为减压界限的基础。对于中央椎管狭窄的患者，减压完成后，将水流逐渐减少，可见到硬膜缓慢膨起，说明减压充分。

五、并发症

（一）棘突骨折

UBE 单侧入路双侧减压时，棘突基底部是到达对侧的"门槛"。如果棘突基底部骨质处理过多的话，很容易引起棘突基底部的骨折（图 8-6-27），主要表现在术后的腰痛症状。镜下仔细识别棘突基底部的界限是预防此类并发症的关键。在对棘突与椎板交界部位进行磨削时，显露出同侧黄韧带与对侧黄韧带的分界后，即可明确位于其上方的棘突位置，

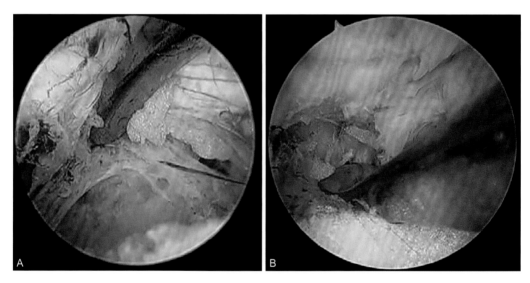

图 8-6-26   A. 同侧的椎弓根内壁；B. 对侧的椎弓根内壁

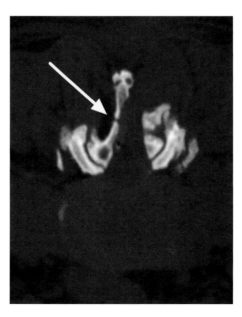

图 8-6-27   棘突基底部骨折

此时不能再向对侧进行磨削处理，可仅限于其下方的骨质的有限磨除。

（二）肌肉软组织的损坏

肌肉软组织的损坏往往发生于技术开展的初期病例，术者一般对 UBE 基础理论及技术了解不够或对顺畅出水控制不好。预防措施是初始空间一定要建立在多裂肌三角区域，确保出水顺畅。另外，使用射频消融电极时要间断性使用，而不能在某一局部长时间连续使用，从而避免软组织的热灼伤（图8-6-28）。

（三）硬膜撕裂

与传统的脊柱外科开放手术类似，硬膜的撕裂往往是不可避免的，尤其是重度椎管狭窄的病例和翻修病例。对于某些严重狭窄的病例，硬膜与黄韧带往往紧贴，在切除黄韧带的过程中很容易损伤到硬膜。常见的损伤部位一般位于神经根袖及硬膜表面的系带位置。对于小的裂口，在保证出水通畅的情况下，我们可以继续手术，并将手术时间尽量控制在 30 ~ 60 分钟内，裂口的表面可覆盖明胶海绵或生物胶等（图 8-6-29）。对于较大的裂口，可以镜

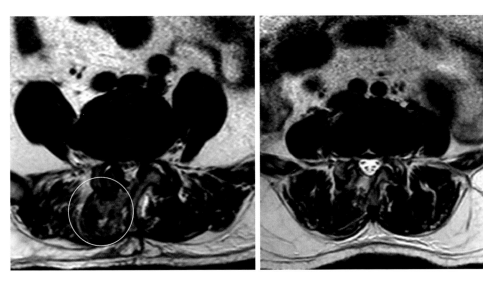

图 8-6-28　两个病例：术后复查 MRI 提示左侧病例肌肉软组织水肿明显

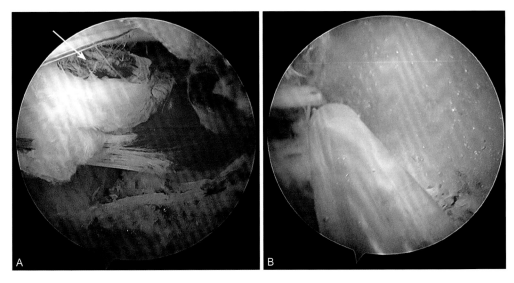

图 8-6-29　白色箭头位置为根袖部位的硬膜撕裂。裂口较小，仅覆盖明胶海绵，放置引流管

下使用普通的持针器及缝合针进行缝合修复，并使用特殊的推结器打结，缝合后覆盖明胶海绵或生物胶，也可采用专门的硬膜夹夹闭硬膜裂口。术后常规放置引流管，卧床观察 1 周。关注术后引流情况，预防感染，对症处理。

（四）术后硬膜外血肿

单侧入路双侧减压过程中，椎板下骨质磨削处理过多骨面渗血容易引起术后的血肿形成。通常大部分血肿不会伴随相应的症状。减压后的仔细止血和常规放置引流装置是预防术后血肿形成的主要措施。在仔细止血的情况下，ULBD 术后 48 ~ 72 小时的引流量一般在 20 ml ~ 30 ml，围手术期血压控制及抗凝药物的使用问题也应该重点关注。术后 MRI 检查是评估硬膜外血肿的重要手段，血肿存在的概率往往超过我们的预期，但是大部分病例不存在症状。如果血肿压迫超过椎管面积的 50%，并且合并神经症状时，需要翻修手术清理血肿。

（五）感染问题

UBE 与关节镜、单孔椎间孔镜手术类似，整个过程是在不间断盐水灌注过程中进行，所以感染概率较低。减压完成后，在灌注盐水中加入可局部外用的抗生素进一步预防感染的发生。

（六）再狭窄

再狭窄的常见原因是椎间隙的塌陷问题，椎间隙高度的丢失必然引起上位节段椎板的下移，从而导致中央椎管再次狭窄。上关节突的上移可导致椎间孔出口根的卡压，对于初次行椎管狭窄 UBE 椎管减压的病例，如果椎间盘突出不明显，应该尽量避免破坏椎间盘及相应的椎间隙。另外，用磨钻处理上位椎体椎板的下表面进行椎板下成形直至足够的宽度可以在一定程度上预防因椎间隙塌陷导致的再狭窄问题（图 8-6-30）。

六、总结

在需要采用内镜处理腰椎管狭窄病例时，基于高效性和彻底性，我们强烈推荐 UBE 术式。这种类似于"水环境中的显微镜手术"的术式与传统的空气介质的显微镜手术类似，减压彻底、观察仔细且

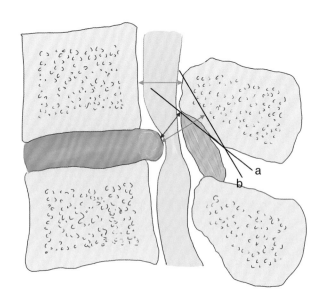

图 8-6-30　a 线为黄韧带切除后切线，b 线为上位节段椎板下成形线；减压术后椎间盘到 a 线的距离（红双箭头）或到 b 线的距离（蓝双箭头）应该与正常的椎管径线（绿双箭头）相等

安全高效。熟悉的后路手术操作及镜下的解剖结构的放大使得具备传统脊柱外科开放手术经验的医师更加容易掌握和开展此项技术。当然，任何技术都存在其局限性，如何把握好技术适应证，开发好的镜下辅助器械和熟练地手眼配合是技术进步的关键。

（张 伟）

参考文献

[1] Kim JE, Choi DJ, Park EJJ, et al. Biportal endoscopic spinal surgery for lumbar spinal stenosis. Asian Spine J, 2019, 13(2):334-342.

[2] Mayer HM. A history of endoscopic lumbar spine surgery: what have we learnt? Biomed Res Int, 2019

[3] Ruetten S, Komp M. Endoscopic lumbar decompression. Neurosurg Clin N Am, 2020, 31(1):25-32.

[4] Ahn Y. Current techniques of endoscopic decompression in spine surgery. Ann Transl Med 2019, 7(Suppl 5):S169.

[5] Lee CW, Yoon KJ, Jun JH. Percutaneous endoscopic laminotomy with flavectomy by uniportal, unilateral approach for the lumbar canal or lateral recess stenosis. World Neurosurg, 2018, 113:e129-e137.

[6] Lee CH, Choi M, Ryu DS, et al. Efficacy and safety of full-endoscopic decompression via interlaminar approach for central or lateral recess spinal stenosis of the lumbar spine: A meta-analysis. Spine(Phila Pa 1976), 2018, 43(24):1756-1764.

[7] Lee CW, Yoon KJ, Kim SW. Percutaneous endoscopic decompression in lumbar canal and lateral recess stenosis -the surgical learning Curve. Neurospine, 2019, 16(1):63-71.

[8] Olszewski AD, Yaszemski MJ, White AA. The anatomy of the human lumbar ligamentum flavum. New observations and their surgical importance. Spine(Phila Pa 1976), 1996, 21(20):2307-2312.

[9] Chau AM, Pelzer NR, Hampton J, et al. Lateral extent and ventral laminar attachments of the lumbar ligamentum flavum: cadaveric study. Spine J, 2014, 14(10):2467-2471.

[10] AkhgarJ, Terai H, Rahmani M S, et al. Anatomical analysis of the relation between human ligamentum flavum and posterior spinal bony prominence[J]. Journal of Orthopaedic Science, 2017, 22(2):260-265.

[11] 孙正义，闵坤山，冯守诚，等. 腰椎间盘突出与神经根出囊位置的关系. 中国脊柱脊髓杂志，1995:49-51.

[12] Hua W, Tu J, Li S, et al. Full-endoscopic discectomy via the interlaminar approach for disc herniation at L4-L5 and L5-S1[J]. Medicine, 2018, 97(17):e0585.

[13] Ruetten S, Komp M, Godolias G. An extreme lateral access for the surgery of lumbar disc herniations inside the spinal canal using the full endoscopicuniportal transforaminal approach-technique and prospective results of 463 patients. Spine(Phila Pa 1976) 2005; 30(22):2570-2578.

[14] Ruetten S, Komp M, Godolias G. A new full-endoscopic technique for the interlaminar operation of lumbar disc herniations using 6-mm endoscopes: prospective 2-year results of 331 patients. Minim InvasIve Neurosurg 2006; 49(2):80-87.

[15] Shim HK, Choi KC, Cha KH, et al. Interlaminar endoscopic lumbar discectomy using a new 8. 4-mm endoscope and nerve root retractor. 2019 [Online ahead of print]. Clin Spine Surg.

[16] Nie H, Zeng J, Song Y, et al. Percutaneous endoscopic lumbar discectomy for l5-s1 disc herniation via an interlaminar approach versus a transforaminal approach: a prospective randomized controlled study with 2-year follow up. Spine(Phila Pa 1976). 2016; 41 Suppl19:B30-B37.

[17] Mayer HM. A History of Endoscopic Lumbar Spine Surgery: What Have We Learnt. Biomed Res Int, 2019, 2019:4583943.

[18] Ruetten S, Komp M, Merk H, et al. Surgical treatment for lumbar lateral recess stenosis with the full-endoscopic interlaminar approach versus conventional microsurgical technique: a prospective, randomized, controlled study. J Neurosurg Spine, 2009, 10(5):476-485.

[19] Shamji MF, Mroz T, Hsu W, et al. Management of degenerative lumbar spinal stenosis in the elderly.

[20] Neurosurgery, 2015, 77Suppl 4:S68-74.

[20] Spetzger U, Bertalanffy H, Naujokat C, et al. Unilateral laminotomy for bilateral decompression of lumbar spinal stenosis. Part I: Anatomical and surgical considerations. Acta Neurochir(Wien), 1997, 139(5):392-396.

[21] Spetzger U, Bertalanffy H, Reinges MH, et al. Unilateral laminotomy for bilateral decompression of lumbar spinal stenosis. Part II: Clinical experiences. Acta Neurochir(Wien), 1997, 139(5):397-403.

[22] Berra LV, Foti D, Ampollini A, et al. Contralateral approach for far lateral lumbar disc herniations: a modified technique and outcome analysis of nine patients. Spine(Phila Pa 1976), 2010, 35(6):709-13.

[23] James A, Laufer I, Parikh K, et al. Lumbar juxtafacet cyst resection: the facet sparing contralateral minimally invasIve surgical approach. J Spinal Disord Tech, 2012, 25(2):E13-17.

[24] Rahman M, Summers LE, Richter B, et al. Comparison of techniques for decompressIve lumbar laminectomy: the minimally invasIve versus the "classic" open approach. Minim InvasIve Neurosurg, 2008, 51(2):100-105.

[25] Komp M, Hahn P, Oezdemir S, et al. Bilateral spinal decompression of lumbar central stenosis with the full-endoscopic interlaminar versus microsurgical laminotomy technique: a prospectIve, randomized, controlled study. Pain Physician, 2015, 18(1):61-70.

[26] Antoni Daniel-Julio-De, Claro Maria-Laura, Poehling Gary-G, et al. Translaminar lumbar epidural endoscopy: anatomy, technique, and indications. Arthroscopy: th Journal of Arthroscopic & Related Surgery, 1996, 12(3): 330-334.

[27] Jin Hwa-Eum, Dong Hwa-Heo, Kyu Son-Sang, et al. Percutaneous biportal endoscopic decompression for lumbar spinalstenosis:a technical note and preliminary clinical results. Pubmed, 2016, 24(4): 7-602.

[28] Hwa Heo-Dong, Kyu Son-Sang, Hwa Eum-Jin, et al. Fully endoscopic lumbar inerbody fusion using a percutaneous unilateral biportal endoscopic technique:technical note and preliminary clinical results. Neurosurgical focus, 2017, 43(2): E8.

[29] Akhgar Javid, Terai Hidetomi, Rahmani Mohammad-Suhrab, et al. Anatomical analysis of the relation between human ligamentum flavum and posterior spinal bony prominence. Journal of Orthopaedic Science, 2017, 22(2): 260-265.

[30] Ju-eun Kim, Dae-jung Choi, J Park-Eugene. Evaluation of postoperatIve spinal epidural hematoma after biportal endoscopic spine surgery(BESS) for single level lumbar spinal stenosis:clinical and magnetic resonance image study. World neurosurgery, 2019, 126(6): 786-792.

第九章　可视化内镜技术在胸椎/胸腰段椎管减压手术中的应用

第一节　内镜下胸椎管减压技术——可视化磨钻技术

一、概述

可视化脊柱内镜技术已被广泛应用于颈、腰椎间盘突出症和椎管狭窄症的治疗。随着脊柱内镜技术的进步和镜下手术器械的改进，脊柱内镜技术也被逐渐应用于胸椎间盘突出症和胸椎管狭窄症的治疗中。胸椎管狭窄症的致压因素以黄韧带骨化最为常见（占80%~85%），其次是胸椎间盘突出伴纤维环骨化（约占15%），后纵韧带骨化约占5%，虽较少见，但处理困难。由于胸椎管狭窄症的致压因素多为骨化压迫，可视化内镜下减压主要为镜下动力磨钻的使用。因内镜下减压手术效率不如开放手术高效，减压手术时间较长，目前胸椎内镜减压手术多适合于1~2节段狭窄病例，对于多节段狭窄仍以开放手术减压为首选。由于胸椎管和胸脊髓特殊的解剖和生理特点，如胸脊髓的血液供应是全脊髓的薄弱区、胸椎管内径远较颈椎及腰椎管狭窄、胸脊髓的储备间隙小，导致其截瘫发生率高、手术风险大，不管是开放还是内镜下的胸椎管减压术，对于脊柱外科医师来说依然是一项具有挑战性的高风险手术。

二、手术入路选择

目前可视化内镜下胸椎管减压术的手术入路主要包括：经椎板间入路（interlaminar approach）、经椎间孔入路（transforaminal approach）和经胸胸膜后入路（transthoracic retropleural approach）三种。其中经椎间孔入路和经椎板间入路是颈、腰椎入路的复制，更被内镜医生所熟悉，应用也最广泛。2018年Rutten等对上述三种手术入路行全可视内镜下胸椎管减压术治疗胸椎间盘突出症和胸椎管狭窄症进行了报道。关于手术入路的选择，对来自脊髓背侧压迫为主的黄韧带骨化症（包括黄韧带肥厚）通常选择经椎板间入路，对来自脊髓腹侧的压迫如胸椎间盘突出伴/不伴纤维环骨化和胸椎后纵韧带骨化症等一般采用经椎间孔入路或经胸胸膜后入路，经胸胸膜后入路尤其适合于脊髓腹侧钙化性或骨性巨大突出物位于中央者。目前国内尚未见到经胸胸膜后入路脊柱内镜手术的报道。

三、镜下动力磨钻系统的设备要求

各种品牌和类型的镜下动力磨钻系统在颈、腰椎内镜手术中应用非常广泛，均可以满足内镜下胸椎管减压手术的需要。磨钻头的类型有钻石形（图9-1-1）和花蕾形（图9-1-2）；钻石形或称金刚砂形磨头，磨削效率较低，但安全，适合于深层、神经表面的磨削；花蕾形或称菠萝形磨头锐利，磨削效率较高，适合于浅层骨质的打磨，不适合于贴近神经表面的磨削。胸椎内镜手术对于动力磨钻有几项特殊的要求：①磨钻的外套筒不宜过粗或者过长，以免遮挡视线，无法精确判断磨钻头与周围组织结构的位置关系；②不同于腰椎内镜手术，胸椎内镜手术中"侧磨"技术的应用很多，磨钻的杆部强度要足够；③要有较低的故障率，因胸椎管狭窄症多为骨化压迫，减压手术对磨钻的依赖性很强，一般术前准备至少2套磨钻系统，以防术中故障。

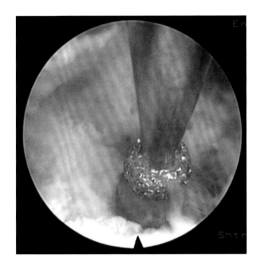

图 9-1-1　钻石形磨头（金钢砂磨头）

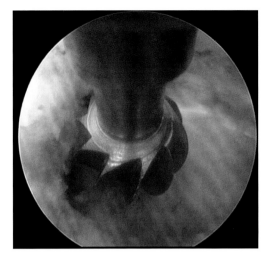

图 9-1-2　花蕾形磨头

四、可视化镜下动力磨钻减压的基本操作技术

胸椎管狭窄症多为骨性压迫，减压手术中动力磨钻系统的使用非常关键。由于胸椎管内径远较颈椎及腰椎管窄，胸脊髓的储备间隙小，胸椎管狭窄后椎管减压手术中椎管内缓冲空间更小，术中损伤脊髓的风险大，一旦脊髓损伤后果严重，因此术中对动力磨钻的熟练使用和稳准把控程度要求很高。动力磨钻的安全使用经验是建立在大量腰椎和颈椎后路内镜手术的基础之上，为避免脊髓损伤，动力磨钻手柄的握持采用双保险握持技术，术者持镜手的拇指在内镜的工作通道口处限深控制磨钻杆，持钻手的中指同时在内镜工作通道口处限深控

制磨钻杆，双手同时稳住磨钻防止磨钻突然落空，起到双保险控制作用（图 9-1-3）。磨钻头放到位后再开动力防止打滑。磨削的方式有下压、侧磨和提拉三种：椎板和骨化灶表层采用下压磨削技术，操作中注意限深保护；深层采用侧磨和提拉技术防止磨钻落空；侧磨和提拉磨常联合使用，在胸椎内镜椎管减压术中侧磨技术应用较多，常用于打开椎管后向周围进一步减压扩大磨除范围或紧贴脊髓表面骨化灶的磨除，一般用金刚砂磨头，应用相对安全（图 9-1-4）；侧磨时磨钻头随工作套管整体缓慢稳步移动削磨骨质，扩大减压范围。因为整个镜下操作过程中都是术者单人操作，一定注意持镜手环指与小指把持稳住工作套管，防止工作套管滑落压迫脊髓。

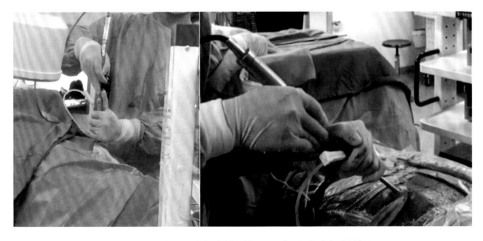

图 9-1-3　镜下动力磨钻手柄的双保险安全握持技术

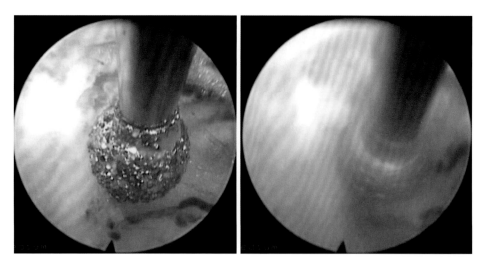

图 9-1-4　镜下动力磨钻于脊髓表面的侧磨技术

五、可视化脊柱内镜经椎板间入路胸椎管减压术

脊柱内镜经椎板间入路胸椎管减压术主要应用于来自脊髓背侧压迫为主的胸椎管狭窄病例，最常见的疾病为胸椎黄韧带骨化症，也可应用于外侧型胸椎间盘突出或髓核向背侧游离合并黄韧带骨化病例。这项技术是建立在全可视内镜下腰椎管狭窄症单侧入路双侧减压技术和镜下动力磨钻脊髓表面安全使用技术基础之上的全可视化内镜下胸椎管减压技术。手术方式为可视化动力磨钻经皮脊柱内镜经椎板间单侧入路通过"过顶"技术（"Over the Top"technique）完成双侧减压的全可视内镜下胸椎管减压技术，同侧为开窗减压、对侧为潜行减压（图 9-1-5）。主要的减压工具为镜下动力磨钻。

（一）手术规划

术前根据患者临床表现及影像学资料确定手术入路侧，一般选择影像学压迫较重并且临床症状重的一侧为入路侧。通过 CT 图像规划穿刺路径、测量椎板及骨化灶的厚度和范围等指标，确定皮肤穿刺点（图 9-1-6），以能完成同侧及对侧减压的需要。在 C 臂机下透视定位责任间隙，穿刺角度一般为头倾 10°~15°，皮肤穿刺点为距棘突中线旁开 4~6 cm，可根据体型胖瘦及骨化灶位置进行范围调整。适当地加大旁开距离有利于对侧椎管的潜行减压，但旁开距离过大会对同侧关节突磨除过多。生物力

学研究表明，与关节突在腰椎和胸腰段脊柱稳定性中的重要性不同，对于 T_{10} 以上节段，因为肋横突关节和脊柱后方张力带结构的完整，切除一侧关节突对脊柱稳定性影响不大。

（二）手术体位与麻醉方式

手术体位为俯卧位，胸前与髂部垫枕，腹部悬空。由于脊柱内镜胸椎管减压手术时间相对较长，且为局部麻醉下手术，患者能否耐受长时间的手术体位需要术前评估，因此术前患者在医生指导下的体位适应性练习非常重要。术前练习手术体位，不仅可以评估患者的耐受程度、让患者更好地适应手术体位，也可观察患者在此体位下神经损害症状有无加重表现，避免因体位导致的神经损伤。

麻醉方式为局部麻醉辅助清醒镇静监护性麻醉（monitored anaesthesia care，MAC），以浓度为 4 μg/ml 的右美托咪定以 3~8 ml/h 的速度微量泵泵入，根据患者术中状态调整微量泵的速度，使患者处于清醒镇静状态，全程麻醉师监护生命体征。局麻药物选择为 2% 利多卡因 10 ml + 0.75% 罗哌卡因 10 ml + 0.9% 生理盐水 10 ml 共计 30 ml，麻醉区域为皮肤、皮下、胸背筋膜至椎板表面，椎管内不给麻醉药，避免脊髓麻醉。采用局部麻醉下手术，术中不需要神经电生理监测，因为患者清醒状态下的反馈比全身麻醉下神经电生理监测更加安全、便捷。辅助右美托咪定微量泵静脉持续泵入，根据患者情况调整剂量，既起到镇静、镇痛作用，提高患者术

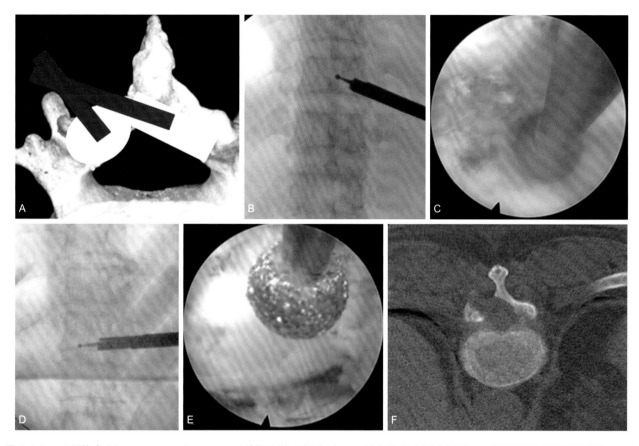

图 9-1-5　过顶技术（"Over the Top"technique）单侧入路双侧减压。A.过顶技术减压示意图；B.磨钻同侧减压透视图像；C.磨钻同侧减压镜下图像；D.磨钻减压到对侧透视图像；E.磨钻减压到对侧镜下图像；F.减压术后CT轴位图

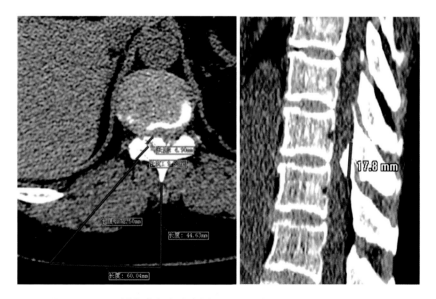

图 9-1-6　CT轴位像规划穿刺路径、测量椎板及骨化灶厚度和范围

中的舒适度，避免患者躁动，又能让患者在脊髓一旦受到刺激时能及时反馈，保障安全。当患者有特殊情况，如不能耐受俯卧位、患有幽闭恐惧症等，可采用全身麻醉，但术中需要神经电生理监测。

（三）穿刺与工作通道的建立

不像颈椎有"V"点和腰椎有椎板间隙、"L"点等镜下解剖标志，胸椎既无椎板间隙，椎板也无明显的镜下解剖标志，镜下难于辨识位点。以直径2.5 mm克氏针穿刺到目标椎板表面，正位透视确认位置正确后将克氏针锚定到椎板骨质，可以避免镜下迷失方向、减少透视次数、缩短镜下找寻位点的操作时间。沿克氏针置入软组织扩张管逐级扩张，置入工作套管，以2级环锯切除椎板表面的软组织并在椎板表面刻痕标记，以利于镜下确定减压位置和范围，置入内镜系统进行镜下操作。内镜直视下拔出锚定的克氏针，以克氏针和环锯在椎板上留下

的标记作为镜下位置参照（图9-1-7）。镜下动力磨钻钻头的直径有3.2 mm和3.5 mm两个型号，可以作为减压范围测量的标尺。减压范围的确定参照术前影像学上骨化灶的范围，根据磨钻头的直径以锚定点标志为坐标，磨除椎板外层骨质，将减压的上下及内外侧范围标记确定（图9-1-8）。

（四）同侧椎管开窗减压

内镜下经椎板间单侧入路采用过顶技术进行双侧减压，入路侧为椎板间开窗减压，对侧为经脊髓背侧、棘突基底和对侧椎板下的潜行减压。

同侧开窗减压，确定关节突的外侧边界，以动力磨钻头为标尺，标记并磨除关节突关节的内侧半和同侧椎板需要减压的范围。采用逐层薄化法磨除骨质和骨化物，由浅到深磨除过程为椎板皮质骨-松质骨-皮质骨和骨化的黄韧带，有的病例在椎板和骨化黄韧带之间残有未骨化的黄韧带结构。椎板

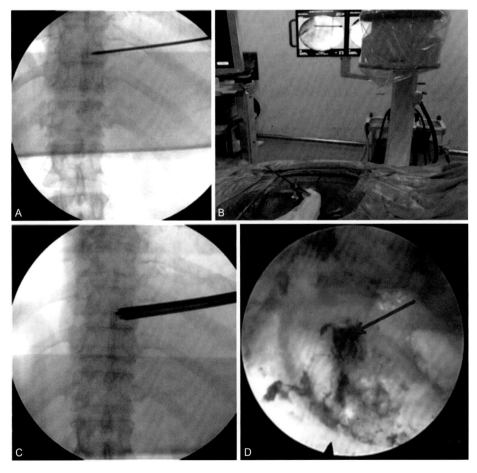

图9-1-7　克氏针锚定技术：A.锚定后透视图像；B.环锯切除椎板表面软组织；C.确定工作通道位置；D.椎板上锚定的骨洞作为镜下位置参照，箭头示椎板表面骨洞

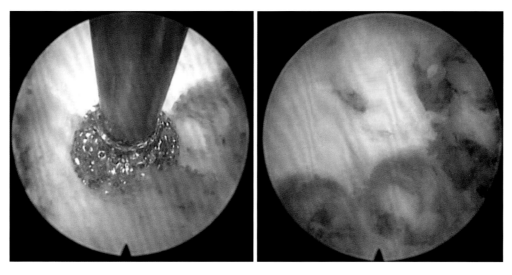

图 9-1-8　以磨钻钻头的直径作为镜下标尺标记减压范围

骨质与骨化灶不同，骨化灶无血运、质地更硬、无正常的骨质结构，颜色发黄，镜下容易与正常的椎板相鉴别（图 9-1-9）。磨除椎板后显露骨化的黄韧带，磨削椎板和骨化灶浅层可以加快速度、提高效率，但磨到骨化深层时要减缓磨削速度，磨一磨、探一探，边磨边用神经探钩探查，尤其是在突破椎管显露脊髓之前操作要谨慎，要有耐心，要注意磨钻的限深，防止磨钻突然落空造成脊髓损伤。术前通过轴位 CT 片了解骨化灶的形态、密度和厚度，磨削骨化灶时做到心中有数。磨透骨化灶突破椎管显露脊髓有利于判断骨化灶与脊髓的位置关系，是

防止脊髓损伤、完成后续骨化灶切除至关重要的一步。像胸椎后路椎管后壁切除手术一样是从脊髓外侧缘突破进入椎管，还是选择从椎管中线突破进入椎管，要根据骨化类型而定。如骨化灶为融合型，选择从椎管的侧方、脊髓外侧突破进入椎管显露脊髓（图 9-1-10）；如果骨化灶位于两侧（如延展型），中线处无骨化，可以选择从中线突破进入椎管（图 9-1-11）；如融合型骨化灶向两侧延伸范围宽广，镜下侧方边界不好判断时，可以选择从骨化灶的头端或尾端突破，即沿骨化灶表面向头端或尾端磨除椎板超过骨化灶的上界或下界后从正常无骨化处突破

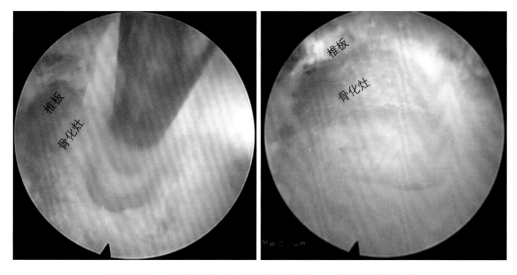

图 9-1-9　正常椎板骨质与骨化灶的交界区，骨化灶颜色发黄

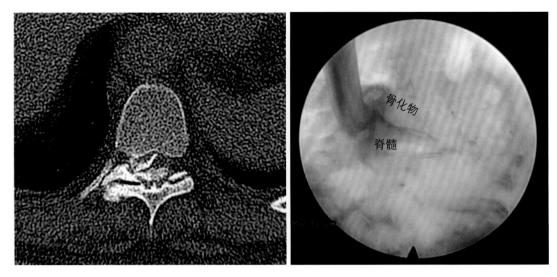

图 9-1-10　融合型骨化，从椎管侧方脊髓外侧突破进入椎管

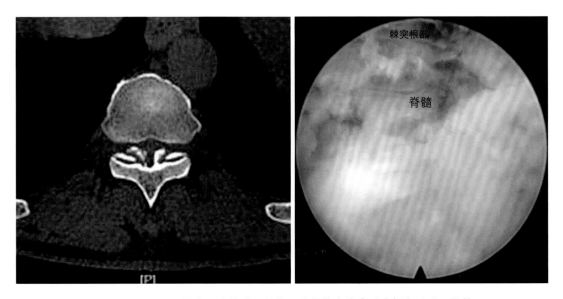

图 9-1-11　延展型骨化，中线处无骨化，从椎管中线脊髓背侧突破进入椎管

进入椎管显露脊髓（图 9-1-12）。突破椎管后判断骨化灶与脊髓之间的操作空间和位置关系，根据不同情况可选择磨钻、咬骨钳或髓核钳进一步切除骨化灶。

（五）骨化灶的切除

骨化灶的切除可用动力磨钻逐层薄化磨除，或紧贴脊髓表面采用金刚砂磨头通过侧磨技术向侧方磨除（图 9-1-13），或薄化后用 Kerrison 镜下椎板咬骨钳切除（图 9-1-14）。也可借鉴开放手术揭盖法减压的手术原则，用磨钻将骨化灶磨薄、孤立后用髓核钳抓取整块切除（图 9-1-15），尽量避免蚕食法切除以减少对脊髓的骚扰和刺激。一旦骨化灶的基底部被磨断，骨化灶漂浮于脊髓表面后，如继续用磨钻磨削会因骨化灶的位移或颤动造成脊髓损伤，此时不能用磨钻磨除，需使用髓核钳进行块状切除。在髓核钳抓取摘除过程中要牢固夹持，避免骨化灶翻转刺激脊髓，注意缓慢取出，避免骨化灶脱落回弹。如果骨化灶与硬膜粘连或合并硬膜骨化，则用动力磨钻将骨化灶的边缘显露后，采用蛋壳薄化技术将骨化灶磨薄呈蛋壳状（图 9-1-16）；显露薄化的骨化灶上下边界，在骨化灶与正常椎板交界处将

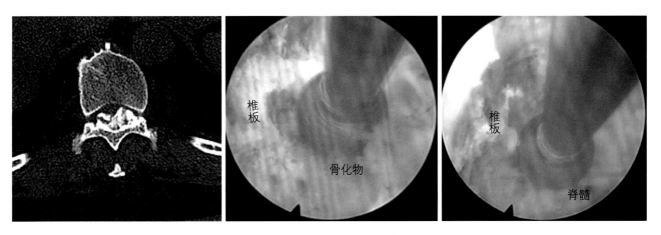

图 9-1-12　融合型骨化两侧延伸宽广，磨除椎板超过骨化灶的上界处突破进入椎管

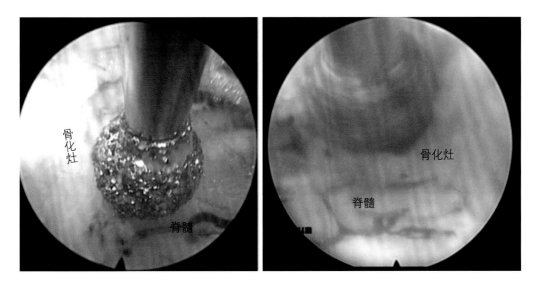

图 9-1-13　磨钻紧贴脊髓表面磨除骨化灶

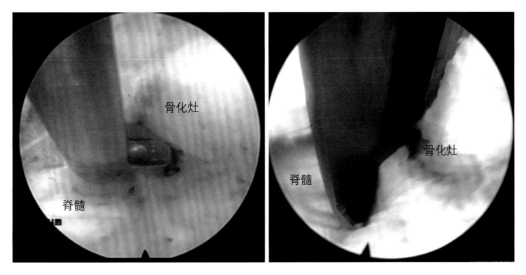

图 9-1-14　镜下 Kerrison 咬骨钳切除骨化灶

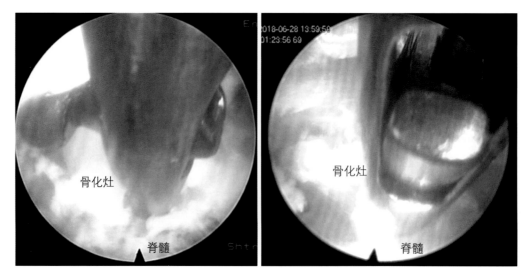

图 9-1-15   骨化灶磨薄、磨小、孤立后用髓核钳摘除

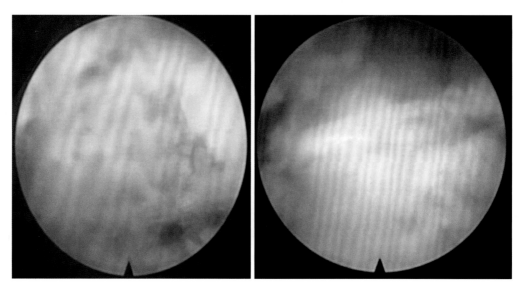

图 9-1-16   动力磨钻将硬膜骨化灶磨薄呈蛋壳状

骨化灶磨断孤立，因为骨化灶的边缘与椎管之间有相对的缓冲空间，操作相对安全；薄化的骨化灶上下界磨断后呈半漂浮状态，以带钩神经剥离子将蛋壳状骨化灶勾起分离，再用髓核钳或咬骨钳摘除。在勾起骨化灶时应避免"跷跷板"样效应，即骨化灶的一端被勾起后另一端下陷，挤压脊髓（图 9-1-17）。对于是否切除骨化的硬膜尚有争议，目前的文献未见到内镜下硬膜骨化切除的报道。通常认为合并硬膜骨化的胸椎黄韧带骨化症不适合采用内镜微创手术治疗，因为损伤脊髓的风险太大，而且镜下无法处理硬膜缺损。不管是开放手术还是内镜手术，

对于与硬膜粘连的骨化灶或硬膜骨化，可采取薄化后漂浮处理，不必强行切除。在我们的病例中，合并硬膜骨化的发生率约为 25%，硬膜骨化的影像学特征为 CT 轴位骨化灶呈双轨征（tram track sign）或逗号征（comma sign）（图 9-1-18）。对于合并硬膜骨化病例，我们均进行了内镜下骨化硬膜的切除，硬膜缺损后术中未出现颈项痛、头痛等冲洗液灌注造成脑脊液循环压力增加、高颅压表现；术中未对缺损硬膜做修复处理，术后无一例发生脊髓损伤和脑脊液漏临床表现。

对于胸腰段合并硬膜骨化病例，减压困难程度

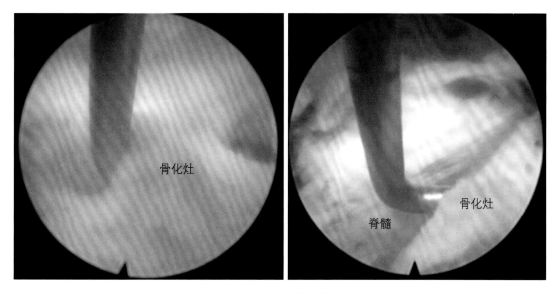

图 9-1-17　探钩勾起薄化的骨化灶，防止"跷跷板"样效应

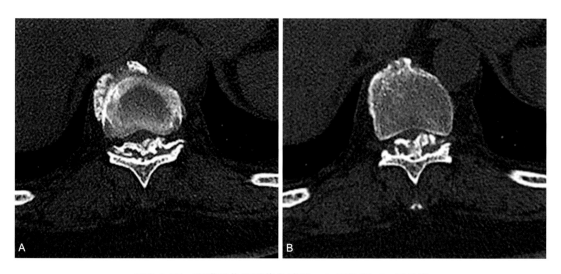

图 9-1-18　硬膜骨化的影像学特征。A. 双轨征；B. 逗号征

要大于胸段椎管。因为将骨化的硬膜切除后漂浮的马尾神经束会妨碍后续的磨钻减压操作，造成对侧及周边减压困难（图 9-1-19）。为避免这种情况可以暂时保留薄层的骨化硬膜保护脊髓和马尾神经，待对侧及周围减压完成后再将其切除。而胸段椎管硬膜骨化切除后，没有马尾神经束的漂浮，一般不会影响后续的磨钻减压操作（图 9-1-20）。

（六）对侧椎管潜行减压

在同侧减压完成以后，利用过顶技术在脊髓背侧、棘突基底及对侧椎板下磨除内层骨质潜行减压

至对侧关节突及椎弓根内缘进行脊髓背侧及对侧的潜行减压。同侧减压完成后进行对侧潜行减压相对容易，对侧减压操作的难易程度与穿刺入点旁开距离有关，适当地加大旁开距离有利于对侧的潜行减压。对于对侧脊髓侧方的骨化灶的切除，若骨化灶与脊髓之间有空间，可用磨钻在脊髓表面直接将骨化灶磨除（图 9-1-21）；如骨化灶与脊髓之间没有操作空间，或合并硬膜骨化，则先在骨化灶的背侧磨出操作空间，从骨化灶的背侧将其磨薄、基底磨断、孤立后用髓核钳抓牢摘除（图 9-1-22），摘除时要注意防止骨化灶脱落反弹。使用直髓核钳抓取摘除对

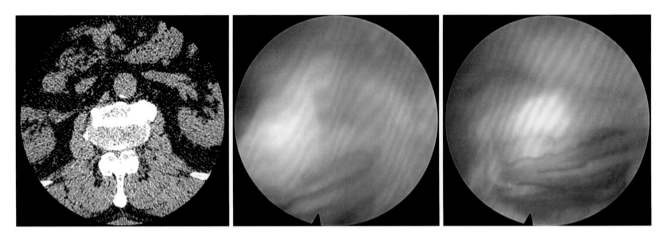

图 9-1-19　胸腰段（腰 1-2）骨化硬膜切除后马尾神经束漂浮

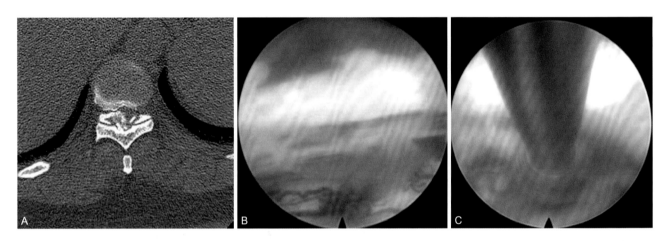

图 9-1-20　胸段椎管（胸 9-10）骨化硬膜切除后无马尾神经束漂浮。A.CT 轴位硬膜骨化灶呈双轨征；B. 切除骨化硬膜脊髓外露；C. 硬膜缺损不妨碍磨钻的使用

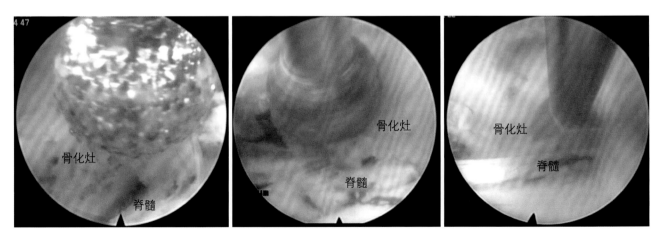

图 9-1-21　骨化灶与脊髓之间有操作空间，磨钻直接磨除骨化灶

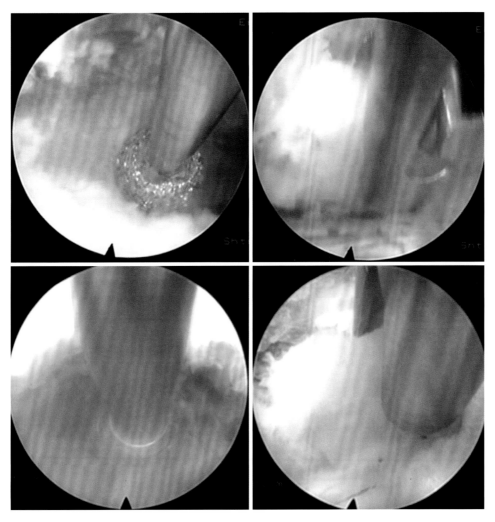

图 9-1-22 先在骨化灶的背侧磨出操作空间，将骨化灶磨薄、基底磨断后用髓核钳摘除

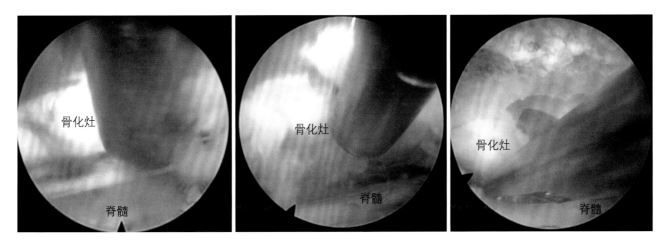

图 9-1-23 对侧骨化灶的抓取摘除相对容易

侧骨化灶相对容易（图9-1-23），同侧骨化灶摘除相对困难（图9-1-24），同侧骨化灶使用角度髓核钳抓持会比较顺手。在横跨脊髓背侧至对侧椎管减压的过程中要注意避免套管压迫脊髓，术中一定要稳住工作套管和动力磨钻，跨过脊髓背侧后镜下视野中就可能无法观察到脊髓，也一定不要通过上抬镜子去观察脊髓，以避免套管对脊髓造成挤压。此时如要观察，须把工作套管及内镜退到入口侧再去观察脊髓，以避免套管挤压脊髓造成损伤。

如何确定脊髓减压是否完成？胸椎管狭窄病变通常位于椎间盘-黄韧带水平，椎弓根水平多无狭窄，因此上下减压范围到上位椎弓根下缘与下位椎弓根上缘之间通常就能达到减压要求。同侧减压范围容易显露和判断，对侧减压范围是否足够需结合术中透视减压到对侧椎弓根内缘或镜下显露减压超过脊髓对侧外缘来判断。镜下见减压超过骨化灶边界达正常椎板、骨化灶切除彻底、脊髓头尾端及横向减压范围充分、椎管壁与脊髓之间空间充裕、脊髓搏动良好，即为减压完成的标志（图9-1-25）。撤镜前要注意观察有无活动性出血，如有出血用低能量等离子射频小心仔细止血，将术野充分灌注后缓慢撤镜，避免撤镜过快负压抽吸形成硬膜疝。

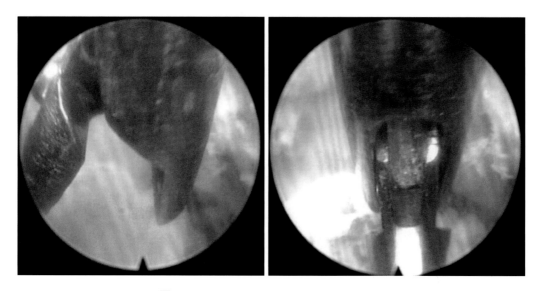

图 9-1-24 同侧骨化灶的抓取摘除比较困难

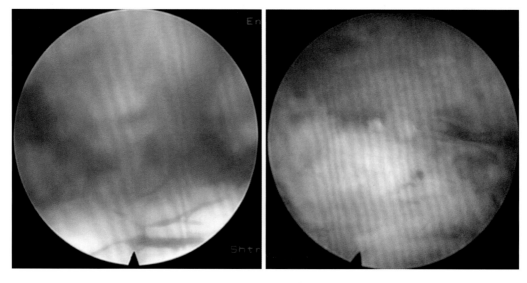

图 9-1-25 脊髓减压完成的标志

（七）术后处理

为减少术后活动造成出血，引发椎管内血肿，术后当日卧床休息，给予消肿、营养神经、消炎镇痛等药物；术后第1天复查CT及MRI，了解减压效果；术后第1天下床活动，术后3天出院；术后4周内以休息为主；术后3个月、半年及1年随访。

（八）手术并发症与预防

全可视内镜下颈、腰椎手术的并发症和开放胸椎管减压术的并发症亦有可能出现在全可视内镜下胸椎管减压术中。不管是开放式胸椎管减压术还是全可视内镜下胸椎管减压术，最危险的并发症是脊髓损伤、神经功能障碍加重甚至截瘫；最常见的并发症是硬膜撕裂、脑脊液漏，尤其是黄韧带骨化灶与硬膜严重粘连或合并硬膜骨化者风险更高。由于全可视内镜下胸椎管减压手术的开展时间较短，缺少大宗病例和长时间随访的结果，各种并发症的种类和发生率尚不精确。Ruetten等于2018年报道了18例全内镜下经椎板间入路椎管减压治疗胸椎管狭窄症，并发症发生率为11.1%，1例为硬膜外血肿、1例为暂时性肢体感觉障碍。在我们的病例中，胸椎黄韧带骨化合并硬膜骨化的发生率为25%，切除硬膜骨化灶后均出现硬膜缺损，但术后无脑脊液漏的临床及影像学表现（图9-1-26）；无硬膜骨化者无一例硬膜撕裂。

脑脊液漏容易继发切口不愈合、切口感染和颅内感染等问题，处理起来较为棘手。但脊柱内镜手术不剥离肌肉，椎板开窗小，软组织覆盖良好，同时术中尽量保护好蛛网膜（图9-1-27），虽然有硬膜缺损，也未对其进行缝合或者填塞等干预，患者术后均无脑脊液漏、切口愈合不良等临床表现，影像学上也无假性硬膜囊肿表现。目前文献中也无内镜下胸椎手术后硬膜撕裂造成有临床表现的脑脊液漏及影像学上假性硬膜囊肿发生的报道。

对于神经功能障碍加重，因全可视内镜下胸椎

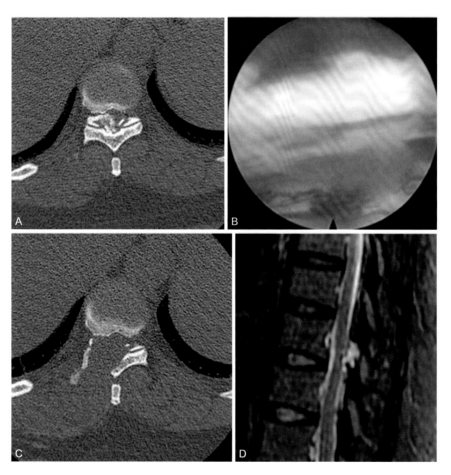

图 9-1-26　切除骨化硬膜后硬膜缺损，术后无脑脊液漏表现。A.术前轴位CT示硬膜骨化呈双轨征；B.术中切除骨化硬膜；C.术后复查CT示骨化灶彻底切除；D.术后第一天复查MRI示脊髓减压彻底、无脑脊液漏表现

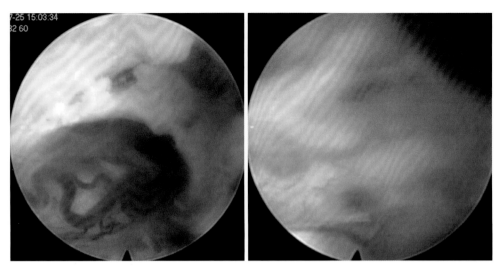

图 9-1-27　切除骨化硬膜，尽量保留蛛网膜完整

管减压术在局部麻醉下进行，出现轻微的脊髓刺激都会得到患者的及时反馈，较传统的全身麻醉下开放手术更安全，在我们的病例中，未出现神经功能障碍加重病例。

对于硬膜外血肿的形成，硬膜外血肿可导致脊髓神经功能障碍或截瘫，临床上应格外重视，做到仔细止血；胸椎黄韧带骨化症开放手术中其发生率为 4.2%，Ruetten 等报道全可视内镜下胸椎手术其发生率为 3.92%。由于全可视内镜下胸椎手术术野范围小，一旦出现血肿其向周围的释放空间小，易压迫脊髓导致神经损害。术中切骨减压后容易形成渗血的骨创面，同时椎管内静脉丛出血距脊髓较近，止血时投鼠忌器，容易出现止血不彻底，这就要求术者在手术结束前要反复观察视野有无活动性出血，止血成功的标准为自然无封堵状态下，屏幕视野内非血盲状态。必要时可放置引流管。术后应严密观察患者的运动、感觉情况，如有脊髓症状加重，应高度怀疑椎管内血肿的可能性，尽快行 MRI 检查。引起脊髓功能加重的硬膜外血肿需急诊减压手术，解除脊髓压迫。

六、典型病例

【病例 1】

女性，46 岁，双下肢麻木无力、行走不稳 2 月余，平地行走需搀扶（图 9-1-28），大小便无异常。查体：脊柱无畸形，棘突及椎旁无压痛、叩击痛，胸腰椎后伸时诱发双下肢放射性麻木感；双上

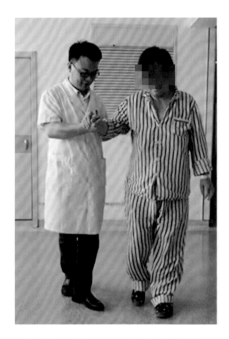

图 9-1-28　术前行走步态，平地行走需人搀扶，JOA 评分：4 分

肢肌力、肌张力、腱反射及皮肤感觉正常，双侧 Hoffmann 征阴性；躯干自腹股沟平面以下皮肤深、浅感觉减退；双下肢肌张力增高，双下肢肌力 3～4 级，双侧膝、跟腱反射亢进，双侧 Babinski 征阳性；JOA 11 分法评分：4 分。影像学资料显示颈、胸、腰椎串联样多节段椎管狭窄，其中以 T_9-T_{10} 水平脊髓压迫为重，致压因素为黄韧带骨化（图 9-1-29～图 9-1-31）。诊断：串联样椎管狭窄、胸椎管狭窄症（T_9-T_{10} 黄韧带骨化）。

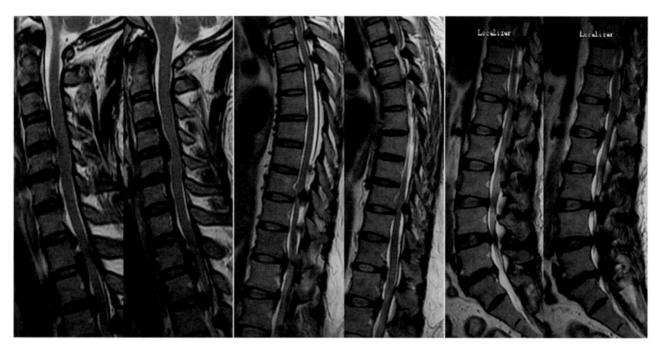

图 9-1-29　MRI 示颈、胸、腰椎串联样多节段椎管狭窄

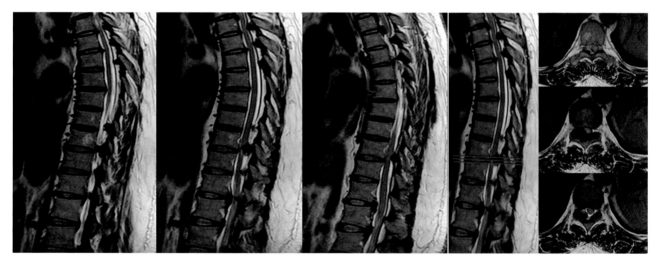

图 9-1-30　胸椎 MRI 示胸椎管多节段狭窄，其中以 T_9-T_{10} 水平椎管狭窄为重，脊髓受压、变性，致压因素为黄韧带肥厚

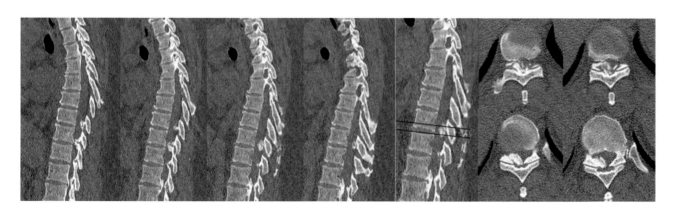

图 9-1-31　胸椎 CT 示 T_9-T_{10} 水平黄韧带骨化、椎管狭窄

1.手术计划

（1）串联样、多节段椎管狭窄责任节段的判断：患者行走不稳，下肢症状严重，感觉平面位于腹股沟水平，上肢无任何症状，结合 MRI 显示颈段及上胸段脊髓虽有受压，但脊髓信号无改变，T_9-T_{10} 水平椎管狭窄严重，脊髓受压、变性，判断主要责任节段在 T_9-T_{10} 水平。

（2）黄韧带骨化合并硬膜骨化的判断：轴位 CT 示 T_9-T_{10} 节段黄韧带骨化呈双轨征，提示合并硬膜骨化（图 9-1-32）。

（3）手术方式选择：合并硬膜骨化者如果采取椎管后壁切除开放手术，切除骨化的硬膜不仅损伤脊髓的风险高，且必然会造成硬膜缺损、脑脊液漏，选择局部麻醉内镜下经椎板间单侧入路双侧减压手术，不仅可以规避脑脊液漏和切口愈合的问题，同时局部麻醉手术过程中患者的及时反馈有助于降低

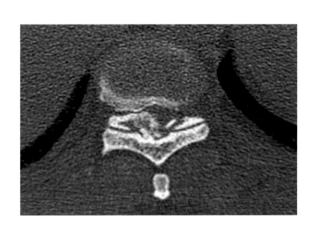

图 9-1-32　轴位 CT 显示黄韧带骨化灶呈双轨征，提示合并硬膜骨化

脊髓损伤的风险。

（4）骨化灶厚度、范围的测量与手术路径：从 CT 图像上测量椎板的厚度、骨化灶的厚度和范围，规划手术路径。骨化灶为融合型、右侧重，选择右侧入路，穿刺入点距棘突中线旁开 6.5 cm（图 9-1-33），以能完成同侧和对侧的减压（早期的手术旁开距离偏大，会造成同侧关节突切除过多）。

2.镜下减压要点

（1）减压工具：致压因素为骨化物，减压工具主要为镜下动力磨钻。

（2）椎板及骨化黄韧带的磨除：利用可视化镜下动力磨钻采用逐层薄化法磨除同侧椎板和骨化的黄韧带；骨化灶为融合型，选择从椎管的侧方、脊髓外侧突破进入椎管显露脊髓，镜下证实存在硬膜骨化；考虑到磨钻完全磨除骨化硬膜存在困难，且损伤脊髓的风险较高，决定将骨化硬膜薄化、漂浮后实施分块切除，遂暂时保留骨化的硬膜，在骨化硬膜表面将同侧的骨化黄韧带磨除，然后沿骨化硬膜表面潜行磨除棘突基底及对侧椎板内层骨质和骨化的黄韧带减压至对侧关节突腹侧创造操作空间。

（3）骨化硬膜的切除：显露同侧及对侧骨化的硬膜后将其磨薄、薄化呈蛋壳状（图 9-1-34），然后向头尾端减压显露超过骨化硬膜的上下界，从薄化的骨化灶的尾端或头端显露脊髓，进一步证实硬膜骨化（图 9-1-35）；辨清骨化灶与脊髓的位置关系，用神经探钩从椎管中线处小心将薄化的硬膜骨化灶慢慢勾开（图 9-1-36），注意患者的反馈有无脊髓刺激症状；将骨化灶从中线勾开后，利用探钩将同侧的骨化灶从中

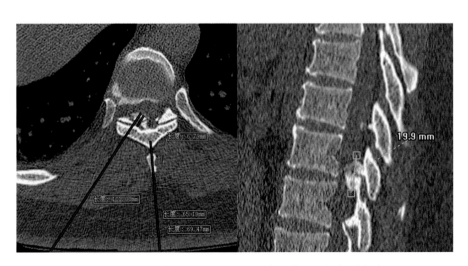

图 9-1-33　CT 图像上测量骨化灶的厚度、范围，规划手术路径

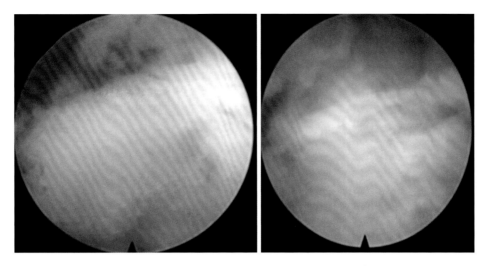

图 9-1-34　将硬膜骨化磨薄、薄化呈蛋壳状

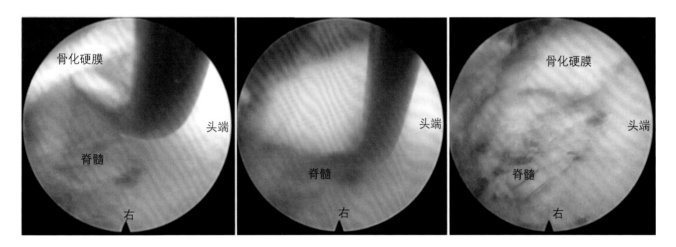

图 9-1-35　从薄化的骨化硬膜尾端勾开显露脊髓，证实硬膜骨化

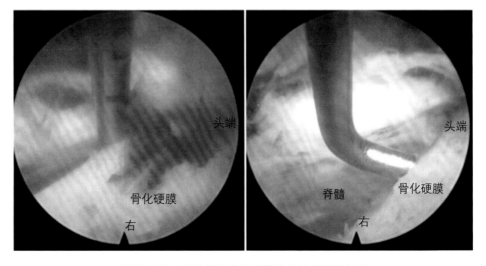

图 9-1-36　从椎管中线处将薄化的骨化硬膜勾开

线向外侧慢慢勾起，然后用髓核钳抓牢，并分块切除（图9-1-37），取出过程中切勿翻转骨化物避免压迫脊髓。对侧的骨化灶切除比较容易，直接用髓核钳摘除即可（图9-1-38）。如对侧侧方的骨化灶基底较厚，可用磨钻跨过骨化灶的背侧将其基底磨薄或磨断再切除（图9-1-39），这一步操作相对安全。

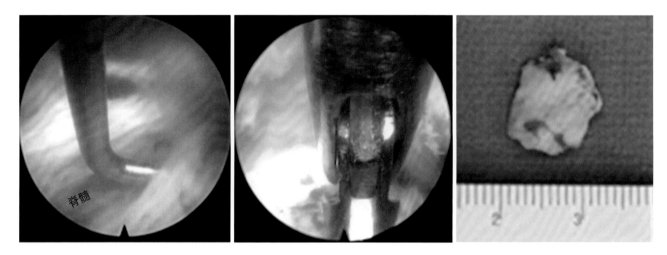

图 9-1-37 将薄化的同侧骨化硬膜向外侧勾起以髓核钳摘除

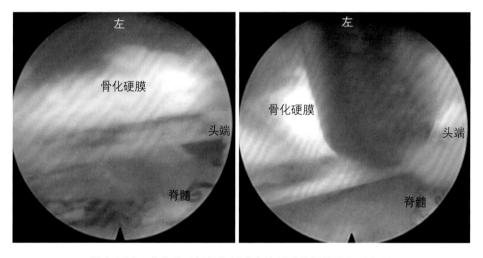

图 9-1-38 薄化的对侧骨化硬膜直接用髓核钳摘除相对容易

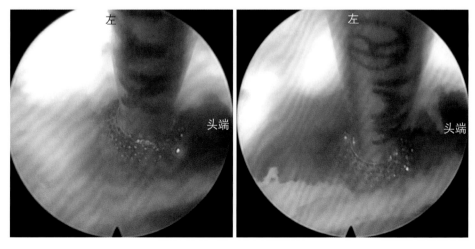

图 9-1-39 磨钻跨过骨化灶的背侧将其磨薄、基底磨断

（4）骨化硬膜切除，硬膜缺损，蛛网膜及脊髓外露，尽量保留蛛网膜完整（图 9-1-40）。因为经皮脊柱内镜手术不剥离肌肉、椎板开窗小、软组织覆盖良好，硬膜缺损无须特殊处理。

3. 术后复查与随访

（1）术后第 1 天复查胸椎 MRI，与术前对比显示 T_9-T_{10} 黄韧带骨化切除彻底、椎管减压充分、脊髓形态良好、无假性硬膜囊肿表现（图 9-1-41）；复查胸椎 CT 显示 T_9-T_{10} 黄韧带骨化切除彻底、椎管减压充分（图 9-1-42）；术前与术后 CT 三维重建对比显示骨化灶彻底切除、椎管成形良好（图9-1-43）。

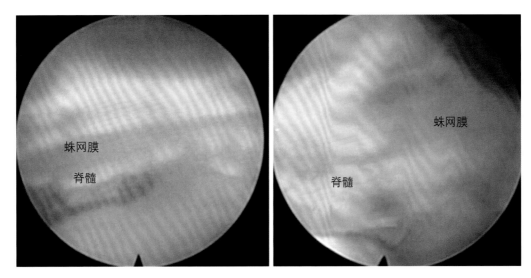

图 9-1-40 骨化硬膜切除，蛛网膜及脊髓外露

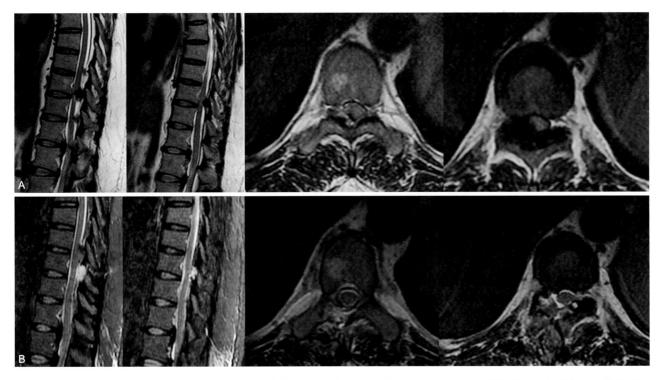

图 9-1-41 术后第 1 天胸椎 MRI 与术前对比。A.术前 MRI 示脊髓严重受压；B.术后 MRI 示黄韧带骨化切除彻底、椎管减压充分、脊髓形态良好

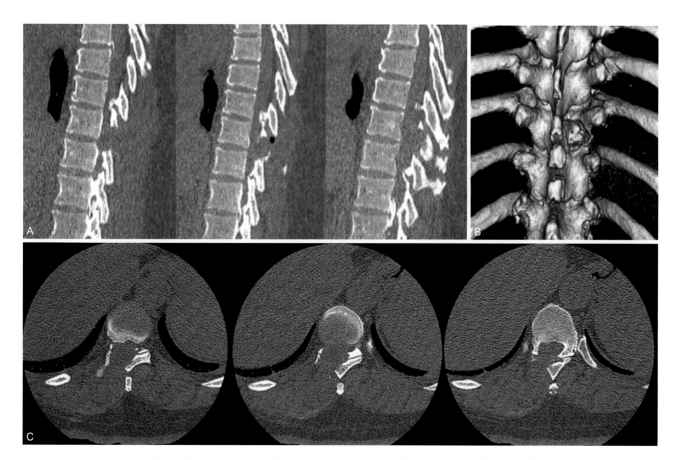

图 9-1-42　术后第 1 天胸椎 CT 示黄韧带骨化切除彻底、椎管减压充分。A. 矢状位；B. 三维重建；C. 轴位

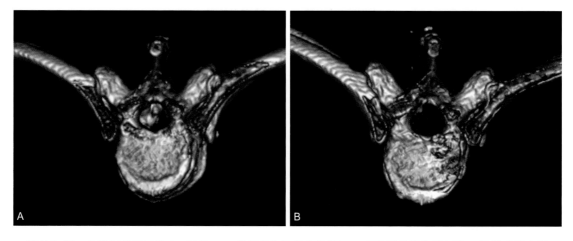

图 9-1-43　术前与术后三维 CT 对比。A. 术前骨化灶侵占椎管；B. 术后骨化灶彻底切除、椎管成形良好

（2）术后第1天患者下地行走步态改善（图9-1-44），双下肢症状明显减轻，无脑脊液漏临床表现。

（3）术后3个月复查胸椎MRI示椎管塑形良好、脊髓减压充分、无假性囊肿形成（图9-1-45）；患者行走步态明显改善，行走不需扶持（图9-1-46），基本恢复正常的生活，无腰背痛等轴性症状。JOA评分由4分升至7分，改善率43%。

（4）术后10个月患者行走步态正常（图9-1-47），仅有下肢轻度麻木感，恢复正常的生活和工作，无腰背痛等轴性症状，JOA评分升至10分，改善率86%。

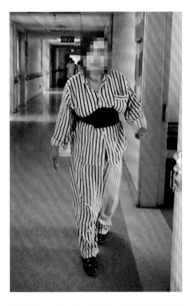

图9-1-44　术后第1天下地行走步态改善

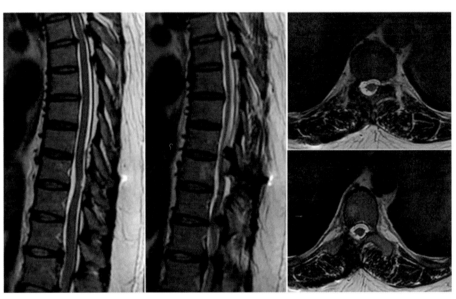

图9-1-45　术后3个月复查胸椎MRI显示椎管塑形良好、脊髓减压充分、无假性硬膜囊肿形成

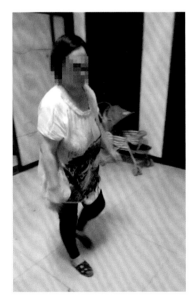

图9-1-46　术后3个月行走不需扶持，JOA评分由4分升至7分，改善率43%

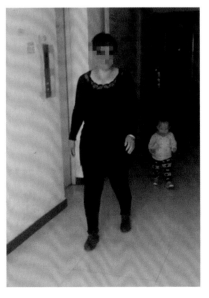

图9-1-47　术后10个月行走步态正常，JOA评分10分，改善率86%

【病例2】

男性，58岁，双下肢麻木、无力、行走不稳5年，上述症状加重伴鞍区麻木坠胀5个月，右下肢症状稍重；JOA 11分法评分：4分。术前胸椎MRI显示T_{10}-T_{11}水平黄韧带肥厚、脊髓受压、髓内高信号（图9-1-48）；胸椎CT显示T_{10-11}黄韧带肥厚，点状骨化（图9-1-49）。诊断：胸椎管狭窄症（T_{10}-T_{11}黄韧带肥厚）。

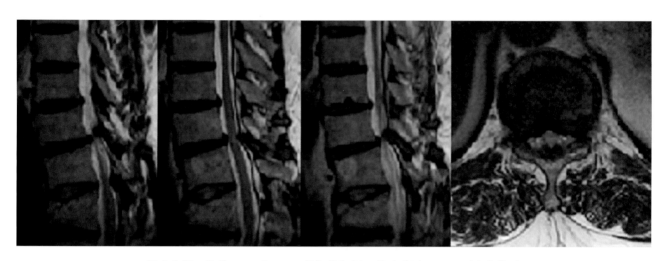

图9-1-48　胸椎MRI示T_{10}-T_{11}黄韧带肥厚、脊髓受压、T_2WI髓内高信号

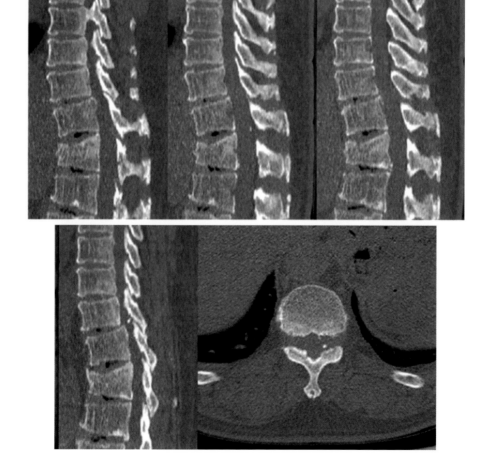

图9-1-49　胸椎CT示T_{10}-T_{11}黄韧带肥厚、点状骨化

1. 手术计划

（1）手术方式：患者胸椎管狭窄的致压因素为肥厚的黄韧带，手术方式选择局部麻醉下经椎板间单侧入路胸椎管双侧减压术。

（2）手术入路：影像学双侧压迫程度相当，但症状右侧下肢重，选择经右侧椎板间入路，穿刺入点距棘突中线旁开 6 cm，锚定法穿刺置管（图 9-1-50）。

（3）胸腰段减压注意保留关节突稳定性，关节突切除不超过 1/2。

（4）预后沟通：脊髓受压时间较长，MRI 显示脊髓存在高信号，病史长、脊髓高信号是术后脊髓功能恢复差的危险因素，病情预后需向患者及家属强调清楚。

2. 镜下减压要点

（1）镜下减压工具：致压因素以黄韧带肥厚为主，椎板的磨除使用动力磨钻，肥厚黄韧带的切除使用蓝钳、髓核钳或咬骨钳。

（2）动力磨钻磨除同侧椎板行开窗减压（图 9-1-51），暂时保留黄韧带，于黄韧带表面向中央及对侧潜行磨除棘突基底及对侧椎板内层骨质至对侧关节突腹侧（图 9-1-52）。

（3）完全显露同侧及对侧黄韧带，向头、尾端扩大椎板磨除范围，完全显露黄韧带的上下缘，自黄韧带头端或尾端的游离缘突破椎管显露脊髓（图 9-1-53）。

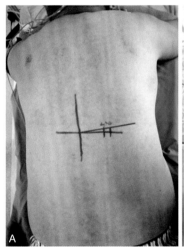
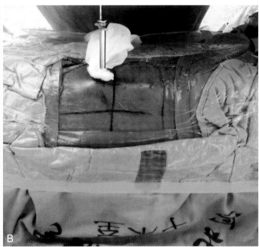
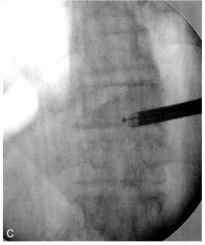

图 9-1-50　经右侧椎板间入路。A. 手术体位及穿刺路径规划；B. 锚定法穿刺置管，穿刺点距棘突中线旁开 6 cm；C. 术中透视图像

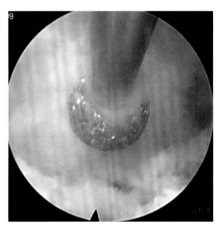
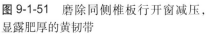
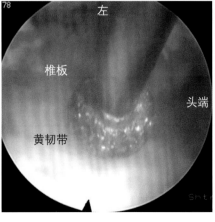
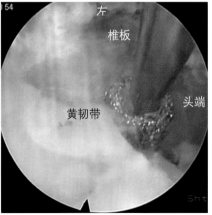

图 9-1-51　磨除同侧椎板行开窗减压，显露肥厚的黄韧带

图 9-1-52　磨钻于黄韧带表面向对侧潜行减压

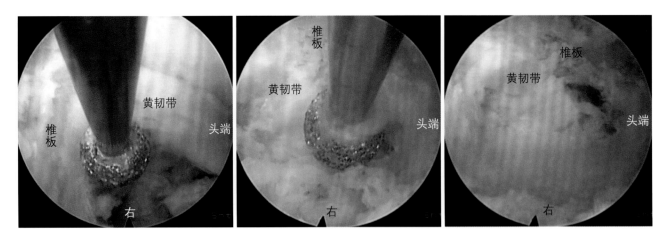

图 9-1-53　向尾端和头端扩大椎板磨除范围显露黄韧带的上下缘

（4）采用蓝钳、髓核钳、咬骨钳分块切除同侧的黄韧带后向脊髓背侧及对侧切除至脊髓对侧缘（图 9-1-54）。

（5）同侧关节突的磨除范围为关节突内侧半，判断较容易；对侧关节突腹侧的磨除范围以脊髓对侧外缘完全充分显露减压作为脊髓减压到位的标志（图 9-1-55）。

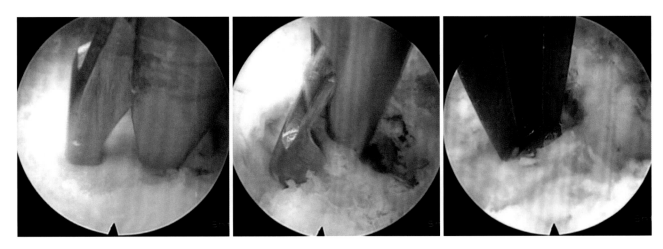

图 9-1-54　蓝钳、髓核钳、Kerrison 咬骨钳切除黄韧带

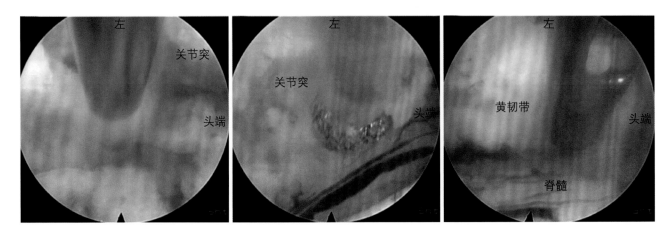

图 9-1-55　磨除对侧关节突腹侧骨质、切除对侧黄韧带减压至脊髓对侧外缘

（6）黄韧带彻底切除，脊髓充分减压（图 9-1-56）；术中切除的黄韧带组织送病理检查（图9-1-57）。

3.术后复查与随访

（1）术后第 1 天复查 CT 及 MRI 显示 T_{10}-T_{11} 黄韧带切除彻底、椎管减压充分、脊髓形态良好、髓内有高信号灶，关节突保留 1/2（图 9-1-58、图 9-1-59）；术后第 1 天患者下地行走步态改善、双下肢症状减轻。

（2）术后 6 个月复查胸椎 MRI 示椎管塑形良好、脊髓减压充分、髓内仍有高信号灶（图 9-1-60）；患者平路及上下楼行走不需扶持，双下肢及鞍区仍有轻度麻木感，无腰背痛等轴性症状，JOA 评分由 4 分升至 7 分，改善率 43%。

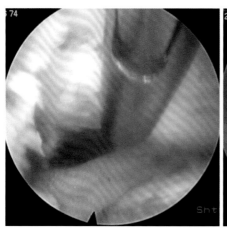
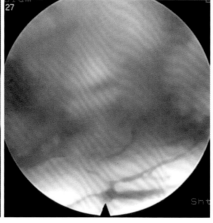

图 9-1-56　彻底切除黄韧带，脊髓充分减压

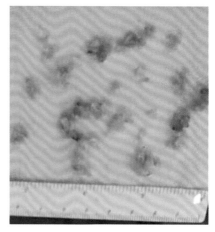

图 9-1-57　术中切除的黄韧带组织

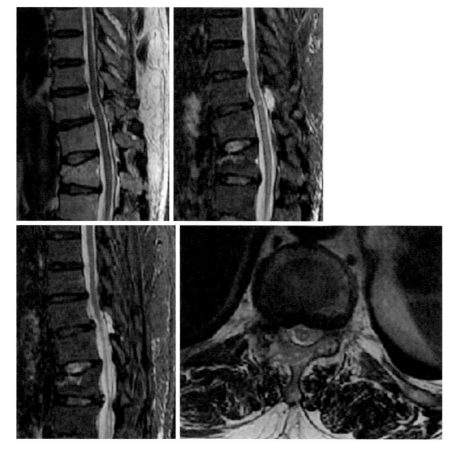

图 9-1-58　术后第 1 天复查胸椎 MRI 示 T_{10}-T_{11} 肥厚黄韧带切除彻底、脊髓充分减压

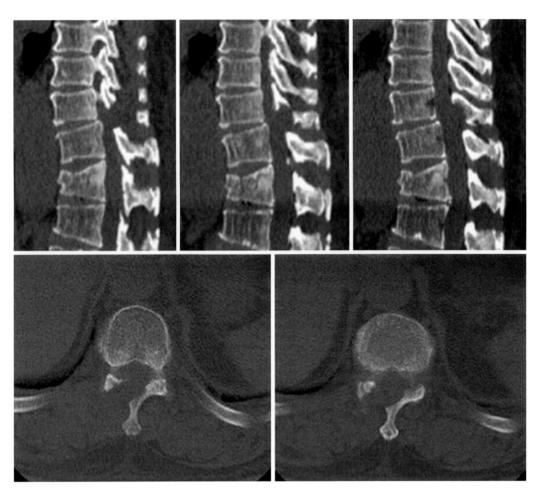

图 9-1-59　术后第 1 天复查胸椎 CT 示 T_{10-11} 椎管减压良好，同侧关节突保留 1/2

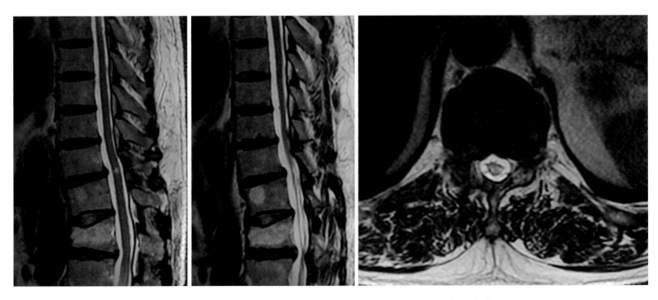

图 9-1-60　术后 6 个月复查胸椎 MRI 示脊髓减压充分、髓内仍有高信号灶

【病例 3 】

女性，56 岁，双侧腹壁放射性疼痛 3 个月，左侧重，翻身与起卧等体位改变时明显，大小便正常，双下肢无麻木，行走正常；胸腰段棘突叩击痛，可诱发腹部放射性疼痛。胸椎 MRI 显示 T_{10}-T_{11} 水平黄韧带肥厚，双侧椎间孔狭窄，脊髓严重受压（图 9-1-61）。胸椎 CT 显示 T_{10}-T_{11} 水平黄韧带骨化，骨化灶呈"双轨征"，双侧椎间孔狭窄，Sato 分型骨化灶为融合型（图 9-1-62）。诊断：胸椎管狭窄症（T_{10}-T_{11} 黄韧带骨化）。

1. 手术计划

（1）腹壁放射性疼痛的原因分析：患者为双侧腹壁放射性疼痛，疼痛位于季肋部至脐呈带状分布，与体位有关，胸腰段棘突叩击痛，并向腹壁放射；腹部查体无压痛、反跳痛及肌紧张；结合胸椎 CT 及 MRI 显示 T_{10}-T_{11} 黄韧带骨化压迫脊髓，骨化延伸范围到达椎间孔区致椎间孔狭窄压迫神经根（图 9-1-63），考虑腹壁疼痛为 T_{10} 神经根受压引起，疼痛分布与影像学病变节段符合。以单纯的胸神经根症状为表现的胸椎黄韧带骨化症临床较少见。

（2）手术指征：患者仅有腹壁放射性疼痛，双下肢行走及感觉正常，大小便正常，为胸神经根受压表现。对于仅有胸神经根症状的胸椎管狭窄症是否行椎管减压手术有争议。虽然患者临床上无脊髓损害症状，但胸椎 MRI 显示黄韧带骨化压迫严重，脊髓明显受压变形，所以手术指征明确。手术不仅要解除神经根受压，缓解腹部疼痛，而且要解除脊髓压迫，防止因脊髓长期受压后期出现脊髓变性等损害。

（3）黄韧带骨化合并硬膜骨化的判断：轴位 CT 显示 T_{10}-T_{11} 节段黄韧带骨化灶呈"双轨征"，提示合并硬膜骨化（图 9-1-64）。

（4）手术方式选择：合并硬膜骨化者如果采取椎管后壁切除开放手术，切除骨化的硬膜不仅损伤脊髓的风险高，必然会造成硬膜缺损、脑脊液漏。胸腰段病变，且为胸神经根受压症状，开放手术需

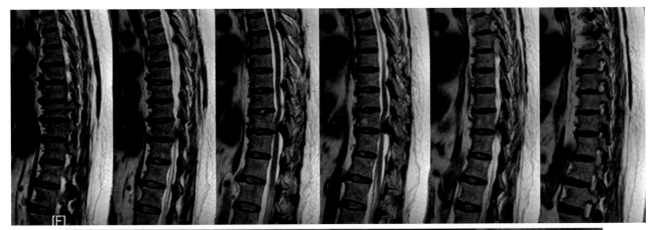

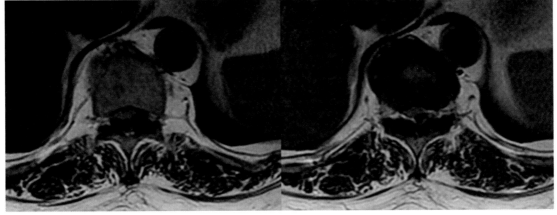

图 9-1-61　胸椎 MRI 显示 T_{10}-T_{11} 黄韧带肥厚、脊髓明显受压、双侧椎间孔狭窄（左侧重）

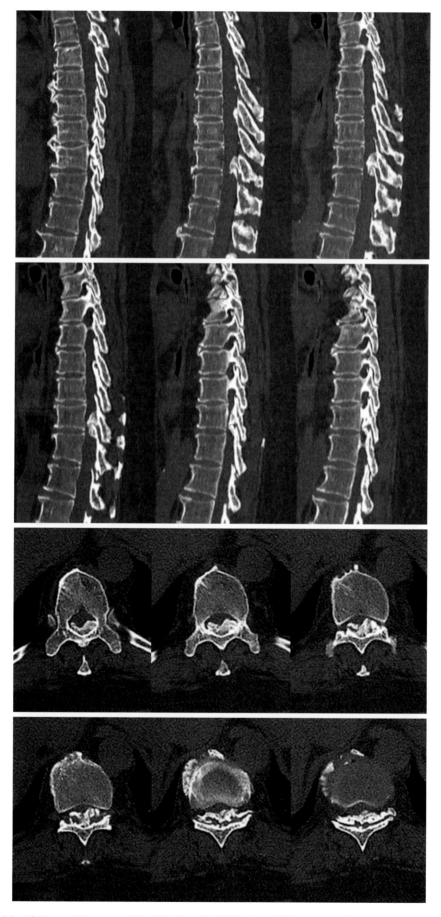

图 9-1-62 胸椎 CT 显示 T_{10}-T_{11} 黄韧带骨化、椎间孔狭窄，骨化灶呈"双轨征"，Sato 分型为融合型

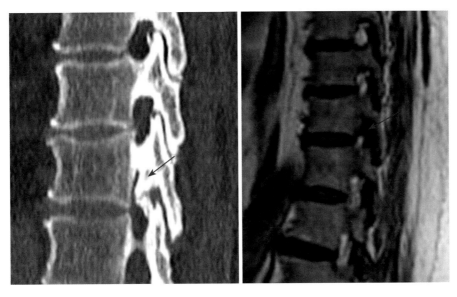

图 9-1-63　箭头示骨化延伸到椎间孔区致椎间孔狭窄

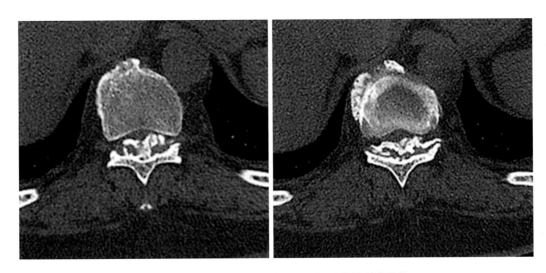

图 9-1-64　骨化灶呈"双轨征"，提示合并硬膜骨化

向两侧扩大减压，会破坏关节突稳定性，需要融合固定；选择局部麻醉内镜下经椎板间单侧入路双侧减压手术，不仅可以规避脑脊液漏和切口愈合的问题、避免关节突的过多切除影响脊柱稳定性，同时局部麻醉手术过程中患者的及时反馈有助于降低脊髓损伤的风险。

（5）手术入路：融合型骨化灶，双侧症状，但症状及骨化均是左侧重，选择从左侧入路，穿刺入点距棘突中线旁开 6 cm（图 9-1-65）。

2. 镜下减压要点

（1）镜下减压工具：动力磨钻和 Kerrison 咬骨钳。

（2）减压范围：骨化灶呈融合型，范围大，两

侧延伸到椎间孔内口，近端延伸到 T_{10} 椎弓根水平（图 9-1-66），纵向及横向减压范围需充分，两侧需要减压 T_{10} 神经根至椎间孔区，否则无法有效解除胸神经根压迫症状，脊髓减压也会不彻底。

（3）减压顺序与椎管突破点：因骨化灶为融合型且基底宽延伸到椎间孔，从中线或脊髓侧方突破椎管无缓冲空间，界限也不好判断。从骨化灶的头端或尾端与正常椎板交界处作为椎管突破口，界限容易判断，也存在操作空间，操作相对安全，所以减压顺序为先开窗磨除同侧椎板至棘突基底显露骨化灶，向头端扩大减压范围至椎弓根水平，显露并超过骨化灶的上界，从骨化灶上缘与椎板交界处突破椎管显露脊髓（图 9-1-67），明确骨化灶与脊髓的

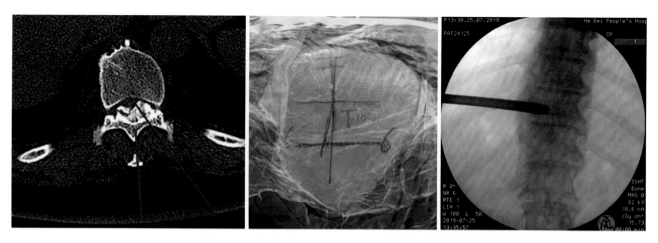

图 9-1-65 规划穿刺路径，穿刺入点距棘突中线旁开 6 cm

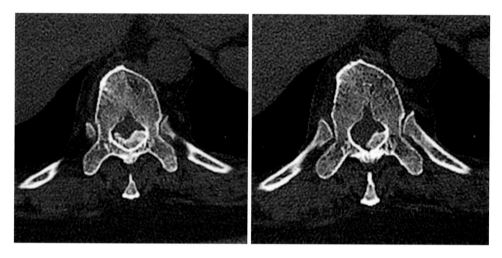

图 9-1-66 骨化灶延伸到 T_{10} 椎弓根水平

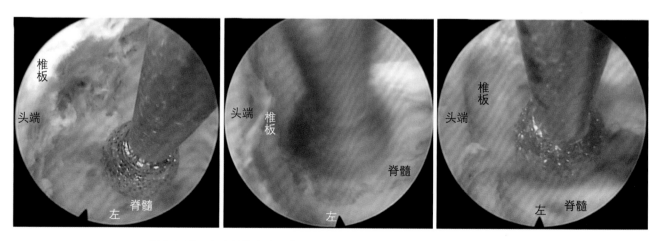

图 9-1-67 向头端扩大减压范围超过骨化灶的上界，突破椎管显露脊髓

关系，然后向尾端扩大减压范围超过骨化灶下界（图9-1-68），继续向对侧潜行减压至对侧关节突腹侧（图9-1-69）。

（4）硬膜骨化灶的切除：逐层薄化技术磨除骨化的黄韧带，留下薄层的硬膜骨化交替以磨钻、薄嘴Kerrison咬骨钳切除（图9-1-70）。

（5）双侧椎间孔内口区减压，解除胸神经根压迫：同侧胸神经根的减压依赖于关节突内侧半的切除，向外显露到脊髓的外侧缘及胸神经根，以Kerrison咬骨钳扩大椎间孔减压神经根（图9-1-71），对侧胸神经根的减压依赖于应用"过顶"技术，以磨钻行对侧关节突腹侧的潜行减压，扩大椎间孔，切除骨化的硬膜，彻底减压T_{10}神经根至出椎间孔（图9-1-72）。

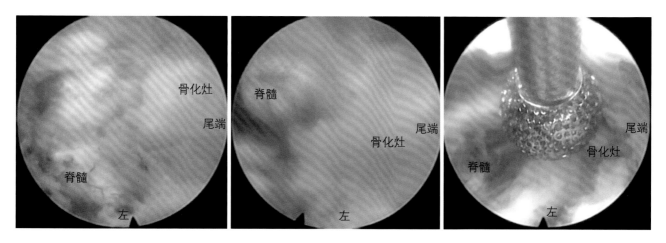

图 9-1-68 向尾侧切除骨化灶扩大减压范围

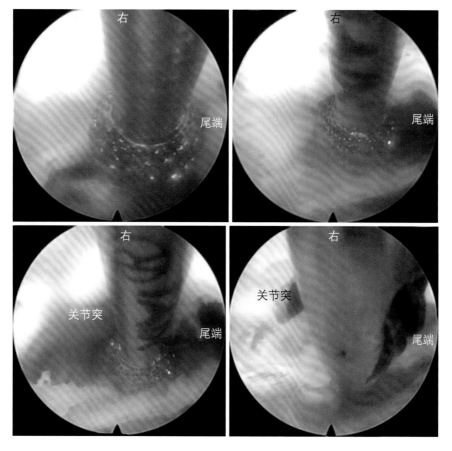

图 9-1-69 向对侧减压至对侧关节突腹侧

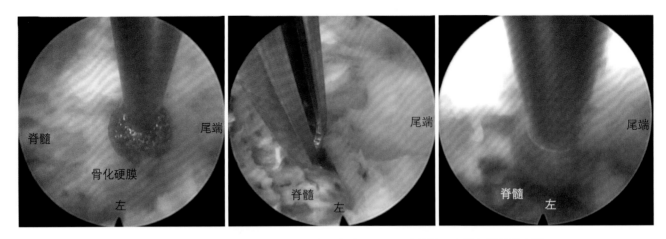

图 9-1-70 磨钻逐层薄化骨化灶，交替用薄嘴 Kerrison 咬骨钳及磨钻切除骨化硬膜

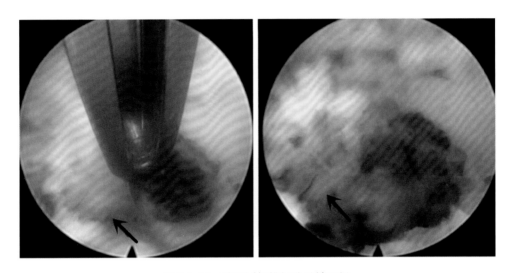

图 9-1-71 减压同侧椎间孔及神经根

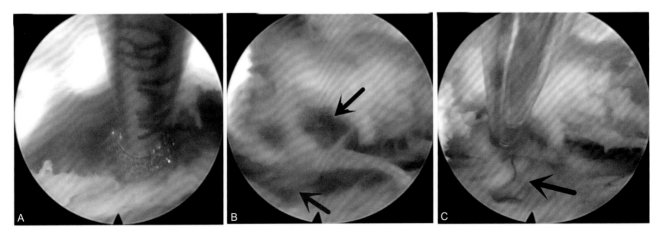

图 9-1-72 A. 对侧椎间孔及神经根减压；B. 黑色箭头示椎间孔，红色箭头示 T_{10} 神经根；C. 箭头示骨化硬膜切除后显露硬膜囊内 T_{10} 神经根

（6）硬膜骨化切除后彻底完成脊髓及神经根减压，尽量保护蛛网膜完整，硬膜缺损无须特殊处理（图 9-1-73）。

3. 术后复查与随访

（1）术后第 1 天患者下地正常行走，腹壁疼痛完全缓解。

（2）术后第 1 天复查胸椎 CT 显示 T_{10-11} 黄韧带骨化切除彻底、椎管及椎间孔减压良好（图 9-1-74），术前与术后 CT 三维重建对比骨化灶切除彻底、椎管成形良好（图 9-1-75）；复查胸椎 MRI 显示胸椎管减压彻底、脊髓及神经根减压良好、无脑脊液漏表现（图 9-1-76）。

（3）术后半年随访，患者无腹壁及腰背疼痛，双下肢感觉、运动及大小便功能正常。

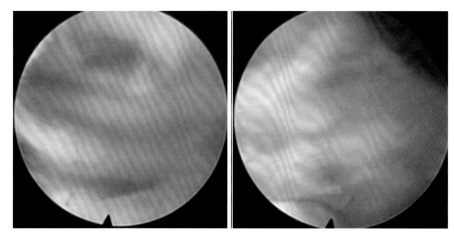

图 9-1-73　骨化硬膜彻底切除，蛛网膜及脊髓外露

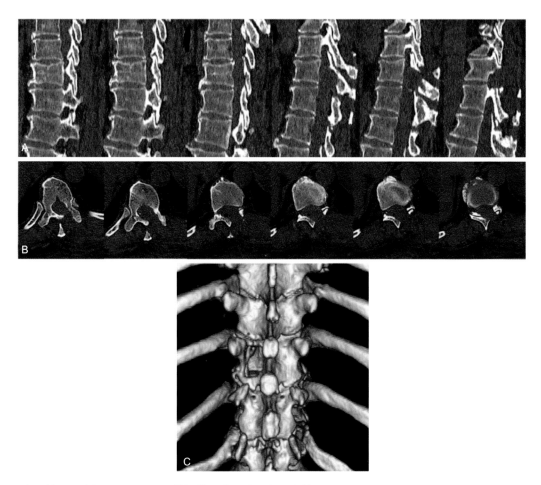

图 9-1-74　术后第 1 天胸椎 CT 示 T_{10}-T_{11} 黄韧带骨化切除彻底、椎管及椎间孔减压良好。A. 矢状位；B. 轴位；C. 三维重建

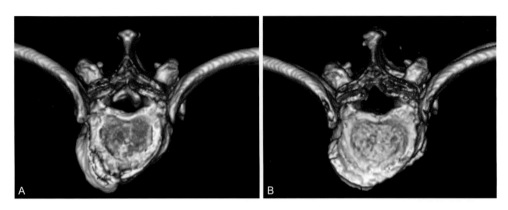

图 9-1-75 术前与术后 CT 三维重建对比骨化灶彻底切除、椎管成形良好。A. 术前骨化灶侵占椎管；B. 术后骨化灶彻底切除、椎管成形良好

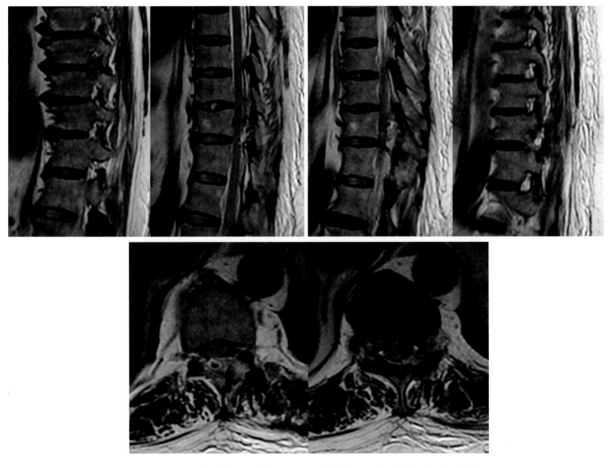

图 9-1-76 术后第 1 天胸椎 MRI 示脊髓减压彻底，椎间孔减压良好

七、可视化脊柱内镜下经椎间孔入路胸椎管减压术

脊柱内镜经椎间孔入路胸椎管减压术主要应用于来自脊髓腹侧压迫为主的胸椎间盘突出症和胸椎管狭窄症（如胸椎间盘突伴纤维环骨化、胸椎后纵韧带骨化症等）。这项技术是建立在全可视内镜下腰椎椎间孔入路椎管减压技术和镜下动力磨钻脊髓表面安全使用技术基础之上的可视化全可视内镜下胸椎管减压技术。手术方式为脊柱内镜下经椎间孔入路可视化动力磨钻椎间孔成形全可视内镜下胸椎管减压技术（图 9-1-77）。椎间孔成形和骨性致压物的减压工具主要是镜下动力磨钻的使用。相对于后方经椎板间入路胸椎管减压技术，经椎间孔入路进行脊髓腹侧的减压优势更大，更能体现内镜微创技术的优势和魅力。因为对于胸椎间盘突出症和胸椎后纵韧带骨化症，开放手术减压的创伤、风险和手术复杂程度都很大，因此经椎间孔入路行脊柱内镜下胸椎间盘切除椎管减压术，比后路经椎板间入路胸椎管减压术和内镜下腰椎间盘切除椎管减压术优势更大。

（一）手术规划

术前根据患者的临床表现及影像学资料确定手术入路侧，一般选择影像学压迫较重且临床症状重的一侧为入路侧；如为软性突出物或骨化灶穹顶不高者，通常一侧入路就能完成减压；如骨化灶位于中央且基底宽、穹顶高者，有可能需要双侧入路进行椎管减压，因此要做好双侧入路减压的手术规划，术中根据减压情况决定是否需对侧入路。通过轴位 CT 图像规划穿刺路径、确定皮肤穿刺点（图 9-1-78），以争取能完成中央及对侧椎管减压的需要。在 C 臂机下透视定位责任间隙，穿刺角度一般平行于椎间隙，皮肤穿刺入点通常位于椎间隙水平肋弓在背侧最高点的内缘，一般距棘突中线旁开 6～9 cm，根据体型胖瘦及节段位置适当调整。在不受肋弓阻挡和不损伤胸膜的前提下尽量加大旁开距离，以利于中央和对侧椎管的减压。

（二）手术体位与麻醉方式

手术体位为俯卧位，胸前及髂部垫枕，腹部悬

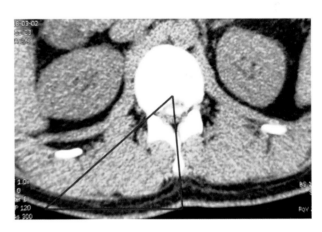

图 9-1-78　规划穿刺路径，肋弓最高点内缘为穿刺入点

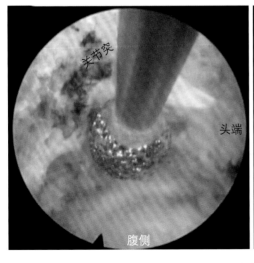
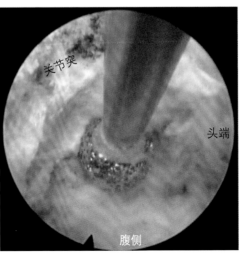

图 9-1-77　可视化动力磨钻椎间孔成形技术

空。术前常规进行手术体位适应性练习，因为我们曾遇到一例 L_2-L_3 巨大椎间盘突出双下肢剧烈疼痛的病例，术前双下肢肌力好，但在手术摆好体位消毒过程中患者双下肢神经症状加重致不全瘫，因此术前手术体位适应性练习和耐受性评估非常重要。术前患者在医生指导下练习手术体位，既可以让患者更好地适应手术体位，也可观察患者在此体位下神经损害症状有无加重表现，避免因体位导致的神经损伤。

麻醉方式为局部麻醉辅助清醒镇静监护性麻醉（MAC），以浓度为 4 μg/ml 的右美托咪定以 3～8 ml/h 的速度微量泵泵入，根据患者术中状态调整微量泵的速度，使患者处于清醒镇静状态，全程麻醉师监护生命体征。局麻药物选择为 2% 利多卡因 10 ml + 0.75% 罗哌卡因 10 ml + 0.9% 生理盐水 20 ml 共计 40 ml，重点麻醉区域为皮肤、深筋膜、关节突背外侧及椎间孔，椎管内不给麻醉药，避免脊髓麻醉。采用局部麻醉下手术，术中不需要神经电生理监测，因为患者清醒状态下的反馈比全身麻醉下神经电生理监测更加安全、便捷。辅助右美托咪定微量泵静脉持续泵入，根据患者情况调整剂量，既起到镇静、镇痛作用，提高患者术中的舒适度，避免患者躁动，又能让患者在脊髓一旦受到刺激时能及时反馈，保障安全。当患者有特殊情况，如不能耐受俯卧位、患幽闭恐惧症等，可采用全身麻醉，但术中需要神经电生理监测。

（三）穿刺与椎间孔成形

不同于腰椎椎间孔入路的穿刺方式，胸椎椎间孔穿刺路径贴近胸膜，胸椎管内为脊髓，穿刺过程中一旦穿刺过深有损伤胸膜或进入椎管损伤脊髓的风险（图 9-1-79），因此穿刺置管过程要非常小心。穿刺针穿刺是为了局部麻醉给药，穿刺时穿刺针与水平面的穿刺角度要偏小，先向关节突的背外侧穿刺，注射局麻药后拔出穿刺针。然后以钝头软组织扩张器应用导杆漂移技术进行穿刺置管（因为钝头软组织扩张器手感操控好，既便于调整方向和角度，减少透视次数，又可降低胸膜和脊髓损伤的风险）：在入点皮肤及深筋膜做长 7 mm 切口，以钝头的软组织扩张器穿刺至关节突背外侧，然后滑向关节突腹侧即停止于椎间孔区，如果这一步操作患者感到疼痛，可通过钝头软组织扩张器的注射孔注射局麻药行椎间孔区麻醉；正侧位透视确认软组织扩张器的位置（图 9-1-80），软组织扩张器切勿进入椎管，以免椎管增压或挤压脊髓造成损伤。确认位置正确后沿钝头软组织扩张器置入工作套管和内镜行可视化动力磨钻椎间孔按需成形（图 9-1-81）；也可利用安全环锯技术沿钝头软组织扩张器置入鸭嘴形环锯保护套管，直接以 3 级环锯行椎间孔成形。环锯成形要非常小心，成形过程中除了注意手感和患者反馈外，C 臂透视监控非常重要，环锯切勿超过上下椎弓根内缘连线（图 9-1-82）。环锯成

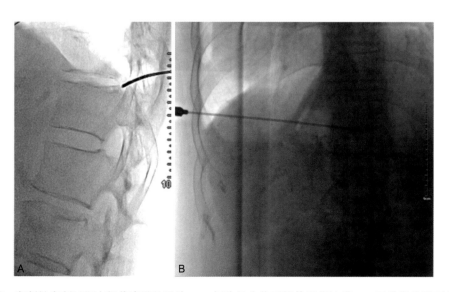

图 9-1-79 穿刺针穿刺过深有损伤脊髓的风险。A.侧位针尖位于椎体后缘连线；B.正位针尖达到椎管中线

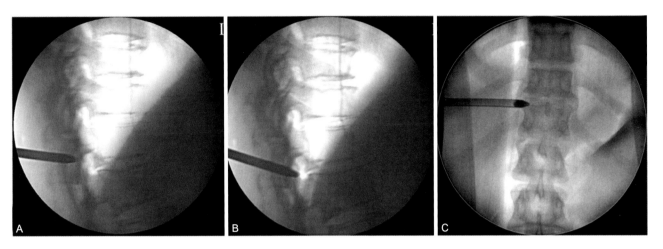

图 9-1-80 导杆漂移技术透视图像。A.钝头软组织扩张器穿刺到关节突背外侧；B.滑向关节突腹侧；C.正位未超过椎弓根内缘

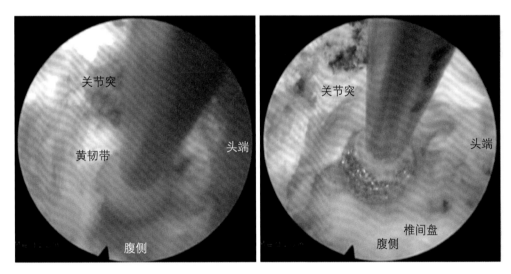

图 9-1-81 可视化动力磨钻椎间孔按需成形技术

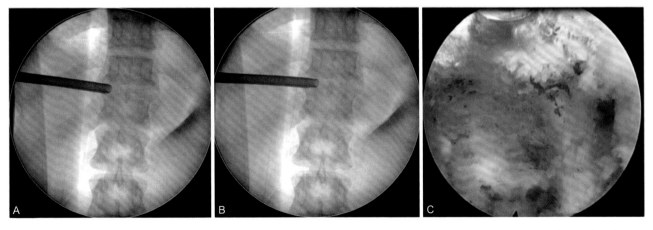

图 9-1-82 安全环锯椎间孔成形技术。A.环锯成形未到位；B.环锯成形到位，不能超过上下椎弓根内缘连线；C.关节突环锯成形后镜下图像

形时成形骨量不必过多，成形的主要目的在于清理椎间孔区域的软组织，便于置镜后的镜下解剖结构辨识，后续再以镜下动力磨钻和Kerrison镜下咬骨钳进行椎间孔按需成形。对于椎间盘突出钙化或后纵韧带骨化病例，椎间孔成形要充分以增加工作套管和镜下器械操作的自由度，尤其是对于骨化物穹顶比较高的患者。如果合并肋间神经症状，椎间孔区域应做充分松解、减压，并全程探查出口神经根。需要指出的是，常用于腰椎椎间孔成形的工具——骨钻（锉）成形技术不适合于胸椎椎间孔成形，因为骨钻（锉）成形会侵入椎管，有损伤脊髓的风险。

（四）镜下椎间盘和骨化灶切除与椎管减压

椎间孔成形完毕，初步探查突出物与脊髓和神经根的位置关系，采取椎管不增压技术，边减压边进入、逐层深入减压不增加椎管内压力，即在椎管内减压的过程中，工作套管放置在椎间孔区域不进入椎管内，内镜和工作器械随减压逐步深入，避免工作套管挤入椎管造成椎管增压损伤脊髓（图9-1-83）。首先处理椎间隙进行盘内减压，尤其是对于软性的椎间盘突出，利用盘外-盘内-盘外（out-in-out）技术进行椎间盘的摘除，从脊髓外侧椎间盘的侧后方进入椎间盘内进行盘内减压，然后再由盘内向盘外减压摘除突出的髓核，可使用髓核钳或蓝钳切除肥厚的纤维环和后纵韧带（图9-1-84），探查并摘除突入或游离至椎管内的髓核。因为蓝钳为锐性切除，蓝钳的蓝口可以作为观察窗观察到蓝钳切除的组织，所以使用蓝钳切除后纵韧带效率更高、更安全、疼

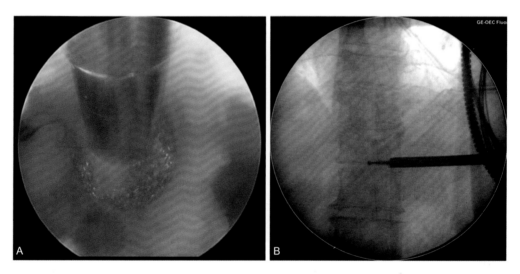

图 9-1-83　工作套管放置在椎间孔区域，操作器械深入椎管内操作。A.镜下视野；B.透视见工作通道仍位于椎间孔区

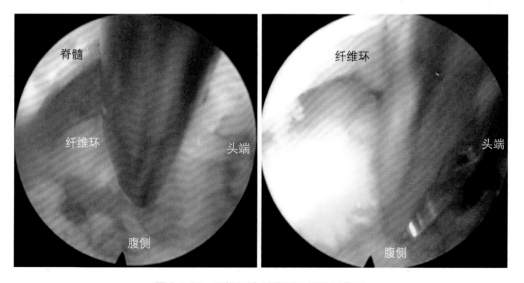

图 9-1-84　蓝钳切除纤维环和后纵韧带图

痛刺激反应更轻。对于纤维环骨化、椎体后缘骨赘或后纵韧带骨化病例，切勿一开始就从压迫脊髓的骨性突出物的高点下手，这种操作对脊髓骚扰大、损伤风险高。如同开放手术的减压顺序一样，先从椎间隙着手，完成椎间盘的减压，掏空骨性突出物腹侧的软性髓核，使骨性突出物变为骨性空壳，创造充分的操作空间后，再显露骨性突出物在上位椎体后下缘和下位椎体后上缘的附着基底，因为在骨性突出物顶点的头尾端存在安全三角操作空间（图9-1-85），从这里开始进行骨性突出物的处理相对安全。用磨钻磨除上位椎体后下缘和下位椎体后上缘进行盒状切除，在骨性突出物的腹侧形成涵洞（图9-1-86），这样也一并将骨化物的基底磨断，为下一步将骨化物下压塌陷到涵洞内切除创造条件（图9-1-87）。骨化灶下压到涵洞后就可以用髓核钳或蓝钳安全摘除（图9-1-88）。对于骨化灶比较厚实者，摘除骨化灶穹顶下方软性的椎间盘后，利用蛋壳薄化技术从骨化灶穹顶下方用磨钻将其磨薄以利于骨化灶

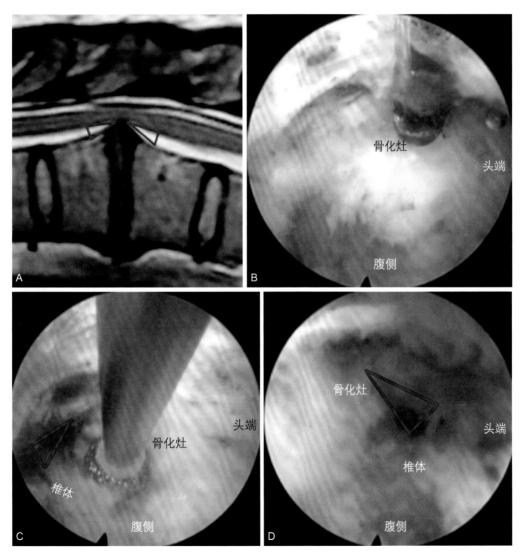

图 9-1-85 脊髓腹侧、骨性突出物顶点头尾侧的安全三角操作空间：A. MRI 示安全三角操作空间；B. 镜下脊髓腹侧的骨性突出物；C. 箭头示镜下骨性突出物尾端安全三角空间；D. 箭头示镜下骨性突出物头端安全三角空间

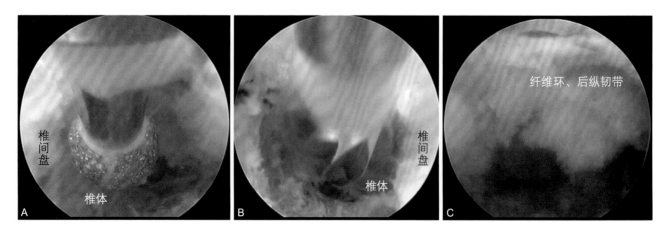

图 9-1-86 磨除上位椎体后下缘和下位椎体后上缘进行盒状切除形成涵洞

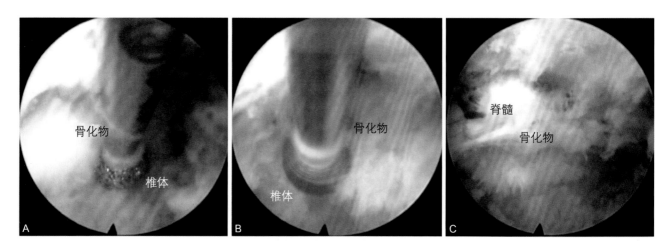

图 9-1-87 磨断骨化物在椎体的附着基底：A.磨断头端附着点；B.磨断尾端附着点 C.磨除止点后骨化物漂浮

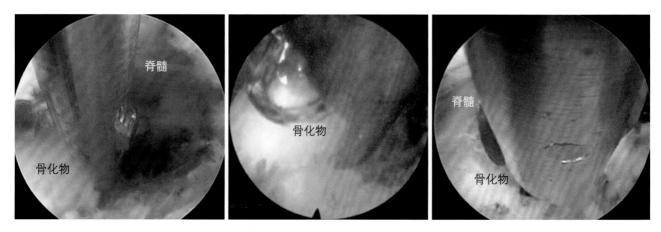

图 9-1-88 髓核钳抓持骨化物下压到涵洞内摘除

的下压摘除（图 9-1-89 ）。对于软性突出、骨化灶偏向一侧或骨化灶虽基底宽但穹顶不高者，可通过单侧入路完成双侧减压（图 9-1-90 ）。对于骨化灶位于中央且基底宽、穹顶高者，如一侧入路无法完成脊髓的彻底减压，不要强行单侧入路完成，果断采取经双侧椎间孔入路进行椎管减压更安全、更有效。后纵韧带是否保留根据是软性还是骨化压迫和病变节段而定，如是软性突出或胸腰段，可保留后纵韧带（图 9-1-91 ）；如是骨化压迫则不保留后纵韧带（图

9-1-92 ）。脊髓减压完成的标志为致压物彻底切除，脊髓的头、尾端及腹、背侧无压迫，脊髓自由搏动（图 9-1-93 ）。撤镜前将术野以等离子射频小心仔细止血，将术野充分灌注后缓慢撤镜避免硬膜疝的形成，根据出血情况必要时可留置引流管。

（五）术后处理

同可视化脊柱内镜经椎板间入路胸椎管减压术。

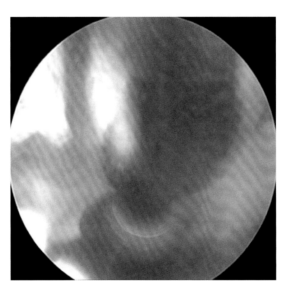

图 9-1-89　蛋壳薄化技术从骨化灶腹侧用磨钻将其磨薄

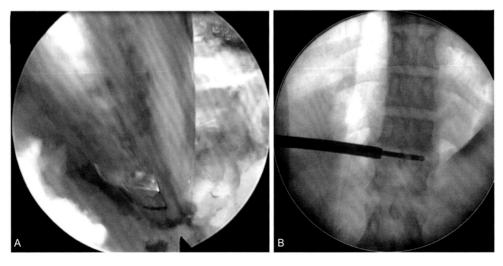

图 9-1-90　单侧入路完成双侧减压。A.镜下视野见减压至对侧；B.同位置的透视图像

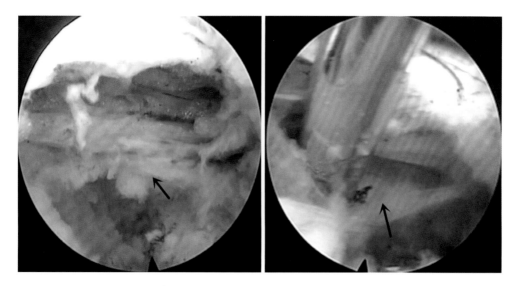

图 9-1-91   软性压迫或胸腰段保留后纵韧带，箭头示后纵韧带

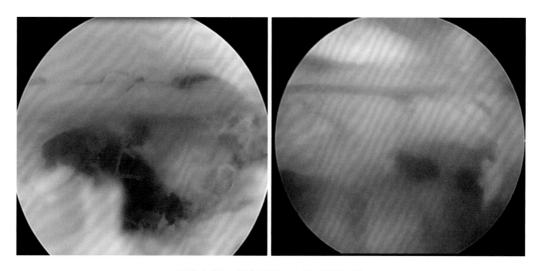

图 9-1-92   骨化压迫，切除后纵韧带

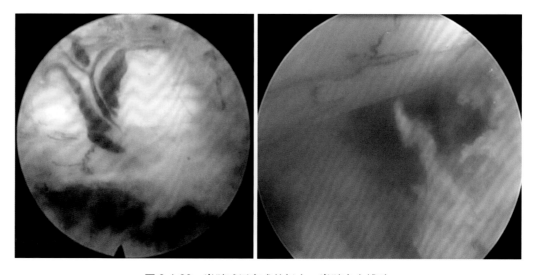

图 9-1-93   脊髓减压完成的标志：脊髓自由搏动

（六）手术并发症与预防

对于脊柱内镜医师来说，相对于后方经椎板间入路，经椎间孔入路脊柱内镜椎管减压术更为大家所熟悉，镜下解剖结构更容易辨识，而且经椎间孔入路采用的是盘外 - 盘内 - 盘外（out-in-out）减压顺序，手术操作比经椎板间入路安全，并发症发生率也较低。Ruetten 等报道 25 例经椎间孔入路全可视内镜下胸椎管减压术最常见的并发症是肋间神经痛（2例），有效的椎间孔扩大成形可减少其发生率；其次为硬膜破裂、硬膜外血肿和神经功能恶化各 1 例。我们的经椎间孔入路手术病例中未发现上述并发症。

八、典型病例

【病例 1】

患者女性，25 岁，背痛伴双下肢麻木半个月，行走稳，大小便正常。查体：胸腰段棘突叩击痛伴双下肢放射性麻木，双侧大腿前方皮肤麻木，四肢肌力、肌张力、腱反射正常，双侧 Babinski 征阴性；JOA 11 分法评分：10 分。影像学检查显示 T_{11}-T_{12} 椎间盘突出伴纤维环骨化致椎管狭窄、脊髓受压（图 9-1-94、图 9-1-95）。诊断：胸椎管狭窄症（T_{11}-T_{12} 椎间盘突出伴纤维环骨化）。

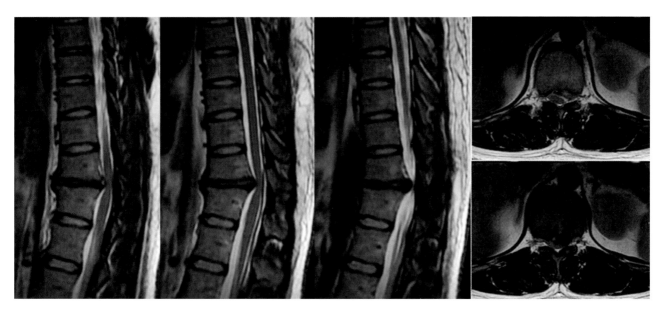

图 9-1-94　胸椎 MRI 示 T_{11}-T_{12} 椎间盘突出、椎管狭窄、脊髓受压

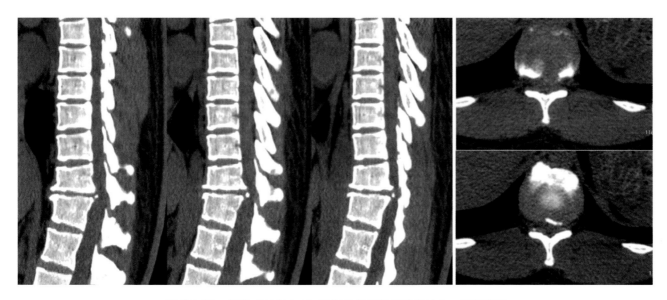

图 9-1-95　胸椎 CT 示 T_{11}-T_{12} 椎间盘突出伴纤维环骨化、椎管狭窄

1. 手术计划

（1）手术方案：患者为年轻女性，胸腰段椎间盘突出伴纤维环骨化，术式可选择局部麻醉下内镜经椎间孔入路椎间盘切除、椎管减压术。

（2）手术入路：患者双侧下肢症状，影像学示压迫左侧重，且骨化偏左侧，所以选择从左侧椎间孔入路双侧减压。

（3）穿刺入点旁开距离：为了完成对侧减压，在避开肋弓阻挡的前提下尽量增大旁开距离，经测量距棘突中线旁开 8 cm（图 9-1-96）。

（4）穿刺置管技术：以钝头软组织扩张器代替穿刺针采用导杆漂移技术进行穿刺置管，降低胸膜及脊髓损伤的风险。

（5）椎间孔成形技术：采用安全环锯技术以 3 级环锯初步成形后再用动力磨钻可视化椎间孔进一步按需成形（图 9-1-97）。

（6）不增压椎管减压技术：边减压边进入、逐层深入进行椎管减压，工作套管置于椎间孔区不深入椎管，避免椎管增压造成脊髓损伤（图 9-1-98）。

（7）胸腰段尽量保留后纵韧带。

2. 镜下减压要点

（1）椎间隙减压，摘除突出的椎间盘组织和骨性突出物腹侧的软性髓核，创造操作空间，显露突出的骨化纤维环（图 9-1-99）。

（2）在骨性突出物高点的头尾端安全三角区磨除骨化纤维环在椎体后缘的附着部及上位椎体后下角、下位椎体后上角和骨赘形成涵洞，孤立骨化灶（图 9-1-100）。

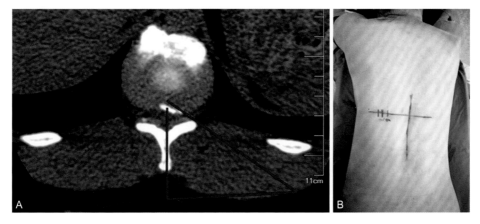

图 9-1-96　规划穿刺路径。A.轴位 CT 测量穿刺入点距棘突中线 8 cm；B.体表定位穿刺点

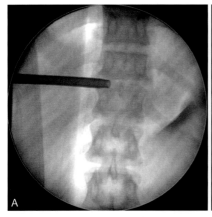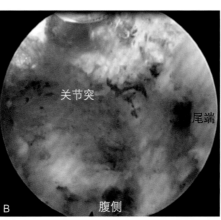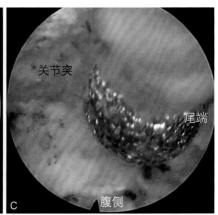

图 9-1-97　3 级环锯初步成形后再次动力磨钻可视化椎间孔按需成形。A.环锯成形透视图；B.关节突成形后镜下图像；C.可视化磨钻再次椎间孔按需成形

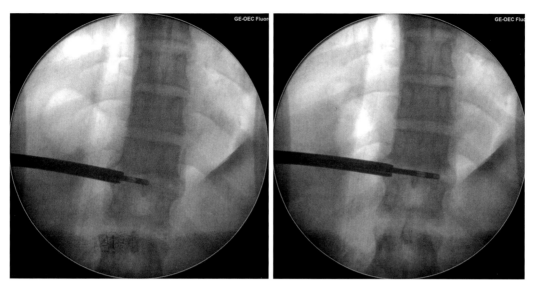

图 9-1-98　术中透视示意不增压椎管减压技术，边减压边进入、逐层深入减压椎管，工作套管置于椎间孔区不深入椎管内

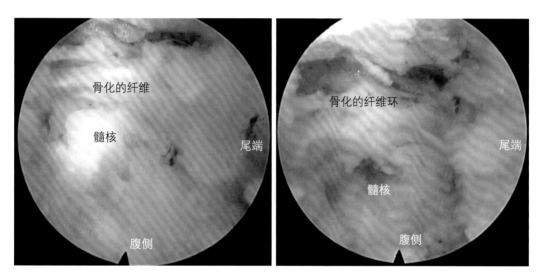

图 9-1-99　摘除软性髓核，显露骨化的纤维环

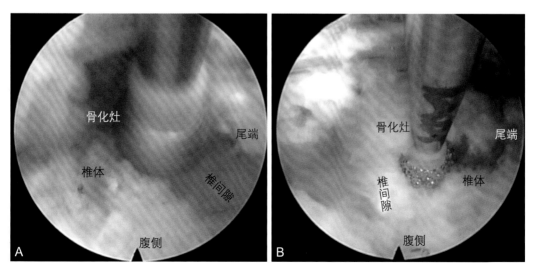

图 9-1-100　磨除骨化纤维环在椎体后缘的附着部。A. 磨除上位椎体后下角；B. 磨除下位椎体后上角

（3）将孤立的骨化灶下压塌陷至涵洞内摘除（图 9-1-101），减压至对侧完成单侧入路双侧减压（图 9-1-102），保留后纵韧带完整（图 9-1-103）。

3.术后复查与随访

（1）术后第 1 天复查 CT 及 MRI 显示 T_{11}-T_{12} 椎间盘突出髓核及骨化灶摘除彻底、椎管减压充分、脊髓形态良好（图 9-1-104、图 9-1-105）；术后第

1 天患者下地行走后，腰背痛及双下肢麻木症状完全缓解。

（2）术后 3 个月患者完全恢复正常工作和生活，无腰背痛及下肢麻木等不适，行走活动正常；复查胸椎 MRI 示椎管塑形良好、脊髓减压充分（图 9-1-106）。

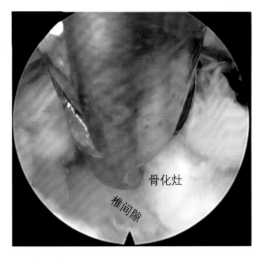

图 9-1-101　髓核钳抓持骨化灶下压至涵洞摘除

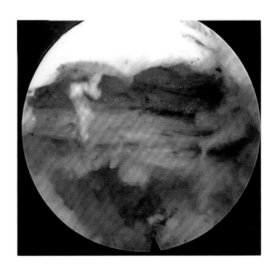

图 9-1-103　减压完成，保留后纵韧带完整

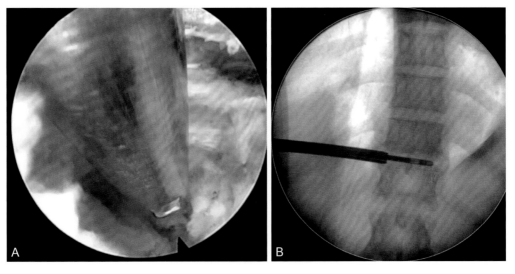

图 9-1-102　减压至对侧。A.镜下见已减压至对侧；B.同位置透视图

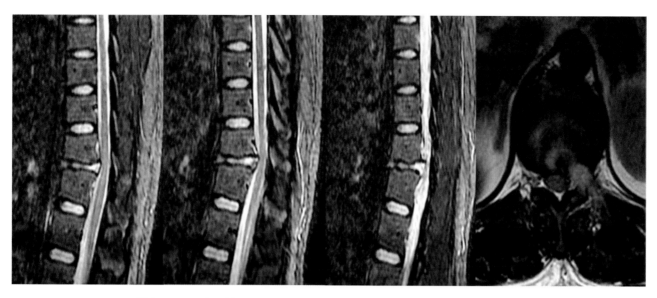

图 9-1-104　术后第 1 天胸椎 MRI 示 T_{11}-T_{12} 椎间盘切除彻底、脊髓减压充分

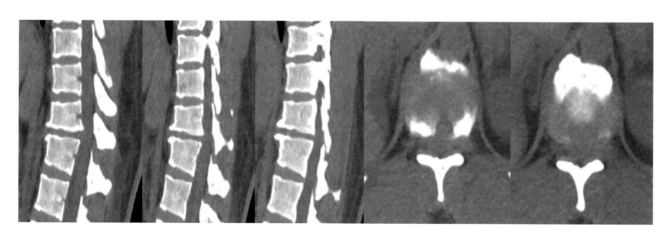

图 9-1-105　术后第 1 天胸椎 CT 示 T_{11}-T_{12} 椎间盘骨化灶切除彻底、椎管减压充分

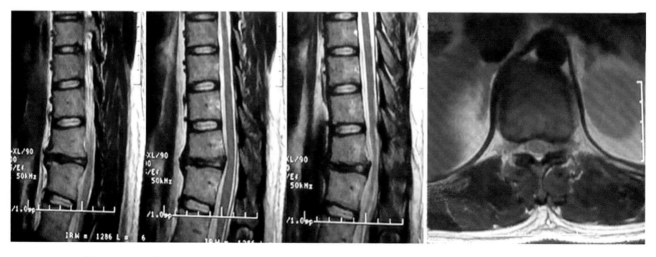

图 9-1-106　术后 3 个月复查胸椎 MRI 示椎间盘突出无复发、后纵韧带塑形良好、脊髓减压充分

【病例2】

患者男性，65岁，双下肢麻木、无力、行走不稳5个月，右侧重，上下楼需扶持，大小便无异常；JOA 11分法评分：6分。胸椎MRI显示T_{11}-T_{12}后纵韧带骨化致椎管狭窄、脊髓受压（图9-1-107）；胸椎CT显示T_{11}-T_{12}后纵韧带骨化、椎管狭窄（图9-1-108）。诊断：胸椎管狭窄症（T_{11}-T_{12}后纵韧带骨化）。

1. 手术计划

（1）手术方案：患者胸椎管狭窄压迫因素主要由脊髓腹侧的后纵韧带骨化所致，术式选择局部麻醉下经椎间孔入路胸椎管减压术，减压工具主要使用镜下动力磨钻。

（2）手术入路：患者症状右下肢重，影像学骨化右侧重，选择从右侧椎间孔入路。

（3）穿刺入点旁开距离：距棘突中线旁开7 cm为穿刺入点（早期为了避免穿刺时损伤胸膜，旁开距离偏小）。

（4）穿刺置管技术：以钝头软组织扩张器代替穿刺针采用导杆漂移技术进行穿刺置管（图9-1-109），可减少透视次数、降低胸膜和脊髓损伤风险。

（5）后纵韧带的切除：因压迫因素为后纵韧带骨化，术中需要彻底切除，不保留后纵韧带。

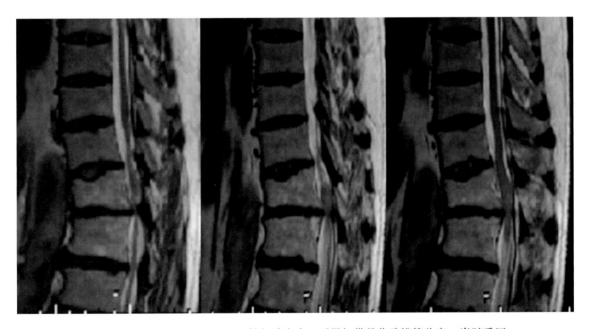

图9-1-107　胸椎MRI示T_{11}-T_{12}椎间隙变窄、后纵韧带骨化致椎管狭窄、脊髓受压

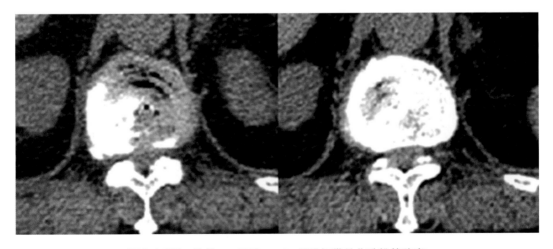

图9-1-108　胸椎CT显示T_{11}-T_{12}后纵韧带骨化致椎管狭窄

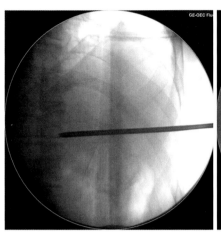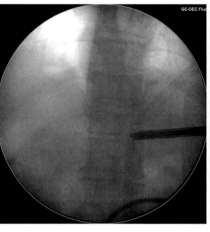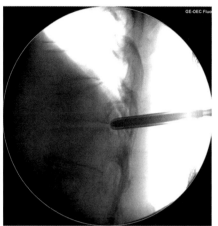

图 9-1-109　导杆漂移技术行穿刺置管

2. 镜下减压要点

（1）椎间孔的处理：早期手术没有进行椎间孔环锯成形，直接置镜进行椎间孔软组织的清理，切除部分黄韧带（关节突未作处理），显露椎间盘及骨化的后纵韧带（图 9-1-110）。

（2）减压、制作涵洞：因椎间隙狭窄，髓核钳摘除椎间隙内髓核组织空间狭小，所以先进行骨性组织的减压，动力磨钻磨除椎弓根上切迹及下位椎体后上角和上位椎体后下角（图 9-1-111），边磨除骨质边摘除椎间盘，逐渐向中线及对侧深入减压（图 9-1-112），在后纵韧带的腹侧制出涵洞（图 9-1-113）。

（3）骨化灶附着基底的离断：后纵韧带腹侧减压完成后，显露骨化后纵韧带的尾端和头端，用磨钻或蓝钳将其附着基底切断（图 9-1-114）。

（4）分离、塌陷、切除骨化灶：用射频电极或神经根探钩在脊髓与骨化后纵韧带之间进行分离，髓核钳或蓝钳将分离的骨化后纵韧带下压塌陷至涵洞完成切除（图 9-1-115）。

（5）彻底切除后纵韧带完成脊髓减压（图 9-1-116）。

3. 术后复查与随访

（1）术后第 1 天复查胸椎 MRI 及 CT 显示 T_{11}-T_{12} 后纵韧带骨化切除彻底、椎管成形良好、脊髓减压充分（图 9-1-117、图 9-1-118）；术后第 1 天下地行走，双下肢麻木减轻，行走步态改善。

（2）术后 1 年随访，下肢麻木无力明显改善，JOA 评分由 6 分升至 9 分，改善率 60%。

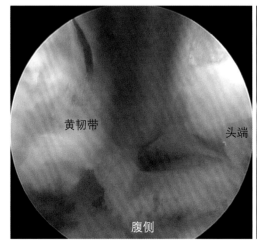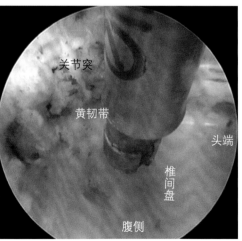

图 9-1-110　切除黄韧带、清理椎间孔

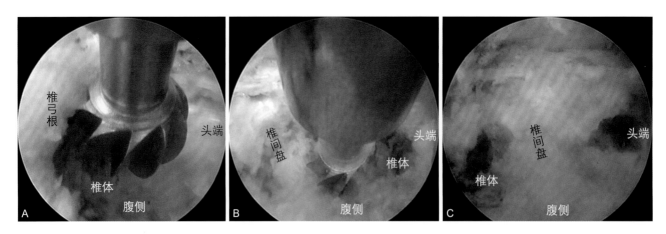

图 9-1-111 A.磨除椎弓根上切迹；B.磨除上位椎体后下角；C.磨除下位椎体后上角

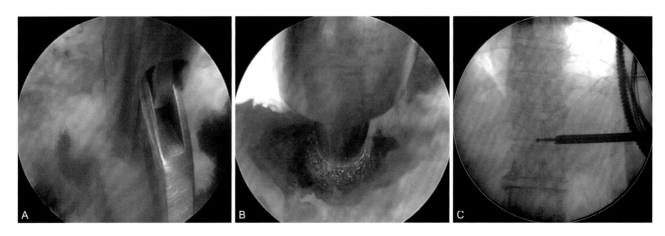

图 9-1-112 A.磨除骨质和摘除椎间盘交替进行，向中央及对侧推进；B.镜下逐步向对侧减压；C.减压过程中透视确定位置

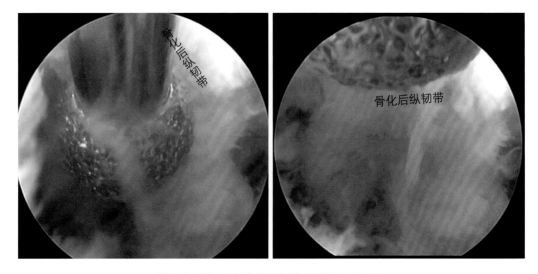

图 9-1-113 在骨化后纵韧带的腹侧制出涵洞

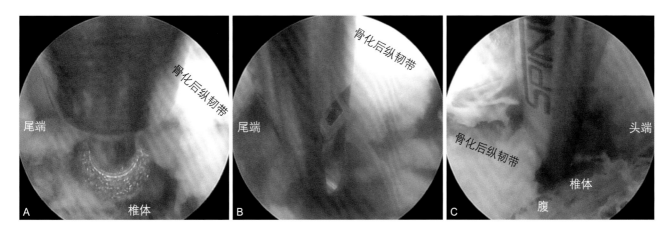

图 9-1-114　A.用磨钻将骨化后纵韧带基底磨断；B.用蓝钳将骨化后纵韧带尾端基底切断；C.用蓝钳将骨化后纵韧带头端基底切断

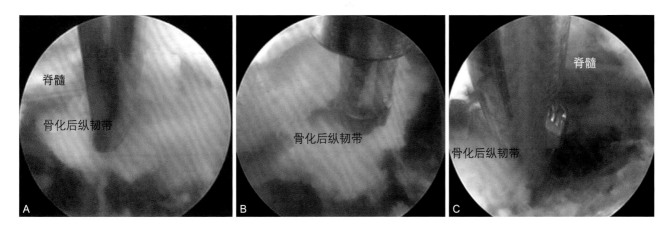

图 9-1-115　A.使用神经探钩分离脊髓与骨化后纵韧带；B.使用双极射频头分离脊髓与骨化后纵韧带；C.使用髓核钳将骨化后纵韧带下压至涵洞切除

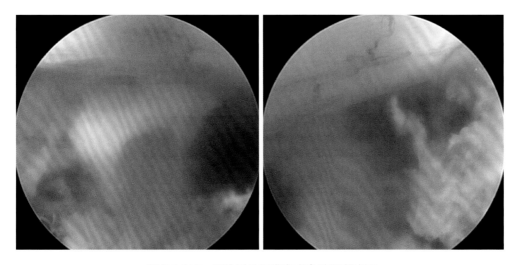

图 9-1-116　切除后纵韧带完成脊髓彻底减压

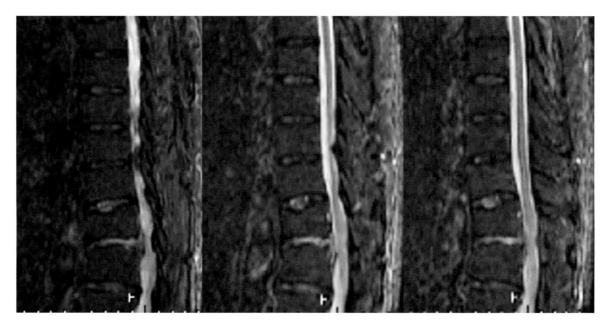

图 9-1-117　术后第 1 天复查胸椎 MRI 示胸 T_{11}-T_{12} 后纵韧带切除彻底、脊髓减压充分

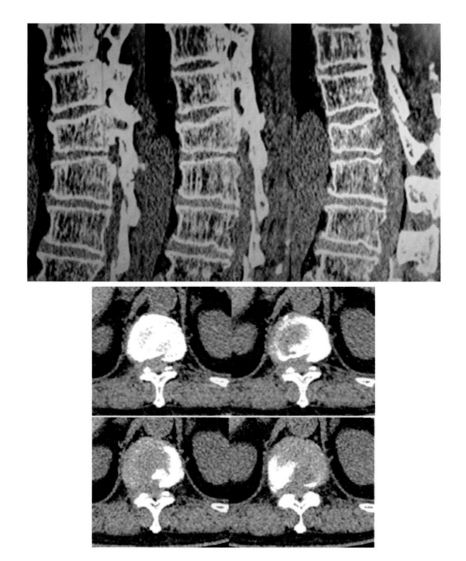

图 9-1-118　术后第 1 天复查胸椎 CT 示 T_{11}-T_{12} 后纵韧带骨化切除彻底、椎管成形良好

【病例3】

患者男性，39岁，左足踝不灵活10年，左下肢麻木伴足踝下垂、不能背伸3个月，大小便无异常；查体：左足下垂，左小腿外侧、足背及足底麻木，左胫前肌及伸拇肌力2级，左侧跟腱反射亢进，左踝阵挛阳性，左侧Babinski征阳性，直腿抬高试验阴性；JOA 11分法评分：8分。外院腰椎MRI显示T_{11}-T_{12}椎间盘突出、椎管狭窄、脊髓明显受压变扁，L_4-L_5椎间盘左后侧突出、神经根及硬膜囊受压（图9-1-119）；因患者有幽闭恐惧症，入院后胸椎

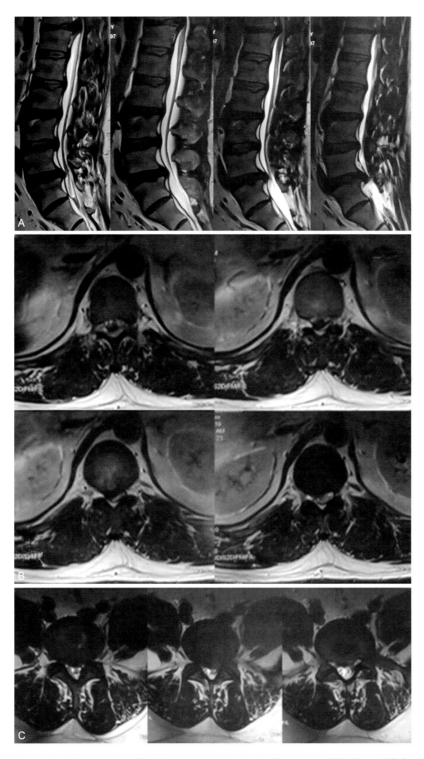

图9-1-119　腰椎MRI示T_{11}-T_{12}椎间盘突出、脊髓明显受压变扁，L_4-L_5椎间盘左后侧突出、硬膜囊及神经根受压。A. 腰椎矢状位；B. T_{11}-T_{12}轴位；C. L_4-L_5轴位

MRI 检查未能完成；胸腰椎 CT 显示 T_{11}-T_{12} 椎间盘突出骨化、后纵韧带骨化致椎管狭窄、脊髓明显受压，L_4-L_5 椎间盘左后侧突出、硬膜囊及神经根受压（图 9-1-120）。诊断：胸椎管狭窄症（T_{11}-T_{12} 椎间盘突出伴纤维环骨化、后纵韧带骨化）、L_4-L_5 椎间盘突出症、幽闭恐惧症。

1. 手术计划

（1）主要责任节段的判断：患者影像学同时存在下胸椎椎间盘突出和下腰椎椎间盘突出，临床上责任节段判断上存在困难。对于胸腰段椎间盘突出症，往往其临床表现复杂、多变且缺乏特异性，可表现为单纯上运动神经元损害、上下运动神经元混合性损害或单纯下运动神经元损害，需依靠详细的病史、查体和全面的影像学检查判断。该患者虽然表现为足下垂、蹈背伸肌力弱，似乎是 L_4-L_5 椎间盘突出引起，但患者足下垂伴病理征阳性，表现为上下运动神经元混合性损害的临床表现，不符合单纯下腰椎椎间盘突出症的临床表现，更符合胸腰段椎间盘突出症的临床表现，结合影像学所见，考虑主要致病因素为 T_{11}-T_{12} 椎间盘突出伴后纵韧带骨化症，L_4-L_5 椎间盘突出有可能也参与并加重了神经根损害。

（2）手术方案：考虑主要责任节段和自上而下的原则，首先行胸椎内镜椎管减压术；患者胸椎管狭窄压迫因素来自脊髓腹侧，主要为胸椎间盘突出骨化和后纵韧带骨化所致，术式选择经椎间孔入路胸椎间盘及骨化灶切除、椎管减压术，减压工具主要使用镜下动力磨钻；术中根据患者症状缓解及耐

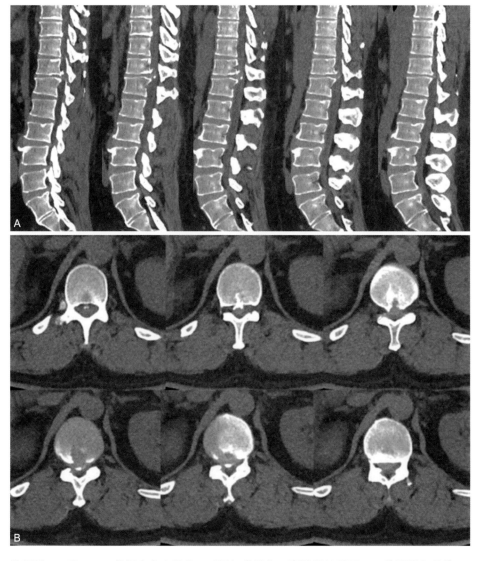

图 9-1-120　胸腰椎 CT 示 T_{11}-T_{12} 椎间盘突出骨化、后纵韧带骨化、脊髓明显受压。A. 胸腰椎矢状位；B. T_{11}-T_{12} 轴位

受情况决定是否一期行经椎间孔入路脊柱内镜 L_4-L_5 椎间盘摘除术。

（3）手术入路：患者为左下肢症状，但影像学胸椎间盘突出及骨化右侧偏重，选择经右侧 T_{11}-T_{12} 椎间孔入路（图9-1-121）；如需一期行腰椎内镜手术，因腰椎间盘突出在左侧，选择经 L_4-L_5 左侧椎间孔入路。

（4）麻醉方式：拟行局部麻醉辅助监护麻醉（MAC）下手术，但因患者有幽闭恐惧症，铺无菌手术单后患者因幽闭恐惧无法适应和坚持手术，所以选择全身麻醉，术中采用神经电生理监测以降低脊髓神经损伤的风险；因为采用全身麻醉，无法判断胸椎内镜手术后症状缓解情况，同时为了避免二次麻醉和手术，决定在胸椎内镜术后一期行腰椎内镜手术。

（5）穿刺入点旁开距离：胸椎内镜穿刺入点，在避开肋弓阻挡的前提下尽量加大旁开距离，以期达到

对侧减压，设计穿刺入点距棘突中线右侧旁开9 cm；腰椎内镜穿刺入点，距棘突中线左侧旁开13 cm。

（6）穿刺置管技术：胸椎穿刺以钝头软组织扩张器代替穿刺针采用导杆漂移技术进行穿刺置管（图9-1-122），以减少透视次数、降低胸膜和脊髓损伤风险；腰椎手术采用常规穿刺置管方法。

（7）椎间孔成形技术：采用安全环锯技术，鸭嘴形环锯保护套管保护下直接以3级环锯行椎间孔初步成形（图9-1-123），置镜后再用动力磨钻可视化椎间孔进一步按需成形。

（8）后纵韧带的保留与切除：胸椎的压迫因素为后纵韧带骨化，术中需要彻底切除，不保留后纵韧带；腰椎为软性突出，为防止复发，尽量保留后纵韧带完整。

3. 镜下减压要点（胸椎内镜手术）

（1）动力磨钻可视化椎间孔进一步按需成形：因骨化灶偏中央且顶点较高、近端延伸到椎弓根水

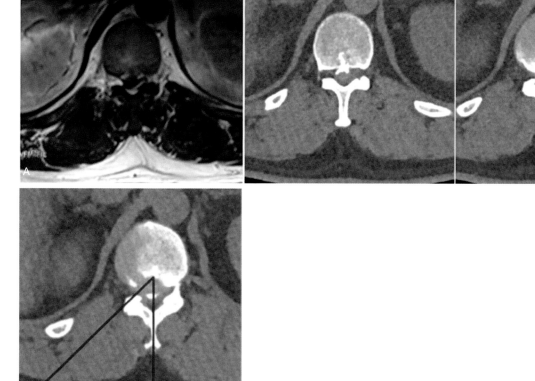

图9-1-121　A.影像学示 T_{11}-T_{12} 椎间盘突出及骨化右侧偏重；B.术前规划穿刺路径，选择右侧 T_{11}-T_{12} 椎间孔入路

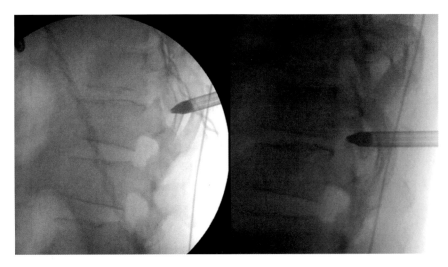

图 9-1-122　导杆漂移技术穿刺置管

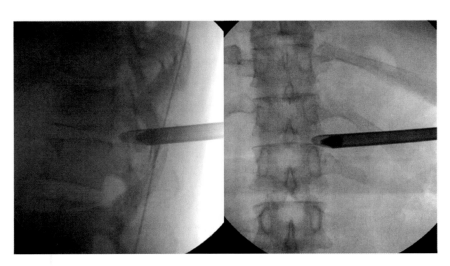

图 9-1-123　鸭嘴形安全环锯保护套管保护下环锯成形

平，椎间孔成形要充分，以增加内镜和器械操作的自由度，镜下用动力磨钻进一步磨除关节突腹侧骨质扩大椎间孔进行按需成形（图 9-1-124）。

（2）椎间隙减压、磨除椎体后角制作涵洞：髓核钳摘除椎间隙内髓核组织进行椎间盘内减压，显露骨性突出物头、尾端的安全三角操作空间（图 9-1-125），磨钻磨除下位椎体后上角和上位椎体后下角（图 9-1-126），下压工作套管逐渐向中线及对侧减压，在骨化后纵韧带的腹侧制出涵洞（图 9-1-127）。

（3）骨化灶附着基底的离断：后纵韧带腹侧减压完成后，显露骨化后纵韧带的尾端和头端，用磨钻或蓝钳将其附着基底切断（图 9-1-128）。

（4）分离、塌陷、切除骨化灶：先切除靠外侧的骨化纤维环和后纵韧带，用射频电极或神经探钩

在脊髓与骨化后纵韧带之间进行分离，用髓核钳或蓝钳将分离的骨化后纵韧带下压塌陷至涵洞完成切除（图 9-1-129）。难度大的在于处理偏中央、穹顶高、突入压迫脊髓的那一部分骨化灶，这一步操作要轻柔谨慎，把蓝钳或髓核钳伸进脊髓的腹侧、残留后纵韧带的侧方，把钳子缓慢张开，通过张开钳子将脊髓缓慢轻柔地推向背侧托起，看清骨化后纵韧带和脊髓的关系后小心地将骨化灶切除（图 9-1-130），注意在操作过程中密切观察患者有无脊髓受到刺激的反馈（因患者在全身麻醉下手术，密切注意神经电生理监测），一般情况下脊髓可耐受缓慢、轻柔的适度推拉，但切勿快速推拉或冲击性操作。

（5）彻底切除后纵韧带完成脊髓减压（图 9-1-131）。

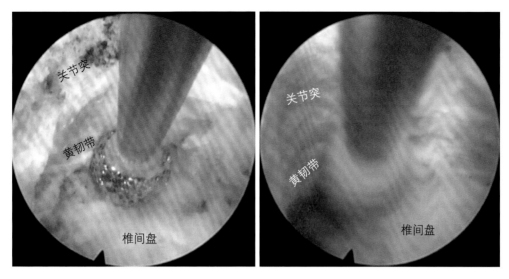

图 9-1-124　可视化磨钻椎间孔按需成形

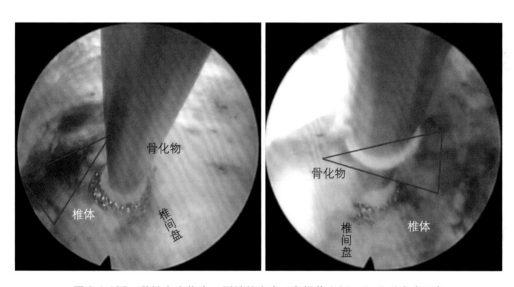

图 9-1-125　骨性突出物头、尾端的安全三角操作空间，"△"示安全三角

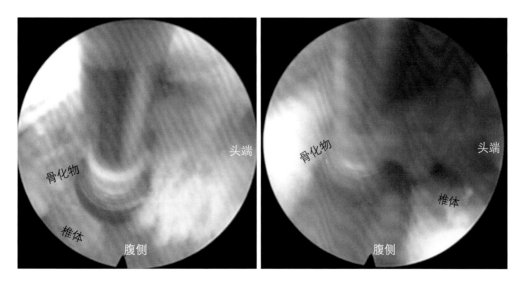

图 9-1-126　磨除下位椎体后上角和上位椎体后下角

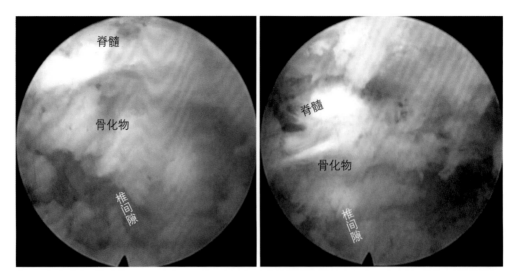

图 9-1-127　在骨化后纵韧带的腹侧制出涵洞

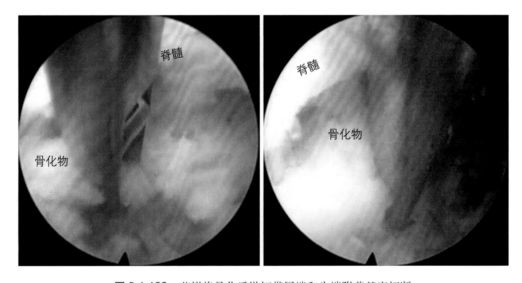

图 9-1-128　蓝钳将骨化后纵韧带尾端和头端附着基底切断

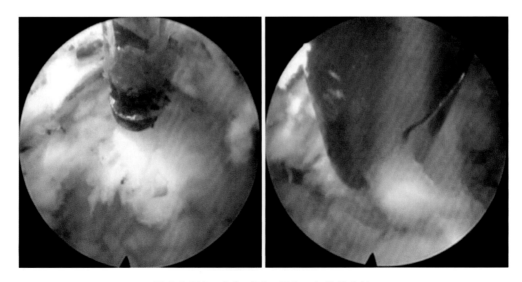

图 9-1-129　分离下压、塌陷、切除骨化灶

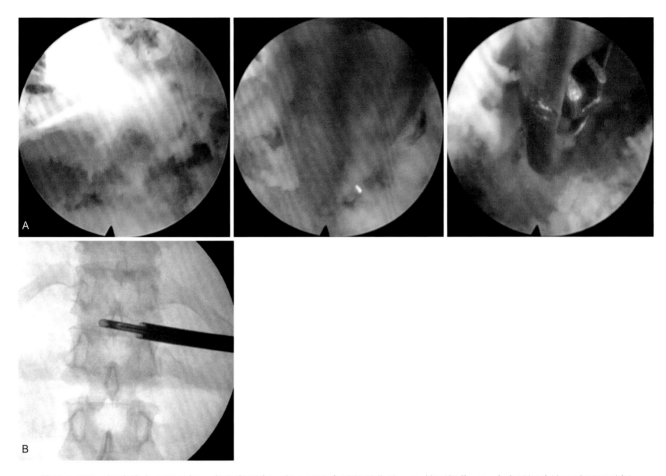

图 9-1-130 切除偏中央和对侧、突出穹顶高、突入压迫脊髓的骨化灶。A. 镜下操作；B. 术中透视确认已减压至对侧

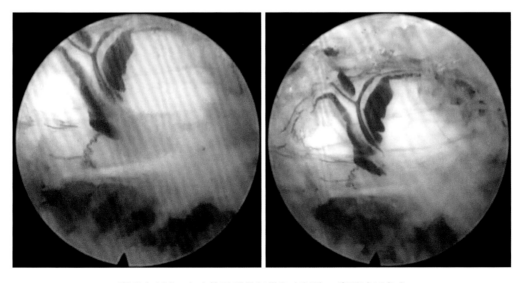

图 9-1-131 突出物及后纵韧带彻底切除，脊髓减压完成

3. 术后复查与随访

（1）术后第 1 天复查胸腰椎 CT 显示 T_{11}-T_{12} 椎间盘及后纵韧带骨化切除彻底、椎管减压充分（图9-1-132）；术后第 1 天下地行走，患者双下肢麻木明显减轻，行走步态改善，左足胫前肌及蹞背伸肌力由术前 2 级上升为 3～4 级。

（2）术后 6 周随访，患者下肢麻木症状消失，行走步态明显改善，JOA 评分由 8 分升至 10 分，改善率 67%。

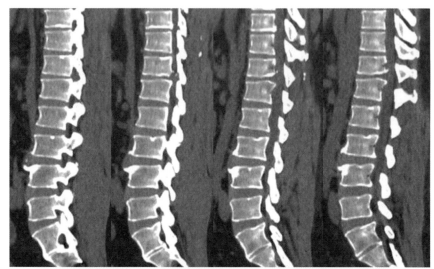

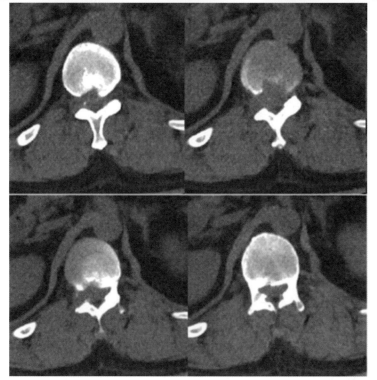

图 9-1-132　术后第 1 天复查胸腰椎 CT 示 T_{11}-T_{12} 椎间盘及后纵韧带骨化切除彻底、椎管减压充分

（李文毅　高尚聚　曹参）

第二节　内镜下胸椎管减压技术——可视化环锯技术

一、概述

随着脊柱内镜技术在腰椎退行性疾病中的应用，手术适应证逐步扩大。对于腰椎间盘单纯突出的良好治疗效果，给内镜医生提供了更多的信心。脊柱内镜在退变性疾病治疗入路方式上，逐步出现侧路和后路两种不同的减压入路方式，其中以偏心环锯为代表的侧后方入路腰椎椎管270°减压的ULESS（Under Laminar Endoscopic System）方式逐步让人熟知、认可和掌握。在大量的腰椎侧方入路减压治疗过程中，经随访发现效果显著，并从中逐步积累了透视下对于环锯位置的三维判断和手感的把控，从而为将环锯用于胸椎椎管减压的手术奠定了基础。

国内第一例应用环锯治疗胸椎椎管狭窄是笔者2015年12月开始实施的，初期主要依靠三级或者四级环锯的逐级成形方式，通过C臂或者DSA透视引导下，结合患者术中反馈来判断环锯具体位置与硬膜囊相对距离，需要整体的三维空间想象能力。置入内镜后的镜下减压过程中，需要再结合镜下操作工具（镜下环锯、骨凿、动力磨钻、超声骨刀、椎板钳等）来扩大空间，以逐步蚕食方式扩大椎管容积，减压硬膜囊和神经根，取得了良好的早期疗效。此种盲视手法对于术者要求较高，需要手术量的积累，学习曲线陡峭，不易掌握和推广；而对于患者来说，虽然疗效较好，但是操作过程中风险相对较大定位方式、镜下入路选择以及镜下减压步骤和麻醉方式等为以后的可视化胸椎减压提供了经验，奠定了基础。

可视环锯的原理即将环锯置于内镜外层，从而可以在内镜的直视下进行骨质切除，解决了盲视下关节突成形或椎板切开过程中可能带来的位置漂移、神经损伤、减压不充分、反复透视确认等问题，真正实现了"全程内镜"的术中操作，又称之

为"ISee"技术。徐峰团队研究发现，可视环锯的"ISee"技术可以在全脊柱内镜术中实现传统外科手术"由外入内"的理念，即内镜下可视环锯先开骨窗，再切除肥厚的黄韧带，从而有效地解除神经根背侧和腹侧的压迫，治疗腰椎间盘突出症（LDH）合并黄韧带肥厚造成的腰椎管狭窄症患者成功率为90.7%。刁文博团队研究发现，可视环锯的应用显著减少了腰椎内镜手术术中关节突成形时间和术中透视次数。本团队曾报道使用可视环锯技术进行经皮内镜后路减压术治疗胸椎黄韧带骨化症，30例患者平均随访21.3个月，JOA评分从术前的 6.0 ± 1.3 分提升至末次随访的 8.5 ± 2.0 分（$P<0.001$），恢复率53.8%，硬膜撕裂发生率6.7%，且无其他并发症出现。

可视环锯等可视化器械的出现以及可视化理念的提出和完善，给内镜医师在胸椎减压手术方式上也带来了革命性的变化，对于内镜医师技术的掌握提供了更优的技术指导，掌握可视化内镜操作规范，分步骤地操作标准，使得复制一台胸椎内镜手术变得较为容易，缩短了学习曲线。"全程可视化"是未来发展的方向。

二、胸椎管狭窄症定义

胸椎管狭窄症指由胸椎椎管内韧带肥厚与骨化、椎间盘突出、椎体后缘骨赘和椎管发育性狭窄等病理改变中的一种或者多种因素作用导致胸椎椎管容积减小、胸脊髓或神经根受压迫而产生的一组临床症候群。

1. 症状

（1）一侧或双侧下肢沉、僵、无力、行走不稳。

（2）一侧或双侧下肢广泛性麻木和（或）疼痛。

（3）脊髓源性间歇性跛行。

（4）大小便功能障碍或性功能障碍。

（5）胸腹部束带感。

（6）沿肋间神经分布的胸壁或腹壁放射性疼痛。

2. 体征

（1）上运动神经元损害体征：一侧或双侧下肢肌张力高、膝腱反射或跟腱反射活跃或亢进、Babinski 征或 Chaddock 征阳性。

（2）上下运动神经元混合性损害体征：例如膝腱反射亢进而跟腱反射减弱，前者属于上运动神经元损害体征，而后者属于下运动神经元损害体征；常见于胸腰段椎管狭窄者。

（3）广泛的下运动神经元损害体征且用腰椎的影像学表现不能解释：例如双下肢的股四头肌、胫前肌、腓骨长短肌、小腿三头肌等肌力减弱，双侧膝腱反射及跟腱反射减弱，而腰椎影像学检查仅发现 L₄-L₅ 节段椎管狭窄，单用腰椎疾患无法解释下肢的异常体征；常见于胸腰段椎管狭窄者。

3. 胸椎管狭窄症的常见分型

（1）黄韧带骨化（ossification of the ligamentum flavum，OLF）的形态学分型

①按照轴位 CT 分为外侧型、延展型、肥厚型、融合型、结节型（图 9-2-1）。

②按照矢状位 MRI 分为圆弧型、鸟嘴型（图 9-2-2）。

（2）后纵韧带骨化（ossification of posterior longitudinal ligament，OPLL）的形态学分型：

按照矢状位 CT 分为线型、鸟嘴型、连续波型、连续圆柱形和混合型（图 9-2-3）。

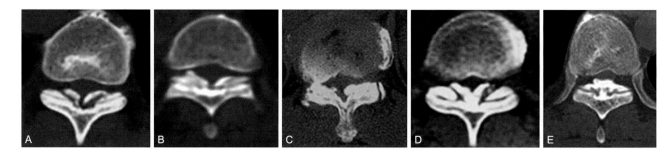

图 9-2-1　OLF 的 CT 轴位分型（关节突关节平面）。A. 外侧型（lateral type）：黄韧带囊部骨化，骨化物位于椎管外侧缘；B. 延展型（extended type）：椎板间部黄韧带骨化；C. 肥厚型（enlarged type）：黄韧带骨化侵及椎管内，但中线未融合；D. 融合型（fused type）：双侧黄韧带骨化融合于椎管中线，但中线尚可见凹形切面；E. 结节型（tuberous type）：双侧黄韧带骨化融合并形成骨化结节凸向椎管内

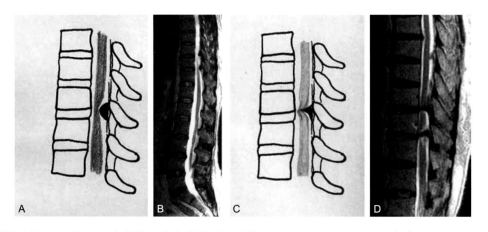

图 9-2-2　OLF 的 MRI 矢状位 T₂ 加权像分型；B. 圆弧型（round type）；C、D. 鸟嘴型（beak type）

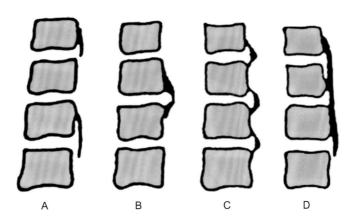

图 9-2-3　OPLL 的 CT 矢状位分型。A. 线型（Linear type）；B. 鸟嘴型（beak type）；C. 连续波型（continuous waveform type）；D. 连续圆柱形（continuous cylindrical type）；混合型（mixed type）为同时具有 A～D 两种及以上类型

三、手术入路

手术前辅助检查：住院患者术前必须具备有胸椎 X 线正、侧位片，或者颈胸椎、胸腰椎、全脊柱全长片，必要时给予双斜位片，观察肋间神经根孔的形态；术前病变节段的 CT，判断压迫位置、压迫大小、压迫程度；术前胸椎 MRI，确定压迫节段和多节段中的轻重度，来进行行术前手术方式的确定。并完善其他术前所有所需的检查，确保尽量避免其他原因造成并发症的发生。

根据患者情况术中体位选择可具体分为两种：俯卧位和侧卧位。选择不同体位的依据是致压物与脊髓或神经根的相对位置，术前判断术中患者耐受程度，结合手术医师操作内镜习惯来确定。两种体位均要求患者处于完全放松状态，能够在清醒状态下配合手术操作，术中可根据术者要求活动颈部和下肢，利于手术顺利进行。下文主要按照这两种不同体位给予详细操作步骤说明。

为了能够实现术中实时沟通，建议首选静脉基础麻醉＋局部麻醉，静脉主要用药配比为：舒芬太尼 50 μg，10ml，配 5 μg/ml；右美托咪定 200 μg，50 ml，4 μg/ml，0.5～0.6 μg/（kg·h）；舒芬太尼首次 5μg 根据患者体重和麻醉深度追加或者减量，因辅助药物过量部分患者常出现呕吐症状，建议麻醉医师应配合给予监护和用药量的调整。对于某些医院未能给予基础麻醉剂配合应用的，可考虑单纯局部浸润麻醉，一般建议利多卡因和罗哌卡因联合使用。

（一）胸椎俯卧位后方入路

即经胸椎椎板入路内镜下开窗减压术，单侧入路双侧减压，其与传统的经椎板间隙入路有本质的不同。经椎板的骨性入路不需要特意通过黄韧带（后侧入路），后入路采取逐层分离减压、层层递进的模式，保证了在手术操作过程中不对椎管内容积的占用，或者很少进行椎管内的骚扰；适用于单个或多个节段的胸椎黄韧带骨化、黄韧带肥厚、关节突增生内聚等一系列脊髓或者神经根背侧受压所导致的脊髓或神经根性胸椎疾病。

1. 选择俯卧位（图 9-2-4），有利于患者术中体位固定，腹部及胸部均垫枕，尽量使得脊柱呈水平状态，头部不固定，可根据术中情况调整头部和颈部，使得患者手术过程中尽可能处于舒适状态。

2. C 臂机定位手术节段（图 9-2-5）。由于胸椎节段较多，下胸椎的节段定位可以参考第 12 肋骨的位置来确定，需要结合术前胸腰椎 X 线片，判断是否有腰椎节段的变异或者胸 $_{12}$ 椎体外侧肋骨的变异。上位胸椎节段确定可以通过颈椎节段顺延，必要时可以多次透视相结合确定节段。透视定位主要依靠 C 臂或 DSA 的正位判断，术前 CT 定位也可作为一种选择，但仍有节段错误的风险。如果有节段或者肋骨的变异，根据具体情况，确定正确节段。

3. 体表定位线的规划：透视定位准确后，在体表进行棘突中线、中线垂线及入针点旁开距离的标记（图 9-2-5）；也可根据术前透视位置画出病变节段 4 个椎弓根在体表投影，并选取中线的垂直线

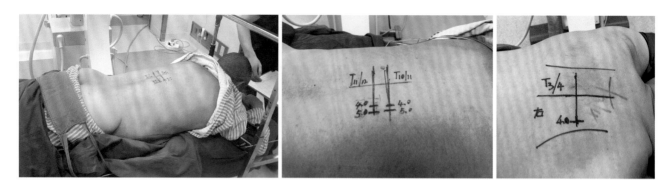

图 9-2-4　俯卧位患者摆放；上、下胸椎体表画线及进针点；棘突中线皮肤画线

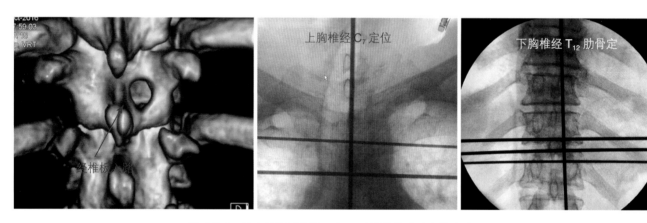

图 9-2-5　经典经椎板入路，上、下胸椎节段确定的方式

作为入路路径的体表投影。由于胸椎的特殊性，术前应在电脑软件上测量手术入路点的安全位置。一般测量方式为：入路点的最优选择是病变节段椎板的垂直线与患者皮肤的交点，不同患者，同一节段的旁开距离有所不同，主要受患者软组织厚度，患者体型，是否有侧弯畸形等影响。应根据具体情况测量距离，在电脑 CT 片上需要准确测量旁开最大安全距离、垂直椎板旁开距离、钙化长度、椎板与钙化厚度（图 9-2-6）。因应用环锯进行椎板的环除，不可避免地会对部分钙化组织一并切除，这就要求我们做到环锯头端不同方位锯齿能够同时进入椎管，进入椎管时尽可能地让环锯锯齿与椎板垂直，只有正常椎板的骨质可以安全地去除，才能够进行进一步的深层次减压操作。如果不能同时进入椎管，特别是角度过大，可能会造成镜下看到的骨质未动，但部分锯齿已经损伤硬膜囊（图 9-2-7）。

4. 局麻麻醉注射，抽取按比例配好的利多卡因、罗哌卡因和生理盐水，选取 5 ml 或 10 ml 注射器，进行皮下浸润麻醉，再选取 6 号、7 号长针头或者18 号穿刺针逐层注射麻醉药物（图 9-2-8），通过皮下、皮下浅筋膜层、肌肉层和深筋膜层，到达椎板背侧。椎板背侧广泛注射 5 ~ 10 ml 麻醉剂，切记不可通过椎板间隙注射入椎管内。

5. 工作通道置入侧的选择：对于单侧压迫，或者双侧压迫，均建议选取较轻的一侧入路，采用迂回战术，先减压对侧椎管，后退通道再进行同侧减压（图 9-2-9），这样有利于镜下减压过程中，避免硬膜囊可能出现的膨隆或者硬膜囊撕裂神经漂浮导致对侧减压的困难，从而影响后续的减压操作。

6. 内镜减压顺序的思路：多节段同时减压时，先进行远端节段的减压，再进行近端节段的减压；对于单个节段的减压，先进行尾端的减压，再进行头端减压，是为了在手术过程中避免或者减少出现类脊髓高压征。特别是在硬膜囊有破损的手术过程中，合并有手术时间延长、水压过大等情况，造成颈部或头部类脊髓高压的症状时有发生，因在远端

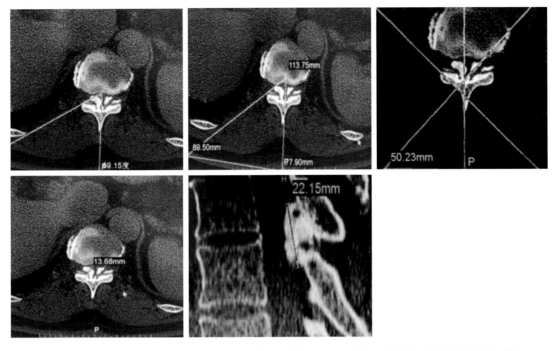

图 9-2-6　CT 测量矢状位角度、最大安全距离、椎板垂直旁开距离、椎板与钙化厚度及钙化长度

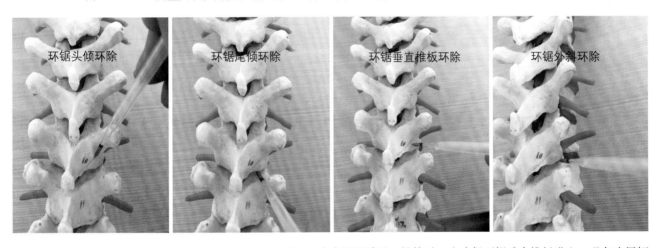

图 9-2-7　胸椎管内储备空间远小于腰椎，在行可视环锯环除胸椎骨质进入椎管时，应确保环锯垂直椎板进入，避免头尾倾和外斜，环锯头倾时容易使环锯头端锯齿先进入椎管，环锯尾倾时容易使环锯尾端锯齿先进入椎管，均有损伤胸脊髓的风险，环锯外斜时，环锯外侧锯齿容易进入椎间孔，损伤肋间神经

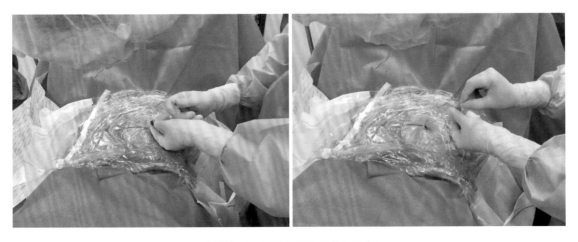

图 9-2-8　逐层局部麻醉药物注射

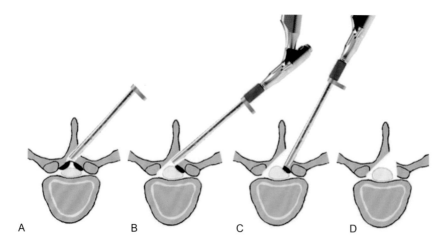

图 9-2-9　单侧或者双侧背侧减压顺序，内镜尾端方向。较轻一侧入路，先减压对侧（A、B），再减压同侧（C、D）

减压过程中，近端的压迫可以提供阻断水流的作用。工作通道置入，根据病变的不同节段，选取棘突中线旁开垂直距离有所不同。尖刀切开 1~1.5 cm 纵行切口，钝性导杆钝性入路，尖端探查椎板背侧和棘突根部骨质，必要时可进行透视确认是否错误，与脊柱矢状面呈 45°~60° 角，经皮肤、皮下浅层筋膜、肌肉、深层筋膜到达棘突根或椎板背侧骨质。

套管最后位置，正位 X 线片上位于棘突中线；侧位在椎板背侧。经工作通道置入内镜系统。

7. 置管操作：可应用导棒或者工作通道，在椎板及棘突背侧骨面进行贴骨膜软组织钝性分离（贴骨面左右滑动导杆或者工作套管），逐级插入扩张导棒及扩张导管，置入内镜工作通道沿扩张导棒依次插入可视环锯（图 9-2-10）。

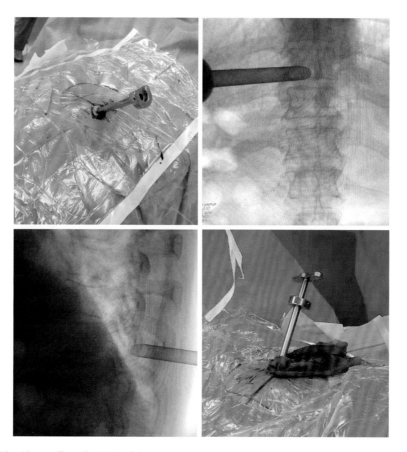

图 9-2-10　放置工作通道，钝性分离椎板背侧软组织，透视确定外套管位置后，放入镜外环锯

8.镜下操作及注意事项：镜下辨认头尾端，正手持镜，镜下位置与患者具体方位相同；反向持镜，镜下位置与患者具体位置为反向（图9-2-11）。顺棘突根部向尾端分离止血，碳化肌肉和韧带组织，分离出上下椎板重合部位，即叠瓦状关节突椎板下缘处，显露骨质和黄韧带背侧（图9-2-12）。由此处开始逐层环除骨质，逐级环除椎板和棘突根部骨质到达头端正常椎板的双侧结构，而后再向对侧扩大环除空间，在中线处越过黄韧带背侧，到达对侧边缘。

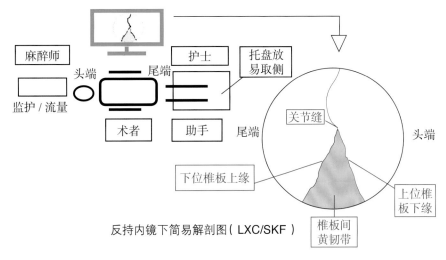

反持内镜下简易解剖图（LXC/SKF）

图9-2-11　反持脊柱内镜镜下成像与患者体位之间的对应关系

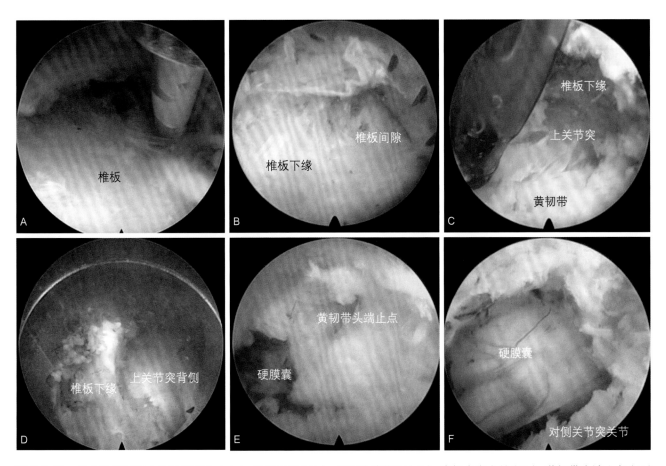

图9-2-12　手术操作过程中的射频凝血（A）、椎板下缘（B）、叠瓦状关节面（C）、半锯多次去骨（D）、黄韧带头端止点（E）及对侧硬膜囊边缘（F）

9.椎管内操作及注意事项：椎管减压的过程中，当出现钙化组织与硬膜囊外膜粘连紧密的情况时，可使用神经探钩进行剥离，或者使用椎板钳进行蚕食分离（图9-2-13）。腹侧部分椎板和内侧部分关节突关节的减压，应尽可能使用金刚砂磨头将骨化韧带磨薄至半透明，动力磨钻在贴近神经的部位。亦建议选择金刚砂磨头，而对于背侧正常椎板或者较厚的骨质区域，可考虑刨削头磨削（俗称"西瓜头"），以节省手术时间。动力磨钻的应用应以平行用力为宜（侧磨削），不可上下加压，否则会因力量过猛损伤神经组织。最后的薄层钙化片，需要根据镜下观察到的粘连程度，进行完全去除还是做"漂浮"处理。用镜下椎板钳（Endo-Kerrison punch）轻柔咬除剩余骨化韧带，用力以向上为宜，不可过度压迫脊髓。背侧减压过程不建议应用骨凿或镜下环锯这些需要向下用力的工具，避免损伤神经。减小

工作通道与矢状面夹角，在处理术者同侧椎管之前，尽可能先将对侧椎管充分减压。需要看到对侧肋间神经的肩上和腋下，对侧上下椎弓根的内侧壁，应用射频可绕过硬膜囊背侧达到对侧边缘，可通过透视确定减压范围（图9-2-14），完成"单侧入路，双侧减压"的效果。减压范围左右分别至脊髓边界，上下分别至正常椎板及黄韧带止点结构。双侧肋间神经走行需要清晰，减压结束后可见脊髓显露完全，硬膜搏动良好。双侧减压最常见的优势在于对侧减压较为充分，而问题常常是随着手术时间的延长，患者的时间耐受度减少；随着术者体力和精力的耗损，且在处理同侧时内镜与矢状面夹角减小，减压过程有垂直方向的操作，因而刺激硬膜或者肋间神经的情况增加，这些都会导致在减压的最后收尾阶段，套管或者器械可能进入椎管，也是导致最后一部分减压不充分的原因。

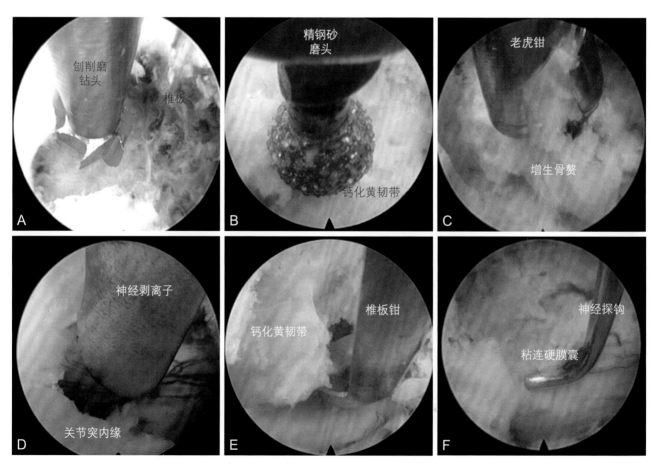

图9-2-13 刨削头磨钻头（A）、金刚砂磨钻头（B）、髓核钳（C）、神经剥离子（D）、椎板钳（E）、神经探钩（F）

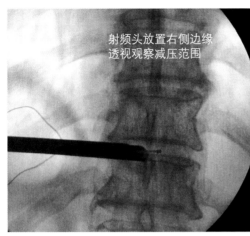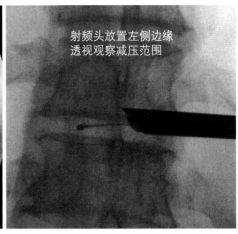

图 9-2-14　射频电极在硬膜囊边缘透视下判断减压范围

10.术毕处理：镜下充分止血，包括硬膜囊边缘、肋间神经根周围、松质骨骨面、肌肉筋膜和皮下软组织等区域，看到的出血部位尽可能射频电凝止血。常见的持续性毛细血管或者骨面渗血，可考虑给予术中引流管的留置。如出现硬膜囊撕裂，神经纤维漂浮，因内镜下裂口较小，术后可不放置引流管，可以应用明胶海绵或者液体明胶来覆盖破损处，明胶海绵建议放置在椎板层面或者椎板背侧层面，避免吸收凝血造成局部血肿再次压迫（图 9-2-15）。边拔出工作管道边进行肌肉和筋膜层的止血，术后深层缝合切口，加压包扎切口。术后经常可见皮下因冲洗液集聚，造成皮下软组织水肿情况，一般 24 小时后可吸收，不可进行挤压排水。

11.术后处理：严密观察呼吸、脉搏、血压、血氧饱和度及四肢感觉运动情况。严密观察创口局部有无血肿形成，一旦出现血肿，即刻处理。术后可口服或静脉使用 1 次抗生素。通常可使用止痛药 3～10 天。术后 24 小时，患者可恢复坐位或下地进行活动；术后患者可出现血肿期，非必要时候，建议多卧床休息；活动、坐位时严格佩戴支具、腰围。

（二）胸椎侧卧位侧方入路

即经胸椎一侧关节突关节的钝性导杆入路，单侧入路硬膜囊腹侧双侧减压或者结合背侧的 270° 减压方法。此种入路方式与腰椎传统的经椎间孔入路也有本质不同，因解剖学和影像学资料显示胸椎肋间神经根基本占据整个椎间孔区域（肋间神经孔），按照传统的经椎间孔入路易造成肋间神经的损伤，

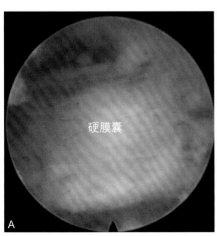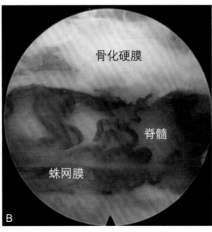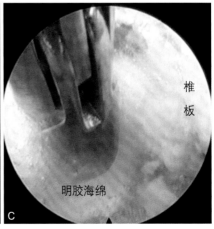

图 9-2-15　A.硬膜囊背侧减压充分，边缘骨化；B.骨化硬膜外膜撕裂，蛛网膜完整；明胶海绵填塞椎板层面（B）和软组织层（C）

特别是术中肋间神经根刺激会造成持续时间长达15～30分钟的局部疼痛，影响手术进一步进行。故在置入镜子前整个操作都需要在骨质上，这样的入路操作才能保证安全。而经关节突关节入路，可以将置入导棒稳定在具体位置，不易向腹侧或者背侧滑动导致位置的移失，更有利于后续扩张和套管的置入（图9-2-16）。侧方入路适用于单个或多个节段的各种类型的胸椎椎间盘突出、胸椎后纵韧带骨化、椎间孔狭窄、骨水泥渗漏、胸椎椎体骨折骨块游离、局部后凸畸形等一系列脊髓或者神经根腹侧受压或

者偏侧型的背侧受压所导致的脊髓或神经根性胸椎疾病。

1. 体位选择侧卧位（图9-2-17），腹部不受压有利于患者呼吸。臀部固定，腰部和腋下垫枕，尽量使得脊柱呈水平状态，头部不固定，可根据术中情况调整头颈部和下肢，使得患者手术过程中尽可能处于舒适状态。术者站立患者背侧，患者可与术者实时沟通。

2. C臂机定位手术节段。与俯卧位相同，定位需要透视胸椎正位片，根据术前X线片，下胸椎的

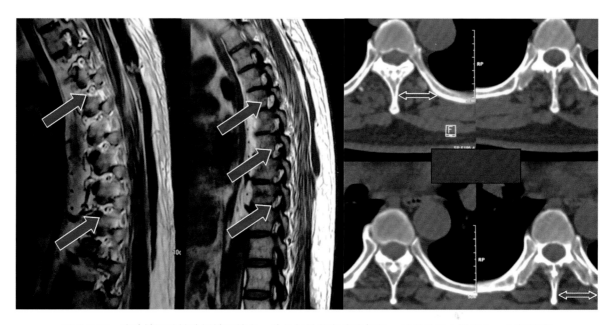

图9-2-16　胸肋神经孔被肋间神经填充，肋骨与关节突关节邻近，只有骨性入路安全、方便操作

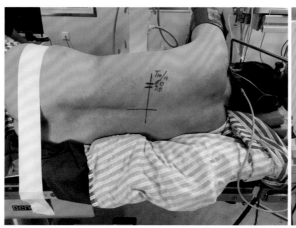
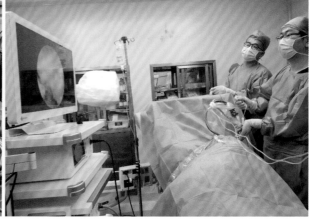

图9-2-17　患者侧卧位，方便实时沟通

节段定位参考第 12 肋骨的位置来确定。仍需要确定腰椎节段的变异可能或者第 12 肋骨的变异。也可以根据具体椎体形态和椎间隙高度变化或者骨赘的形成等具体情况来确定节段。透视时尽可能透视较多椎体，主要依靠 C 臂或 DSA 的正位判断，软性突出患者侧位透视参考价值不大，骨性占位可以参考侧位（图 9-2-18）。因胸椎生理曲度后凸，皮肤画线与实际节段会有误差，进入导杆后需要多次确定。如果有节段或者肋骨的变异，根据具体情况确定正确节段。

3. 体表定位线的规划：侧方入路由于尽可能地增大旁开距离，也需要避开肋骨面走行（图 9-2-19）。术前可用手指触摸肋骨面走行，避开肋骨缘。体表画线可根据术前透视位置画出病变节段 4 个椎弓根在体表的投影，也可以直接画出入路平面的体表投影线。由于胸椎的特殊性，术前应在影像系统上测量手术入口点的安全位置，因患者辅助检查时体位与术中体位有所变化，需要考虑到软组织的重力作用，旁开距离原则上要小于最大安全旁开距离。电脑上安全距离的一般测量方式为：入路点的最优选择躲避肋骨和胸膜后的最大旁开距离，每个患者因人而异，受软组织厚度、体型、是否有侧弯或者

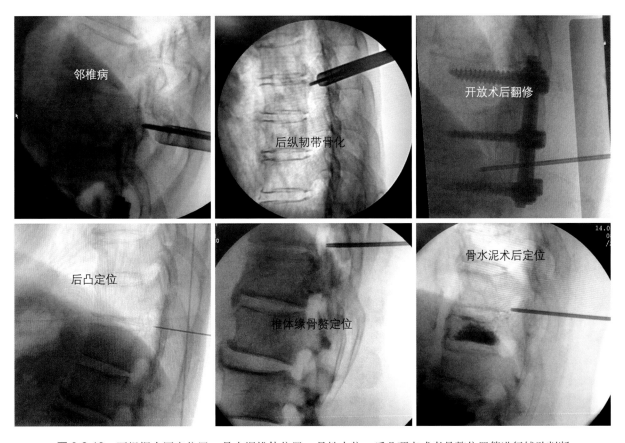

图 9-2-18 可根据内固定位置、骨水泥椎体位置、骨性占位、后凸顶点或者骨赘位置等进行辅助判断

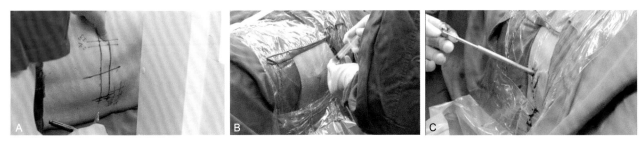

图 9-2-19 手指触摸肋骨（A）、局麻浸润麻醉（B）、逐级扩张管扩张（C）

后凸畸形及体位摆放等影响，不可固化单纯记录数字，应根据术前具体测量值来保证安全。

4.局麻麻醉注射，抽取按比例配好的利多卡因、罗哌卡因和生理盐水，选取 5 ml 或 10 ml 注射器，进行皮下浸润麻醉，再选取 6 号或 7 号长针头逐层注射麻醉药物。通过皮下、皮下浅筋膜层、肌肉层和深筋膜层，到达关节突关节背侧，注射 5～10 ml 麻醉剂，每次注射过程中需倒抽判断是否进入胸腔（图 9-2-19）。

5.内镜减压顺序的思路与前述思路一致；工作通道置入，根据病变的不同节段，选取棘突中线旁开垂直距离有所不同，具体参考术前测量值。尖刀切开 1～1.5 cm 纵行切口，钝性导杆钝性入路，由背侧逐步向腹侧探查。当尖端探查椎板外侧或者关节突关节部位骨质时候，再向腹侧探查可有落空感。将导棒紧贴骨质放置后，进行透视确认位置和节段的正确性，可以观察到导杆与脊柱矢状面呈 50°～70° 角。导杆在经皮肤、皮下浅层筋膜、肌肉、深层筋膜到达关节突关节外侧骨质时，穿透筋膜层时较为坚韧，

患者常出现疼痛酸胀感，可沿整个导杆通路进行广泛的浸润麻醉（图 9-2-19）。透视正侧位见位置良好，最后放入工作套管并再次正侧位 X 线确认，需要注意套管不要靠腹侧，避免刺激肋间神经。

6.置管操作：在置入工作通道后，可以进行关节突关节部位软组织的钝性分离操作（贴骨面外缘左右滑动套管），切记不可向腹侧压套管或导杆，以免进入过深刺激胸膜或者进入胸腔。置入镜外锯齿状环锯。

7.镜下操作及注意事项：镜下首先确认头尾端、背侧和腹侧，顺关节突关节外侧缘分离凝血、碳化肌肉和韧带组织，分离出上下关节突关节，显露下关节突外侧骨质、上关节突尖端、关节囊、下位椎体椎弓根骨质，选择关节突关节重叠处进行可视化环锯骨质的去除（图 9-2-20）。由此处开始逐层环除骨质可见到去除下关节突外侧缘后，显露关节面软骨组织，去除软骨组织，显露上关节突背侧，环锯再次成形上关节突，可见到黄韧带背侧外侧缘或者椎弓根。射频充分止血，分离解剖出纤维环、硬膜

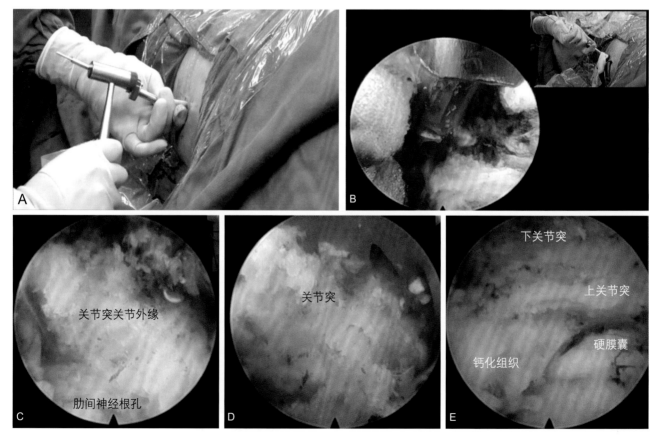

图 9-2-20　置入工作通道（A）、镜下射频热凝止血（B）并充分显露椎板外侧缘（C）、环锯去除关节突关节（D）、显露关节面和硬膜囊外缘（E）

囊边缘、肋间神经根、黄韧带、椎弓根及关节突关节面。根据减压范围的需要，可按需扩大背侧空间，以便于后续腹侧减压过程中，可能需要轻推神经的避让空间。根据需要，背侧减压可达到黄韧带中线背侧位置。

8.椎管内操作及注意事项：椎管减压的过程中，需要与患者进行实时沟通，严密掌握患者的术中感受，来决定减压的位置和用力程度。胸椎椎间盘软性突出的摘除相对较为容易，可根据腰椎减压思路进行镜下术中操作，需要注意的是，胸椎脊髓的特殊性，在进行腹侧减压特别是靠近对侧的操作时，不能够过度挤压脊髓，从而造成术中意外的发生。需要将操作空间围绕脊髓进行背侧和头尾端的扩大，才能提供对侧操作时有神经避让空间，利于术中髓核的摘除。出现钙化组织与硬膜囊外膜粘连紧密的情况时，需将钙化周围软组织清除干净后，最后去除钙化粘连物。可使用探钩进行剥离，有缝隙时，应用蓝钳切除较为容易，切不可应用髓核钳进行牵拉撕扯，造成硬膜囊撕裂。背侧椎板空间或者边角扩宽修饰时建议使用椎板钳相对较安全，也可使用镜下金刚砂磨钻（diamond abrasor）打薄骨质后再应用椎板钳咬除，建议选择磨砂头；而对于背侧正常椎板或者较厚的骨质区域，尽量应用可视化环锯提高效率。一侧肋间神经根走行需要清晰，减压结束后可见硬膜囊背侧1/2或者1/3完全显露，硬膜搏动良好。腹侧减压不充分常出现在上下椎体后缘骨赘的去除不彻底，或者是因为背侧减压不够充分，导致工作通道在进行头尾端减压探查时有所阻挡，而进行去除过程中，空间不够造成腹侧减压时对脊髓的挤压，患者术中的刺激症状出现或者加重也是让术者放弃进一步处理的原因。腹侧骨性压迫的去除，建议使用镜下骨凿，也可以使用镜下环锯，慎用高速旋转的动力磨钻，避免因手持不稳造成术中并发症的发生（图9-2-21）。

椎间孔入路胸椎椎管减压术：环锯技术要点

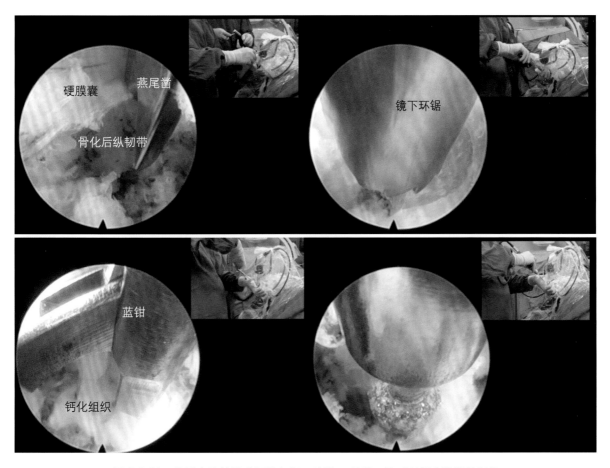

图 9-2-21 蓝钳夹取软性或钙化组织，磨钻、骨凿、镜下环锯去除骨性组织

8.术毕处理：镜下充分止血，特别是尾端硬膜囊腹侧的血管丛出血和椎体后缘松质骨面渗血，可在减压过程中先进行明胶海绵填塞压迫止血，待一侧减压完成后，取出明胶海绵，进行后续操作，最后切不可将明胶海绵遗留椎管内，以免造成再次压迫。其他出血部位包括硬膜囊边缘、肋间神经根周围、椎板松质骨骨面、肌肉筋膜及皮下软组织等区域，看到的出血部位尽可能射频电凝止血。常见的持续性毛细血管或者骨面渗血，可考虑给予术中引流管的留置，如出现硬膜囊撕裂、肋间神经损伤和神经纤维漂浮等，术后不建议放置引流管，可以应用明胶海绵或者液体明胶来覆盖破损处。明胶海绵建议放置在关节突关节外侧或者椎板背侧层面，避免吸收凝血造成局部血肿压迫。边拔出工作管道边进行肌肉和筋膜层的止血。术后深层缝合切口，加压包扎切口。手术时间过长的患者也常皮下因冲洗液集聚，造成皮下软组织水肿情况，一般术后24小时可吸收，不需要特殊处理。

9.术后处理：去枕平卧位，常规心电监护12小时，严密观察呼吸、脉搏、血压、血氧饱和度及四肢感觉运动情况。严密观察创口局部有无血肿形成，一旦出现血肿，即刻处理。术后可口服或静脉使用1次抗生素。通常可使用止痛药3~10天。术后24小时，患者可恢复坐位或下地进行活动；术后患者可出现血肿期，非必要时候，建议多卧床休息；活动、坐位时严格佩戴支具、腰围。

四、相关并发症及防治

（一）术后脊髓功能损伤加重

术后神经功能恶化是胸椎减压手术的严重并发症，Meta分析显示传统开放椎板切除术治疗胸椎黄韧带骨化症术后早期神经功能损伤的发生率为5.7%。日本国内多中心前瞻性研究显示，胸椎后纵韧带骨化症的传统开放手术后神经功能恶化发生率可高达32.3%。

关于术后脊髓功能损伤加重的病因有许多理论研究，包括血管损伤、低血压、缺血-再灌注损伤、直接创伤、微血栓、减压术后脊髓组织内的回弹引起的灌流改变、硬膜外血肿和神经元受牵拉损伤等，但其确切的机制和风险因素仍不明确。尤其是脊髓的缺血-再灌注损伤可造成脊髓前角运动神经元的坏死、凋亡，从而造成下肢永久性的运动功能障碍。即使娴熟的脊柱外科医生非常精细的操作，也难免有一定程度医源性损伤神经的风险。术中神经电生理监测可以识别和减少术中可能发生的脊髓及神经根损伤，但其易受麻醉因素、受低体温及周围神经病变（如糖尿病周围神经病变）的影响，且监测不到脊髓下行运动通路功能的完整性。因而，麻醉深度、肌松剂、体温、血压、检测仪器及电生理专业人员等都可以影响监测结果，从而难以完全避免医源性神经损伤。

（二）脑脊液漏

由于长期存在压迫及局部炎性作用，骨化的韧带与硬膜常存在粘连，甚至局部硬膜也发生硬化，因此术中分离时极易损伤硬膜。硬膜撕裂是胸椎术后最常见的并发症，国内数据显示胸椎黄韧带骨化术后硬膜撕裂合并脑脊液漏的发生率为32%。硬膜撕裂与术区感染、切口裂开、神经功能并发症、较长的住院日、较高的医疗花费等明显相关。国内meta分析显示一期后路环形减压治疗胸椎后纵韧带骨化症术后硬膜撕裂、脑脊液漏的合并发生率高达29.8%，即使行间接减压的后路手术，脑脊液漏的发生率仍达7.7%。

（三）血管损伤

为了避免损伤脊髓的血供，椎间孔周围的微循环应当注意保护。尤其是保护腰膨大动脉（Adamkiewicz动脉），80%的患者在T_7-L_4左侧，提供脊髓T_9-L_1的血供，是下半部脊髓的主要供血动脉。Adamkiewicz动脉的损伤是灾难性的，有6%~40%的可能造成下肢瘫痪。

（四）肺部感染

肺部感染在胸椎管狭窄症术后常有发生，原因可能有术前准备不足，对老年患者、术前呼吸道感染未彻底治愈者、长期吸烟史患者等高危人群警惕性不够，或术后气道护理不充分。导致分泌物在气道或在肺泡内积聚，以及全麻后误吸导致的吸入性肺炎等。

（五）硬膜外血肿

术后硬膜外血肿通常发生于手术当天，与术中止血不彻底、引流管堵塞和凝血障碍有关。如果神经功能障碍术后逐渐加重，应当考虑到硬膜外血肿的可能性，如果大剂量泼尼松不能改善症状，外科手术探查应当早期实施。

（六）其他并发症

如伤口感染、下肢深静脉血栓、肠梗阻等。

（七）镜下相关防治措施

如遇硬脑膜粘连或骨化，仔细轻柔地处理骨化韧带与硬脑膜粘连区域，使用"悬浮法"避免硬膜撕裂。术中及时接受患者反馈，出现神经刺激症状，如下肢放电样感觉、下肢肌肉抽搐、踝阵挛、肋间神经痛、下腰部及腹部不适等，需立即停止操作并进行相应调整，如给予激素、甘露醇、调整患者血压，更换操作方向，扩大减压范围等。若出现颈背部疼痛、头晕等类脊髓高压征表现，则应减小盐水灌注压力，精细止血，缩短手术时间。穿刺前需详细阅读影像片，制订好穿刺轨迹，尽量靠近下位椎体上缘，避免损伤出口神经根。避免因旁开过大、与矢状面夹角过大而损伤胸腔脏器。术毕应仔细检查活动性出血点，避免术后血肿形成。严格内镜手术无菌操作，避免器械污染。

五、病例分析

【病例1】

患者男性，44岁，因"腹部及双下肢感觉减退伴双下肢无力5个月、加重20天"入院就诊。患者用平车推入我科，双人搀扶可勉强站立。患者既往有脑梗死病史5年，有高血压、冠心病病史。查体：患者脊柱生理曲度存在，无畸形，四肢被动活动度正常，双下肢肌力3级弱，双下肢肌张力高，屈颈挺腹试验阳性，双侧 Babinski 征阳性，跟腱反射、膝腱反射均（+++），左侧踝阵挛阳性。感觉平面平剑突下 10 cm 减退，大小便可控制，会阴区麻木；JOA 11 分法评分：3 分。影像学资料显示颈、胸、腰椎多节段椎管狭窄，其中胸椎跳跃型狭窄以 T_6-

T_7、T_8-T_9、T_{11}-T_{12} 水平脊髓压迫为重，致压因素为黄韧带骨化（图 9-2-22）。诊断：胸椎管狭窄症（T_6-T_7、T_8-T_9、T_{11}-T_{12} 黄韧带骨化）；腰椎管狭窄症。

1. 手术计划

（1）患者为多节段胸腰椎椎管狭窄，胸椎椎管狭窄主要为黄韧带骨化造成脊髓背侧受压，考虑从后外侧入路的单侧入路双侧减压。术前患者虽有感觉平面剑突下 10 cm 减退，因对应在 T_6-T_7 节段，但患者双下肢肌力严重下降，且不能站立，矢状位 CT 结合胸椎 MRI 可以判断多节段均较为严重，脊髓受压水肿变性，故均需要进行手术减压处理。

（2）鉴于术中单节段减压手术时间在 40～100 min，考虑先进行远端单节段的单侧入路双侧减压。观察术中患者骨质硬度和判断患者耐受性，以及术前判断患者硬膜囊有骨化可能性，减压术中可能会出现硬膜囊破裂影响手术进程，以此决定再次手术节段时是否可以同时处理两个或者更多节段。术中透视节段逐级扩张后，将半齿套管锚定在椎板上，手术节段是根据第 12 肋骨向上逐个节段计数确定（图 9-2-23）。

（3）当 T_{11}-T_{12} 节段减压充分后，进一步处理 T_6-T_7、T_8-T_9 节段时，仍然先进行 T_8-T_9 节段的单侧入路双侧减压，再进行 T_6-T_7 节段单侧入路双侧减压，减压时也是先进行尾端减压，再进行头端减压，可以减少因手术时间长和水压变化水流向头颈部硬膜外间隙，造成类脊髓高压症的出现，影响手术操作。单节段减压选取先进行对侧边缘减压再回退套管环锯等进行同侧减压。

（4）术前测量各个节段钙化的厚度、长度、旁开距离，术前可见到双侧钙化大小、厚度无差别，所以选择自己较为熟练和方便的一侧入路，进行两侧减压。三个节段旁开距离测量后均旁开 5 cm，与棘突中线连线垂直。

2. 镜下减压要点

（1）先使用射频电凝在椎板背侧广泛止血，显露椎板背侧和棘突根部斜坡位置，必要时显露椎板下缘（图 9-2-24）。早期的经典入路是多锯环环相扣的椎板环除入路，后期采取关节突重合部位入路。先进行椎板斜坡骨质去除，这个地方骨质较厚，倾斜角度正好达到对侧关节突关节内侧缘。

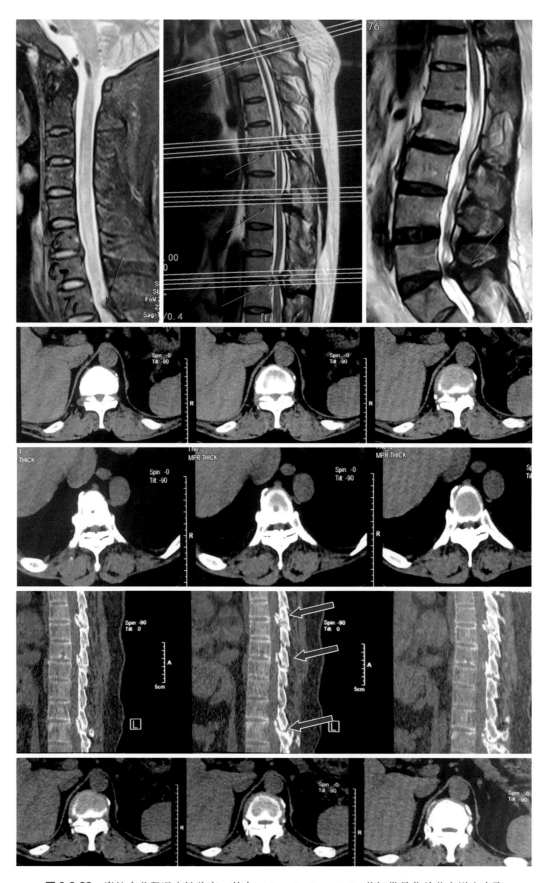

图 9-2-22 脊柱多节段退变性狭窄，其中 T_6-T_7、T_8-T_9、T_{11}-T_{12} 黄韧带骨化关节突增生内聚

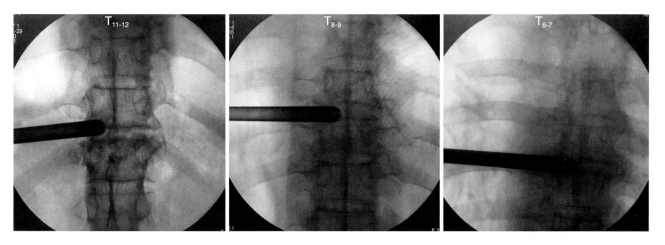

图 9-2-23　可视化半锯齿套管透视下在 T_6-T_7、T_8-T_9、T_{11}-T_{12} 三个节段中平椎间隙位置

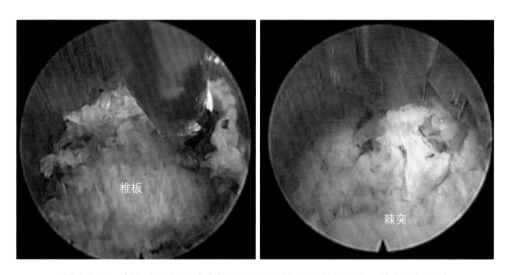

图 9-2-24　射频广泛凝血碳化软组织后显露椎板和椎板下缘、棘突根部骨质

（2）需要进行多锯的环除，以扩大减压空间。每次环锯可进行半锯或 1/3 锯的骨质去除，更容易看到锯齿深度位置，避免过深造成脊髓直接损伤。髓核钳取出多锯产生的椎板骨质，显露镜下深层组织然后再逐层环锯环除，直到显露出硬膜囊背侧或者边缘位置，该处有血管或者脂肪组织，然后使用椎板钳将此空间逐渐扩大，由尾端向头端蚕食减压，达到正常椎板边缘为判断减压范围已经充分标准（图 9-2-25）。正常椎板为双皮质骨和一层松质骨且内侧无钙化黄韧带。

（3）头端减压后一般能看到脂肪组织和充血的血管显露。对侧关节突关节内侧壁钙化应用骨凿或者动力磨钻磨除，也可以简单地用镜下工作套管旋切。对侧减压充分后，硬膜囊会漂浮起来，这时候可以进行同侧钙化减压（图 9-2-26）。由于对侧漂浮和水压的作用，同侧钙化一般和硬膜囊之间会有缝隙，更容易让椎板钳进入进行减压。而进行同侧关节突关节减压时，去除背侧较厚的正常椎板，需要将工作通道和环锯竖立，使用环锯对正常椎板进行环除，靠近硬膜囊的钙化或者内层椎板需要保留，以保护硬膜囊。

（4）当背侧空间扩大后，再应用椎板钳进行蚕食减压，最后将椎板钳去除的碎骨屑（图 9-2-27）使用髓核钳夹取，清理椎管内的出血点和双侧边缘的软组织，显露双侧边缘，必要时也可以进行双侧肋间神经的探查。头尾端的减压范围探查镜下可以看到硬膜随着心率搏动。

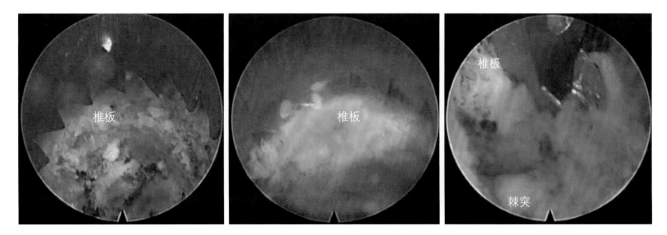

图 9-2-25　多环锯跨过棘突根部向对侧扩大减压面积，椎板钳扩大硬膜囊背侧减压空间

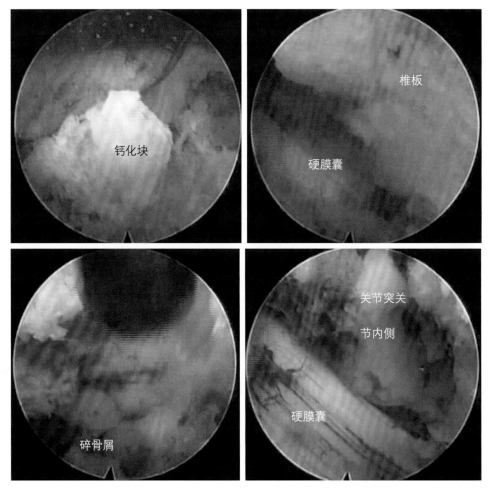

图 9-2-26　工作套管撬拨对侧关节突内侧钙化块，对侧减压后同侧关节突关节与硬膜囊之间的缝隙加大，取出对侧硬膜囊边缘碎骨屑，清理过后的同侧硬膜囊边缘和关节突关节内侧骨质

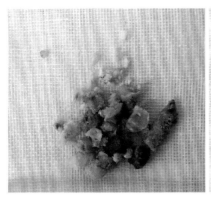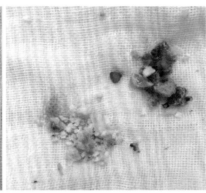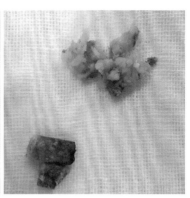

图 9-2-27 3 个节段环锯成形的骨柱和髓核钳去除的骨屑

3. 术后复查及随访

患者术后需要佩戴支具，术后严格卧床 2 周，床上进行直腿抬高等下肢肌力恢复性训练，术后在康复理疗科进行正规治疗。患者下肢肌力术后由 2 级逐步恢复至 3 级，但仍不能自主站立行走，辅助下可以迈步不足 10 步，患者术后 JOA 评分 5 分（图 9-2-28），术后即刻改变不明显。术后 24 小时给予减压节段的 CT 和 MRI 复查，CT 见三个节段的椎管减压范围均较为充分，双侧都减压到硬膜囊边缘位置。T_{11}-T_{12} 节段一侧上关节突内侧稍有部分骨赘残留，但不影响整个椎管减压范围（图 9-2-29）。

MRI 可见部分脊髓水肿变性信号仍存在，但硬膜囊中脑脊液流通较术前有较大改善（图 9-2-30）。因是术后第 2 天，有术中残留的冲洗液和凝血等影响，不能完全反映术后硬膜囊膨隆情况，需要 3 个月到半年后的 MRI 复查确定。术后 3 个节段均无血肿和脑脊液漏等情况出现。给予每日康复治疗，被动和主动功能锻炼，配合针灸及中频电疗等一系列康复治疗。术后住院三周后出院继续康复并积极随访（图 9-2-31）。术后 1 年，患者 JOA 评分改善至 10 分，患者自述症状消失，日常活动不影响。

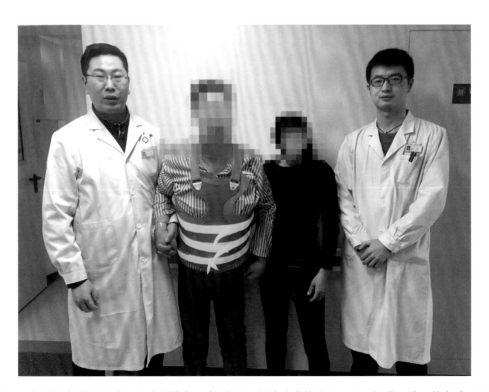

图 9-2-28 术后 24 小时较术前双下肢肌力有所恢复，仍需要双人辅助才能站立。JOA 评分 5 分，恢复率 30%，日常生活暂不能自理

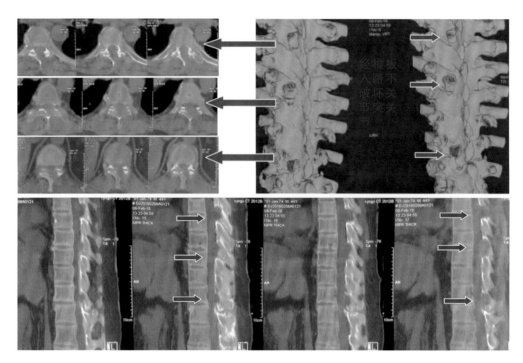

图 9-2-29　CT 见 3 个节段减压均较充分，均可以看到减压范围达到双侧硬膜囊边缘，且均做到单侧入路双侧减压效果，未有残留骨赘压迫脊髓情况，三维 CT 重建图像见经椎板入路 3 个洞，没有破坏关节突关节，对脊柱稳定性没有影响

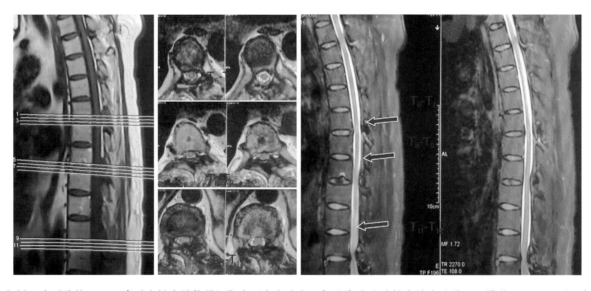

图 9-2-30　术后胸椎 MRI，脊髓变性水肿信号短期内无太大改变，但脑脊液流动较术前有改善。且横截面可以见到脑脊液围绕脊髓周围高信号，无术后血肿和脑脊液漏情况

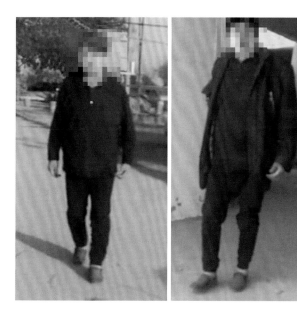

图 9-2-31 术后 1 年随访，患者右下肢肌力恢复到 5 级，左侧肌力 5 级弱，下肢疼痛症状消失，JOA 评分 9 分，可自行行走 1 公里，日常工作生活无影响，恢复率 75%

【病例2】

患者男性，64 岁。以左下肢麻木无力 1 年、右下肢麻木无力 3 个月为主诉入院。患者由轮椅推入我科，自拄双拐勉强站立。患者既往有糖尿病病史 20 余年，自吃药控制可，2016 年曾于当地附属医院行腰椎 L_5-S_1 椎间融合术，术后症状无改善。查体：患者脊柱生理曲度存在，无畸形，双下肢肌力 3 级，双下肢肌张力高，双侧均出现踝阵挛，屈颈挺腹试验阳性，双侧 Babinski 征（＋），跟腱反射、膝腱反射均（＋＋＋）。感觉平面脐上两指以下有所减退，大小便可控制，会阴区麻木；JOA 11 分法评分：4 分。X 线片显示胸椎、腰椎多节段椎管狭窄，椎间盘退变严重，腰椎内固定良好（图 9-2-32），其中胸连续性狭窄以 T_9-T_{10}、T_{10}-T_{11}、T_{11}-T_{12} 节段水平脊髓压迫为重，致压因素为黄韧带骨化（图 9-2-33、图 9-2-34）。诊断：胸椎管狭窄不全瘫（T_9-T_{10}、T_{10}-T_{11}、T_{11}-T_{12}），腰椎减压内固定术后。

1. 手术计划

（1）患者为多节段胸腰椎椎管狭窄，术前 MRI 显示上位胸椎管狭窄造成的脊髓受压相对较轻，脑脊液流动尚可，结合临床可以不进行手术干预，而下位胸椎连续 3 个节段脊髓受压变性，脊髓形态改变，局部水肿信号严重，脑脊液流动不畅，根据多节段压迫内镜减压先后顺序经验，先进行最下节段的后外侧入路的单侧入路双侧减压。

（2）鉴于术中单节段减压手术时间在 40～100 min，此患者术前 CT 可以明确硬膜囊有骨化存在，钙化黄韧带与骨化硬膜囊融合，硬膜囊粘连钙化严重，术中极有可能出现硬膜囊撕裂脑脊液漏的形成，会影响术中操作的时间和硬膜囊破裂后患者术中体验，因此先做单个节段来预估第二次手术两个节段同时处理的时间和患者的耐受程度，术中是否能够顺利分离粘连硬膜囊是术后恢复的关键。术中节段的确定是根据第 12 肋骨向上逐个节段计数确定（图 9-2-35、图 9.2.36）。

（3）当 T_{11}-T_{12} 节段减压充分后，剩余两个节段仍然先进行远端节段的单侧入路双侧减压，再进行近端节段的减压。每个节段减压顺序亦是先进行远端减压，再进行头端减压，可以减少因手术时间延长和水压变化水流向头颈部，造成类脊髓高压症的出现，影响手术操作。而此患者术中考虑上胸椎仍有黄韧带骨化造成的狭窄，术中 3 个节段的减压过程没有出现类脊髓高压和患者颈项部疼痛不适症状，这与单个节段减压过程中出现的颈项部疼痛症状作对比，可以初步判断术中颈项部疼痛原因与冲洗液的压力和手术时间具有相关性。单节段减压选取经棘突根部到达对侧边缘减压后，受压脊髓完全松解，硬膜囊膨隆后，再回退套管环锯等进行同侧

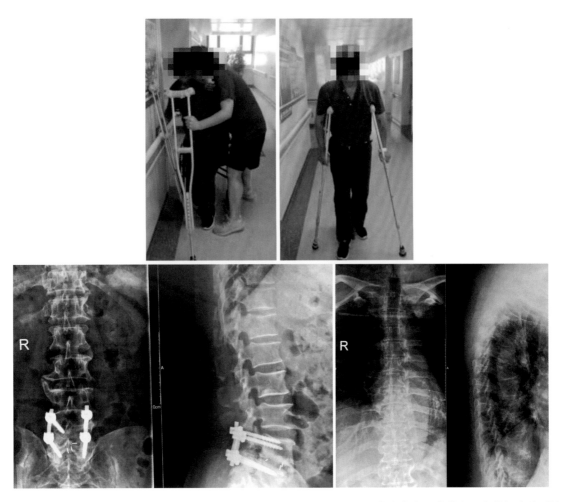

图 9-2-32 腰椎多节段退变，骨赘形成，其中 L_5-S_1 内固定融合术后，胸椎生理曲度存在，多节段退变椎间孔处可见狭窄

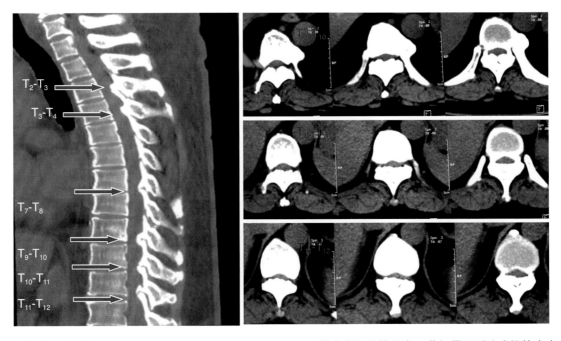

图 9-2-33 胸椎 CT 可见 T_2-T_3、T_3-T_4、T_7-T_8、T_9-T_{10}、T_{10}-T_{11}、T_{11}-T_{12} 等多节段椎管狭窄，黄韧带肥厚造成椎管内容积减小，骨窗可判断硬膜囊骨化情况，结合患者感觉平面，主要责任节段为下位胸椎黄韧带骨化造成

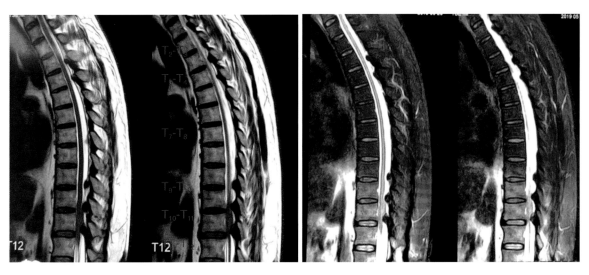

图 9-2-34 胸椎 MRI 可见 T_2-T_3、T_3-T_4、T_7-T_8 节段脑脊液流动尚可，无脊髓受压变性情况，而在下胸椎 T_9-T_{10}、T_{10}-T_{11}、T_{11}-T_{12} 等多节段椎管狭窄，黄韧带肥厚造成椎管内容积减小，脊髓有受压变性水肿信号

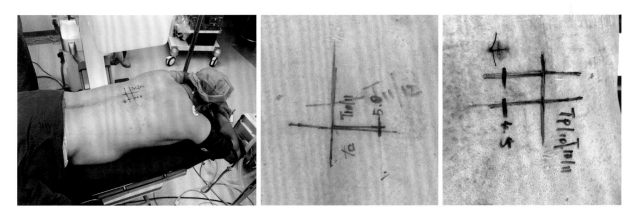

图 9-2-35 手术分两次进行，先对远端 T_{11}-T_{12} 进行减压，再次手术 T_9-T_{10}、T_{10}-T_{11} 节段，皮肤画线定位，标尺测量距离与术前电脑测量一致

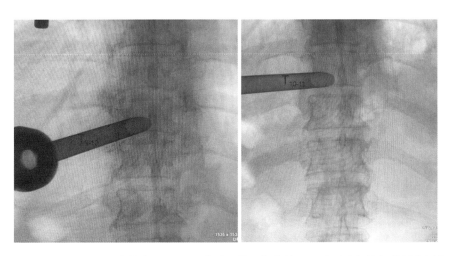

图 9-2-36 此为 T_9-T_{10}、T_{10}-T_{11} 节段透视套管位置，选用鸭舌面外工作套管，不需要进行椎板的锚定操作，可以在进入椎板背侧时钝性分离软组织，镜下再进行解剖标志的分辨

减压，能够观察到硬膜囊和钙化有部分缝隙，可以较为容易伸进椎板钳进行蚕食切除。

（4）术前需要测量各个节段钙化的厚度、长度和旁开距离，术前可见到双侧钙化大小、厚度无差别，而多节段减压经常因头尾端减压不充分造成术后复查影像学不满意和患者术后症状缓解不彻底。在双侧同时受压严重的情况下，选择自己较为熟练和方便的一侧入路，进行两侧减压。T_{11}-T_{12}旁开距离5.0 cm，另外两个节段均旁开4.5 cm，与棘突中线连线垂直。

2. 镜下减压要点

（1）先行射频电凝在椎板背侧广泛止血，显露椎板背侧和棘突根部斜坡位置，然后显露椎板下缘（图9-2-37），选用经典入路将椎板下缘环除，此处椎板下缘和外侧缘处，属于叠瓦状分布。相对安全地进行第一锯去除椎板，此时可显露关节突关节面、上关节突背侧、黄韧带远端止点和外侧止点（图9-2-38），然后再进行多次半锯或1/3锯骨质去除，逐渐扩大需要减压的骨质范围。

（2）然后进行棘突根部的斜向对侧环锯扩孔，在棘突根部的斜坡骨质去除过程中，需要把握环锯的力度和角度，一般此处骨松质较多，易出现骨面渗血情况。达到对侧关节突关节内侧缘位置时，这个地方因有较厚的钙化骨质，而环锯进入对侧的倾斜角度使得环锯正好达到对侧关节突关节内侧缘。此处风险较大，需要进行多个半锯环除，不可以一次满锯，亦不可看不到锯齿的盲视环除，避免环锯进入过深造成脊髓或者对侧肋间神经根直接损伤。

（3）髓核钳取出环锯环除的椎板骨质，显露镜下深层组织，然后再逐层环锯环除，直到显露硬膜囊背侧或者椎弓根内侧壁的边缘位置，当出现有血管或者脂肪组织，即出现突破口，可以使用椎板钳

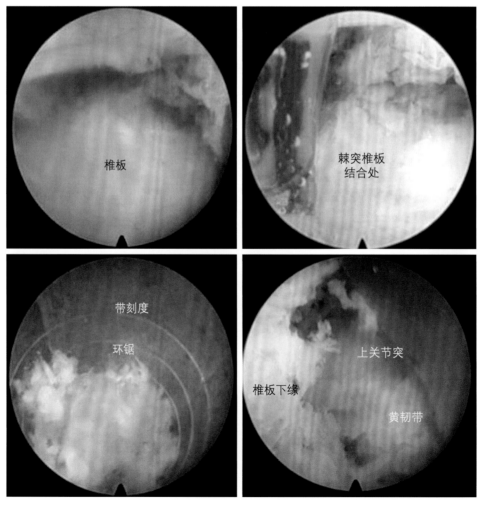

图 9-2-37　清理椎板显露椎板下缘，根据环锯内刻度判断深度成形椎板，显露出来黄韧带边缘和关节突关节面、上关节突内侧面

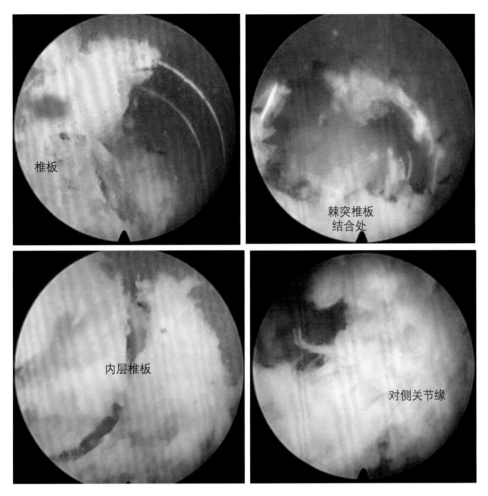

图 9-2-38 多个半锯向头端成形骨质到黄韧带止点位置，再通过棘突根向对侧边缘环除椎板，显露对侧关节突边缘和钙化组织，多次成形钙化组织，显露出硬膜囊边缘和对侧关节突内侧壁

将此空间逐渐扩大，由尾端向头端蚕食减压，达到正常椎板边缘为判断减压范围已经充分的标准（图 9-2-39）。正常椎板为双皮质骨和一层松质骨且内侧无钙化黄韧带。

（4）头端和尾端以及双侧肋间神经周围可看到脂肪组织填充，减压一定空间后，毛细血管充血较重，此时常出现手术后半段的止血困难，需要加大水压和降低患者血压来应对，必要时在冲洗液内添加止血剂。对侧减压充分后，进行同侧减压，背侧用动力磨钻可以修饰椎板钳不能处理到的位置（图 9-2-40）。同侧椎板的处理还是建议多锯的可视化环锯成形处理，此时由于开始的同侧环除基本上能够到达同侧硬膜囊边缘，所以以效率相对较高。

（5）对于钙化硬膜囊，神经拉钩分离不开的，最后可以选择漂浮处理。对于必须去除的骨化块，可先进行周围减压，等到最后结束时，应用髓核钳直接将粘连最严重的钙化块取掉（图 9-2-41）。出现小片状硬膜囊撕裂可以不去处理，如果出现较大的缺损，需要用液体明胶或者明胶海绵覆盖，深层缝合切口（图 9-2-42）。

3. 术后复查及随访

3 个节段均完成，患者卧床休息，给予甘露醇脱水 3 天，配合甲强龙慢滴，床上进行功能锻炼，24 小时后佩戴腰围或者支具下床活动。患者术后症状较术前改善，行走时仍需要双拐辅助。术后复查 CT 和三维重建可见 3 个节段均从椎板入路，且没有破坏关节突关节，对稳定性无影响，均做到了单侧入路双侧减压。椎管容积充分扩大（图 9-2-43）。术后 MRI 矢状位未见窦道样脑脊液漏，仅在椎板层面有高信号影，局部皮下积液信号，硬膜囊膨隆较术前有改变。术后第二天 JOA 评分 6 分，恢复率 28.6%（图 9-2-44），仍需要随访观察术后长期改善

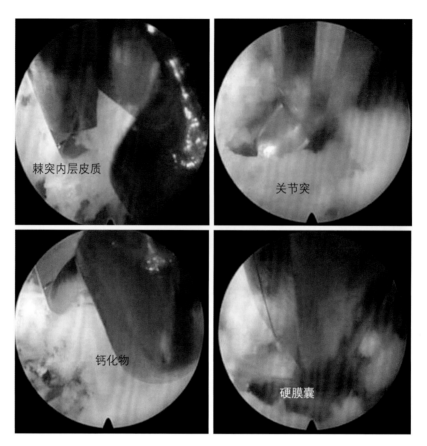

图 9-2-39　髓核钳去除环除的棘突位置骨质，椎板钳清除对侧上关节突内侧骨质，髓核钳分离并夹取钙化粘连显露对侧硬膜囊边缘后，椎板钳清除硬膜囊背侧钙化

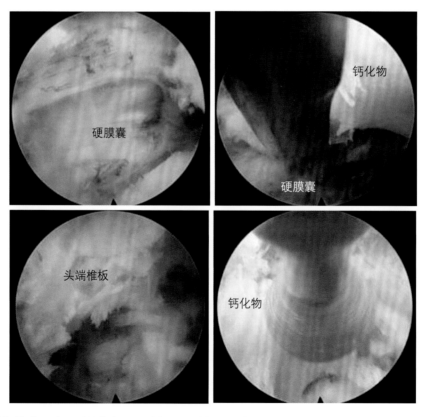

图 9-2-40　对侧粘连钙化清理后显露硬膜囊，此时中央及同侧硬膜囊与钙化有很大缝隙，可以顺着硬膜背侧向头尾端减压，建议使用磨钻和椎板钳，并逐渐竖立工作套管

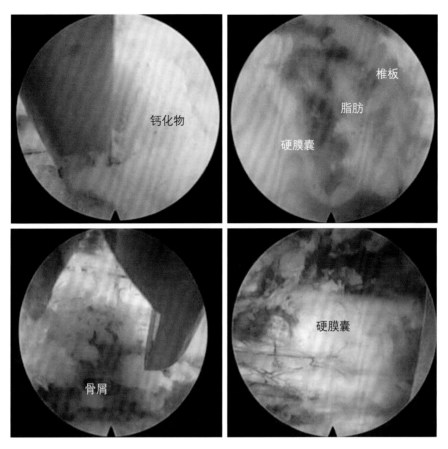

图 9-2-41　清除同侧尾端关节突内侧增生钙化组织，见到尾端脂肪组织，髓核钳夹取碎骨屑，最后观察硬膜囊头尾端和两侧减压范围，观察硬膜囊搏动情况

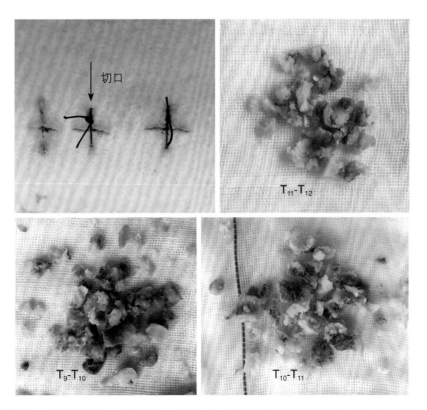

图 9-2-42　术后每个切口一针缝合，术中 3 个节段多环锯成形骨质和椎板钳切除的钙化物

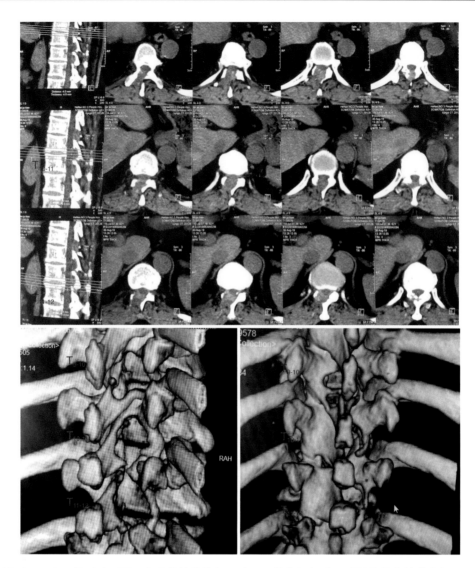

图 9-2-43 术后复查 CT 和三维重建可见 3 个节段均从椎板入路，经棘突根部进入对侧关节突关节内侧，双侧神经根孔内口镜下减压松解，三维重建可确定没有过分破坏关节突关节，对稳定性无影响，均做到了单侧入路双侧减压，椎管容积充分扩大

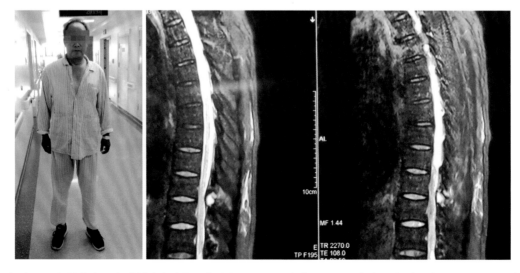

图 9-2-44 术后 MRI 矢状位未见窦道样脑脊液漏，仅在椎板层面有高信号影，局部皮下有冲洗产生积液，硬膜囊膨隆较术前有改变。术后第二天 JOA 评分 6 分，恢复率 28.6%

情况。术后 1 年，患者 JOA 评分改善至 8 分，除残留部分下肢麻木症状外患者无其他不适，下肢肌力恢复良好，不影响日常活动。

【病例 3】

患者女性，47 岁以双下肢无力，行走不能 1 年余为主诉入院。患者用平车推入科，既往无慢性病史。查体：脊柱生理曲度后凸畸形，双下肢肌力 3 级弱，双下肢肌张力轻度增高，双侧均出现踝阵挛阳性，屈颈挺腹试验阳性，双侧 Babinski 征阳性、

跟腱反射（+++）、膝腱反射（++++）。感觉平面脐上 5 cm 有所减退，大小便可控制，会阴区麻木；JOA 11 分法评分：3 分。X 线片显示胸腰椎多节段椎管狭窄，椎间盘退变严重，其中胸椎管连续性狭窄以 T_9-T_{10}、T_{11}-T_{12} 节段水平脊髓压迫为重，致压因素为黄韧带骨化（图 9-2-45）。诊断：胸椎管狭窄症（T_9-T_{10}、T_{11}-T_{12}）伴不全瘫，腰椎管狭窄症。

1.手术计划

（1）患者为行走不能，双下肢麻木无力症状。主要责任节段考虑为 $T_{9\text{-}10}$ 黄韧带钙化造成的脊髓受

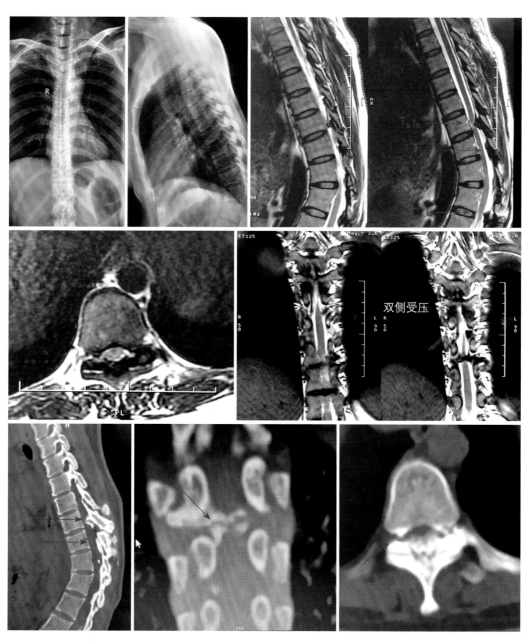

图 9-2-45　X 线平片见后凸畸形，胸椎 MRI 见 T_9-T_{10}、T_{10}-T_{11}、T_{12}-L_1 脊髓受压，局部水肿变性信号，脑脊液流通受阻。CT：黄韧带骨化，小关节增生内聚，脊髓受压严重

压为主，其中胸腰椎管狭窄为多节段，术前 MRI 显示中胸椎脊髓受压变性，脊髓形态改变，局部水肿信号严重，脑脊液流动不畅。根据压迫轻重的先后处理顺序，需要先进行最严重节段的减压，观察术后效果，再考虑其他病变较轻的节段是否需要处理。

（2）术前 CT 示硬膜囊与钙化组织分界不清晰，大致可以判断硬膜囊与骨化韧带融合，术中出现硬膜囊撕裂脑脊液漏的形成是必然情况，而头端没有其他节段的狭窄阻止水流向头端冲击的阻断作用，故术中出现硬膜破损后必须在短时间内结束手术，以确保患者安全。在减压手术时间上需要考虑硬膜囊破损后，出现脑脊液漏的应对措施，根据以往经验，一般的骨化减压所需时间为 40 ~ 100 min，患者感受尚可，而出现硬膜囊破裂，特别是水压维持在正常情况下，患者会在 15 ~ 20 min 后出现颈项部疼痛，烦躁，不能配合完成剩余的操作。术中体位摆放以及术中麻醉师的基础麻醉配合尤为重要，术中节段的确定可根据正位肋骨计数，结合侧位后凸畸形的顶椎来确定（图 9-2-46、图 9-2-47）。

（3）此例减压顺序也是先进行尾端减压，逐步向头端减压，可以减少因手术时间延长和水压变化水流向头颈部冲洗，导致类脊髓高压症的出现。粘连情况较重的位置如果在撕扯过程中损伤硬膜囊可以先放置不处理，等周围组织均清理结束后，再给予去除。此例可行棘突根部入路的多环相扣的去除椎板的方式，并经棘突根部到达对侧边缘减压后，头尾端完全松解，硬膜囊膨隆后，再回退套管环锯等进行同侧减压，此时能够观察到硬膜囊和钙化有部分缝隙，可以较为容易地伸进椎板钳进行蚕食切除。

（4）术前必要时可测量各个节段钙化的厚度、长度及旁开距离，术前可见到双侧钙化大小、厚度无差别，手术结束可进行工作套管或者射频放置边缘透视以确定减压范围。患者体型较瘦，T$_9$-T$_{10}$ 旁开距离 4 cm，与棘突中线连线垂直。

2. 镜下减压要点及注意事项

（1）置入工作通道后，可先将内套管放入镜下进行软组织的处理，显露椎板背侧、棘突根部和椎

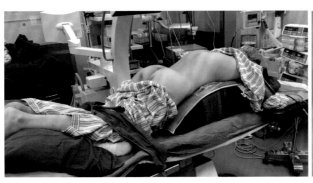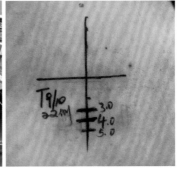

图 9-2-46 术中根据后凸畸形，体位垫子需顺应患者俯卧位舒适性，胸前、脚部、头部垫枕，透视确定节段，并体表画线棘突旁开 4 cm，与脊柱垂直。给予基础麻醉 + 局麻药物注射

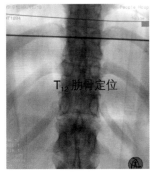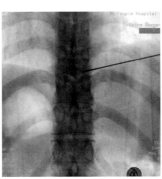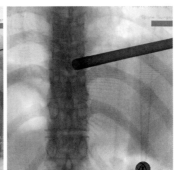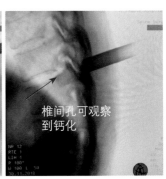

图 9-2-47 透视正位，可以根据患者肋计数和侧位后凸顶椎定位；侧位透视也可根据看到椎间孔的大小来判断狭窄的具体节段，侧位以确定工作通道和钙化的相对位置，给予镜下减压提供方向性

板下缘，等整个镜下视野完全清晰后，软组织处理范围要广泛，否则在进行环锯环除等操作时，会将软组织带入视野，并牵扯到血管，造成镜下一片出血模糊，看不清具体组织。将带有内部刻度线的环锯置换内套管，进行多锯环环相扣的椎板去除，在进入深层椎板时，会遇到椎板与钙化黄韧带融为一体的情况，可以调整环锯位置，再次进行钙化去除。每次进行环锯环除时，均需要镜下看到环锯锯齿的深度和具体位置，过深时需要轻轻掰断环锯里面的骨块，而不能仅仅依靠骨块与环锯同轴转动来判断是否到达合适的减压深度，否则易损伤硬膜囊或神经根（图9-2-48）。

（2）对于深层次的钙化组织，有时候和硬膜囊背侧粘连较重，单纯依靠环锯不易去除，需要配合动力系统找到背侧钙化的突破口，此时金刚砂的磨头较为安全，而其他磨头的风险较大。当磨除粘连较重的部分椎板时，漏出部分硬膜囊或者钙化的缝隙，此时镜下易出现血管出血情况，证明有血管或者韧带等软组织突破口，可以应用神经剥离子或者

神经探钩进行部分分离，判断具体位置，出血影响视野的需要镜下广泛钙化处止血（图9-2-49）。

（3）椎板钳对于钙化粘连严重的位置，可以起到边分离边蚕食切除的作用，在分离过程中出现硬膜囊的钙化，也需要镜下一并切除，但需要判断是否可能会出现大的破损，如果有长的撕裂，需要最后再进行钙化的处理，此时可以迂回到其他位置进行必要的减压。首先进行对侧边缘的减压，椎板钳的角度与钙化角度正好垂直，应用120°倾角的椎板钳很容易在镜下去除对侧关节突关节内侧增生骨赘。对于粘连在硬膜囊边缘的大的漂浮的钙化组织，可以用髓核钳夹取，扭转，去除。注意保持硬膜的完整性，如果出现撕裂，可以暂时应用明胶海绵填塞洞口，防止神经漂浮镜下，影响后续操作（图9-2-50）。

（4）一般单节段黄韧带钙化与硬膜粘连最严重的位置在下位椎体的上关节突关节内侧壁，所以此部位减压最为困难。距离椎弓根内侧壁的位置，以关节突后方观看较为肥厚，而与钙化韧带融合后更

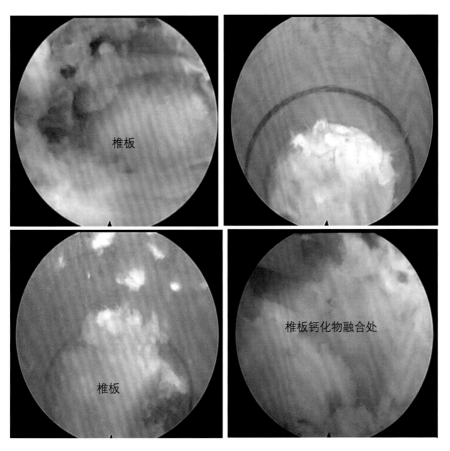

图 9-2-48 清理椎板背侧软组织，显露椎板，可视化带刻度环锯多锯去除椎板和部分钙化组织

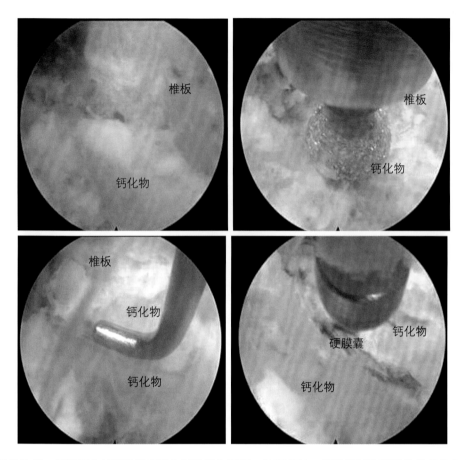

图 9-2-49 尾端钙化较薄位置应用金钢砂磨头打开一处突破口，探针进行分离操作并充分止血

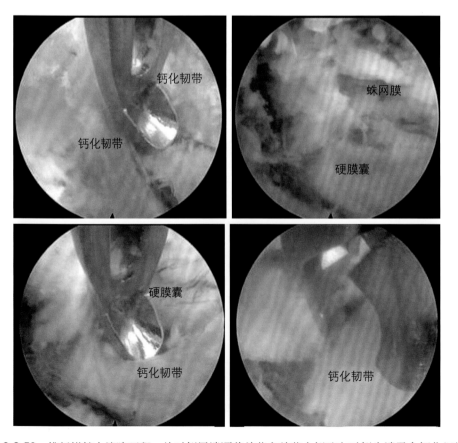

图 9-2-50 椎板钳扩大缝隙面积，从对侧尾端顺着关节突关节内侧壁向对侧头端蚕食钙化组织

加肥厚，不易去除，可以先镜下磨钻磨薄后再应用椎板钳去除，此位置也是硬膜囊撕裂最多的位置（图9-2-51）。

（5）对侧头尾端减压充分后，将工作通道进行竖立，此时需要护士将手术床进行下降，以便术者有一个较为舒适的操作体位。再进行同侧硬膜囊的减压，而此时可以用镜下椎板钳由对侧潜行减压到同侧尾端位置，此时椎板及钙化组织也较厚，可以环锯去除关节突关节内侧部分，此区域为叠瓦状的骨质。等显露好椎板背侧骨质后，因为对侧的减压后硬膜膨隆，同侧粘连不重的位置有可应用椎板钳行咬除操作的缝隙，而此时，粘连较重的区域仍然没有突破点，需要将骨化与硬膜囊一起切除。切除空间较小时不需要填塞明胶海绵，如果破损较大，需要控制水压，填塞明胶海绵防止神经在镜下漂浮（图9-2-52），每次撕扯硬膜囊时均需要与患者沟通，了解患者的感受，出现神经症状较严重时，可放弃切除硬膜囊，做钙化组织的漂浮。

（6）进行同侧头端的减压，此时看到血管残端

和脂肪组织的漂浮，并观察到正常"三明治样"椎板，考虑头端减压充分，可进行双侧肋间神经的探查。此时容易出现较大的出血，镜下看不到任何组织，需要控制水压，并探查神经根腋下、肩上位置血管，逐步进行电凝，也可边探查边凝血，切不可视野不清晰时用射频广泛电凝，容易造成患者术中体位变化，套管进入椎管造成损伤。两侧边缘探查清楚，神经松解后可结束手术。在拔出套管前，将椎管内所有明胶海绵取出，而后放置1~2块明胶海绵在椎板层面和椎板背侧层面，深层缝合后，皮肤再次缝合，不放置引流管（图9-2-53）。结束时可以将工作套管或者射频头放在减压各个顶端位置透视，以判断减压范围是否充分（图9-2-54）。

3. 术后复查及随访

术后不放置引流。要求患者头高脚低位，并严格卧床1周，给予3天甘露醇脱水治疗，配合甲强龙慢滴，应用胃黏膜保护剂。床上进行功能锻炼，患者术后未出现皮下脑脊液集聚，无术后头痛、恶心、呕吐等反应。患者术后双下肢麻木症状较术前

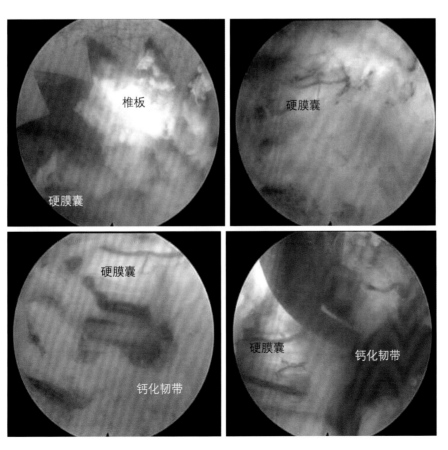

图9-2-51 对侧关节突背侧骨组织较厚，镜下环锯先去除大量骨质后，用动力磨钻磨薄，应用椎板钳将钙化韧带和硬膜囊一并去除，然后再镜下进行明胶海绵填塞压迫，进行其他位置的减压

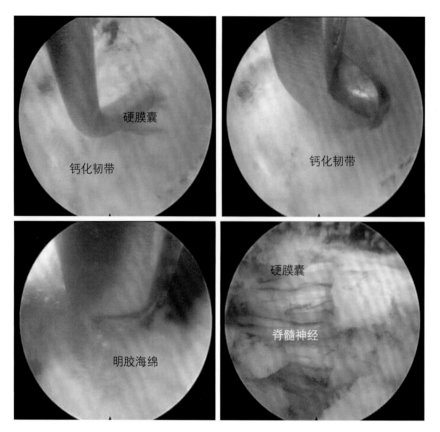

图 9-2-52 环除骨质后，也可打薄同侧找到突破口，椎板钳扩大空间，硬膜破裂后填塞明胶海绵防止神经在镜下漂浮，对于大块的硬膜囊与钙化粘连的，需要与患者沟通后一起切除钙化组织

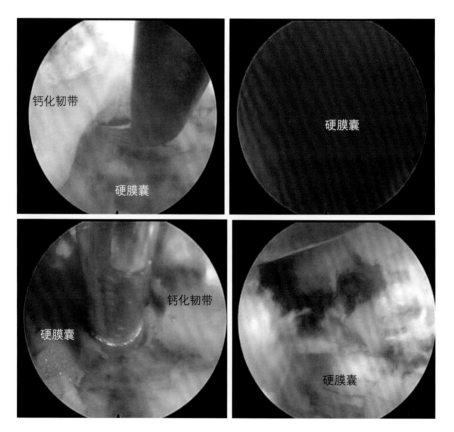

图 9-2-53 头端减压松解后进行双侧肋间神经腋下、肩上探查易出现镜下出血，需要边探查边止血，防止刺激神经导致患者术中活动、工作套管进入椎管造成神经再次损伤等并发症的发生

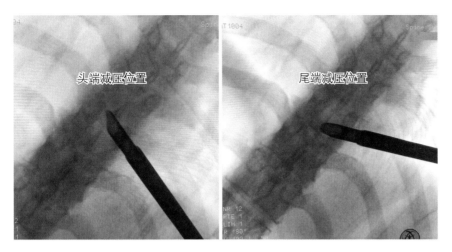

图 9-2-54　工作通道在头尾端，透视观察工作套管活动空间和椎板切除范围

改善，术后第 3 天给予 CT 复查，见减压范围充分，椎管内容积增加，无关节突关节的破坏，对稳定性无影响（图 9-2-55），术后 1 周 JOA 评分 7 分，恢复率 50%。6 个月后随访并复查 MRI 见椎板背侧有小部分脑脊液集聚，局部脑脊液漏，患者 JOA 评分 10 分，恢复率 87.5%（图 9-2-56）。

【病例 4】

患者男性，47 岁，以右下肢无力，跛行 1 年余为主诉入院。既往无慢性病史。查体：患者脊柱生理曲度存在，右侧下肢肌力轻度减弱，左下肢肌力正常，双下肢肌张力轻度增高，双侧未见踝阵挛，屈颈挺腹试验阴性，右侧 Babinski 征阳性，左侧阴性，右侧跟腱反射（+++）、膝腱反射（+++），左侧跟腱反射（++）、膝腱反射（++），平脐上 8 cm 出现感觉减退，大小便正常，会阴区感觉正常；JOA 11 分法评分：6 分。影像学显示胸腰椎多节段椎管狭窄，椎间盘退变严重，其中 T_8-T_9、T_9-T_{10} 椎间盘突出，T_{10}-T_{11}、T_{11}-T_{12} 节段黄韧带骨化性狭窄，多个水平层面脊髓轻度受压。致压因素中有椎间盘突出、椎体后缘增生、黄韧带骨化等（图 9-2-57）。诊断：胸椎多节段椎间盘突出，胸椎黄韧带骨化。

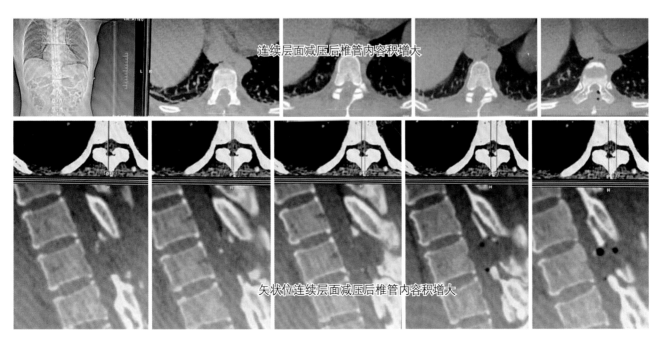

连续层面减压后椎管内容积增大

矢状位连续层面减压后椎管内容积增大

图 9-2-55　CT：减压较充分，各个层面无钙化残留，椎管容积增大

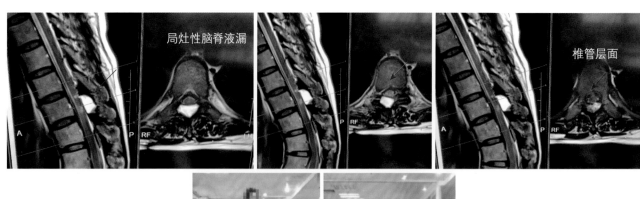

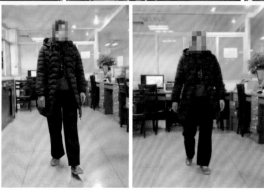

图 9-2-56 术后 6 个月 MRI 见局灶性脑脊液漏，无窦道形成，患者 JOA 评分 10 分，恢复率 87.5%

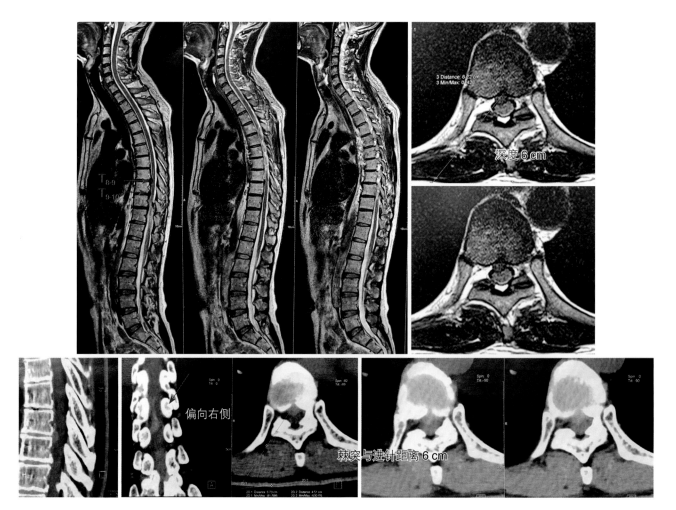

图 9-2-57 胸椎多节段突出伴狭窄，测量最大旁开距离躲避肋骨和胸膜，此病例椎间盘突出属于中央偏右侧

1. 手术计划

（1）患者属于多节段胸椎退变性疾病，由于多节段的胸椎间盘突出，胸椎黄韧带骨化造成的狭窄，首先要判断责任节段，做到内镜下的精准减压。

（2）通过脊柱全长的 MRI 判断，脑脊液流通尚可，其中 T_8-T_9 突出压迫较重，脑脊液流通受阻，局部脊髓水肿，结合查体和感觉减退平面，可确定 T_8-T_9 椎间盘突出为责任节段，CT 平扫连续四个椎间盘层面也可证实责任节段。

（3）根据胸椎 MRI 与胸椎 CT 的横截面平扫可以判断，此椎间盘突出大致可以确定为软性中央型突出，结合患者术前症状为单一侧的肌力下降，感觉减退，而经硬膜腹侧的减压一般处理同侧到中线

较为容易，故确定为右侧的入路方式。

（4）术前在 MRI 与 CT 横截面上测量最大旁开距离，需要躲避肋骨走行区域，也需要躲避胸膜，避免术中刺激造成不必要的并发症发生。穿刺进针过程中，需要由背侧逐步向腹侧探查骨性标志来确定具体位置，此患者测量最大旁开距离为 8 cm。减去套管内径后，选取棘突旁开距离为 6~7 cm，其中测量的倾斜进针深度为 6 cm。手术过程中给我们进针深度一个参考值。术中定位根据第 12 肋骨或者术前 CT 标志来定位均可（图 9-2-58），中段胸椎较易发生做错节段的事件，应该重视节段的确认。

（5）手术所需工具选用标准的可视化内镜系统，并备用动力磨钻为不时之需（图 9-2-59）。选择局部

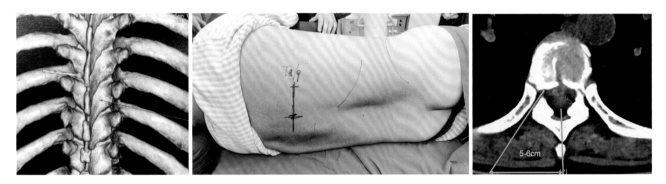

图 9-2-58　术前 CT 定位 T_8 椎板，术中透视肋骨定位，避免中胸椎节段计数的错误

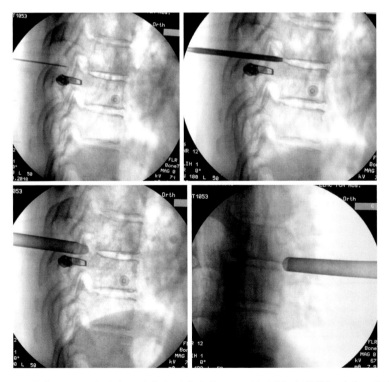

图 9-2-59　透视定位过程中，穿刺针逐层麻醉直达关节突关节囊位置，导杆固定在关节间隙内，稳定导杆，逐层扩张后应用可视化工作套件置管

浸润麻醉配合静脉镇静镇痛等麻醉用药，使得患者在清醒无痛苦情况下配合完成手术。

2.镜下减压要点及注意事项

（1）置入工作通道后，先将内套管放入镜下进行软组织的处理，显露峡部的关节突关节外侧壁，分离椎板外侧缘即下关节突外侧、椎间孔背侧区域，等整个镜下视野完全清晰后，再置换环锯进行椎板去除。其中软组织处理范围要广泛，否则在进行环锯环除等操作时，会将软组织带入视野。胸椎椎间孔背侧血管较为丰富，根据环锯内部刻度线判断环锯深度，如果椎间孔腹侧软组织清理较为充分，可以看到一半锯齿的深度。进行多锯的环除方法去除椎板外侧壁，如果第一锯环除位置较为靠头端，有可能直接环除椎板外侧缘后，显露肋间神经根背侧，会发现有较多脂肪组织填塞；如果第一锯环除在关节突关节位置，或者靠近下缘椎弓根位置，此时可以看到双侧叠瓦状的关节突关节。第一锯环除下关节突，然后扩大空间，再进行上关节突的环除，此时深度需要把握，胸椎椎间孔位置黄韧带较为薄弱，

此位置易伤及硬膜囊。进行环锯环除时，均需要镜下看到环锯锯齿的深度、具体位置并保持和患者沟通，询问是否有神经的刺激症状。如果环锯进入骨质过深（超过环锯内壁最后一个深度标记线），则应轻掰环锯，尝试掰断环锯内骨质和主体骨质的连接，不能仅仅依靠骨块与环锯同轴转动来判断是否到达正确位置，否则易损伤硬膜囊或神经根（图9-2-60）。

（2）硬膜囊背侧骨质取出后，可以见到1/3的硬膜囊背侧，如有碎骨屑或者黄韧带压迫硬膜囊，需要一并去除。显露硬膜背侧和边缘有充分空间，对于较为薄弱且小的骨赘样骨性组织，可以用椎板钳咬除（图9-2-61）。

（3）顺着硬膜囊辨别腹侧纤维环和上、下椎体后缘，先进行椎间隙髓核的部分摘除，然后应用镜下环锯将椎体后缘骨赘去除，扩大硬膜腹侧空间，至少能够将工作通道置入（图9-2-62）。

（4）进行硬膜囊腹侧纤维环的去除，显露硬膜腹侧，探查突出髓核组织，斜钳夹取退变的突出髓核组织，用射频电极广泛凝血并挛缩纤维环和周围

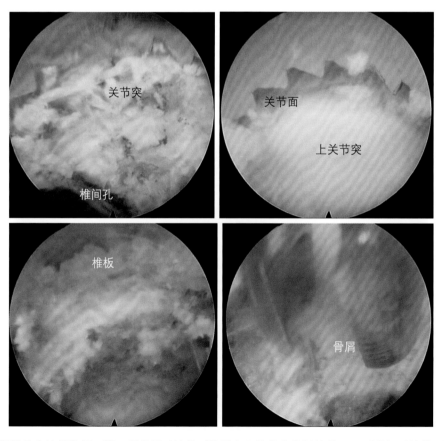

图9-2-60　充分显露关节突峡部外侧，第一锯进行下关节环除露出上关节突背侧关节面，再进行下关节环除，并进行多锯环除扩大空间，残留骨屑需要及时清理避免操作时候挤压脊髓

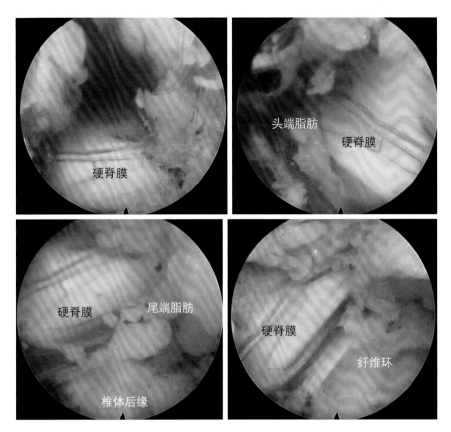

图 9-2-61　显露 1/3 硬膜囊背侧，充分扩大头端和尾端背侧减压范围，为腹侧减压做准备，然后分辨硬膜囊边缘腹侧纤维环和椎体上、下缘位置

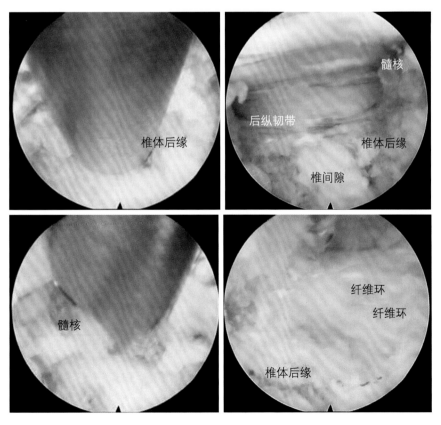

图 9-2-62　镜下环锯去除椎体后缘骨赘，扩大椎间隙空间使得工作套管能够放入，而后分离纤维环与硬膜囊间隙，髓核钳夹取退变髓核组织，射频用电极广泛探查硬膜囊腹侧并止血挛缩软组织

软组织，探查肋间神经根，每次有可能刺激硬膜囊或者肋间神经根的时候，均需要与患者沟通，了解患者的感受，是否可以复制患者术前疼痛、麻木位置，并进一步确定手术节段正确与否。减压完成后，逐步进行电凝止血，观察头、尾端及背侧、腹侧等位置的减压范围（图9-2-63）。再次确定是否有残留髓核未取出，边拔出套管边进行套管路径位置血管凝血操作。

3. 术后康复及随访

术后不放置引流，建议卧床休息24小时后佩戴腰围下床活动，给予3天甘露醇脱水治疗，减轻神经水肿带来的症状反复出现的情况，也可配合甲强龙慢滴，应用胃黏膜保护剂。床上进行功能锻炼，术后右侧下肢麻木症状较术前改善。术后第3天给予胸椎MRI和CT复查，可见经关节突关节入路的部分椎板切除减压范围，椎管内容积增加，关节突关节的破坏较小，对稳定性无影响（图9-2-64、图9-2-65），术后一周JOA评分10分恢复率80%。

椎间孔入路胸椎椎管减压术：环锯技术病例

【病例5】

患者女性，57岁，以双下肢无力2年，行走困难2月余为主诉入院。既往无慢性病史。查体：患者脊柱生理曲度存在，双下肢肌力3级＋，双下肢肌张力增高，双侧均见踝阵挛，屈颈挺腹试验阳性，双侧Babinski征阳性，右侧跟腱反射（＋＋＋）、膝腱反射（＋＋＋＋），左侧跟腱反射（＋＋）、膝腱反射（＋＋＋），平脐上两横指以下出现感觉减退，大小便费力，会阴区轻度麻木；JOA 11分法评分：4分。患者可以短时间内站立，不能直线行走，最远几步后向左侧倾倒。影像学显示胸椎椎间盘突出合并钙化，T$_9$-T$_{10}$节段脊髓水肿变性严重，椎体后缘增生，后纵韧带骨化等（图9-2-66）。诊断：胸椎间盘突出症，胸椎后纵韧带骨化。

1. 手术计划

（1）本病例属于单节段胸椎间盘突出合并后纵韧带骨化。常规采用侧卧位（图9-2-67），局部浸润麻醉配合静脉镇痛、镇静，术中患者保持清醒，术

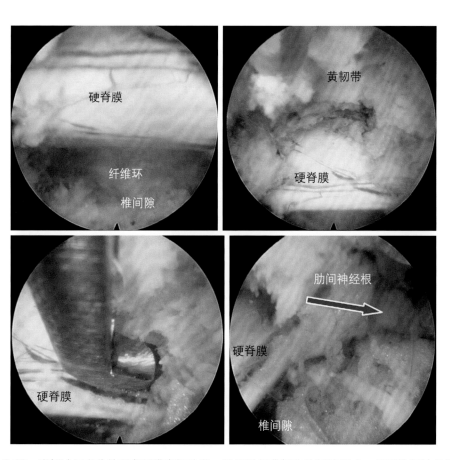

图9-2-63 腹侧减压充分并观察硬膜囊松弛度，然后进行背侧和头尾端探查，显露肋间神经腋下

中与患者实时沟通以确定手术操作的轻柔度和患者术中感受，确保手术的顺利进行。

（2）从术前辅助检查可见，椎管内容积被突出物占据造成继发性胸椎管狭窄，首先判断钙化组织

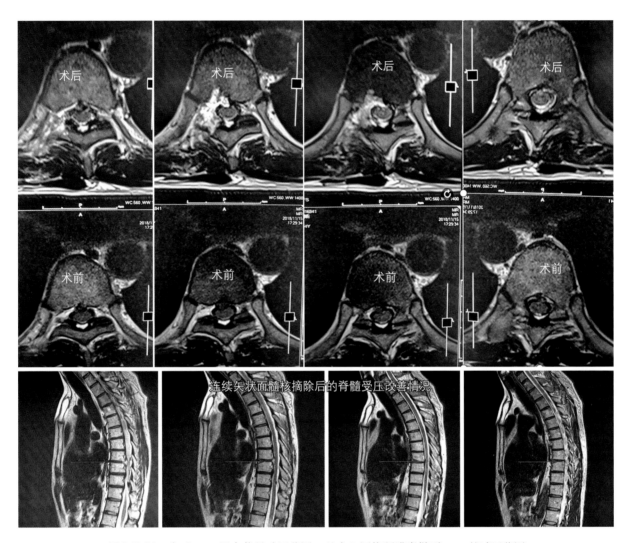

图 9-2-64　术后 MRI 见高信号减压范围，基本上围绕硬膜囊做到 270° 的减压范围

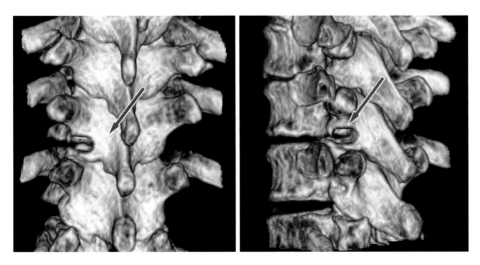

图 9-2-65　术后 CT 三维重建判断经骨入路的关节突关节及椎板破坏较小，与传统经椎间孔入路的区别明显，此时椎板外侧缘环除的骨质对脊柱稳定性影响不大

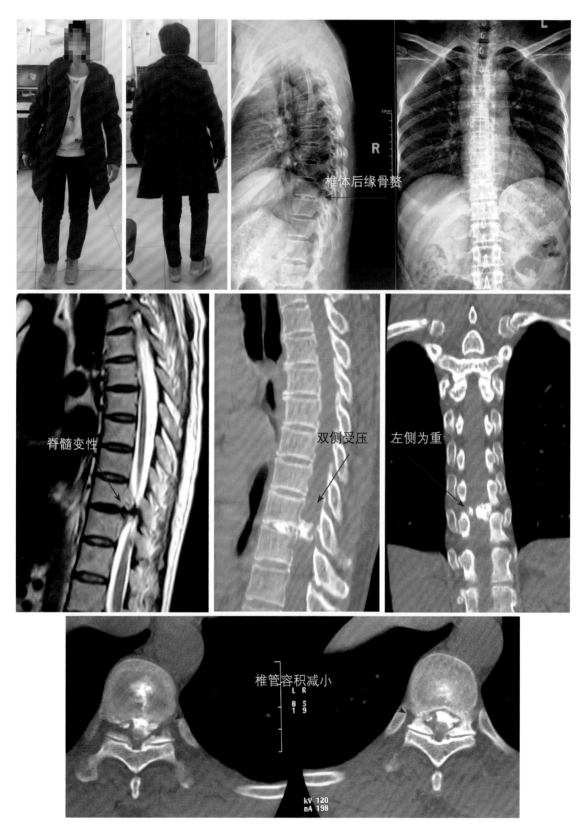

图 9-2-66　患者术前行走困难，可倾斜站立，MRI 及 CT 示 T_9-T_{10} 椎间盘突出伴后纵韧带骨化，硬膜囊受压，脊髓变性水肿严重，椎管内容积减小

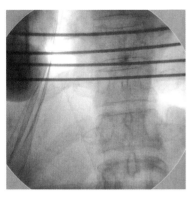
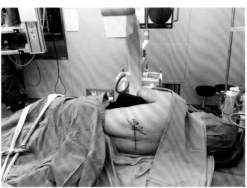
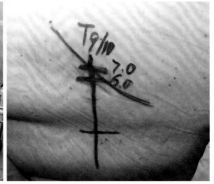

图 9-2-67 选取侧卧位，触摸并画出肋骨走行，定位手术节段后，垂直脊柱画出垂线与肋骨交叉点最大旁开距离为 7 cm，减去套管内径距离，旁开距离选取 6 cm

为硬性，结合 CT 骨窗可确定为骨性组织与硬膜囊有粘连情况。术中需注意减压组织清除的顺序，最后处理粘连最严重的骨性组织，需先进行周围组织的去除保证减压空间。

（3）通过胸椎 MRI 与胸椎 CT 的横截面平扫可以判断，此钙化组织为中央稍微偏向左侧的钙化性突出，结合患者术前症状为双侧下肢肌力减退和感觉减退，患者左侧症状重，先考虑从左侧可视化逐层入路方式，通过腹侧减压可以达到对侧硬膜囊边缘，背侧需要打开较大空间，以保证在进行腹侧减压时脊髓和神经根不受到套管和镜下器械的挤压，最终完成单侧入路椎管内 270° 减压。减压过程中可能会导致硬膜囊腹侧囊壁破损，备好液体明胶或者明胶海绵。

（4）术前在 MRI 与 CT 横截面上测量最大旁开距离，需要避开肋骨和胸膜，避免术中刺激造成不必要的并发症发生。穿刺进针过程中，需要由背侧逐步向腹侧探查骨性标志来确定具体位置。此患者体型较瘦，皮下脂肪和肌肉较为薄弱，测量最大旁开距离为 7 cm。减去套管内径后，选取棘突旁开距离为 5 ~ 6 cm。术中定位应用第 12 肋骨或者侧位平片透视椎间孔看到的骨化物为定位标志，一般不易做错节段。

（5）手术所需工具选用标准的可视化内镜系统进行逐层扩张，放置工作通道锚定在椎板边缘（图 9-2-68），骨凿、镜下环锯以及剥离子和神经探钩为

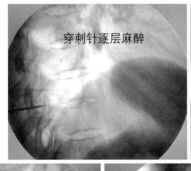
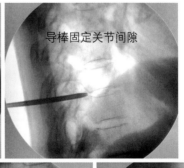
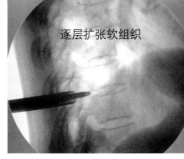
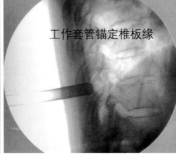
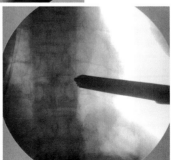

图 9-2-68 穿刺针逐层软组织麻醉，关节突关节注射 5 ~ 7 ml 配好的局麻药物，逐层浸润麻醉后，钝性导杆探查椎板外缘，钝性剥离软组织，导棒固定在关节间隙内，逐层扩张后工作通道锚定椎板边缘骨质上

必须器械，并备用可折弯的动力磨钻为不时之需。选择局部浸润麻醉配合静脉镇静、镇痛等，使得患者在清醒无痛苦情况下配合完成手术。

2.镜下减压要点及注意事项

（1）置入工作通道后，放入镜下环锯，射频广泛烧灼峡部软组织，可见局部血管较为丰富，尽可能将骨性组织解剖显露，分离椎板外侧缘即下关节突，并显露上关节突腹侧和下位椎体椎弓根上缘，此时头端因射频刺激肋间神经，患者会出现腹部持续性疼痛，故操作过程中尽可能在骨质上进行，不能过分进行腹侧深入，因有损伤胸膜风险。等整个镜下视野完全清晰后，进行可视化环锯椎板去除，根据环锯内部刻度线或者患者术中反馈来判断环锯深度。如果椎间孔腹侧软组织清理较为充分后，可以看到一半锯齿的深度。第一锯选择位置尤为重要，此例选择关节突关节位置，环除椎板外侧缘后，可见到白色关节面背侧软骨组织，此位置为叠瓦状的

关节突关节。第一锯环除下关节突，需要多次环锯环除下关节突，向背侧和头侧扩大空间。空间扩大后，可观察到整个上关节突的形态，再进行上关节突的环除，此时需要把握深度，胸椎管外侧边缘黄韧带较为薄弱，而此骨化组织将硬膜囊紧紧推向背外侧，此时环锯锯齿很容易直接损伤硬膜囊。所有环锯操作均需要镜下看到环锯锯齿的具体位置，并和患者沟通，询问是否有神经的刺激症状。如果过深，需要轻轻掰断环锯里面的骨块（图9-2-69）。

（2）硬膜囊背侧骨质取出后，见到硬膜囊背侧和边缘被挤压为白色膜状结构，无血管充血水肿，通过硬膜囊边缘向椎管的背侧和腹侧扩大空间（图9-2-70）。

（3）顺着硬膜囊辨别腹侧纤维环和上、下椎体后缘，而后再向头尾端扩大硬膜囊背侧空间，为进行椎间隙髓核摘除创造硬膜推挤躲避空间。然后采用镜下环锯将椎体后缘骨赘去除，椎体后缘骨赘等

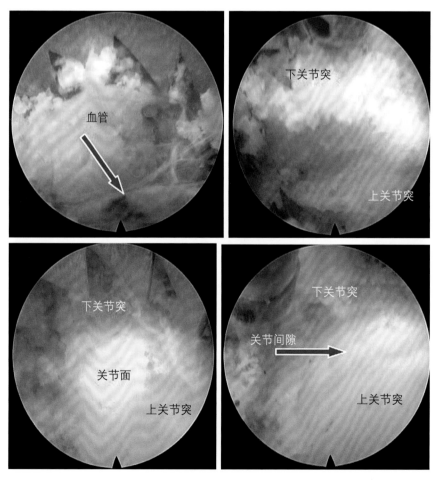

图 9-2-69　置入环锯后射频显露关节突关节外侧解剖位置，环锯选取关节突关节外侧进行多次环除扩大背侧空间，可观察到叠瓦状白色关节面

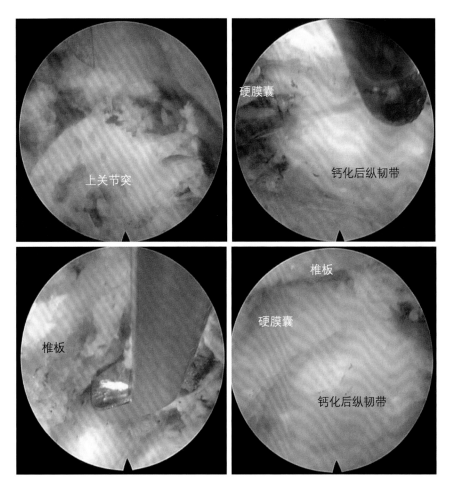

图 9-2-70 环除大骨块取出后，射频探查硬膜囊边缘，顺着硬膜囊边缘向头尾端扩大纵向空间，再向背侧和腹侧扩大横向空间，显露骨化组织和硬膜囊边缘的关系

骨性组织应用鸭舌套管进行旋切，扩大硬膜腹侧空间至少能够将工作通道置入的范围，而后进行硬膜囊腹侧纤维环的去除。显露硬膜腹侧可见钙化组织与硬膜囊腹侧粘连较为严重（图 9-2-71），且应用髓核钳摘除时，患者下肢有跳跃刺激，需要应用神经剥离子和神经探钩进行分离，其中中央部分粘连较重，先保留做周围组织的清除，最后再切除中央部分（图 9-2-72）。射频电极广泛凝血并挛缩纤维环和周围软组织，探查肋间神经根，每次有可能刺激硬膜囊或者肋间神经根的时候，均需要与患者沟通，了解患者的感受，是否可以复制患者术前疼痛、麻木位置。

（4）周围组织完全清理干净后，看到最后粘连较重的钙化物，随着患者心率搏动，已经做到漂浮，为了术后长期的效果，将钙化组织应用斜钳夹取，也可应用镜下剪刀或者蓝钳锐性切除。此时如出现

硬膜囊破裂情况，给予减少水压，询问患者感受，小碎块明胶海绵填塞硬膜破损洞口位置，不能填塞过多造成再次压迫，一般以钳子头大小为宜。等减压完成后，逐步进行电凝止血，观察头尾端及背侧、腹侧等位置的减压范围，再次确定是否有未取出的残留骨块，明确硬膜囊腹侧无压痕，边拔套管边进行套管路径位置血管凝血操作。整个手术过程持续50分钟，出血量40 ml。深层缝合切口后皮下再次缝合，不放置引流管。

3. 术后复查及随访

术后不放置引流管，患者需头高脚低位卧床休息1周。患者术后未出现脑脊液漏的临床表现，皮下无水肿表现。术后1周下床活动佩戴定做支具，给予3天甘露醇脱水治疗，减轻神经水肿配合甲强龙慢滴，应用胃黏膜保护剂。床上进行功能锻炼，术后双下肢麻木症状较术前改善，大小便功能改

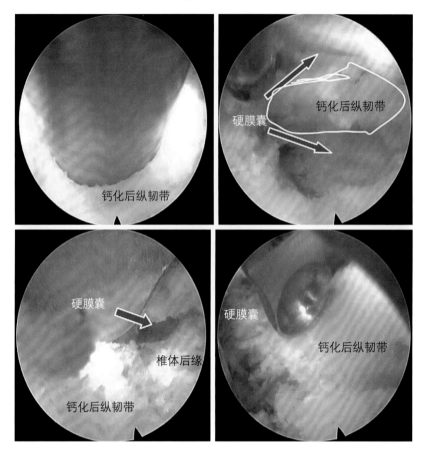

图 9-2-71　镜下环锯椎间隙扩大后，见到中线位置硬膜囊腹侧，套管旋切扩大腹侧头尾端空间，髓核钳夹取松动骨化组织，并与患者沟通后取出

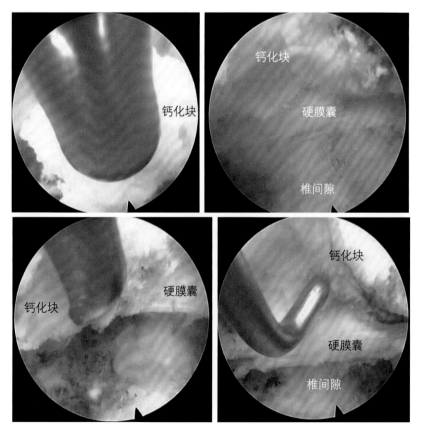

图 9-2-72　髓核钳取出大块骨化组织，显露硬膜腹侧，见粘连严重，用神经剥离子和神经探钩剥离

善，肌张力较术前降低，术后一周下床活动后无明显不适，行走直线距离加长。术后1周复查CT见减压范围充分，椎管内容积扩大明显，关节突关节位置破坏小，对稳定性无影响，术后1周JOA评分7分，恢复率42.9%，患者出院回家继续康复休养。术后6个月随访可直线行走1公里左右，行走过程中仍有轻度倾斜，双下肢麻木症状减轻，肌力、肌张力恢复正常，JOA评分10分，恢复率85.7%（图9-2-74）。

【病例6】

患者男性，55岁，因"胸椎开放术后1年，左踝背伸不能半年"入院，既往无高血压、糖尿病等病史。患者1年前因左下肢麻木，足背伸无力曾至外院行"胸椎多节段椎管扩大减压钉棒内固定术"，术后下肢症状改善不明显，半年后出现左下肢疼痛，麻木症状加重，足背伸不能，不能长时间坐位，出现跛行，亦不能远距离行走，有一侧肋间神经刺激症状表现，给予多种保守治疗效果欠佳。查体见 T_{9-11} 皮肤开放术后切口愈合良好，脊柱生理曲度存在，左下肢肌力4级，右下肢肌力正常，肌张力正常，左侧膝腱反射（+++），跟腱反射（+++），右侧正常，左侧巴氏征阳性，无踝阵挛表现，左侧踝背伸肌力0级，跗背伸肌力4级，右侧肌力均正常。开放术后复查胸椎腰椎MRI和CT见胸椎开放术后椎管容积增大，内固定良好， T_{11}-T_{12} 节段硬膜囊腹侧受压，椎体后缘增生骨赘，左侧肋间神经根孔狭窄，腰椎 L_4-L_5 椎管中央管狭窄（图9-2-75）。

1. 手术计划

（1）本病例属于多节段开放术后胸椎翻修病例，单节段胸椎间盘突出合并椎体后缘增生。常规应用侧卧位（图9-2-76），局部浸润麻醉配合静脉镇痛、镇静，术中与患者实时沟通以确定手术操作的轻柔度和患者术中感受，确保手术的顺利进行。

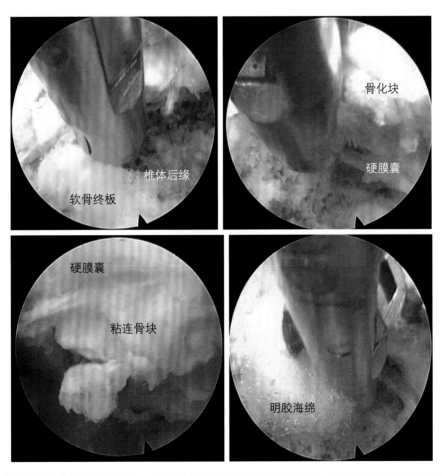

图9-2-73　髓核钳进行严重骨化周围组织清除，斜钳进行硬膜囊头尾端骨化清除，最后进行粘连较重部位的切除，出现硬膜破损后，明胶海绵填塞破损硬膜囊洞口

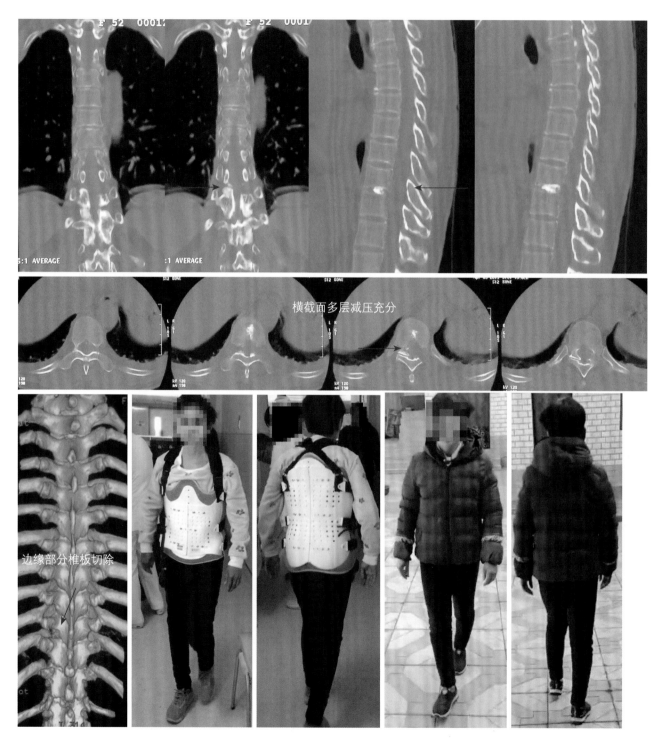

图 9-2-74　术后 CT 示骨化组织清除干净，椎管容积扩大充分，关节突关节破坏较少，对脊柱稳定性影响小。患者 1 周后佩戴支具行走直线距离增加。术后 6 个月随访，患者可直线行走 1 公里，术前症状改善较为明显

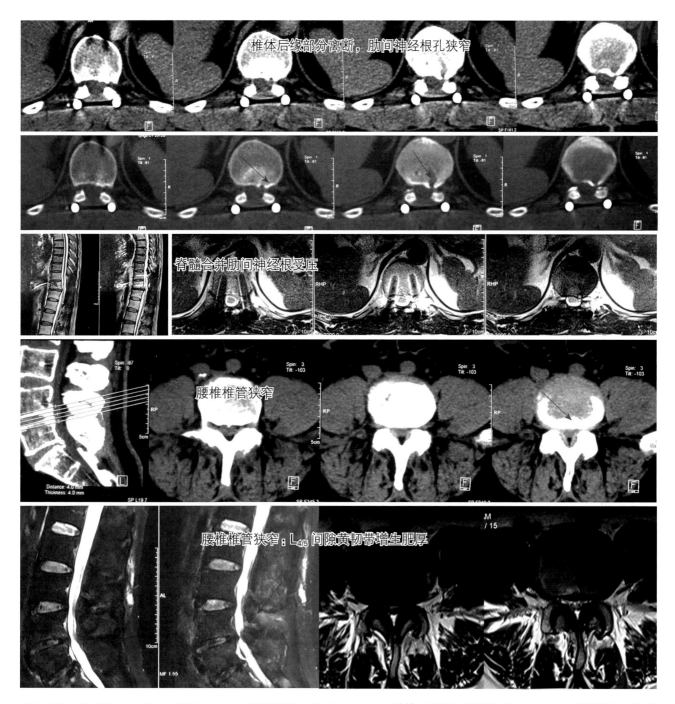

图 9-2-75 胸腰椎 MRI 和 CT 可见 T_{11}-T_{12} 左侧硬膜囊和肋间神经受压，椎体后缘增生骨赘形成，L_4-L_5 中央椎管狭窄，椎管容积减少，硬膜囊受压

（2）从术前辅助检查结合患者临床表现，不能完全排除腰椎 L_4-L_5 椎管狭窄造成的跛行和踝背伸无力症状，但患者有肋间神经刺激表现，且 T_{11}-T_{12} 节段 CT 显示椎间孔狭窄、骨赘形成均提示此节段神经受压表现，需要进行彻底的腹侧减压才能达到神经松解目的。而做背侧减压的开放手术，虽然椎管内容积扩大和神经背侧漂移，但不能完全解除

症状，需要微创内镜的精准腹侧减压来松解，结合 CT 骨窗可确定为骨性组织与硬膜囊或者肋间神经根应该有粘连情况。术中需注意减压组织清除的顺序，最后处理粘连最严重的骨性组织，需先进行周围组织的去除保证减压空间。

（3）通过胸椎 MRI 与胸椎 CT 的横截面平扫可以判断，此例腹侧骨赘偏向一侧，只需要进行单侧

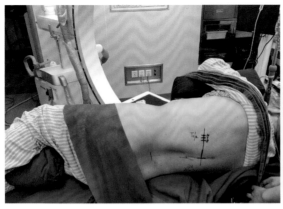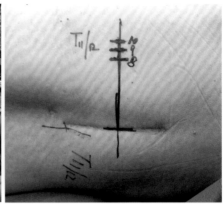

图 9-2-76　神经和硬膜囊腹侧受压选择常规侧卧位的 270° 减压方式

入路的减压即可，而患者背侧进行椎管扩大减压术后1年，定有背侧软组织的粘连，进入套管分离较为困难。背侧椎板的大部分切除，会给置入导杆和工作套管的操作造成麻烦，不易探查到骨性组织，而内固定钉棒虽然对于定位较为方便，但是对于套管的位置和旁开距离要求较高，位置和旁开距离不准确有可能会影响工作套管的摆动，或者影响工作通道向背侧的摆动，造成背侧减压不充分。此例需要最终完成单侧入路椎管内 270° 减压，由于背侧部分骨质缺失，可以先行腹侧分离清楚后再行背侧减压，减压过程中因瘢痕粘连等情况可能会导致硬膜囊腹侧囊壁破损，备好液体明胶或者明胶海绵填塞。

（4）术前在 MRI 与 CT 横截面上测量能够避开钉棒并不伤及肋骨和胸膜的旁开距离。选择钝性穿刺，进针过程中，需要探查金属钉棒和椎板的具体位置。此患者较肥胖，根据术前测量，选取旁开距

离为 8 cm。术中定位应用内固位置为定位标志，一般不易做错节段（图 9-2-77），手术所需工具选用标准的可视化内镜系统进行逐层扩张，骨凿、镜下环锯以及剥离子和神经探钩为必须器械。

2. 镜下减压要点及注意事项

（1）置入工作通道后，先放置内鸭舌套管进行软组织分离。术后翻修瘢痕组织较为严重，清理过程中谨防刺激肋间神经。射频可探查到内固定的钛棒，沿着钛棒腹侧进行关节突关节外侧分离。解剖位置清晰后，放入环锯，分次、分层打开椎管，剩余薄层椎板时可以用椎板钳切除（图 9-2-78）。分离硬膜囊背侧粘连，并显露硬膜囊边缘，向头尾端分离硬膜边缘，显露椎体后外缘和椎间隙的纤维环组织。镜下环锯环除椎体后缘骨质，此时容易出血，需要环除一部分、止血一部分，不可贪多（图 9-2-79）。

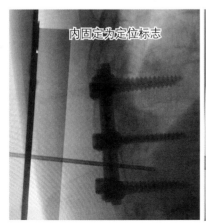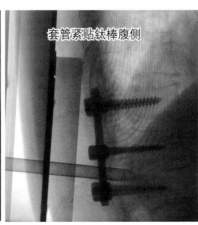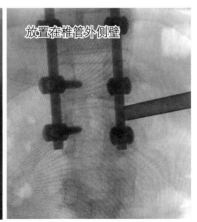

图 9-2-77　内固定辅助定位，套管紧贴钛棒腹侧避免进入椎管，套管放置在椎间孔外侧缘（椎管外侧壁）

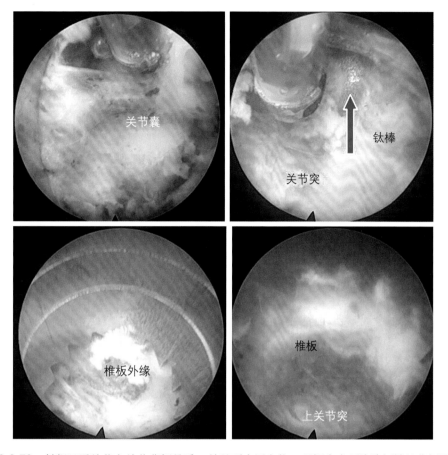

图 9-2-78 射频显露关节突关节背侧骨质，并见到内固定物，环锯多次环除肋间神经背侧骨质

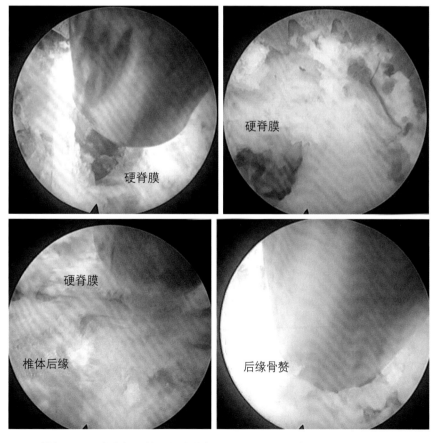

图 9-2-79 射频止血硬膜背侧血管，扩大背侧空间后，显露椎体后外缘，环锯环除后外缘骨赘

（2）将增生钙化的纤维环和椎体后缘骨赘一并切除后，空间扩大到可以放入工作套管，因工作套管外径为 8 mm，而术前测量椎体后缘骨赘也是 8～10 cm 距离，故需要空间更大。应用传统的涵洞塌陷方式的思路，应用工作通道将椎体后缘和外缘的骨赘进行旋切，向腹侧压迫，而此硬膜囊与部分骨化组织粘连较重，需要进行骨凿的切除操作，将背侧硬膜囊空间扩大后，骨凿进入硬膜囊腹侧靠中央区域，进行椎体后缘中央部位的凿除（图 9-2-80），此时需要与患者沟通，了解下肢或者有无肋间神经刺激症状，当硬膜囊推向背侧时候，患者会出现下肢或者会阴区麻木疼痛症状，可镜下进行多次轻推，不可强行推挤造成脊髓挤压。

（3）进行尾端骨赘清除后，射频分离硬膜囊和后纵韧带，并充分止血（图 9-2-81），然后进行腹侧头侧骨赘清除，头侧清除时会有肋间神经根刺激（图 9-2-82），而清除硬膜囊腹侧骨质时常常损伤后纵韧带位置的静脉网，需要升高水压并广泛凝血处理。必要时应用神经剥离子和神经探钩进行瘢痕分离，当瘢痕粘连较重时，射频分离开一部分空间后也可应用镜下剪刀或者蓝钳锐性切除，此时未出现硬膜囊破裂情况，而后逐步进行电凝止血，观察头、尾端及背侧、腹侧等位置的减压范围。镜下看到椎体后缘平整或者凹陷形成涵洞后，将工作通道拔出部分，观察硬膜囊搏动情况，并进行肋间神经根的探查，但不能刺激。再次确定是否有残留骨块未取出，明确硬膜囊和肋间神经根腹侧无压迫，边拔套管边进行套管路径位置血管凝血操作。整个手术过程持续 35 分钟，出血量 20 ml，皮下缝合一针切口，不放置引流管加压包扎，手术结束后，患者肋间神经症状改善较为明显，下肢麻木症状稍改善，踝背伸肌力恢复不明显，与患者沟通后，改变成俯卧位，同期镜下进行腰椎 L₄-L₅ 的 Endo-ULBD 治疗。

3. 术后复查及随访

术后不放置引流，患者卧床 24 小时后可佩带腰围下床活动。术后无脑脊液漏和局部皮肤水肿。给予 3 天甘露醇脱水治疗，减轻神经水肿配合甲强龙慢滴，应用胃黏膜保护剂。床上进行功能锻炼，术

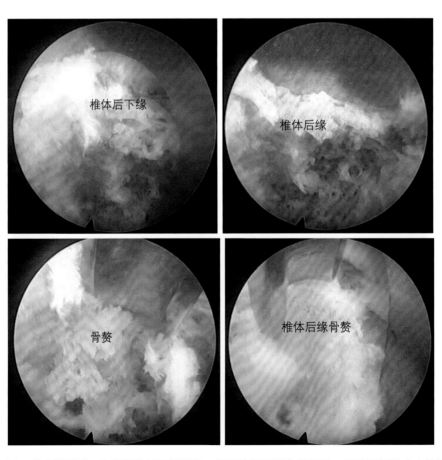

图 9-2-80　造出涵洞后工作套管旋切下压骨赘，深层推挤硬膜向背侧后，用骨凿切除中央位置骨赘

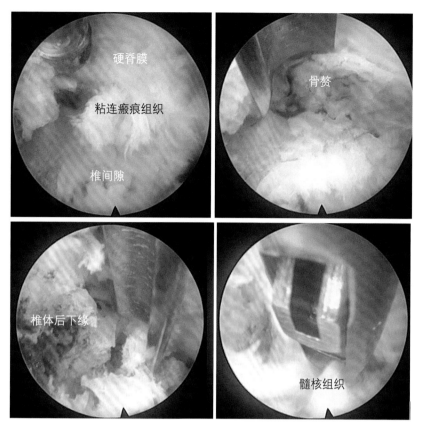

图 9-2-81 射频分离硬膜腹侧和后纵韧带之间的间隙，切除增生骨赘到中线，尽量接近对侧，用髓核钳取出

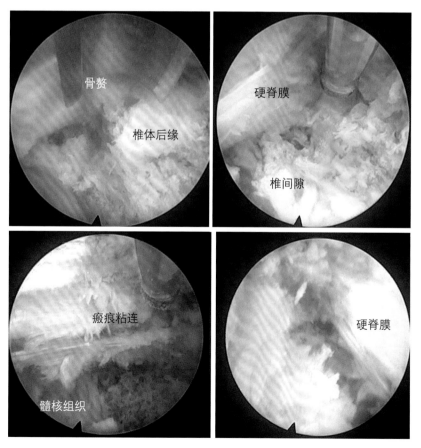

图 9-2-82 骨凿凿除头端中央位置和靠对侧骨赘后，射频广泛止血，挛缩瘢痕组织后观察硬膜囊最后减压情况，其随着心率正常搏动

后左下肢麻木症状较术前改善，肋间神经刺激症状消失，踝背伸无力改善不明显，术后 3 天复查 CT 见减压范围充分，肋间神经根孔扩大，椎体后缘骨赘去除彻底（图 9-2-83）。术后 1 周 JOA 评分 8 分，恢复率 70%，患者出院回家继续康复休养，观察术后恢复情况。

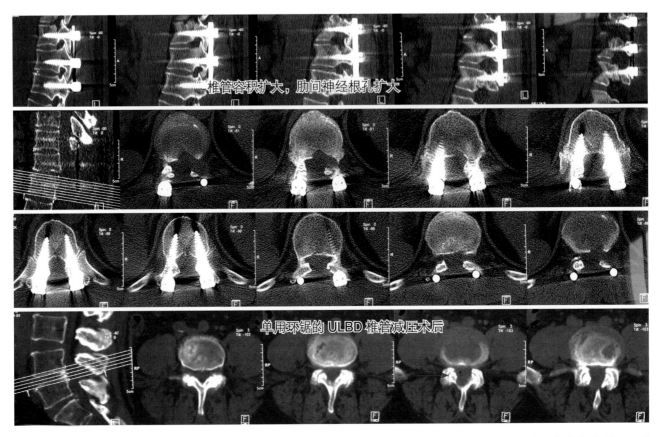

图 9-2-83　术后 T_{11}-T_{12} 肋间神经根孔空间扩大，椎体后缘骨赘去除彻底，内固定无松动，L_4-L_5 椎管容积扩大较为明显，无关节突出等影响椎体稳定性的破坏情况

（李星晨　安　博）

参考文献

[1] Ruetten S, Hahn P, Oezdemir S, et al. Full-endoscopic uniportal decompression in disc herniations and stenosis of the thoracic spine using the interlaminar, extraforaminal, or transthoracic retropleural approach. Neurosurg Spine, 2018, 29(2):157-168.

[2] Quint U, Bordon G, PreisslI, et al. Thoracoscopic treatment for single level symptomatic thoracic disc herniation: a prospectIve followed cohort study in a group of 167 consecutive cases. Eur Spine, 2012, 21(4):637-645.

[3] Choi KY, Eun SS, Lee SH, et al. Percutaneous endoscopic thoracic discectomy; transforaminal approach. Minim InvasIve Neurosurg, 2010, 53(1):25-28.

[4] Muthukumar N. Dural ossification in ossification of the ligamentum flavum: A preliminary report. Spine, 2009, 34(24):2654-2661.

[5] Xu N, Yu M, Liu X, et al. A systematic review of complications in thoracic spine surgery for ossification of the posterior longitudinal ligament. Eur Spine, 2017, 26(7): 1803-1809.

[6] Hou X, Chen Z, Sun C, et al. A systematic review of complications in thoracic spine surgery for ossification of ligamentum flavum. Spinal Cord, 2018; 56(4):301-307.

[7] Osman NS, Cheung ZB, Hussain AK, et al. Outcomes and complications following laminectomy alone for thoracic myelopathy due to ossified ligamentum flavum: a systematic review and meta-analysis. Spine, 2018; 43(14): E842-E848.

[8] 刘晓光. 胸椎管狭窄症的手术技术要点. 中国脊柱脊髓杂志，2017, 27(7): 670-672.

[9] 陈仲强，刘忠军，党耕町. 脊柱外科学. 北京：人民卫生

出版社, 2013: 788-802.

[10] X Miao, D He, T Wu, et al. Percutaneous endoscopic spine minimally invasive technique for decompression therapy of thoracic myelopathy caused by ossification of the ligamentum flavum. World Neurosurgery, 2018, 114:8-12.

[11] B An, XC Li, CP Zhou, et al. Percutaneous full endoscopic posterior decompression of thoracic myelopathy caused by ossification of the ligamentum flavum. European Spine Journal, 2019, 28(3):492-501.

[12] Z Xiaobing, L Xingchen, Z Honggang, et al. "U" route transforaminal percutaneous endoscopic thoracic discectomy as a new treatment for thoracic spinal stenosis. International Orthopaedics, 2019, 43(4):825-832.

[13] C Xiong, T Li, H Kang, et al. Early outcomes of 270-degree spinal canal decompression by using TESSYS-ISEE technique in patients with lumbar spinal stenosis combined with disk herniation. European Spine Journal, 2019, 28(1):78-86.

[14] 李杰, 刁文博, 李益明, 等. 可视化环锯在椎间孔镜侧路关节突成形的应用. 中国矫形外科杂志, 2019, 27(24): 2242-2246.

[15] X Li, B An, H Gao, et al. Surgical results and prognostic factors following percutaneous full endoscopic posterior decompression for thoracic myelopathy caused by ossification of the ligamentum flavum. Scientific Reports, 2020, 10(1):1305.

[16] 中华医学会骨科学分会脊柱外科学组. 胸椎管狭窄症诊疗指南. 中华骨科杂志, 2015, 35(1): 1-5.

[17] Aizawa T, Sato T, Sasaki H, et al. Thoracic myelopathy caused by ossification of the ligamentum flavum: clinical features and surgical results in the Japanese population. Journal of neurosurgery. Spine, 2006, 5(6): 514-519.

[18] Kuh SU, Kim YS, Cho YE, et al. Contributing factors affecting the prognosis surgical outcome for thoracic OLF. European Spine Journal, 2006, 15(4): 485-491.

[19] Matsumoto M, Chiba K, Toyama Y, et al. Surgical results and related factors for ossification of posterior longitudinal ligament of the thoracic spine: a multi-institutional retrospective study. Spine, 2008, 33(9): 1034-1041.

[20] Baba S, Oshima Y, Iwahori T, et al. Microendoscopic posterior decompression for the treatment of thoracic myelopathy caused by ossification of the ligamentum flavum: a technical report. European Spine Journal, 2016, 25(6): 1912-1919.

[22] S Imagama, K Ando, K Takeuchi, et al. Perioperative complications after surgery for thoracic ossification of posterior longitudinal ligament: a nationwide multicenter prospective study. Spine, 2018, 43(23): E1389-E1397.

[23] X Sun, C Sun, X Liu, et al. The frequency and treatment of dural tears and cerebrospinal fluid leakage in 266 patients with thoracic myelopathy caused by ossification of the ligamentum flavum. Spine, 2012, 37(12): E702-E707.

[24] Puvanesarajah V, Hassanzadeh H. The true cost of a dural tear: medical and economic ramifications of incidental durotomy during lumbar discectomy in elderly medicare beneficiaries. Spine, 2017, 42(10): 770-776.

[25] 金开基, 钟军, 陈仲强, 等. 一期后路胸脊髓环形减压术治疗胸椎后纵韧带骨化症的临床疗效及并发症: 系统评价及 meta 分析. 中华骨与关节外科杂志, 2019, 12(11): 882-889.

[26] Weigang E, Hartert M, Siegenthaler MP, et al. Perioperative management to improve neurologic outcome in thoracic or thoracoabdominal aortic stent-grafting. The Annals of Thoracic Surgery, 2006, 82(5): 1679-1687.

[28] 郝定均, 贺宝荣, 吴起宁, 等. 胸椎管狭窄症术后并发症的防治. 中华骨科杂志, 2007(1): 10-14.

[29] Tomita K, Kawahara N, Baba H, et al. Circumspinal decompression for thoracic myelopathy due to combined ossification of the posterior longitudinal ligament and ligamentum flavum. Spine, 1990, 15(11): 1114-1120.

第十章 可视化内镜技术在颈后路减压手术中的应用

第一节 颈后路外科减压手术发展概述

一、颈后路减压手术原理及适应证

颈后路减压手术是脊柱外科最常见、最基本的术式之一，适用于治疗多节段颈椎间盘突出、椎管狭窄、后纵韧带骨化、黄韧带骨化 / 钙化所导致的颈脊髓病 / 神经根病、混合型颈椎病和颈椎后纵韧带骨化症（ossification of the posterior longitudinal ligament，OPLL）等疾病。手术方式包括颈后路椎管扩大椎板成形术、颈后路椎板切除、颈椎侧块螺钉 / 椎弓根螺钉内固定、植骨融合术以及颈后路椎间孔扩大减压术等。

颈椎后路手术是通过椎板成形或椎板切除，扩大椎管容积，直接去除致病的椎管狭窄因素；同时，通过减压后脊髓后移实现脊髓的间接减压。因此，长期以来"弓弦原理"被认为是颈椎后路手术实现彻底减压的基础，这就要求拟行颈椎后路减压手术的患者术前应具有正常的颈椎生理前凸。但是，在临床工作中脊柱外科医师往往能遇到生理曲度变直甚至轻度后凸的患者行后路减压手术以后在临床疗效和影像学评价方面都获得非常好的效果。Suda 等报道了 114 例行颈后路单开门椎管扩大成形术的患者 2 年以上随访结果，以 JOA 评分改善率超过 50% 为判断标准：若术前患者颈椎 MRI 无信号异常，那么局部后凸 13° 以内均能获得良好的临床疗效；若术前患者颈椎 MRI 信号异常，那么局部后凸角 5° 以内能够获得满意的临床疗效。可见"弓弦原理"并非颈后路手术减压的唯一依据，术前曲度不良不能简单作为颈椎后路手术的绝对禁忌证。颈椎后路减压除了能够通过扩大椎管、切除肥厚褶皱的黄韧带，从而直接去除脊髓背侧的致压因素，以及基于弓弦效应的脊髓后移实现的间接减压机制外，减压后硬膜囊形态及功能的变化也对脊髓及神经根功能的恢复起到了重要作用。

二、颈后路椎板成形术

颈椎椎板成形术是日本骨科医师对脊柱外科做出的重要贡献之一。其基本原理是保留椎板的同时扩大骨性椎管的面积，使得椎管的有效空间增加，颈脊髓从而得到减压。椎板成形术最早由日本的 Oyama 医生于 1973 年报道以来，历经变化，衍生出各种改良式式。1977 年 Hirabayashi（平凛洌）发明了"单开门椎板成形术"，并在 1983 年报道了临床早期疗效；1980 年，另一位日本医生 Kurokawa（黑川纪章木）发明了"双开门椎板成形术"。这两种椎板成形术因操作相对简单，在世界得到广泛普及。随着脊柱内植入物的发展，Heller 等发明的颈后路微型钛板应用于椎板成形术中，也得到了广泛使用及改良。

长期随访结果显示，椎板成形术能够获得肯定且满意的神经功能改善。Kawaguchi 报道了一组单开门椎板成形术 10 年以上随访结果，术前平均 JOA 评分 9.1 分，脊髓型颈椎病患者术后 10 年以上随访 JOA 改善率达 63%，OPLL 患者 10 年以上随访 JOA 改善率为 50%。不同类型的椎板成形术（例如单开门法和双开门法），无论是否使用内植物，神经功能改善无明显差别。

虽然颈后路椎板成形术能够获得满意的神经功能改善，但是椎板成形术手术切口大，骨结构、软组织破坏严重，对颈椎稳定性、生理曲度的影响较大，因此在去除致病因素的同时也会造成患者心理、机体一系列的应激反应。颈半棘肌和头半棘肌在维持颈椎动态稳定性方面具有解剖学的重要意义，Takeshita 等通过研究术中对附着在 C_2 的肌肉韧带复合体不同程度的破坏，术后导致颈椎生理前凸丢失量化研究进一步证实了颈椎后方肌肉韧带复合体的重要作用。术中对肌肉韧带复合体的破坏可导致术后颈椎稳定性下降、活动度丢失，甚至部分患者术后并发较为顽固的轴性症状。

颈椎后路术后轴性症状指颈后路术后出现的以颈项部及肩背部疼痛、肌肉痉挛为主要表现的综合征，还可伴有酸胀、僵硬、沉重感等症状。一项关于颈后路术后轴性症状的 meta 分析结果显示，其平均发生率为 28%（7%～58%）。颈椎术后早期的颈部急性疼痛多与手术创伤本身有关，在早期组织愈合过程中，急性疼痛对机体有警示和保护的意义。但是，部分术后急性颈部疼痛可以发生慢性化转归，表现为持续存在，极大影响了患者的生活质量和对手术的满意率。

自椎板成形术发明以来，很多改良术式，例如保留 C_2 或 C_7 棘突以及各种保留颈椎后方肌肉韧带复合体的尝试，都是旨在减少术后轴性疼痛，提高长期综合疗效。但应该指出的是，轴性症状的原因是多方面的，改良术式对减轻轴性症状的作用还缺乏循证医学高等级证据的支持，相关机制有待于进一步研究。

三、颈后路椎板切除、侧块螺钉/椎弓根螺钉内固定、植骨融合术

单纯颈后路椎板切除术由于术后继发的瘢痕形成、曲度不良从而导致神经功能改善不满意或再次加重，目前已很少在临床应用。椎板切除减压多辅以不同形式的内固定及植骨融合，常用的包括侧块螺钉内固定和椎弓根螺钉内固定，从而在实现减压的基础上获得颈椎良好的稳定性。重要的是，因为固定的最终目的是提高植骨融合率，所以不管采用什么样的技术，都要重视去皮质化等植骨床制备步骤。

（一）棘突钢丝固定技术

棘突间丝线固定由 Hadra 于 1890 年提出并给一例骨折脱位的患者进行了固定，虽经一次翻修，但最终手术还是获得了成功。1957 年，Rogers 使用了不锈钢钢丝替代了丝线，在其报道的 35 例颈椎骨折中成功了 30 例。到了 1985 年，Bohlman 改良了 Rogers 技术，通过增加 2 条钢丝将植骨块沿棘突固定。随着不锈钢和钛合金线缆的出现，丝线固定已基本被取代。金属线缆可在可控条件下加紧，可贴合骨性轮廓，但线缆的使用需要锁定装置，且固定之后不能再调整，长时间使用后存在微动或松脱的可能。另一种选择是在椎板下用丝线固定椎板和连接棒，但是这种方式不能对抗轴向负荷，且属于椎管内操作，可能造成脊髓医源性损伤。

（二）侧块螺钉固定术

颈椎侧块关节的后面观为方形，上、下缘分别是上、下关节突关节面，外侧边界是侧块外缘，内侧边界是侧块与椎板移行处。椎动脉在沿侧块的内侧边界向前的投影上，因此侧块螺钉的进钉点应远离侧块内侧边界，并向外倾斜。

颈椎侧块螺钉的进钉点和螺钉方向最为常用的是 Roy-Camille 法和 Margerl 法两种。前者是法国医生 Roy-Camille 在 1970 年首先报道的，螺钉进钉点位于侧块中点，进钉方向从矢状面上看垂直向前，在冠状面上向外倾斜与垂线呈 10° 夹角；后者是美国医生 Margerl 在 1979 年首先应用，其进钉点位于侧块中点内、上各 1 mm 处，进钉方向矢状面头倾 30° 左右或与关节突关节面平行，冠状面向外倾斜 25°。理论上讲，螺钉矢状面倾斜角度越大，则在侧块内的钉道越长，固定则越牢固。因此，上述两种方法相比，Margerl 法螺钉在侧块内径线较长，固定强度优于 Roy-Camille 法。

（三）椎弓根螺钉固定术

颈椎椎弓根螺钉内固定最早在 1994 年由日本 Abumi 医生报道应用于颈椎外伤的手术治疗中。由于颈椎椎弓根螺钉符合脊柱三柱固定理论，因此较之侧块螺钉具备更好的生物力学优势。1997 年

Jones 等比较了颈椎椎弓根螺钉与侧块螺钉的生物力学特性，结果显示椎弓根螺钉具有更强的抗拔出力。但是，由于椎动脉在颈椎解剖中的特殊性，因此临床中较少应用于颈椎退变性疾病的颈后路减压重建手术中，主要应用于颈椎创伤、畸形、肿瘤等对固定强度有较高要求的病例。

在 95% 的病例中，除 C_7 外的颈椎椎弓根螺钉均存在损伤椎动脉的风险。因此，需完全掌握该区域的解剖学特点，在术中清晰辨别解剖学标志。颈椎椎弓根螺钉进钉点关键的标志点是侧块的外侧凹陷，位于侧块外缘，略低于关节突关节面。C_3-C_6 椎弓根螺钉的进钉点是侧块外缘凹陷偏内 2 mm，进钉方向自 C_3-C_6 内聚 25°～55°，具体需根据影像确定。矢状面上 C_3-C_6 进钉方向与上终板平行，C_7 稍向头侧倾斜。可用手锥或限深钻头制备钉道，并随着进钉不断探查是否已穿透皮质。一般钉道长度 22～25 mm。具备条件时建议使用导航，以提升置钉准确度。

（四）颈椎内固定技术相关并发症

置入 C_3-C_6 侧块和椎弓根螺钉时有损伤椎动脉的风险。尽管理论上可能，但侧块螺钉置钉损伤椎动脉的报道较为罕见。Abumi 在他最早使用椎弓根螺钉的 180 例患者中报道了 1 例椎动脉损伤。Uehara 报道椎弓根螺钉突破椎弓根骨皮质的发生率为 20%，其中 75% 为向外侧突破，但无椎动脉损伤。

神经损伤主要与手术操作相关，而与内固定没有直接联系。Coe 报道侧块螺钉固定患者中 3.9% 出现神经根损伤，但仅 1.0% 考虑由置钉导致。颈椎椎弓根螺钉的神经并发症发生率也很低。Abumi 报道的 712 颗椎弓根螺钉中仅有 2 例发生神经根损伤，Kast 报道的 96 颗椎弓根螺钉中有 2 例发生神经根损伤。

四、颈后路椎间孔扩大减压术

1934 年，Nachlas 详细描述了椎间盘偏一侧突出所引起的典型的颈神经根受压产生的症状。1951 年，Scoville 等首先报道了颈后路"钥匙孔"式椎间孔扩大减压术。继而，随着同样于 20 世纪 50 年代 Smith-Robinson 和 Cloward 分别报道了颈前路手术

技术，颈前路手术在神经根型颈椎病的手术治疗中的应用得到了迅速发展，但脊柱外科医师应同时掌握前路及后路椎间孔扩大技术，均可实现对颈神经根的确实减压效果。1966 年，首先介绍了颈后路椎间孔扩大减压术的 Scoville 将颈椎间盘的致病因素分为 5 类：①侧方软性椎间盘突出；②侧方硬性椎间盘突出或骨赘形成；③中央型骨赘形成；④中央型软性椎间盘突出；⑤伴有椎间盘突出的骨折脱位。由此可见，从性质上可分为硬性压迫和软性压迫两种类型。前者多为骨赘形成、韧带骨化或椎间盘纤维环钙化或骨化；后者则为突出的椎间盘或脱出的髓核组织。颈后路椎间孔扩大减压术最理想的适应证为单节段、颈神经根致压因素偏于一侧的神经根型颈椎病。理论上硬性压迫和软性压迫均可采用此术式，但是研究显示硬性压迫术后效果较软性突出差。

颈后路椎间孔扩大减压术经过几十年的发展已经成为脊柱外科一项成熟的标准手术操作。目前多在显微镜或内镜辅助下经通道完成，在实现减压效果的同时实现更小的创伤。多项随访 2 年以上的回顾性研究结果显示椎间孔扩大减压对解除颈椎根性症状的效果确实且稳定。Meta 分析结果显示微创减压与传统开放减压相比疗效相近且术中出血更少、术后恢复更快。术前颈痛程度较重、高龄与术前退变严重等是术后症状改善不满意的主要影响因素。

颈后路椎间孔扩大减压术常见的并发症包括术中神经根损伤、硬膜损伤、术后颈椎后凸畸形、颈椎失稳等。Zdeblick 等基于尸体标本力学研究显示，随着双侧关节突关节切除范围的增加，颈椎轴向强度无明显改变；当切除关节突超过 50% 时，抗扭转和屈曲的能力明显下降。因此，目前普遍建议行后路椎间孔扩大减压术时，关节突的切除应避免超过 50%。后路椎间孔扩大减压术后根性症状复发率不同的研究报道结果不尽相同。Bydon 等对 151 例单侧椎间孔扩大减压术患者随访平均 7 年，该组观察的患者根性症状复发率为 16.1%，手术节段症状复发率显著高于非手术节段。

颈后路椎间孔扩大减压术较颈前路减压融合术治疗神经根型颈椎病有"非融合"的优势，可避免颈前路融合术带来的相邻节段继发退变加速、假关

节形成、椎间融合器沉降及内固定失败等并发症，同时后方入路手术还避免了前路手术对气管、食管、动脉鞘和喉返神经等重要结构存在的损伤可能。Ruetten 等 2008 年回顾性研究了 175 例神经根型颈椎病患者，其中 86 例行前路减压固定融合术，89 例行后路内镜下椎间孔扩大减压术，两组患者均获得 2 年以上的随访资料。结果显示，87.4% 的患者上肢放射痛症状术后完全缓解，两种术式在疗效、并发症及再手术率方面无明显统计学差异。但是，应该指出的是，两种术式适应证并不相同，颈后路椎间孔扩大减压术适应范围较小，因此将两种术式的疗效进行比较并不科学。

综上所述，颈椎后路减压术是颈椎外科非常重要的基本手术技术之一，脊柱外科医师应熟练掌握各种后路减压手术的适应证、手术操作及围手术期处理要点，根据患者的个体化评估结果，选择适当的手术方式，才能获得良好的临床疗效。

（周非非）

第二节　内镜在颈椎外科减压中的应用概述

一、概述

广大从事脊柱内镜手术的医生普遍认为颈椎内镜是一项很"新"的脊柱内镜技术，并把能够独立开展颈椎后路内镜手术作为手术技术进步的一个台阶。但其实回顾文献会发现，"内窥镜"和颈椎外科的结合还是具有较长的历史的。

"内窥镜"类手术技术的发展和"内窥镜"工具的研发及引入有密切关系。首先我们如何定义"脊柱内窥镜手术"，内镜下椎间盘切除技术（microendoscopic discectomy，MED），也就是我们俗称的"椎间盘镜"是不是脊柱内窥镜手术？还是脊柱内窥镜特指 Anthony Yeung 教授和 Hoogland 教授等研发的同轴的、以水为介质的、带有器械操作通道的"内窥镜"。回顾文献会发现，在 1997 年 Foley 和 Smith 教授发表第一篇 MED 治疗腰椎间盘突出症的论文后 2 年左右，第一批 MED 下的颈椎前路椎间盘切除手术就见诸报道。而国内最早的 MED 下颈前路椎间盘切除融合手术（ACDF）论文几乎在同一时间发表（周跃，2004；刘忠军，2004；郑燕平，2004；等）。而水介质的内窥镜（早期叫"椎间孔镜"，现在更加习惯的称为"脊椎内镜"）最早的颈椎应用见于 Ahn（2004，内镜下颈前路椎间盘切除手术）和 Ruetten（2007，内镜下颈后路椎间盘切除，"Keyhole"技术）、Ruetten（2009，内镜下颈前路椎间盘切除对比开放 ACDF 手术）。限于篇幅，本节仅讨论水介质的内窥镜在颈椎外科手术中的应用及发展。

二、内镜下颈椎减压手术分类

目前内镜辅助下的颈椎手术主要的手术方法大致分为前路手术和后路手术，也有些学者探索了类似腰椎的侧后方入路，也取得了不错的效果。对于颈椎内镜手术，目前国内外对手术名称的命名多种多样，我们介绍一个简单的命名方法：颈前路内镜下间盘切除颈脊髓减压手术为 Endoscopic Anterior Cervical Spinal Decompression（Endo-ACSD）；内镜下颈后路神经根管减压手术为 Endoscopic Posterior Cervical Nerve Decompression（Endo-PCND）；内镜下颈后路椎管减压手术为 Endoscopic Posterior Cervical Spinal Decompression（Endo-PCSD）。

三、内镜下颈椎前路手术

内镜下前路手术的手术思路来源于颈椎传统开放手术颈前路减压固定融合术（anterior cervical discectomyand fusion，ACDF）和颈前路椎体次全切除减压融合术（anterior cervical corpectomy and fusion，ACCF），因此前路有两种入路方式，二者有着不同的适应证。笔者将对这两种手术方式进行介绍：

（一）经椎间隙入路

2004 年 Y Ahn 率先报道了采用颈椎前路经椎间隙入路颈椎内镜手术，并逐渐在世界范围内推广，积累了一定的临床经验。Y Ahn、Tzaan、邓忠良、Komp 等国内外学者随访发现该术式的优良率在 88.3% ~ 100%。目前该术式的最佳适应证为颈椎 C_3-C_7 椎间盘中央或旁中央软性突出且无手术节段不稳。对于椎间盘钙化、间隙水平后纵韧带局限性钙化、钩椎关节增生在具有一定颈椎前路开放和内镜手术经验基础上并且能熟练地使用镜下处理骨性工具如镜下磨钻或者镜下超声骨刀的基础上方可开展，因此这些为相对适应证。对于 C_3 节段以上如 C_2-C_3 由于颈动脉分叉和喉咽部的影响，前路内镜手术风险高，不建议开展；对 C_7-T_1 节段，在开展前路内镜手术时应注意避免损伤肺尖部造成医源性气胸。该术式的禁忌证包括：①责任节段既往前路开放手术史；②症状以轴性疼痛为主；③颈椎不稳；④颈椎感染或肿瘤；⑤责任节段严重后凸畸形。

1. 入路选择　术前根据患者的临床症状、体征以及影像学资料来确定手术入路侧。单侧椎间盘软性突出或者钩椎关节增生，一般倾向选择对侧切口（图 10-2-1）；中央型椎间盘突出，对于右利手术者来说，更倾向于右侧切口；如果双侧根性症状合并中央型椎间盘突出，选择压迫较重部位的对侧切口（图 10-2-2）。

2. 手术体位和麻醉方式　手术体位为仰卧位，颈后垫圆枕保持轻度过伸位，头部胶带固定于手术床上，颈肩部用长胶带下拉。全身麻醉或清醒镇静均可，对于可以耐受全身麻醉患者，首选全身麻醉，全身麻醉可以降低患者术中颈部活动带来的手术风险，也能提高手术的舒适性。

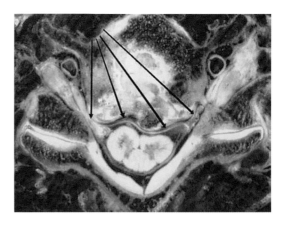

图 10-2-2　双侧根性症状合并中央型椎间盘突出，选择压迫较重的部位的对侧切口

3. 穿刺工作通道的建立　通过 X 线正侧位定位手术节段，侧位定位针与责任椎间隙平行，用画线笔标记中线及椎间隙平面，术中穿刺角度应与侧位定位针平行，即平行于椎间隙穿刺。穿刺点为胸锁乳突肌与颈正中线连线的中外 2/3 处。用左手示指和中指把颈动脉鞘推向外侧，把气管食管复合体推向内侧，平行于椎间隙穿刺至椎间盘中后部，并通过 X 线透视确定。以穿刺点为中心切开皮肤，一般选择横切口，与皮纹平行，长度一般为 5 mm。沿着穿刺针放入导丝，透视下导丝正位位于中线，侧位到达椎体后缘连线，用逐级套管扩张通道，套管的末端位置在 C 臂下正位位于中线，侧位到达椎体后缘连线，置入工作套管。对于任何类型的椎间盘突出，其工作通道的初始位置均可以在中线，然后在镜下可以微调至目标区域。

4. 镜下减压　对于右利手术者而言，笔者建议用左手持镜，右手操作器械。清理镜下软组织，切开纤维环及后纵韧带，逐步取出突出的髓核组织。如果突出的髓核组织巨大，尽量不要整块取出，可分块取出或用射频消融使其缩小后取出，避免整块取出时挤压神经组织。对于有钩椎关节增生患者，可以使用镜下磨钻处理骨质，此时先显露中央后纵韧带，用磨钻向侧方逐渐磨薄骨质，注意避免磨钻垂直磨除的动作，避免脊髓损伤，磨薄的骨质可用镜下椎板钳切除。手术完成标志为神经根和硬膜囊腹侧完全显露无压迫，自由搏动（图 10-2-3）。

5. 争议及共识　颈椎前路经椎间隙入路技术是经椎间盘至椎体后缘中部或外侧椎间孔处进行椎

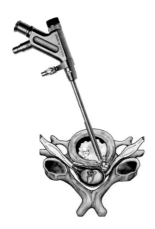

图 10-2-1　单侧椎间盘软性突出或者钩椎关节增生，一般倾向选择对侧切口

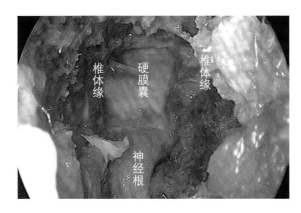

图 10-2-3　硬膜囊神经根完全显露

间盘突出物的摘除，其对椎间盘的影响一直饱受争议。Y Ahn 评估了 36 例临床预后及影像学改变，平均随访 28.6 个月，虽然发现平均椎间盘高度降低了 11.2%，但并没有出现颈椎矢状位失衡和局部运动单元的丧失，并不影响手术效果。Ruetten 研究该术式术后颈椎 X 线表现发现，在术后 2 年随访时，发现椎间盘高度显著降低并且 12% 的患者出现后凸进展，平均约 5°，手术效果维持。Lee 评估了 37 例该术式临床预后及影像学改变，平均随访时间为 45.5 个月，发现椎间盘高度显著降低和间盘退变加速，但是并不影响疗效。

目前国内外研究尚缺乏对颈椎前路经椎间隙入路技术术后进行大样本的长期随访，由于颈椎间盘容量比腰椎间盘量小得多，工作通道和操作工具对颈椎间盘的破坏，会加速其退变及高度丢失，长期随访是否能保持疗效需要进一步研究。针对该入路引起的椎间隙塌陷和曲度的改变，即 Endo-ACDF 可能会更好地解决这一问题。

（二）经椎体入路

对于经椎间隙入路不能解决的颈椎间盘的上下游离，类似 ACCF，可以选择经椎体入路。1993 年 George 率先在文献上报道了斜行经椎体入路治疗由骨赘或神经鞘瘤导致的颈椎管狭窄，该入路在临床逐渐推广，避免了椎间盘的医源性损伤。2007 年 Choi 报道了改良经椎体颈前路椎间孔成形术治疗神经根型颈椎病 20 例的早期临床效果，患者术后均早期获得症状解除，并没有出现椎动脉损伤、Horner

综合征、喉返神经麻痹等并发症，同时有效地避免了对椎间盘的损伤，尤其对椎间盘巨大突出游离类型的治疗具有优势。2014 年国内学者邓忠良选取 4 具新鲜冰冻尸体采用颈椎前路经椎体入路技术对神经根减压，进行前瞻性研究，术后 CT 复查椎体无塌陷，颈椎间盘摘除操作顺利。2016 年楚磊报道了 9 例颈椎前路经椎体入路技术治疗颈椎间盘突出症患者，手术效果满意，无食管、血管损伤，无喉返神经损伤，无术后感染等并发症。理论上该手术入路既避免了工作通道对椎间盘的破坏，又较显微镜手术有更清晰的视野和较好的止血能力。但该入路目前在国内外开展较少，缺乏长期随访，临床经验尚欠缺，且学习曲线陡直，同时要求术者具备颈前路开放手术经验，因此手术方式值得进一步研究，本书不做详细介绍，但从目前患者短期效果上看，疗效肯定。

（三）内镜下颈椎前路手术并发症

1. 神经损伤和硬膜撕裂　软性突出，仔细操作一般可避免神经损伤和硬膜囊的撕裂。如果伴有钙化或骨化，与硬膜囊粘连重，在切除致压物的同时可以造成硬膜囊撕裂。小的硬膜囊撕裂无须修补，对于较大的硬膜囊撕裂，则需要转为开放手术处理。

2. 颈动脉及气管食管损伤　发生率较低，多是由于颈动脉搏动微弱，在用"二指技术"时对颈动脉触诊不清晰，导致颈动脉损伤。笔者认为目前肌肉骨骼超声技术发展迅速，超声引导下穿刺可以更快确定椎间隙和辨别颈动脉及气管食管复合体，降低入路相关损伤风险。

3. 感染　由于该手术为水介质环境，操作过程中不间断水冲洗可以降低感染风险。据文献报道感染发生率小于 0.1%。

4. 术后血肿　术后血肿发生率低于 0.2%。

5. 术后开放翻修　由于内镜放大作用及水介质的冲洗，内镜手术视野更加清晰，从而使术中髓核组织的辨认更加简单，手术残留的可能性更小。目前文献报道前路内镜术后开放翻修概率小于 5%。

6. 术后头痛　一般与术中水压过高，手术时间长有关，或者是未被发现的脑脊液漏，一般经过保守治疗均可恢复。

7. Horner 综合征　在穿刺及工作通道建立的过程中可挤压颈交感链，导致 Horner 综合征的临床表现，一般可在 2 ~ 4 周恢复。

四、内镜下颈椎后路手术

（一）颈椎后方黄韧带解剖

颈椎黄韧带（ligamentum flavum，LF）是颈椎后方的重要的连接结构和稳定结构，其主要作用是防止颈椎过度前屈和缓冲外力、保护脊髓。在颈椎退变性疾病中，黄韧带的增生肥厚、钙化、骨化等可以导致颈椎椎管狭窄，导致颈脊髓压迫，动力位颈椎 MRI 观察到颈椎在过伸位时，黄韧带向椎管内突入 2 ~ 3 mm，且以 C_5-C_6、C_4-C_5、C_6-C_7 三个节段为著。在开放手术时代，无论"单、双开门手术"还是"椎板切除术"，我们无须过多地了解黄韧带的局部解剖，但在颈后路内镜手术中，无论神经根还是颈脊髓减压，黄韧带不仅作为一个需要切除的致病因素，更是我们内镜下一个重要的"导航"标志。

1. 大体形态　颈椎黄韧带在颈椎椎板的前方，并封闭椎板间隙，以中线为界分为左、右两部分，在 75% 的人群中左、右两部分是部分或者完全分开，25% 的人群是两部分之间无间隙，因此在颈椎后路内镜手术时，一定要警惕存在黄韧带正中无间隙的情况，避免发生误判。颈椎黄韧带在不同颈椎节段有着不同的形状，在 C_2-C_3 为扁平状，而在 C_7-T_1 为"V"字形。

2. 颈椎黄韧带的高度和宽度　颈椎黄韧带的高度从头端至尾端逐渐增加，黄韧带高度最大处在中线旁 2 ~ 5 mm 处（旁正中线），然后向侧方逐渐减小。Rahmani 等测量尸体黄韧带发现，在旁正中线处，黄韧带的高度从 C_2-C_3 至 C_7-T_1 为 6.6 ± 1.1 mm 至 12.3 ± 1.5 mm；在侧方，黄韧带的高度从 C_2-C_3 至 C_7-T_1 为 5.7 ± 1.2 mm 至 8.2 ± 1.8 mm。颈椎椎板间黄韧带的高度也是从头端至尾端逐渐增加，从 C_2-C_3 至 C_7-T_1 为 2.97 ± 0.3 mm 至 5.29 ± 0.25 mm。这提示我们用直径 6.3 mm 通道存在突破黄韧带进入椎管损伤脊髓的风险，而使用大直径 10 mm 通道该风险会降低。颈椎黄韧带的侧方与关节囊的浅层相连续，黄韧带的宽度即从正中线至侧方的宽度较为恒定，为 14.2 ± 1.4 mm。

3. 颈椎黄韧带与椎间孔及关节突的关系　颈椎黄韧带不覆盖椎间孔，其侧方边界距离神经根内口为 1.1 ± 1.6 mm。关节突关节的腹侧面有黄韧带附着，在其头端内侧，约为 4.6 ± 0.7 mm，在 C_2-C_3 节段，其关节突关节的前方无黄韧带覆盖。这提示我们，在内镜下颈椎神经根减压时，在切除关节突骨质时，应警惕其下方无黄韧带保护，避免损伤神经根。在神经根减压时，以椎板重叠处为中心点，即"V"点（图 10-2-4），建议先在 1 处切除上位椎板下缘显露黄韧带的头侧止点，此处下方有黄韧带保护，避免进入椎管，然后再依次按顺序切开神经根管内口。

4. 颈椎黄韧带的附着　颈椎黄韧带在上位椎板的附着面积大于下位椎板，其头侧止点在上位椎板的中下 1/3 交界线以上，而尾端止点在下位椎板前上。在中线黄韧带与棘间韧带相融合，黄韧带与硬膜囊之间存在一些韧带结构，称 Hofmann 韧带，这提示我们在整块切除黄韧带时尽量要轻柔，切断黄韧带后再取出，避免在撕扯黄韧带时将 Hofmann 韧带及其部分硬膜撕裂，造成脑脊液漏。椎板上存在黄韧带之间的"裸区"（图 10-2-4），该区域的面积从颈椎头端至尾端逐渐缩小（从 C_2 的 70.0% 到 C_7 的 51.1%）。

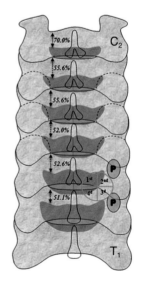

图 10-2-4　颈椎黄韧带大体形态

5. 颈椎黄韧带的厚度 颈椎黄韧带的平均值为 2.2 ± 0.4 mm，C_2-C_3 之间黄韧带最薄，C_5-C_6 之间黄韧带最厚，可达 2.5 mm。

6. 膜状结构 尸体解剖和内镜手术均发现在颈椎黄韧带和椎板的腹侧有一层膜状结构，这种结构在腰椎是不存在的，它可能是深层黄韧带的延续。这层膜状结构包绕椎弓根、关节囊的前方，硬膜囊侧方及神经根起始部分，在内镜下行神经根减压时，需要将此膜状结构切除，才能做到神经完全松解。

（二）内镜下颈椎后路神经根减压术（Endo-PCND）

对于神经根型颈椎病（cervical spine radiculopathy，CSR），传统后路"Keyhole"椎间孔切开减压术是一项简单有效、历史久远且普及率较高的手术，其直接扩大椎间孔并取出脱出的髓核减压，可使运动节段得到保留。但是发达的颈后椎旁肌使得术野显露较为困难，需要较长的切口和较广泛的肌肉剥离，从而导致椎旁肌血供破坏和失神经支配，增加了术后颈部轴性疼痛的风险和影响节段的稳定性。2007 年 Ruetten 首先报道了使用内镜下颈椎后路间盘切除神经减压术治疗 87 例单侧型神经根型颈椎病患者，随访时间为 2 年，有效率达 96.6%，无严重并发症发生。2009 年该团队随机对照前瞻性地研究了 Endo-PCND 和 ACDF 两种术式，治疗共 175 例单侧型神经根型颈椎病患者，发现两种术式在手术疗效、翻修率和并发症率无显著差异，而内镜组在手术创伤、康复、手术节段活动度保留等方面具有显著优势。国内外学者报道该术式治疗 CSR 的有效率在 87% ~ 97%。

随着技术的发展，尤其是国内很多脊柱内镜中心的不断开拓，Endo-PCND 技术的适应证不断扩展，其适应证包括侧后方的颈椎间盘突出、颈椎间孔骨性狭窄（如增生的关节突、骨赘等），也适用于 ACDF 术后单神经根症状翻修。禁忌证包括颈椎不稳、后凸畸形、轴性症状、颈椎病脊髓型、颈椎中央管狭窄等。

1. 麻醉与体位 对于可以耐受全身麻醉的患者，首选全身麻醉。全身麻醉可以降低患者术中颈部活动带来的手术风险，患者舒适度较高，但也可以选择局部麻醉，其优势在于术中的实时疼痛反馈，降低神经损伤的风险，但患者术中舒适度较低。全麻气管插管下的体位与颈后路开放手术的体位类似，我们团队采用 Mayfield 头架固定，轻度屈曲，如侧位透视肩部遮挡颈椎，可用长胶带下拉肩部（图 10-2-5）。

2. 工作通道建立 通过 X 线正侧位定位手术节段，用画线笔标记中线、椎间隙平面，旁开 1 cm，用穿刺针垂直穿刺至骨性结构，透视确定节段正确后，纵行切开皮肤 1.5 cm，逐层扩张通道，置入套管，再次透视确认（图 10-2-6）。工作通道可以使用外径 6.3 mm 内镜的通道，也可以使用外径 10 mm 内镜的通道。我们团队一般采用大通道内镜，其原因一是工作通道直径大于椎板间隙的最大值，工作通道在术中很难进入椎管，保证了手术安全性；二是工作通道直径与黄韧带高度相当，术中无须大幅度摆动通道即可进行黄韧带头尾端止点显露和切除；三是该通道外壁有螺纹结构，能固定在肌肉层中，避免术中通道移位。

3. 显露"V"点 "V"点的确定是此手术的关键点，"V"点是椎板间隙上位节段椎板的下缘和下

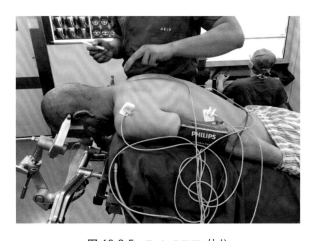

图 10-2-5 Endo-PCND 体位

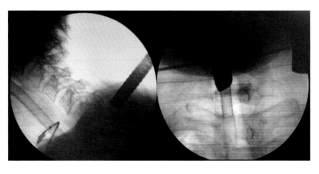

图 10-2-6 工作通道的建立与透视

位节段椎板的上缘在侧方重叠交汇形成的 V 字形结构（图 10-2-7），因颈椎板叠瓦状结构，上位节段的椎板下缘覆盖下位节段的椎板上缘。术中用髓核钳和射频电极显露椎板上、下缘及其外侧方交界处，显露椎板间隙黄韧带（图 10-2-7）。

4. 椎板切除及黄韧带起止点显露　颈椎椎板为叠瓦状排列，上位椎板下缘在"V"点覆盖下位椎板上缘，且结合黄韧带的分布，因此在显露顺序上（图 10-2-8）先切除上位椎板下方是安全的，然后向外侧切除，显露黄韧带外侧边界及关节间隙，然后向尾端切除下位椎板上缘及上关节突，至显露黄韧带头尾端止点。研究表明，切除关节突关节不超过 50% 不影响关节稳定性。切除椎板的方式有两种：一是磨钻（图 10-2-9），可先用磨钻紧贴椎板。用其头端在椎板边缘磨开一个骨窗，但不要磨透椎板，然后用磨钻的侧方紧贴骨质扩大骨窗，把椎板磨成 1 mm 左右的薄层，薄如蝉翼，然后用 1 mm 椎板钳贴紧内层椎板并切除；二是单用椎板钳（图 10-2-10），操作熟练的医生可完全使用一把椎板钳完成此手术，顺序同上述。这类手术要求在熟练掌握磨钻和椎板钳使用的基础之上开展，因此对于刚开展内镜手术不久的医生，尽量不要尝试该手术。

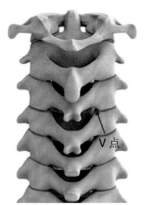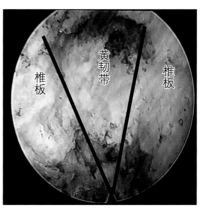

图 10-2-7　模型及镜下"V"点示意图

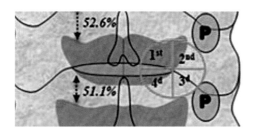

图 10-2-8　椎板切除顺序

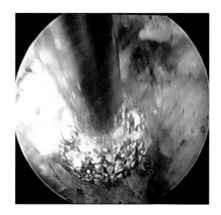

图 10-2-9　镜下磨钻的使用

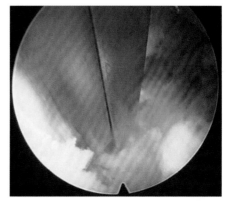

图 10-2-10　镜下椎板钳的使用

5. 黄韧带及椎间盘切除　黄韧带显露完成之后，可以切除黄韧带。切除黄韧带时尽量不要用髓核钳一下取出，因为有些患者黄韧带和硬膜囊之间存在 Hofmann 韧带，一下取出可能撕裂硬膜囊。可以用椎板钳紧贴黄韧带内面，分离后逐块取出。黄韧带取出后硬膜表面较易出血，止血后再进行下一步操作。黄韧带取出后，在硬膜囊外侧边界可以看到，在硬膜囊外侧及神经起始部有一层膜状结构，可以用小勾辨认层次后切除，完全显露神经根起始部及硬膜囊边界。如有腹侧椎间盘突出，可以在神经根的腋下，先用神经挡板轻推硬膜囊，显露突出的髓核，用髓核钳缓慢分块取出。减压完成标志：神经根和硬膜囊腹侧无压迫，神经根恢复血运和形态，自由搏动。

6. 争议与共识　Endo-PCND 不仅能降低患者术后颈部轴性疼痛的风险，还能减少患者出现手术节段失稳的概率。Kim 于 2015 年报道了 32 例该术式患者术后影像学改变，随访时间为 2 年，术后颈椎后凸角度、椎间隙高度及术区节段性曲度无明显改变。对于颈椎生理前凸曲度大于 10° 的患者，颈椎曲度无明显改变，而对于颈椎生理前凸曲度小于 10° 的患者，术后反而增加了颈椎前凸角度，然而这一结果也可能由于解除间盘因素导致的痛性痉挛所致。国内学者也有类似发现，王文于 2017 年报道了 56 例该术式手术后患者颈椎曲度测量值较手术前显著增加（ 8.7° ± 0.7° vs 11.6° ± 1.0° ），手术前后病变椎间高度无明显变化，手术后患者 VAS 评分较前明显下降，JOA 评分治疗后较治疗前有明显提高。Won 比较了该术式手术前后颈椎矢状位曲度的变化，共 46 名患者，按颈椎前凸角度（ ≥10° 和 <10° ）分为两组，每组 23 人，随访时间为 2 年，发现颈椎前凸角度 <10° 组术后矢状位曲度改善显著，尤其是在术后 3 个月内，因此如果颈椎曲度不是结构性改变，那么颈椎前凸角度小于 10° 不是 Endo-PCND 的禁忌证。Endo-PCND 颈椎术后曲度的改变，可能与颈椎间盘突出导致的姿势性颈椎后凸有关，压迫解除之后，颈椎一定程度地恢复到原来的曲度。

对于椎间孔骨性狭窄的治疗，Oertel 报道了 Endo-PCND 治疗椎间孔骨性狭窄的临床疗效，共 43 名患者，其中 55.8% 的患者存在既往颈椎手术史，总体手术优良率达 90.7%。Burkhardt 研究发现对于既往无手术史患者，手术优良率可达 95.2%，而对既往有手术史的患者，手术优良率仅为 75%，既往颈椎手术史会影响 PECD 手术疗效。

（三）内镜下颈椎后路椎管减压术

在 Endo-PCND 的操作技术的基础上，结合腰椎中央管狭窄后路减压的启发，颈椎管狭窄的内镜治疗也取得了很好的疗效（ Endo-PCCD ）。对于 1~2 个节段的颈椎单侧椎管狭窄可以行颈椎半椎板切除减压，如果双侧中央管狭窄可以行 ULBD 即单侧入路双侧减压技术。建议颈椎管减压最好不要超过 3 个节段，一旦超过 3 个节段手术时间会延长，从手术效率上远低于传统开放单、双开门手术。

Endo-PCCD 半椎板切除：与 Endo-PCND 相比仅仅减压范围有所区别，在于患侧椎板及其下方黄韧带全部切除。在 Endo-PCCD 半椎板切除的基础上，切除部分棘突根部骨质，运用"over the top"（过顶）技术切除对侧的黄韧带，即一侧椎板开窗、对侧黄韧带潜行减压（图 10-2-11 ）。

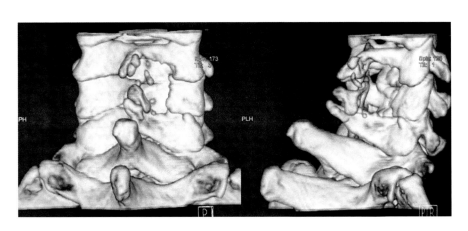

图 10-2-11　双节段内镜下颈椎管减压手术术后 CT 重建图像（李星晨提供）

五、总结

内镜辅助结合开放手术治疗颈椎疾病，包括部分脊髓型颈椎病和绝大部分神经根型颈椎病，具有很大优势，但需要严格筛选适应证。因缺乏相应的手术标准，本书结合国内多个颈椎内镜中心专家的建议，提出这些相对共识的术式。这项技术的逐渐发展和成熟，将会对传统颈椎疾病认识和治疗产生新的影响，使颈椎病治疗更加多元化，使患者得到更多的受益。

（祝　斌　赵文奎　闫　明）

第三节　颈后路内镜 Keyhole 技术

近年来，随着脊柱内镜技术的不断进步，对于保守治疗无效的神经根型颈椎病，采用后路脊柱内镜手术治疗，已经成为越来越多医生的第一选择。其优点如下：①创伤极小。通常笔者直接采用腰椎内镜系统完成颈椎内镜手术。其工作管道外径为 7.5 mm，其内创造的椎板骨窗直径为 5～10 mm，故只需要极小的皮肤切口、肌肉切除和极少的磨骨量即可完成手术。②出血量小。由于手术创伤小，且全程在生理盐水灌洗下进行手术，需要清晰的手术视野，故术中失血量一般仅在 5～10 ml。③手术时间短。由于颈椎内镜直达靶点，且手术区域非常集中，故通常从开始穿刺到手术结束，时间不超过 1 小时。④手术效果好。后路颈椎内镜可以彻底清除脱出髓核组织，充分松解神经根。⑤术后恢复快。通常术后 2 小时即可佩戴颈围下床活动，术后 2 周即可恢复正常工作。⑥手术风险较小。相对于前路颈椎手术，完全避免了颈前部结构如气管、食管、颈动脉、颈静脉、甲状腺和喉返神经的损伤风险。

一、适应证与禁忌证

症状、体征与影像学相吻合，保守治疗无效的，由 C_2-C_3～C_7-T_1 椎间盘突出导致的神经根型颈椎病，除外颈椎失稳、严重的颈椎畸形和其他影响手术的严重器质性病变外，均为后路颈椎内镜手术的适应证。

二、手术方法

以下通过病例加以说明：男性患者，左侧颈肩上肢放射痛伴左手示指、中指部分麻木。颈椎 MRI 显示 C_6-C_7 左侧椎间盘巨大突出（图 10-3-1），颈椎 CT 片未见明显椎管内骨赘，颈椎正侧位片未见明显颈椎骨性结构变异。

（一）术前患者教育

由于手术在局麻加监测麻醉下完成，故需要患者配合手术医生实施手术。术前患者教育可以告知

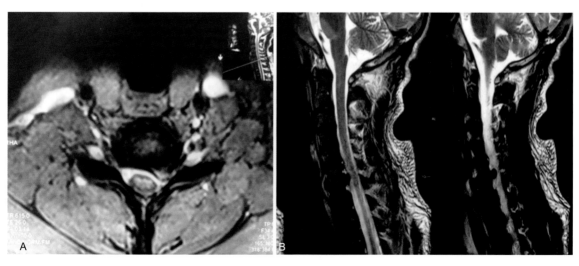

图 10-3-1　A、B. 颈椎 MRI 平扫横截面与矢状面提示左侧 C_6-C_7 椎间盘巨大突出

患者手术的简要经过，明确患者的手术预期，减轻患者的担心及对手术的恐惧，让患者明确如何在手术过程中配合医生来完成手术。术前患者教育非常重要，应该由主刀医生亲自与患者交谈。

（二）手术步骤

1. 备皮　术前一天下午备皮。备皮范围至少为枕后隆突水平以下，头发全部剃光。

2. 体位　患者取俯卧位，双上肢前伸放置于手术床上（图 10-3-2A），面部以带气孔硅胶枕保护。以手术贴膜覆盖患者双侧颈部及后枕部（图 10-3-2B），防止皮肤消毒时消毒液流注至患者眼睛、嘴巴、鼻腔等处，引起患者因不适而被动活动头颈。

3. 穿刺定位　在 X 线影像下定位目标点为 C_6-C_7 椎板间孔外侧缘，即 V 点所在位置，经皮穿刺点在其外下方。笔者通常习惯选取下位椎体外下缘，就本病例而言，即 C_7 外下缘（图 10-3-3）。定位完毕后常规消毒铺巾。

4. 麻醉　采用局麻加监测麻醉。笔者常用的局部麻醉用药为 1% 利多卡因 10 ~ 15 ml。监测麻醉方案如下：术前 30 分钟给予 2.5 mg 咪达唑仑肌注，进入手术室即给予 5 μg 舒芬太尼静推；在消毒铺巾时给予 30 μg 右旋美唑咪定 +100 ml 生理盐水 10 分钟内滴完。必要时还可以给予右旋美唑咪定 0.2 ~ 0.5 μg/（kg·h）持续泵注。维持患者心率 55 ~ 80 次 / 分，血压 90 ~ 120/60 ~ 80 mmhg，整体始终处于改良 Wilson 镇静分级 1 ~ 2 级水平。

5. 目标点穿刺及置管　取 18 G 穿刺针经皮穿刺，直抵 C_6-C_7 节段椎板间孔外侧间隙，即 V 点位置。AP 位透视无误后，尖刀切开皮肤及深筋膜，逐级套筒扩张并置入斜面工作套管，确保工作套管斜面与颈椎椎板骨面紧密接触，随即开始镜下操作。如果对管道位置还有疑虑，此时可以再次透视（图 10-3-4），以保证手术节段正确。

6. 镜下操作　视野中找到 V 点，即 C_6 椎板下缘与 C_7 椎板上缘交点位置（图 10-3-5A）。使用

脊柱内镜之后路颈椎减压：发现 V 点

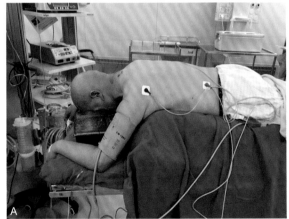

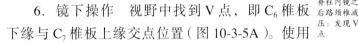
图 10-3-3　克氏针末端为经皮穿刺点

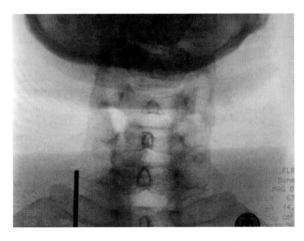

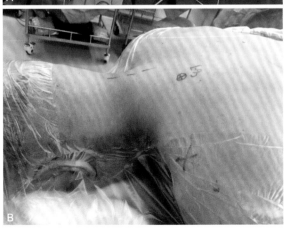

图 10-3-2　A. 术中体位；B. 消毒前贴膜，避免消毒液渗漏至患者五官，引起患者不适

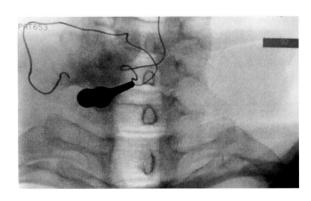

图 10-3-4　工作管道位置，位于左侧 C_6-C_7 椎板交点，即 V 点附近

3.5 mm 直径镜下刚性折弯磨砂头动力磨钻磨开 V 点周围的椎板骨质，达到术前设定所需磨除范围（一般直径 5~8 mm）（图 10-3-5B），利用镜下咬骨钳咬除残留黄韧带及椎板骨质，打开椎管及出口根神经根管内侧。显露及分辨硬膜外侧界限及神经根根袖的下方界限，探查硬膜和/或神经根的腹侧，发现并取出脱出髓核组织（图 10-3-5C），随后探查椎间孔内侧神经根管区域的出口根腹侧位置，确定在上述区域及椎间盘水平无残留髓核组织。探查期间询问患者肢体的运动感觉，确保在牵拉脊髓及神经根过程中患者无明显上肢疼痛及下肢无力感。待硬膜囊搏动良好，神经根松弛无压迫，术区无明显渗血（图 10-3-5D），结束手术。

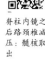

脊柱内镜之后路颈椎减压：磨钻开窗

脊柱内镜之后路颈椎减压：髓核取出

三、术后处理

术后 2~3 小时后无特殊情况可下床活动，围手术期使用抗生素 1 次，术后常规使用甲强龙 40 mg 静滴 1 次，必要时使用非甾体镇痛药 3~5 天。术后减少颈部活动，佩带颈围 1 周，术后立即复查颈椎 MRI 及 CT（图 10-3-6），术后 3 个月要求患者再次做颈椎 MRI 检查。

四、技术要点

1. 患者俯卧位进行手术准备时，要求双上肢上举前伸放置于手术床上。采用此体位时，患者颈椎神经根处于松弛状态，可以最大限度缓解受压神经根症状，便于患者配合手术。传统颈椎后路手术则要求患者双上肢并拢躯体并加以固定，这种体位的优点是方便颈椎侧位透视，确定手术节段；缺点是对于清醒状态下患者而言，往往感到不适、疼痛，难以较长时间坚持配合手术。实际上，对于后路颈椎内镜手术而言，颈椎正位透视已经足够确定手术节段，无须额外侧位透视。故此，选用双上肢前伸俯卧位更有利于患者配合与手术实施。

2. 在局麻 + 监护麻醉（monitored anesthesia care，MAC）下完成手术。局麻有其缺点，如不能完全

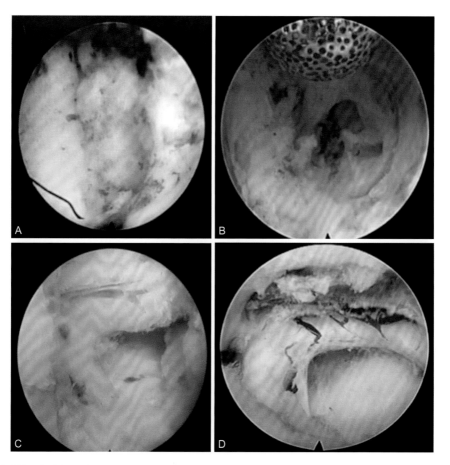

图 10-3-5　A. 术中视野 6 点钟缺口位置，即为 V 点；B. 利用镜下磨钻打开椎管；C. 显露位于神经根腋下的髓核组织；D. 髓核取出后神经根、脊髓与椎间盘的位置关系

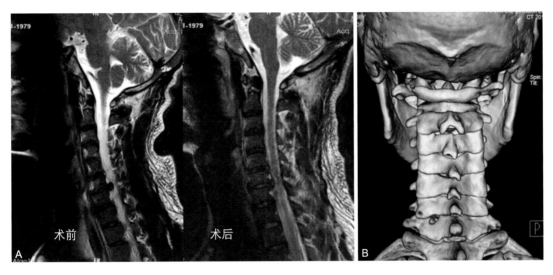

图 10-3-6　A. 颈椎 MRI 平扫手术前后矢状面对比；B. 术后颈椎 CT 三维重建显示内镜下椎板开窗情况

消除患者术中疼痛及紧张。但局麻有特别明显的优势：当手术操作位于颈脊髓腹侧时，医生可以随时询问患者感受，比如有无出现明显的上肢疼痛或下肢无力，如无，表明手术区域比较安全，医生可以大胆坚决地探查该区域；如有，则表明达到了手术的边界，在边界内操作才可以保证手术安全。同时，患者有任何异常也可以随时和医生交流。两者结合，从而最大限度地保证了手术的安全性，这也是任何颈椎手术的底线。另外，在 MAC 的辅助下，患者在不影响感知和交流的前提下，也可以保持一个较好的镇静状态来配合医生完成手术。实际上，绝大多数患者术后都认为手术无甚痛苦之处。

3. 确保正确的手术节段及合理的管道方向。颈椎椎体短小，微小的偏移就可能导致手术管道放置错误，使得手术节段错误。故此，在置入管道过程中应时刻维持管道的稳定，避免较大幅度的摆动。在术中任何时候，如果怀疑手术节段不正确，都必须再次透视来确定。另外，根据术者经验，由于手术操作通常在神经根的腋下及脊髓的腹侧完成，为了在尽量减少对神经的骚扰、又保证足够的手术范围两者间达到最佳平衡，我们设计通道方向时，会将工作管道指向头端及内侧，即穿刺时将经皮穿刺点定位于"V"点的外下方，通常是下位椎体外下缘。

4. 椎板及关节突磨除范围适当。椎板及关节突磨除范围不能过小或过大。过小，既不利于手术

操作，也不利于脊髓背侧的充分减压，使得在腹侧减压时脊髓失去了足够的向后推移空间。过大，如小关节切除超过 50%，则会破坏脊柱的稳定性，导致术后颈肩痛加重，也可能导致在减压过程中对神经根腹侧的组织误判而损伤椎动脉。建议当向外磨除部分下、上关节突时，参考侧块或"V"点位置，避免开窗范围过大。通常，当能确定脊髓的边缘位置及神经根发出的折角位置时，椎板的磨除范围即大致确定，无须再过度扩大。

5. 出口根区域骨性神经根管道的打开，有助于探查残余髓核组织。从神经解剖关系可以看出，颈椎神经根与脊髓呈钝角走行关系，大部分在 60°～85°，故颈椎间盘髓核组织在向椎管外侧移行过程中，非常容易沿着出口根挤进椎间孔内侧，亦即出口根区域骨性神经根管道处。术中利用磨钻和镜下枪钳去除部分骨性管道，显露出出口根，既有有利于神经根减压，也有利于探查和清理残余髓核组织。

6. 必须准确辨认硬膜边界。颈椎内镜视野狭小，常会在硬膜边界的辨认上产生困惑。当硬膜边界不清，而移动度又差时，可能无法找到位于其腹侧的椎间盘组织。此时可利用小直钳、神经剥离子等温柔试探性地嵌夹、分离紧贴硬膜背侧的韧带与脂肪组织，直至清楚判断并分离出硬膜边界为止。Hayashi 等报道后纵韧带分 2 层，在侧面，浅层与深层分离，并作为结缔组织延伸，向外后包围硬膜

囊、神经根和椎动脉。这种结缔组织在某些标本中发育得比较好，变得坚韧，这也会影响对硬膜的判断。

7. 术前尽可能确定神经根与椎间盘的位置关系，将有利于术中工作管道的位置设计。Tanaka 等报道椎间盘和神经根的关系，在椎间孔的入口处，C_4-C_5 椎间盘位于 C_5 神经根的肩部 12 例（33%）及正前方 24 例（37%）；在 C_5-C_6、C_6-C_7 椎间盘多数位于相应神经根的腋下水平，分别为 26 例和 32 例（72% 和 89%）。这同时也佐证我们在设计入路时将工作套管指向头端及脊柱中线倾斜将更有利于手术操作。对于个体而言，术前根据患者多排 CT 多平面重建与 3T 脊神经根磁共振成像，能明确神经根、致压物与椎间盘之间的相对位置，也有益于工作管道的位置设计及镜下操作。

8. 镜下刚性折弯磨钻的应用，使得椎板骨窗的打开更加便利、安全和精确。刚性可折弯磨钻的优点是可弯曲的骨钻使得工作管道保持稳定的前提下，就可以将视野中可见骨质磨除。这避免了工作管道较大幅度摆动时，管道对颈脊髓或神经根的过度挤压而术者不自知；也减少了管道大幅度摆动时，肌肉内静脉反复出血，影响手术视野的情况。另外，由于折弯磨钻是刚性的，与弹性折弯磨钻相比较，高速旋转时可以稳定地定点磨除骨质，不会弹起和移位，从而在手术过程中，极大地保证了手术安全和手术精确性。

9. 有时我们也会遇见由椎体后缘骨赘压迫导致的神经根型颈椎病，这种类型的颈椎病并非手术禁忌证，同样可以通过镜下磨钻将骨赘磨除，获得神经根的充分减压（图 10-3-7）。由此延伸，对于一些椎体后缘骨赘压迫脊髓，导致脊髓型颈椎病的病例，也可以通过该技术进行骨赘清除和脊髓减压，取得良好的手术效果。这将在另外章节详细讨论。

五、并发症

1. 最常见的并发症仍然为神经损伤，包括硬膜破裂（图 10-3-8A）、神经根外膜破裂（图 10-3-8B），以及其他更为严重的神经和脊髓损伤，通常由于手术操作不慎或者灌洗系统对脊髓的高压导致。由于手术在局麻加监测麻醉下完成，上述损伤一旦发生就会被术者立即发现，故而往往症状轻微。Yang 等也报道在 42 例后路内镜治疗颈椎间盘突出症患者中，有 1 例发生颈髓损伤，但也仅仅表现为一过性下肢肌力下降。

2. 最应避免发生的并发症是手术节段错误。手术节段错误常见于颈椎工作套管放置偏移和颈椎发育异常病例。颈椎椎体远较腰椎短小，相邻节段椎板间孔的距离较近，在放置扩张管及工作套管时，管道摆动范围稍大，就可能导致手术节段错误。颈椎发育异常常见于 C_7 颈肋形成与 C_2-C_3 融合等，如果在术前没有通过颈椎 CT 及正侧位 X 线片仔细判断，准确定位，容易漏诊和误判。颈椎手术节段错

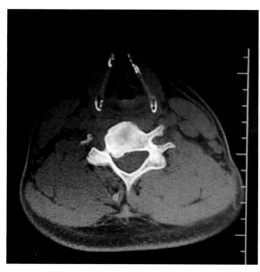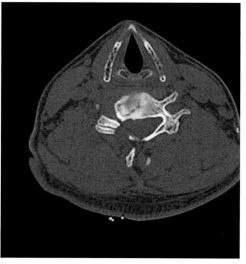

图 10-3-7　由椎体后缘骨质增生导致的神经根型颈椎病，经内镜手术前后比较 CT 图

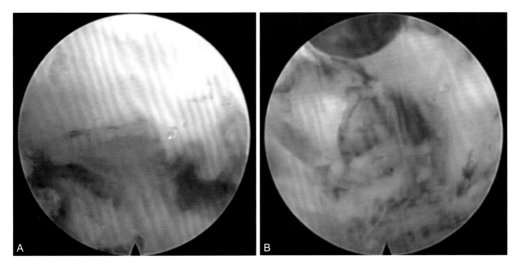

图 10-3-8　A.颈脊髓硬膜破裂，蛛网膜仍然保留，形成类似"水泡"结构；B.神经根外膜破裂，部分神经纤维疝出

误一旦发生，就是灾难性结果。为了尽可能避免错误发生，在开始镜下操作前，应该在颈椎 AP 位透视下再次确定工作管道的位置；以及在任何怀疑手术节段可能存在错误的时候，进行透视定位，而不应犹豫或单纯依靠镜下所见和个人经验进行判断。

3. 复发。由于颈椎间盘容量有限，突出或脱垂髓核被取出后，再突出的发生率较低，笔者未遇见神经根型颈椎病术后复发患者。2008 年 Ruetten 报道后路颈椎内镜复发率为 3.4%，相信现在会更低。如果出现复发病例，在具备充分后路颈椎内镜手术经验的前提下，可以考虑再次内镜下探查翻修；如果经验不足，则建议转为开放手术，以保证患者手术安全。

4. 术中出血。颈椎内镜手术操作垂直且紧贴于颈脊髓与神经根，任何操作不慎都可能导致脊髓与神经根的直接损伤，故此需要清晰的手术视野。在颈脊髓与神经根周围密布着静脉丛，有时较大的静脉破裂会导致难以分辨来源的出血，有时在椎板咬除边缘会存在来源明确但难以止住的静脉出血，这些都会影响手术操作。此时可稍微加大灌注水压来寻找出血点，或者更多地咬除出血点周围的椎板，以便显露出血点，方便止血。必要时，还可以暂停手术操作 5 ~ 10 分钟，利用管道内的水压自然止血。椎动脉的破裂也是手术风险之一，但只要椎管开窗不过分外延，在清楚辨认颈椎结构的前提下，并不会发生此类并发症。

5. 一过性的颈肩痛、头痛。由手术改变了颈椎

结构或不正确的颈围佩戴方式等原因引起，通常在术后 3 周到 3 个月恢复正常。

6. 穿刺针损伤颈脊髓、全脊麻、感染、伤口愈合延迟等罕见并发症也有报道。

六、讨论

全脊柱内镜治疗神经根型颈椎病既可以从后路经椎板间孔进行，也可以从前路经椎间盘入路进行。考虑到前路颈椎内镜在到达椎间盘前即存在的固有手术风险，如气管、食管、颈血管鞘和喉返神经的损伤等，后路颈椎内镜到达椎板仅需经过肌肉，显然后路颈椎内镜手术更为安全；同时后路内镜也具备更好的管道移动范围和更宽广的手术视野。所以对于神经根型颈椎病，笔者全部选择后路脊柱内镜完成。

后路全脊柱内镜下治疗神经根型颈椎病学习曲线陡峭，手术难度较大，需要手术医生具备丰富的内镜手术经验以及对颈椎解剖的清楚认识，这在一定程度上限制了该手术的推广。然而，在具备上述条件的医生眼中，它又是一种安全、有效、快捷的术式，具备优良的临床结果和很低的并发症发生率。另外，由于其极小的手术创伤，符合当今对于快速康复外科（enhanced recovery after surgery，ERAS）理念的要求，故值得在符合资质和条件的医院广泛推广。

（廖　翔）

第四节   颈后路大通道内镜下手术技术

颈后路的颈椎神经根管减压手术已经有 60 多年的历史，文献习惯性地称为后路颈椎神经根管切开减压术（posterior cervical foraminotomy，PCF）。但最早的颈后路椎间孔切开手术是通过后正中入路进行的，相当于是完全开放下的神经根管减压手术。随着显微镜和内镜下椎间盘切除等工具的成熟，逐渐有学者开始通过有限的肌肉剥离，在显微镜或内镜的辅助下进行后路的神经根管切开手术，手术切口也从后正中切口逐渐变为旁中央切口。

最早把水介质的脊柱内镜用于颈椎后路手术的是德国 Ruetten 教授，针对单侧症状单节段的软性压迫为主的神经根型颈椎病，采用 5.9 mm 外径的内镜，取得了 87.4% 的整体满意率。水介质内镜镜头末端为 30° 镜头，物镜前置允许在更小的骨切除范围内实现充分的探查。术后 CT 看起来像是在关节突上打了一个"孔洞"，许多医生给这种手术起了一个形象的名字"Keyhole"，中文翻译为钥匙孔手术。

早期的颈后路内镜手术还是普遍使用 6.3 mm 外径的标准的腰椎侧路镜头，我中心早期的颈后路内镜手术亦是如此操作。但始终有些担心在于：①需要精准穿刺定位，7.5 mm 外径的套管有发生节段偏差的可能；②有套管滑进椎管，造成颈脊髓损伤的风险。常用的脊柱内镜的外径尺寸有 6.3 mm 圆镜头、6.3 mm×6.9 mm 椭圆镜头、7.3 mm 圆镜头、10 mm 圆镜头等型号。一般把 10 mm 镜头配套的外套管称为大通道，设计之初是想用于腰椎管狭窄的后路减压手术，但在实际临床工作中发现其非常适合颈椎后路内镜手术，我中心 2018 年后的颈后路内镜手术均改用大通道内镜，下面通过几个病例展示具体的手术过程及要点。

一、手术过程

我们采用标准的颈后路手术体位，颈后备皮范围到眼眶上缘，气管插管静吸复合麻醉，Mayfield 头架固定，对 C_5-C_6 节段及以下建议牵拉上肢以方便术中侧位 X 线透视的下颈椎显露。我们也在探索超声在颈后路内镜手术定位中的应用（图 10-4-1）。

穿刺靶点为正位透视关节突关节中线处。侧位透视叠状关节面，这在大、小通道内镜手术中都是一样的。采用大通道内镜一定注意刀片不仅要切开皮肤及皮下组织，应该深入地切开项韧带，否则外套管置入时会非常困难。正位透视一般采用从第 1 肋自下向上定位法，侧位透视采用数棘突自上而下定位。Mayfield 头架的固定装置可以偏心安置，以免正位透视时阻挡椎体影像，胶带牵拉上肢以免侧位透视时遮挡下颈椎影像（图 10-4-2）。

镜下首先需要处理软组织，显露椎板和黄韧带的交接区，许多医生喜欢把这个解剖区域叫做"V"点，大通道内镜和小通道内镜下对椎板黄韧带区域的显露视野是不一样的。在小通道内镜下初始视野一般包括上、下椎板缘和 V 点，V 点是一个非常重要的解剖标志，从 V 点开始才能逐渐显露叠瓦状的关节突关节。大通道内镜下的初始视野可以包含上、

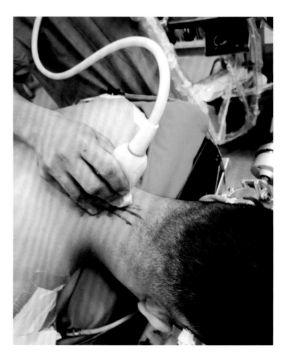

图 10-4-1   颈后路内镜手术体位

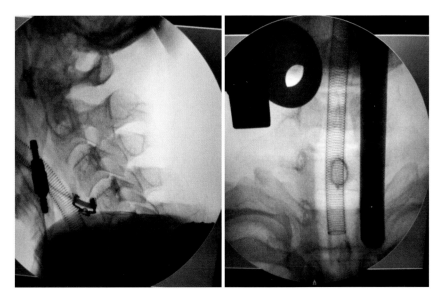

图 10-4-2　Mayfield 头架的中间固定杆一般偏向对侧，以免遮挡透视影响定位。侧位牵拉上肢以免影响下颈椎透视，这例患者我们虽然做了牵拉上肢，但是 C_5-C_6 节段还是有所遮挡

下椎板缘和半个关节突关节，这基本就是手术减压的范围，不太需要过多地调整套管角度，且外套管的直径远远超过颈椎椎板间的最大径，这减少了套管滑入椎管损伤颈脊髓的风险（图 10-4-3）。

视野充分显露后，下一步是骨窗开大，一般习惯是先从上位椎板下缘和下关节突的移行区开始去骨，可以采用金刚砂头的动力磨钻或镜下的椎板咬骨钳，直到显露出关节突关节的软骨面。这是第二个标志性解剖区域，关节面深方基本是神经根的腋下区域，颈椎黄韧带的外侧止点位于神经根和硬膜囊分叉处，关节突关节面深方一般无黄韧带覆盖。

应该避免向外过度切除关节突关节，一是影响稳定性，二是游离髓核一般位于神经根和硬膜的分叉处，应该从该关节面处向内、向下显露（图 10-4-4）。

所以镜下显露的核心是硬膜囊外缘和神经根分叉处的腋下区域，该区域往往被黄韧带外缘覆盖，且有较丰富血供，显露需要一定的耐心。最容易犯的错误是担心颈脊髓压迫，沿着神经根不断地向外切关节突，那其实是离突出髓核越来越远。以下展示二例镜下硬膜神经根分叉区显露视野，分别是 6.3 mm 内镜和 10 mm 内镜下手术视野。

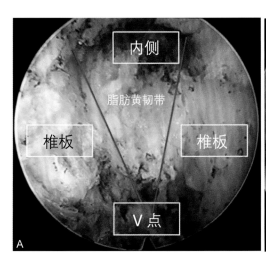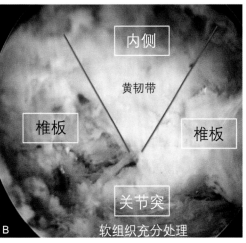

图 10-4-3　6.3 mm 内镜和 10 mm 内镜 V 点区域显露视野区别，A. 6.3 mm 内镜下 V 点视野；B. 10 mm 内镜下 V 点视野

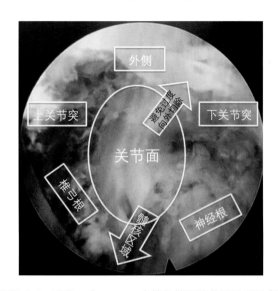

图 10-4-4　这是一个 6.3 mm 内镜的镜下关节面显露示意图

二、病例分析

【病例 1】

青年男性，同时合并颈椎病神经根型（C_6-C_7）和腰椎间盘突出症（L_4-L_5，上游离）。我们采用一期联合颈椎后路内镜下神经根管扩大游离髓核取出及腰椎侧路内镜下游离髓核取出手术。颈后路内镜采用的是 6.3 mm 腰椎侧路镜，腰椎侧路采用的是同样的镜头加可视环锯。先做的是颈椎后路内镜手术，可见切除椎板关节突后外套管还是可以轻松地插进骨窗到达脊髓和神经根的分叉腋下，这对操作的稳定性有一定要求，要非常熟悉镜下解剖结构，避免向内挤压颈脊髓。腰椎侧路内镜手术采用的是其他

章节描述的 LFFD 技术（图 10-4-5）。

【病例 2】

青年男性，钩椎关节增生合并软性髓核脱出导致的神经根型颈椎病。该患者手术要求的减压显露范围和减压范围要大于单纯的软性髓核突出，我们采用大通道内镜下减压，可以见到外套管始终位于关节突关节外，不会滑入骨窗或椎管内，一个视野内同时可见硬膜、神经根、椎弓根基底部和增生的钩椎关节，为进一步减压提供了充分且安全的操作空间（图 10-4-6）。

【病例 3】

青年男性，C_5-C_6 软性髓核突出导致神经根型颈椎病，采用 10 mm 大通道内镜行颈后路手术。这是一台常规手术，之所以特意放在这里讲，是镜下神经根"双根"的问题，如图 10-4-7 中镜下图所示"神经根 1"和"神经根 2"。我们其实经常在镜下发现双根的颈神经根，有医生称其为变异神经根，其实多数情况下，是颈神经根的前根和后根，这是一种很正常的解剖关系，并不少见，应该注意避免损伤。

大通道内镜下的颈后路减压相比较小通道内镜，因为不担心套管滑落进椎管的风险，所以其减压范围更加靠中线（图 10-4-8），一般包含上、下椎板内缘及少部分关节突，可以进一步拓展为颈椎管的单侧入路双侧减压，用以治疗脊髓型颈椎病。

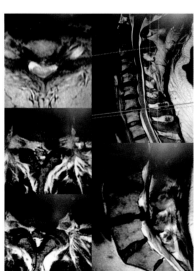
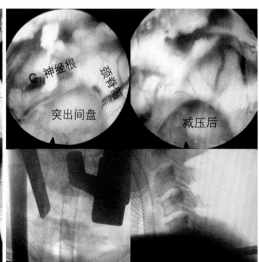
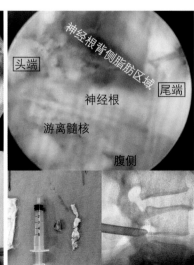

图 10-4-5　神经根型颈椎病合并腰椎间盘突出症的一期颈腰椎联合内镜下减压手术

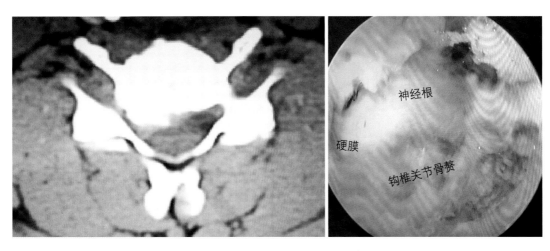

图 10-4-6　钩椎关节增生合并软性髓核突出导致的神经根型颈椎病，采用 10 mm 大通道内镜下减压

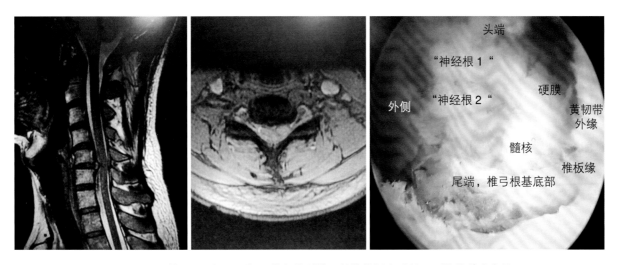

图 10-4-7　镜下"双根"现象，其实是颈神经根的前根和后根，不能称其为变异

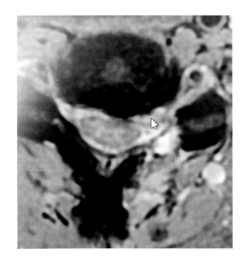

图 10-4-8　一例大通道颈后内镜术后 MRI 复查，相比较关节突打洞的 Keyhole 手术，可见骨成形范围更加靠中线

（祝　斌）

第五节　内镜下颈后路椎管减压技术

一、概述

近年来，脊柱内镜在骨科、疼痛科等微创脊柱外科手术操作中的应用如火如荼，尤其是在腰椎间盘突出症的治疗方面，已经形成一种阶梯治疗的模式，有望发展并普及为日间手术。任何的手术技术都要历经若干次的创新和迭代才能日趋成熟，在脊柱内镜领域，最早的尝试先兴起于美国、德国，随后该技术在中国、韩国和日本等亚洲国家得到了长足的发展，其手术适应证也日益扩大。

脊柱内镜手术的适应证从单纯的腰椎间盘突出逐步发展为腰椎管狭窄症的治疗，随后一些具有开拓性的医师在颈椎和胸椎节段都分别进行了大胆的尝试并获得了较好的临床疗效。过去对于颈椎管狭窄症造成的脊髓型颈椎病通常采用传统开放式手术治疗，例如 ACDF、单开门或双开门手术等。但随着微创手术技术的蓬勃发展，已经衍生出颈前路内镜下椎间盘切除手术（Endo-ACSD）、内镜下颈后路神经根管减压手术（Endo-PCND）等多种方式。

本节将通过典型病例重点介绍内镜下颈后路椎管减压手术（Endo-PCSD），通过行颈椎半椎板切除减压治疗 1～2 个节段的单侧颈椎椎管狭窄；如果双侧中央管狭窄可运用"over the top"技术，即内镜下单侧入路双侧减压技术（endoscopic unilateral laminotomy for bilateral decompression，Endo-ULBD）切除双侧对脊髓造成压迫的黄韧带，将一侧椎板"开窗"，潜行减压对侧黄韧带，对压迫范围小、挤压程度轻的脊髓型颈椎病具有较好疗效。

二、手术方法

（一）麻醉与体位

脊柱内镜手术大多数都是在局麻下完成，便于术中患者与术者的随时交流与反馈，以患者的感受作为最佳的神经监测手段。但在颈椎的内镜手术中，椎管空间相对腰椎明显狭小，硬膜囊的退让范围有限。此外，随着脊髓节段的升高，手术操作风险成倍增加，因此该术式笔者建议采取全身麻醉，增加手术安全性与舒适性。

麻醉完成后，患者需采取俯卧位，将上肢用胶带牵拉并固定在床边，身体下方易压迫处垫好硅胶或气垫以防局部缺血。然后将患者的头部过度前屈并固定在颅骨牵引器或专用支架上，用体位固定带进行加固。通过触摸体表解剖结构初步定位手术节段，并用马克笔进行标记，准备好工作套管（图 10-5-1）。

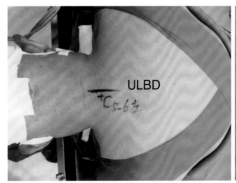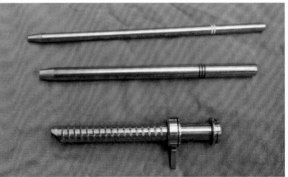

图 10-5-1　体表标记手术节段，准备工作套管

（二）置入工作套管

1. 消毒铺巾：消毒范围为手术标定点周围 20 cm，铺巾方法与颈椎传统开放术式基本相同。

2. 在术野粘贴手术无菌膜两个，斜向前固定，便于操作中冲洗液的流出。

3. 定位：在 C 臂机的辅助下，用 10 ml 注射针头标记手术切口，定位手术节段，确认无误后沿脊柱棘突连线旁开 0.5 ~ 1 cm 进入。

4. 切口：用尖刀片沿着棘突走向纵行切口约 1 cm，深达筋膜层。

5. 置入导杆和逐级套管，扩张皮肤和软组织，置入工作套管。当置入带螺纹的工作套管时，要采用顺时针方向旋转进入，当套管前段接触硬性椎板时，通过 C 臂机正侧位再次确认节段和深度（图 10-5-2）。

6. 确认无误后，连接镜头与影像装置，置入大通道内镜（图 10-5-3）。

（三）镜下操作

1. 钳夹镜下软组织并电凝止血，充分显露镜下视野范围（图 10-5-4）：显露出上下椎板至少 1/2 的范围，向中线一定到达棘突根部骨性结构处。

2. 用动力磨钻或者超声骨刀从中线向关节突的方向分步处理，先处理下位椎体的上椎板，再处理上位椎体的下椎板（图 10-5-5），然后向外侧处理到关节突关节（V 点）位置即可。由于颈椎中央管狭窄是硬膜囊受压，因此手术的重点目标是对中央管的后方进行精确减压。在对上、下椎板磨除时，手中的磨钻要水平发力，避免垂直向下施压，以防突破椎板伤及脊髓，椎板要采取"打薄不打破"的原则。

3. 处理黄韧带：当椎板被磨除殆尽时，用椎板钳咬除内层骨皮质，此时术者可见到下方的黄韧带开始显露。分别找到黄韧带的上、下起止点，然后使用咬骨钳沿着椎板的边缘小心剥离黄韧带（图 10-5-6），此处应注意仅可将咬骨钳的头端轻轻探入，钳夹到黄

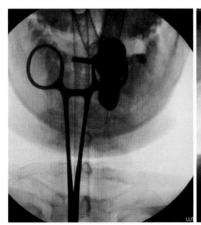
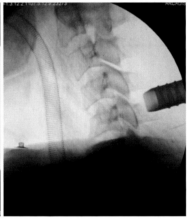

图 10-5-2　确认工作套管节段和深度

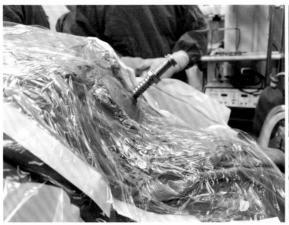
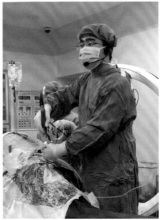

图 10-5-3　置入大通道内镜

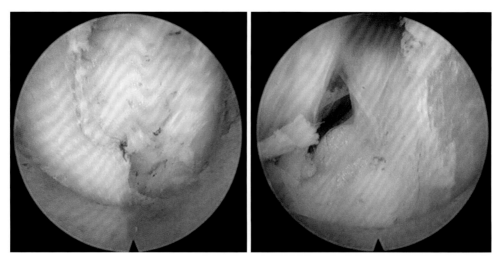

图 10-5-4   显露上下椎板，中线到达棘突根部

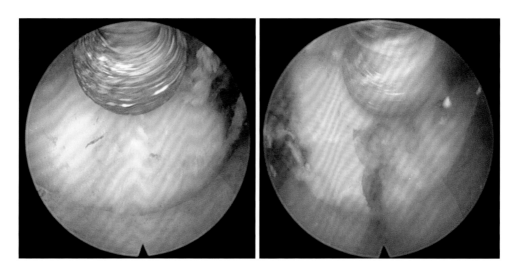

图 10-5-5   用磨钻分别将上、下椎板打薄

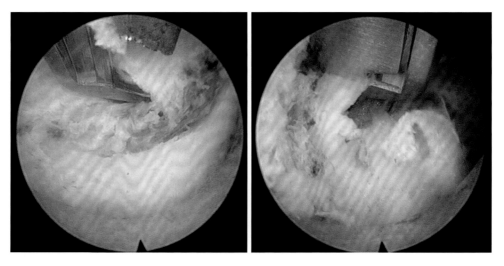

图 10-5-6   咬除内层骨皮质和黄韧带

韧带后采用向外提拉的动作,尽量不增加椎管的压力。去除黄韧带采用"从内向外,从下向上"的原则,逐步将黄韧带的四周完全打开,最后将其整块去除。

4. 充分显露骨性结构:用咬骨钳再向四周进行逐步扩张,尽可能地去除椎板,此时注意切不可残留骨片或骨屑,并使椎板边缘平滑。

5. 显露硬膜囊的内、外侧边缘(图 10-5-7):用咬骨钳向外减压至关节突关节的位置,向内至棘突的根部,再用射频刀头找到硬膜的外侧边缘,同时探查内侧边缘是否有压迫,探查上、下椎板边缘,尽可能扩大中央管的处理范围。

6. 此时可以看到硬膜囊随着脉搏的充分搏动,最后分别探查上、下椎板的切除范围(图 10-5-8)。硬膜囊表面的血管尽量不要采取电凝,以免损伤其血供。

7. 手术结束,逐层缝合肌肉和皮肤,一般无需置放引流管。

(四)注意事项

1. 先显露和清理软组织,充分预止血,处理软组织范围要足够大。显露并确认骨性解剖结构,分清上、下椎板边缘,定位关节突关节 V 点。

2. 按照从内向外、从下而上处理的顺序:先处理下位椎体的上椎板,再处理上位椎体的下椎板。

3. 处理关节突关节(V 点)时,根据硬膜囊与神经根的关系决定去除关节突的多少。

4. 咬骨钳处理黄韧带:一般黄韧带与椎板的附着点已经打薄,遵循由内向外侧、从尾端到头端的

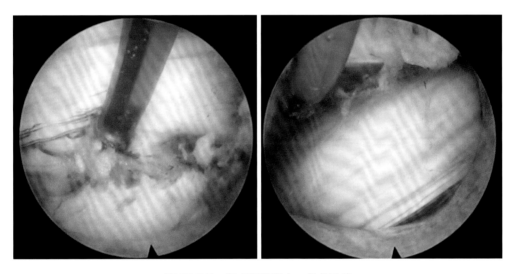

图 10-5-7 探查硬膜囊内、外侧边缘

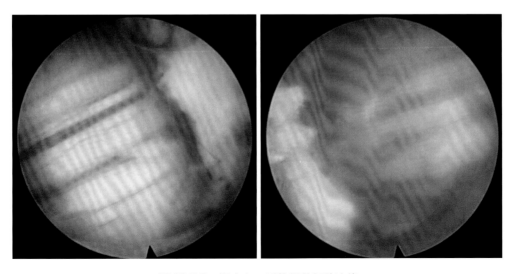

图 10-5-8 探查上、下椎板的切除边缘

原则。另外，从四周把黄韧带的附着处全部去除掉，最后轻轻把黄韧带掀掉。

5. 显露神经根的肩上或者腋下，一般 C_3-C_4、C_4-C_5 肩上空间会大，C_5-C_6、C_6-C_7 腋下空间会大，但是要注意有一些在肩前的病例。

6. 显露突出髓核组织：用神经剥离子分离神经根与髓核，显露髓核组织。摘取髓核组织时用小直钳或 45° 钳摘取。

7. 用神经剥离子、神经探钩分离并探查神经根与硬膜囊，手术结束时再次确认神经根和硬膜囊搏动明显。

三、病例分析

【病例 1】

患者男性，47 岁，双手麻木疼痛、足下踩棉感 1 年，颈 5、6 椎旁压痛，双手霍夫曼征阳性，双下肢膝腱反射亢进，双下肢肌力 4 级，肌张力正常。颈椎 X 线片、CT 和 MRI 显示骨性压迫，后纵韧带骨化，C_5-C_6 节段压迫最为严重（图 10-5-9）。

1. Endo-PCSD 手术要点

（1）体位：患者俯卧位，颅骨牵引器或者专用头架，使头部过度前屈，用体位固定带牵引固定；

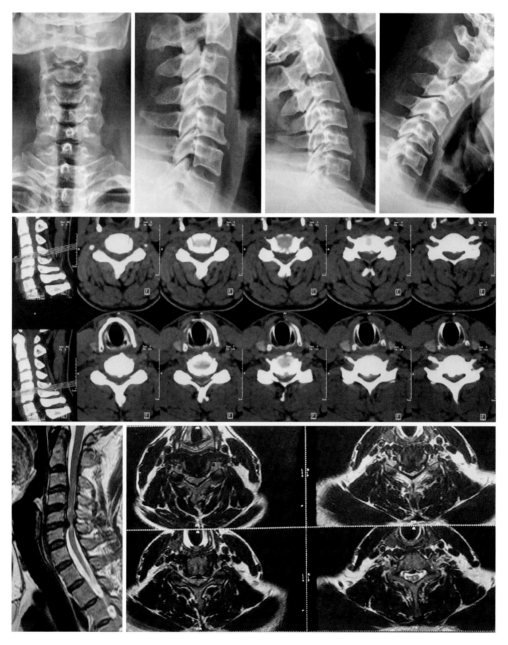

图 10-5-9　颈椎后纵韧带骨化，颈椎管狭窄

（2）麻醉方式：采取全身麻醉，提高手术安全性与患者舒适性。

（3）消毒铺巾，粘贴无菌脑科膜两个，斜向前固定，便于冲洗水流下。

（4）定位：笔者一般采用体表触摸棘突结构，可大致定出手术节段，旁开 0.5 ~ 1 cm 置入注射器针头，C 臂机透视确认手术节段无误。

（5）切口：用尖刀片沿着棘突走向纵行切口约 1 cm，垂直切透皮肤全层。

（6）置入工作套管：置入钝性导杆和逐级工作套管，尖端到达椎板骨质，当置入带螺纹的工作套管时，顺时针方向旋转进入至椎板处，再次 C 臂机透视确认节段正确（图 10-5-10）。

（7）置入大通道内镜，根据持镜方式辨别镜下头尾和内外侧。

2. 镜下操作技巧

（1）用电凝刀和直钳处理镜下软组织，显露镜下充足的视野范围，显露出上、下椎板至少 1/2 的部分，中线一定到达到棘突根部。

（2）骨性结构处理范围：用动力磨钻或者超声骨刀从中线向关节突的方向处理，先处理下位椎体的上椎板，再处理上位椎体的下椎板，向外侧处理到关节突关节（V 点）位置即可，由于中央管狭窄是硬膜囊受压，因此减压的重点是中央管。为了达到减压范围，上、下椎板的处理要充足，处理椎板采取"打薄不打破"的原则。

（3）处理黄韧带：当椎板打薄到接近透明时，其下方黄韧带的起止点便开始显露出来，用椎板钳沿着椎板的边缘探进去，轻轻做向外提拉的动作，

尽量不增加椎管的压力，秉承"从内向外、从下向上"的原则把黄韧带的四周完全打开，逐步将黄韧带全部去除。

（4）当掀除黄韧带时，硬膜表面会有出血或渗血现象，可用射频刀进行预止血，但不可过度烧灼，以免伤及神经或影响周围血供。

（5）充分处理骨性结构：用咬骨钳向视野四周去除椎板，尽可能地去除椎板边缘残余的尖锐部位或碎骨渣。

（6）显露硬膜囊的内、外两侧边缘：用咬骨钳向外处理至关节突关节位置，向内至棘突的根部，再用射频刀找到硬膜的外侧缘，同时再找到内侧缘，并且尽量处理上、下椎板边缘，扩大中央管的处理范围。

（7）一定看到硬膜囊的充分搏动作为减压完成标准，手术结束一般不放置引流管，术后回病房去枕平卧，密切观察患者状态，24 小时后可佩戴颈托下地行走，复查 CT 和 MRI（图 10-5-11）。

【病例 2】

患者男性，46 岁，双手麻木疼痛 2 年余，右侧重。C_4-C_5-C_6 棘间压痛，双手霍夫曼征阳性，双下肢膝腱反射稍亢进，双手握力可，双下肢肌张力、肌力正常。颈椎 X 线片显示颈椎退变；CT 片显示骨性压迫，后纵韧带骨化；MRI 显示 C_5-C_6 节段压迫最为严重（图 10-5-12）。

1. Endo-PCSD 手术要点

（1）体位：患者俯卧位，颅骨牵引器或者专用头架使头部过度前屈，用体位固定带牵引固定。

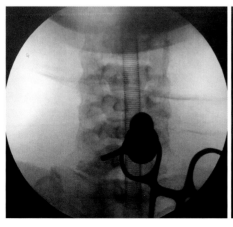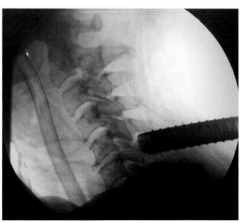

图 10-5-10　确认工作套管节段和深度

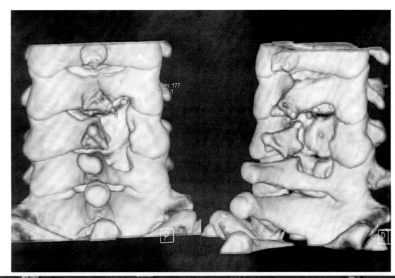

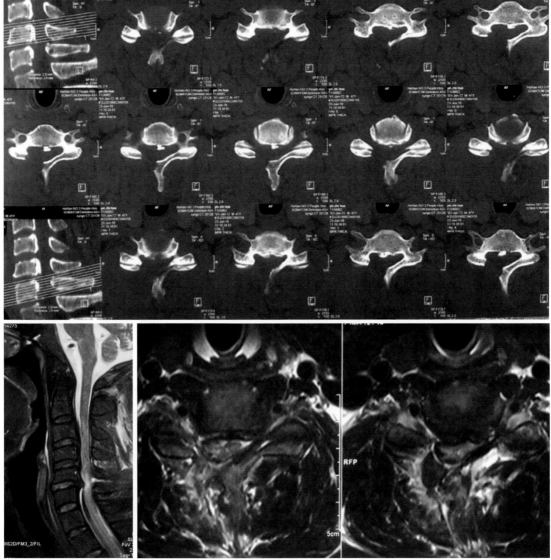

图 10-5-11　病例 1 术后复查 MRI 及 CT 影像

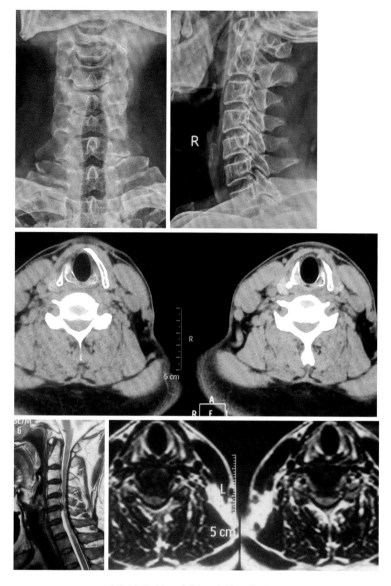

图 10-5-12　病例 2 术前影像资料

（2）麻醉方式：采取全身麻醉，提高手术安全性与患者舒适性。

（3）消毒铺巾，粘贴无菌脑科膜两个，斜向前固定，便于冲洗水流下。

（4）定位：笔者一般采用体表触摸棘突结构，可大致定出手术节段，旁开 0.5 ~ 1 cm 置入注射器针头，C 臂机透视确认手术节段无误。

（5）切口：用尖刀片沿着棘突走向纵行切口约 1 cm，垂直切透皮肤全层。

（6）置入工作套管：置入钝性导杆和逐级工作套管，尖端到达椎板骨质，当置入带螺纹的工作套管时，顺时针方向旋转进入至椎板处，再次 C 臂机透视确认节段正确（图 10-5-13）。

（7）置入大通道内镜，根据持镜方式辨别镜下头尾和内外侧。

2. 镜下操作技巧

（1）内镜下软组织的处理范围要够（镜下显示约 2 cm 左右）。

（2）总结由内向外的处理原则。椎板的处理原则是先处理下位椎体的上椎板再处理上位椎体的下椎板。可用动力磨钻或者超声骨刀，打薄椎板，根据椎板显露情况再决定去除关节突的多少。

（3）动力磨钻和超声骨刀的应用：在磨除上椎板时，由于上椎板由上向下是逐渐增厚的，因此容易出现打滑现象，需要借助右手的力量，防止出现磨钻不小心进入椎管。下椎板处理相对简单，可以

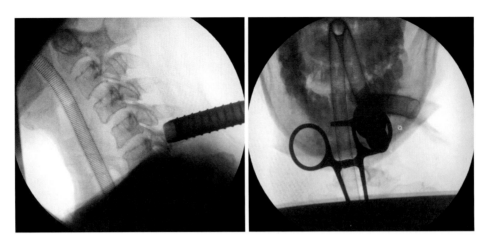

图 10-5-13　病例 2 术中影像资料

直接用磨头的侧面磨除，效率很高。

（4）去除上、下黄韧带的起止点：先找到突破口，用咬骨钳由内向外提拉的方式咬除剩余的很薄的椎板和黄韧带，最后把整块黄韧带去除掉，此时要注意小心切除其与硬膜之间的膜椎韧带，以免硬膜撕裂。

（5）当完成硬膜囊的减压后，显露出硬膜囊的边缘，顺着硬膜囊的边缘探查神经根，显露出神经根与硬膜囊之间的关系，根据二者关系找出神经根的肩上或者腋下，然后根据镜下显露神经根的情况

再决定去除关节突的多少。

（6）如压迫物为髓核，应首先显露出脱出髓核，用神经剥离子分离，再用髓核钳夹取髓核，用神经探钩和神经剥离子探查神经根的活动度。术后复查CT 和 MRI（图 10-5-14）。

四、讨论

脊髓型颈椎病（CSM）作为一种比较常见的颈椎退行性改变，主要是由于脊髓前方椎间盘突出和骨赘形成或后方关节突关节与黄韧带的增生和肥厚

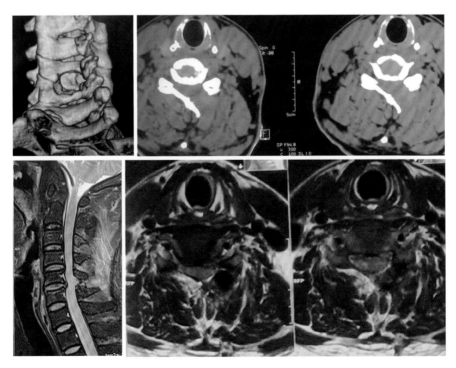

图 10-5-14　病例 2 术后复查 CT 及 MRI

导致压迫造成的颈椎管狭窄。过去治疗 CSM 的手术方法包括颈前路 ACDF、后路开放式椎板切除术或椎板成形术。但传统后路开放手术对颈椎筋膜、肌肉组织的损伤较重，可能导致术后粘连或轴性疼痛的发生，甚至发展为后凸畸形，需要二次融合手术。内镜下颈后路椎管减压手术（Endo-PCSD）保留了后路肌肉韧带复合体，与开放式手术相比，骨的切除也相对较少。

目前，有关微创内镜手术与开放颈椎椎板切除术对比的研究较少。Minamide 等比较了应用 MED 与椎板成形术对颈椎进行 ULBD，发现 MED 组在 5 年的随访中更好地保持了颈椎前凸的生理曲度，且术后后凸的发生率较低。事实上，MED 组在随访时的颈椎前凸比术前有所增加。一项系统回顾研究发现微创手术与开放式椎间孔切开减压术相比，手术时间短，术中失血量明显减少，住院期间镇痛药使用少。此外，Kim 等还报道了微创手术与开放手术相比，术后镇痛药物使用时间缩短，术后 4 周内颈痛减轻，临床疗效无明显差异。这些研究表明，应用 Endo-PCSD 能够最大限度地减少对软组织和肌肉的破坏。最后，随着外科医生对 Endo-PCSD 技术的应用越来越熟练，有关颈椎传统开放式和微创椎板切除术的随机对照试验将会对微创技术的临床效益评估起到巨大的作用。

（马海军　海　宝）

参考文献

[1] Suda K, Abumi K, Ito M, et al. Local kyphosis reduces surgical outcomes of expansive open-door laminoplasty for cervical spondylotic myelopathy. Spine(Phila Pa 1976), 2003 Jun 15, 28(12): 1258-1262.

[2] Oyama M, Hattori S, Moriwaki N, Nitta S. A new method of cervical laminectomy [Japanese]. [Zasshi] The Central Japan Journal of Orthopaedic& Traumatic Surgery, 1973, 16: 792-794.

[3] Hirabayashi K. Expansive open-door laminoplasty for cervical spondylotic myelopathy. Jpn J Surg, 1978, 32: 1159-1163(Japanese).

[4] Hirabayashi K, Watanabe K, Wakano K, et al. Expansive open-door laminoplasty for cervical spinal stenotic myelopathy. Spine, 1983, 8(7): 693-699.

[5] Kurokawa T, Tsuyama N, Tanaka H. Double door laminaplasty through longitudinal splitting of the spinous processes

[6] Park AE, Heller JG. Cervical laminoplasty: Use of a novel titanium plate to maintain canal expansion-surgical technique. J Spinal Disord Tech, 2004, 17(4): 265-271.

[7] Kawaguchi Y, Kanamori M, Ishihara H, et al. Minimum 10-year followup after en bloc cervical laminoplasty. Clin Orthop Relat Res, 2003, 411: 129-39.

[8] Duetzmann S, Cole T, Ratliff JK. Cervical laminoplasty developments and trends, 2003-2013: a systematic review. J Neurosurg Spine, 2015, 23(1): 24-34.

[9] Takeshita K, Seichi A, Akune T, et al. Can laminoplasty maintain the cervical alignment even when the C2 lamina is contained? Spine, 2005, 30(11): 1294-1298.

[10] Seichi A, Takeshita K, Ohishi I, et al. Long-term results of double-door laminoplasty for cervical stenotic myelopathy. Spine, 2001, 26(5): 479-487.

[11] Kawaguchi Y, Matsui H, Ishihara H, et al. Axial symptoms after en bloc cervical laminoplasty. J Spinal Disord, 1999, 12: 392-395.

[12] Kawaguchi Y, Kanamori M, Ishihara H. Minimum 10-year followup after en bloc cervical laminoplasty. Clin Orthop Relat Res, 2003, 411: 129-139.

[13] Wang M, Luo XJ, Deng QX, et al. Prevalence of axial symptoms after posterior cervical decompression: a meta-analysis. Eur Spine J, 2016, 25: 2302-2310.

[14] Kimura A, Endo T, Inoue H, Seichi A, Takeshita K. Impact of axial neck pain on quality of life after laminoplasty. Spine, 2015, 40(24): E1292-1298.

[15] Kato M, Nakamura H, Konishi S, et al. Effect of preserving paraspinal muscles on postoperative axial pain in the selective cervical laminoplasty. Spine, 2008, 33(14): E455-459.

[16] Hosono N, Sakaura H, Mukai Y, et al. The source of axial pain after cervical laminoplasty-C7 is more crucial than deep extensor muscles. Spine, 2007, 32(26): 2985-8.

[17] Kotani Y, Abumi K, Ito M, et al. Minimum 2-year outcome of cervical laminoplasty with deep extensor muscle-preserving approach: impact on cervical spine function and quality of life. Eur Spine J, 2009, 18(5): 663-671.

[18] Lin S, Zhou F, Sun Y, et al. The severity of operative invasion to the posterior muscular-ligament complex influences cervical sagittal balance after open-door laminoplasty. Eur Spine J 2015, 24(1): 127-135.

[19] Epstein NE. Laminectomy for cervical myelopathy. spinal Cord, 2003, 41(6): 317-327.

[20] Rogers WA. Fractures and dislocations of the cervical spine, an end-result study. J Bone Joint Surg Am, 1957, 39-a(2): 341-76.

[21] Bohlman HH. Surgical management of cervical spine fractures and dislocations. Instr Course Lect, 1985, 34: 163-87.

[22] Abumi K, Itoh H, Taneichi H et al. Transpedicular screw

for cervical myelopathy. Rinsho Seikei Geka, 1984, 19: 483-490.

fixation for traumatic lesions of the middle and lower cervical spine: description of the techniques and preliminary report. J Spinal Disord, 1994, 7(1): 19-28.

[23] Jones E, Heller J, Silcox D, et al. Cervical pedicle screws versus lateral mass screws: anatomic feasibility and Biomechanical Comparison. Spine, 1997, 22(9): 977-982.

[24] Lee DH, Lee SW, Kang SJ, et al. Optimal entry points and trajectories for cervical pedicle screw placement into subaxial cervical vertebrae. Eur Spine J, 2011, 20(6): 905-911.

[25] Hojo Y, Ito M, Suda K, et al. A multicenter study on accuracy and complications of freehand placement of cervical pedicle screws under lateral fluoroscopy in different pathological conditions: CT-based evaluation of more than 1000 screws. Eur Spine J, 2014, 23(10): 2166-2174.

[26] Ghori A, Le HV, Makanji H, et al. Posterior fixation techniques in the subaxial cervical spine. Cureus, 2015, 7(10): e338.

[27] Yoshihara H, Passias PG, Errico TJ. Screw-related complications in the subaxial cervical spine with the use of lateral mass versus cervical pedicle screws: a systematic review. J Neurosurg Spine, 2013, 19(5): 614-623.

[28] Abumi K, Shono Y, Ito M, et al. Complications of pedicle screw fixation in reconstructive surgery of the cervical spine. Spine, 2000, 25(8): 962-969.

[29] Uehara M, Takahashi J, Ikegami S, et al. Screw perforation features in 129 consecutive patients performed computer-guided cervical pedicle screw insertion. Eur Spine J. 2014, 23(10): 2189-2195.

[30] Coe JD, Vaccaro AR, Dailey AT, et al. Lateral mass screw fixation in the cervical spine. J Neurosurg Spine, 2014, 20(5): 592-596.

[31] Abumi K, Kaneda K. Pedicle screw fixation for nontraumatic lesions of the cervical spine. Spine, 1997, 22(16): 1853-1863.

[32] Kast E, Mohr K, Richter HP, et al. Complications of transpedicular screw fixation in the cervical spine. Eur Spine J, 2006, 15(3): 327-334.

[33] Nachlas JW. Psudo-angina pectoris originating in the cervical spine. JAMA, 1934, 103: 323-325.

[34] Scoville WB, Whitcomb BB, McLaurin RL. The cervical ruptured disc: report of 115 operative cases. Tran Am Neurol Assoc, 1951, 76: 222-224.

[35] Robinson RA, Smith GW. Anterolateral disc removal and interbody fusion for cervical disc syndrome. Bull Johns Hopkins Hosp, 1955, 96: 223-224.

[36] Cloward RB. The anterior approach for removal of ruptured cervical discs. J Neurosurg, 1958, 15: 602-614.

[37] Scoville WB. Types of cervical disc lesions and their surgical approaches. JAMA, 1966, 196: 105-107.

[38] Zeidman SM, Ducker TB. Posterior cervical lami-noforaminotomy for radiculopathy: review of 172 cases. Neurosurgery, 1993, 33: 356-362.

[39] Hernandez RN, Wipplinger C, Navarro-Ramirez R, et al. Ten-step minimally invasive cervical decompression via unilateral tubular laminotomy: technical note and early clinical experience. Oper Neurosurg(Hagerstown), 2020 Mar 1, 18(3): 284-294.

[40] Lin Y, Rao S, Li Y, et al. Posterior percutaneous full-endoscopic cervical laminectomy and decompression for cervical stenosis with myelopathy: a technical note. World Neurosurg, 2019 Jan 12. pii: S1878-8750(19)30051-8. [Epub]

[41] Jagannathan J, Sherman JH, Szabo T, et al. The posterior cervical foraminotomy in the treatment of cervical disc/osteophyte disease: a single-surgeon experience with a minimum of 5 years' clinical and radiographic follow-up. J Neurosurg Spine, 2009, 10: 347-356.

[42] Grieve JP, Kitchen ND, Moore AJ, et al. Results of posterior cervical foraminotomy for treatment of cervical spondylitic radiculopathy. Br J Neurosurg, 2000, 14: 40-43.

[43] McAnany SJ, Kim JS, Overley SC, et al. A meta-analysis of cervical foraminotomy: open versus minimally-invasive techniques. Spine J, 2015, 15: 849-856.

[44] Zdeblick TA, Abitbol JJ, Kunz DN, et al. Cervical stability after sequential capsule resection. Spine, 1993, 18: 2005-2008.

[45] Bydon M, Mathios D, Macki M, et al. Long-term patient outcomes after posterior cervical foraminotomy: an analysis of 151 cases. J Neurosurg Spine, 2014, 21: 727-731.

[46] Ruetten S, Komp M, Merk H, et al. Full-endoscopic cervical posterior foraminotomy for the operation of lateral disc herniations using 5. 9-mm endoscopes: a prospective, randomized, controlled study. Spine, 2008, 33: 940-948.

[47] Christopher M, Gary G, Thomas J. et al. An evidence-based clinical guideline for the diagnosis and treatment of cervical radiculopathy from degenerative disorders. The Spine Journal, 2011, Volume 11, Issue 1, 64-72.

[48] Ahn Y, Lee SH, Lee SC, et al. Factors predicting excellent outcome of percutaneous cervical discectomy: analysis of 111 consecutIve case . Neuroradiology, 2004, 46: 378-384.

[49] Tzaan WC. Anterior percutaneous endoscopic cervical discectomy for cervical intervertebral disc herniation: outcome, complications, and technique. J Spinal Disord Tech, 2011 Oct, 24(7): 421-431.

[50] Ahn Y, Lee SH, Shin SW et al. Percutaneous endoscopic cervical discectomy: clinical outcome and radiographic changes. Photomed Laser Surg, 2005 Aug, 23(4): 362-368.

[51] Ruetten S, Komp M, Merk H, et al. Full-endoscopic anterior decompression versus conventional anterior decompression and fusion in cervical disc herniations. Int Orthop, 2009, 33(6): 1677-1682.

[52] Lee JH, Lee SH. Clinical and radiographic changes after percutaneous endoscopic cervical discectomy: a long-term follow-up. Photomed Laser Surg, 2014 Dec, 32(12): 663-668.

[53] George B, Zerah M, Lot G, et al. Oblique transcorporeal approach to anteriorly located lesions in the cervical spinal canal. Acta Neurochir(Wien), 1993, 121(3-4): 187-190.

[54] Choi KC, Ahn Y, Lee SH, et al. Combined anterior approach with transcorporeal herniotomy for a huge migrated cervical disc herniation. Korean J Spine, 2011 Dec, 8(4): 292-294.

[55] Ruetten S, Komp M, Merk H, et al. A new full endoscopic technique for cervical posterior foraminotomy in the treatment of lateral disc herniations using 6.9-mm endoscopes: prospective 2-year results of 87 patients. Minim Invasive Neurosurg, 2007, 50(4): 219-226.

[56] Rahmani MS, Terai H, Akhgar J, et al. Anatomical analysis of human ligamen- tum flavum in the cervical spine: special consideration to the attachments, coverage, and lateral extent. J Orthop Sci. 2017, 22(6): 994-1000.

[57] Ahn Y. Percutaneous endoscopic cervical discectomy using working channel endoscopes. Expert Rev Med Devices, 2016, 13: 601-610.

[58] Zdeblick TA, Zou D, Warden KE, et al. Cervical stability after foraminotomy. A biomechanical in vitro analysis[J]. Journal of Bone & Joint Surgery American Volume, 1992, 74: 22-27.

[59] Hayashi K, Yabuki T, Kurokawa T, et al. The anterior and posterior longitudinal ligaments of the lower cervical spine. Journal of Anatomy, 1978, 124: 633-636.

[60] Tanaka N, Fujimoto Y, An HS, et al. The anatomic relation among the nerve roots, intervertebral foramina, and intervertebral discs of the cervical spine. Spine, 2000, 25: 286-291.

[61] Yang JS, Chu L, Chen L, et al. Anterior or posterior approach of full-endoscopic cervical discectomy for cervical intervertebral disc herniation? a comparative cohort study. Spine, 2014, 39: 1743-1750.

[62] Komp M, Oezdemir S, Hahn P, et al. Full-endoscopic posterior foraminotomy surgery for cervical disc herniations. Oper Orthop Traumatol, 2018, 30: 13-24.

[63] Wu W, Yan Z. Intraoperative total spinal anesthesia as a complication of posterior percutaneous endoscopic cervical discectomy. Eur Spine J, 2018, 27: 431-435.

[64] Minamide A, Yoshida M, Simpson AK, et al. Micro-endoscopic laminotomy versus conventional laminoplasty for cervical spondylotic myelopathy: 5-year follow-up study. J Neurosurg Spine, 2017, 27(4): 403-409.

[65] Clark JG, Abdullah KG, Steinmetz MP, et al. Minimally invasive versus open cervical foraminotomy: a systematic review. Global Spine J, 2011, 1(1): 009-014.

[66] Kim KT, Kim YB. Comparison between open procedure and tubular retractor assisted procedure for cervical radiculopathy: results of a randomized controlled study. J Korean Med Sci, 2009, 24(4): 649-653.

第十一章 可视化内镜技术在脊柱感染性疾病中的应用

第一节 脊柱感染性疾病及微创治疗概述

一、脊柱感染性疾病概述及微创治疗方法进展

脊柱感染性疾病是脊柱由特定病原微生物感染所致的一组疾病的统称。感染可累及脊柱的任何部位及椎旁组织，常见的有椎体骨髓炎、椎间隙感染、硬膜外脓肿等。近些年，随着人类寿命的延长、诊疗技术的提高以及慢性消耗性疾病、血管内装置使用、脊柱手术内植物应用、静脉药物滥用、免疫缺陷性疾病增多，脊柱感染性疾病的发生率呈现逐年上升趋势。丹麦 2014 年的一项研究发现，在过去 14 年，化脓性椎间盘炎的年发生率从 2.2/10 000 上升至 5.8/10 000；Akiyama 等也报道了日本化脓性椎间盘炎发生率从 2007 年至 2010 年增长了 140%。

脊柱感染的主要原因是病菌在脊柱定植，然后从病灶节段向相邻节段扩散。常见的感染途径包括血源性感染和医源性感染。血源性感染中的致病菌可来自人体的静脉或动脉系统。脊柱全长均分布有致密的静脉丛，椎体静脉呈"Y"形分布，它们引流各椎体的静脉血，并通过每个椎体后面的滋养孔流入椎体内静脉。这些静脉均无静脉瓣，又称 Batson 静脉系统，在每个椎体层面相连形成硬膜外静脉丛，硬膜外静脉丛与椎体前方及侧方静脉网广泛交通。当腹腔压力增高时，肿瘤细胞或病原菌可沿上述没有静脉瓣的 Batson 静脉系统逆行并存留于脊柱引起感染。动脉主要是脊柱前后动脉形成的动脉网，包括椎动脉、肋间后动脉及腰动脉分支。成人椎间盘血管已基本退化，其营养主要靠组织液渗透供应，营养动脉最丰富区域为椎体软骨下区域，因此是血源性感染最常见的起始部位。成人血源性感染起初表现为椎体炎，之后感染经局部蔓延并透过终板蔓延至椎间隙，并破坏相邻终板及椎体，最终穿透纤维环及椎体表面到达椎旁组织及硬膜外，导致椎旁及硬膜外感染。医源性脊柱感染主要发生在脊柱侵袭性医疗操作中，如脊柱穿刺活检、椎管麻醉及镇痛、椎间盘造影等。脊柱感染性疾病包括多种分型方法，根据感染类型可分为化脓性感染、肉芽肿感染、寄生虫感染。化脓性感染最常见的病原体是金黄色葡萄球菌，约占 55%。肉芽肿感染的病原体有结核分枝杆菌、真菌，布氏杆菌、隐球菌引起的脊柱感染也有报道。除此之外，仍有约 1/3 的患者无法确诊其病原体。按照感染病原菌可分为特异性感染（如：结核分枝杆菌、布氏杆菌、梅毒螺旋体、真菌）及非特异性感染［金黄色葡萄球菌（约 80%）、大肠埃希杆菌、链球菌、腐生葡萄球菌、肺炎克雷伯菌等］；按照感染部位可分为椎体、椎间隙及硬膜外感染。

脊柱感染性疾病常见的临床表现包括：颈、胸或腰背部疼痛、活动受限、发热、慢性起病等；实验室检查有白细胞、红细胞沉降率、C 反应蛋白异常升高；X 线或 CT 等影像学表现为病变椎间隙变窄、骨质破坏、椎旁脓肿和（或）腰大肌脓肿，MRI 显示 T_1WI 呈低信号、T_2WI 呈高信号或不均匀混杂偏高信号、脂肪抑制 T_2WI 呈高信号。由于临床表现缺乏特异性，容易造成漏诊及误诊。如果处理不当或延误治疗容易造成神经损伤、败血症等问

题，严重时会导致脊柱畸形、神经功能严重受损、瘫痪甚至危及生命。

临床上多数脊柱感染患者年龄偏大，且一般状况通常较差，因此，对手术风险过大、无法耐受手术或病情较轻的脊柱感染患者，多考虑进行非手术治疗。非手术治疗包括足量、足程选用敏感抗生素，卧床休息，营养支持等。应该明确脊柱感染性疾病的首选治疗方案是应用敏感抗生素，在应用抗生素前应获取病原菌标本。研究发现，使用抗生素疗程太短容易出现感染复发，使用不到 8 周复发率＞10%，使用超过 12 周复发率＜5%，因此对抗生素治疗强调足程应用。若患者存在败血症，经验性用药需选择广谱性抗生素，抗生素选择应覆盖 MRSA 和革兰氏阴性菌（万古霉素、头孢吡肟），待获取培养结果后再选取敏感抗生素。研究显示至少 4 周的抗生素使用治愈率可达 88%～91%，所以常规抗生素使用时间在 4～12 周，若患者合并有脓肿，则抗生素使用时间应适当延长。

脊柱感染通常并不需要进行手术治疗，但临床有接近 50% 的病例进行了手术治疗。当脊柱感染经保守治疗无效且感染部位出现脊髓受压、局部不稳或畸形、保守治疗无法缓解的顽固性疼痛以及病变不断进展时则需要手术治疗，其主要目的是清除感染病变组织、明确和减少病原体、控制症状、解除神经脊髓压迫、减少脊柱后凸畸形的发生并提供脊柱病变节段的稳定性。对化脓性脊柱感染的经典手术方式为前路减压及病灶清除、椎体融合。前路手术能充分显露感染病灶，进而更为充分彻底地清除坏死及感染组织。后路手术创伤小，对于有慢性病变患者以及老年患者而言，可明显缩短术后绝对卧床时间，减少卧床相关并发症发生，但后路手术病灶清除不够彻底，仅适用于病变累及椎间盘或者少量骨质受损者。由于脊柱解剖部位深在、结构复杂，传统开放手术行病灶清除椎弓根螺钉内固定虽然疗效肯定，但因为创伤大、风险高、技术要求高，同时受到切口部位和周围重要器官和组织的限制，彻底清除病灶存在一定困难，患者术后恢复时间长、并发症较大也是其缺点。手术治疗指征包括：明确的神经损害症状、获取组织培养标本、败血症、脊柱稳定性丢失、诊断不明疑似恶性病变、经正规非手术治疗无效、病情继续进展等。脊柱感染性疾病

手术时机选择也非常重要。如遇细菌毒力强、周围组织炎症重、脓肿弥散难以"彻底"清除，患者出现菌血症或败血症，要当机立断进行病灶清除术。

脊柱感染性疾病的微创手术治疗相对于传统开放手术具有创伤小、出血少、术后恢复快且并发症少的优势，近些年已逐步得到广大脊柱外科医生及患者的认可。由于大多数脊柱感染患者多存在免疫力低下、营养状况差或其他严重合并症，开放手术往往导致术后切口不愈合、窦道形成甚至继发感染，此时微创手术的优势就更加明显。随着微创脊柱外科（minimally invasive spine surgery，MISS）的不断发展，介入治疗、腔镜、通道扩张器及可视化脊柱内镜系统都已逐步应用到临床治疗中并获得了满意的疗效。

二、多种影像设备引导下病灶穿刺置管引流

早期影像学引导下的微创治疗多局限于病变部位穿刺活检、脓液抽吸。近些年随着影像学技术和设备不断发展更新，使得在这些影像学设备引导下治疗脊柱感染性疾病成为可能。目前国内外最常用的操作方式包括超声引导、C 臂透视引导及 CT 引导下对病变部位精准穿刺后进行病灶清除、病变取材或置管冲洗引流等操作。不同的微创方法均取得了良好的临床疗效，这是一种介于保守治疗和常规的开放手术之间的新的治疗方法，已经逐步成为治疗脊柱感染性疾病的常规手段。

CT 具有良好的空间对比分辨率、能够对器官进行断层显示、精准定位等多种优势，大大提高了脊柱感染性疾病的诊断率和治愈率。通过精准建立和放置直达病灶的管道、持续灌洗及局部注射抗结核药物，达到治愈病灶、减轻症状的目的。1993 年 Pombo 等首次报道了 CT 引导下经皮引流术治疗腰大肌脓肿及髂腰肌脓肿患者 7 例，引流持续时间 5～11 天，临床疗效满意。CT 引导下经皮穿刺置管引流以及持续灌注冲洗对脊柱结核患者，尤其是对一些存在椎体破坏，死骨或脓肿形成，以及一些神经症状并不严重的患者来说，其治疗效果更好，相较于其他的治疗手段，其优势也更明显。2002 年，Din 等报道了在 CT 引导下经皮置管灌注冲洗成功治疗了 21 例髂腰肌结核脓肿患者。随后，张西峰等开

展了经皮穿刺置管灌洗，局部灌注药物治疗脊柱结核，结果表明该技术对无严重脊柱畸形及神经功能损伤的脊柱结核患者具有良好的临床疗效。CT引导下经皮穿刺置管灌洗局部化疗具有以下优点：①对患者全身状况要求较低，尤其适合高龄或伴有严重合并症的无法耐受开放手术的患者；②局部灌注的抗结核药物直接到达病灶而不经过门静脉系统，可以最大限度地减少药物的不良反应；③相对于全麻下的开放手术，该技术治疗费用低，仅相当于病灶清除内固定术治疗费用的1/10。但CT引导下经皮穿刺置管灌洗局部化疗同样存在自身的局限性，张西峰等指出，该技术难以对椎管内的软组织和骨性组织进行减压，不能矫正脊柱后凸畸形，且詹子睿和张西峰在使用该技术过程中出现了引流管堵塞、出入液体量差、引流管滑脱和冲洗液由切口渗出或漏出等问题。

与CT引导下相比，超声引导具有价格低、完全无创及设备便于推移等特点，同时可以避免术中对患者及术者长时间X射线照射的风险。国内外有学者采用B超引导下穿刺置管引流治疗伴有脓肿的腰椎结核患者，Manoharan等报道了1例因C_5-T_3结核性脓肿致不完全神经损伤的11岁女性患者，在超声引导下行脓肿抽吸术及抗结核药物治疗，随访2年，无临床症状复发。王静等对21例结核性髂腰肌脓肿患者在全身抗结核基础上行彩超引导下经皮穿刺置管引流，平均引流19天，随访10～24个月，除1例患者脓肿复发经再次置管引流后愈合外，其余20例患者均痊愈无复发，未出现慢性窦道形成、混合感染等。和其他影像引导方式比较，B超引导下穿刺置管要求骨科医师有良好的超声使用经验，操作较为复杂，图像不够清晰，易导致病变部位判断不清，因此其临床用于治疗脊柱感染受到一定限制。

三、内镜技术在脊柱感染性疾病治疗中的应用

（一）胸腔镜及腹腔镜在脊柱结核中的应用

随着腔镜技术的发展，胸腔镜手术已成为开放性胸椎手术较好的替代方式，其围手术期并发症发生率明显减少且疗效明确。1993年，Mack等首先将胸腔镜技术应用到脊柱疾病治疗，后续的国内外报道多集中于胸腔镜治疗椎间盘突出及脊柱侧凸方面的研究。电视辅助胸腔镜技术已应用于胸椎结核的诊治中，手术范围由局部活检、胸椎间盘切除发展到椎体切除、重建及内固定术。脊柱结核胸椎常见受累，传统开胸手术创伤大、出血多、术后恢复较慢、住院周期较长，且存在损伤胸腔内重要脏器及大血管可能，手术风险高。胸腔镜的出现，使得胸椎结核的微创治疗有了巨大飞跃。由于脊柱结核的病灶大多位于胸椎前中柱，前路手术可以较好地显露病变部位，彻底清除病灶（包括脓肿、干酪样物质、死骨和肉芽组织），因而前入路手术在治疗胸椎结核方面有较大优势。有研究者报道使用该技术治疗胸椎结核的优良率为90%，可以完成胸椎结核病灶清除及植骨融合术，在切口长度、术中出血量、术后引流量、疼痛持续时间、住院时间等方面显示出了优势，并且可以根据患者病变严重程度选择不同的手术入路或者根据病灶部位和胸腔解剖特点选择手术入路。Kapoor等使用电视胸腔镜治疗脊柱结核30例，平均手术时间158.5 min，平均失血量296.7 ml，10例出现了并发症，平均随访80个月，末次随访时患者神经功能均获得改善，Cobb角较术前平均改善7.5°，95%的患者取得了良好的疗效。

腹腔镜技术应用于腰椎结核的治疗，可以提供清晰的手术操作视野，有利于手术部位的显露和分离。1991年Obenchain等首次将腹腔镜应用于前路腰椎间盘切除手术，Zucherman等于1993年实施经腹腔镜前路椎体间融合术。腰椎前路腹腔镜手术主要有腹腔入路与腹膜后入路，前者主要用于腰5以下的椎体疾病，由于神经、大血管等阻挡，手术难度相对较大；而后者组织间隙疏松，易于分离并建立手术操作空间。早期对腰椎结核应用腹腔镜辅助的前路手术仅限于病灶清除、脓肿引流。陈荣春等报道了22例脊柱结核患者采用腹腔镜辅助下联合侧前方小切口腹膜后入路手术治疗，手术时间110～250 min（平均140 min）；术中出血量120～280 ml（平均180 ml），平均随访22个月，结果显示所有患者无病灶扩散，红细胞沉降率及C反应蛋白均恢复正常，且没有患者出现结核复发及内固定物松动、断裂等并发症，末次随访时，除1例术前

神经功能由 Fankel C 级恢复至 D 级外，其余均完全恢复至 E 级；按 Nakai 评分标准评估，获优 9 例，良 10 例，可 3 例，优良率为 86.4%。黄强民等使用腹腔镜行腰椎结核及腹后壁脓肿清除，共治疗 9 例患者，成功 8 例，1 例患者无效，后改为肾切口开放手术治疗，作者认为在使用腹腔镜处理腰大肌脓肿时可根据术前影像学病灶位置的不同而选择不同的手术切口，取腋后线以脓肿最明显处选择切口，沿腋后线做 2~3 cm 切口，该切口的优点是不进入腹腔，避免了清理脓腔时脓液对腹腔的污染。采用气囊扩张后腹膜可扩大腹腔镜的操作空间，减少出血，同时直视下可清晰地看到输尿管走行，避免损伤输尿管。国内目前使用腹腔镜治疗脊柱感染性疾病相关文献较少，且病例数较少，也体现出在开展方面的一些技术性问题。

腔镜手术应用于脊柱感染性疾病治疗也存在其局限性，受限原因主要是手术技术要求较高，需要多科室合作，其次腔镜技术学习曲线陡峭、设备昂贵等因素，也限制了其在临床的广泛应用，尤其不适合基层医院开展。

（二）可视化脊柱内镜治疗脊柱感染性疾病

脊柱内镜是微创脊柱外科研究和关注的热点。早期主要用于椎间盘突出症的治疗，经过长期的随访取得了良好的临床疗效。近些年，国内外越来越多的学者采用脊柱内镜治疗脊柱感染性疾病获得了满意疗效，体现了其微创性、安全性及有效性的特点。

目前使用脊柱内镜治疗脊柱椎体骨髓炎及椎间隙感染、脊柱内固定术后发生的感染、脊柱特异性或非特异性感染及腰大肌脓肿方面均有报道，其中使用脊柱内镜治疗腰椎结核病灶的文献相对较多，Yang 等使用脊柱内镜治疗了 21 例腰椎脊柱炎患者，入组患者中排除了出现严重神经功能损害及腰椎失稳的病例，所有患者分为三组：合并有椎旁脓肿、术后复发感染及多节段感染组，镜下取材病原菌检出率为 90.5%（19/21），除了 3 例多节段感染患者 2 周后再次接受了前路脓肿清除术外，其余患者腰痛均明显缓解，临床效果满意，总体感染控制率为 86%，作者认为可视化内镜技术治疗脊柱炎可以获得更好的细菌学诊断、缓解患者腰部疼痛并缩短疾病疗程。邓忠良等对 15 例无严重脊柱后凸畸

形及神经功能损害的腰椎结核患者行内镜下病灶清除灌洗加局部化疗，无手术相关并发症，平均置管 14 天，随访 15~24 个月，临床症状均缓解，末次随访时均获得临床治愈。李海涛等采用椎间孔镜技术翻修治疗腰椎术后椎间隙感染 11 例，采用常规椎间孔镜入路，术中彻底清除感染失活组织，大量生理盐水反复冲洗，术后选择敏感抗生素持续治疗至 6 周。所有患者术后 1 天、1 个月和 3 个月的 VAS 评分，以及白细胞计数、中性粒细胞、红细胞沉降率和 C 反应蛋白等指标均显著降低（$P<0.05$）；术后 3 个月，其 ODI 亦较术前显著降低（$P<0.05$），末次随访时，无一例患者复发，总体满意率达到 100%。作者认为椎间孔镜技术治疗腰椎术后椎间隙感染具有创伤小、疗效可靠的特点。Hsu 等使用脊柱内镜治疗 22 例单节段腰椎化脓性脊柱炎患者，其中 17 例合并椎旁脓肿，所有患者均采用双侧入路进行病灶清除，同时使用稀释后的聚维碘酮进行病灶冲洗，评价标准采用 VAS 评分、改良 MacNab 评分及血液感染指标，结果显示镜下活检取材的诊断率为 86.4%（19/22），18 例患者获得了满意的症状缓解并治愈，成功率为 81.8%（18/22），3 例患者术后出现下肢感觉异常，22 例患者均无严重手术相关并发症出现，作者认为在采用传统的开放清创手术之前，脊柱内镜手术是治疗腰椎化脓性脊柱炎的选择之一。郑小平等应用椎间孔镜技术治疗高龄腰椎非特异性感染患者 11 例，所选择患者年龄分布为 71~83 岁，平均 76.9 岁，感染部位最高位于腰$_{2/3}$间隙，最低位于腰$_5$-骶$_1$节段，采用局麻下椎间孔镜经 Kambin 三角进入受累椎间隙，对感染的髓核组织和终板进行清除，术后持续给予生理盐水冲洗，术后随访 12~21 个月。术后 1 周时，其白细胞计数、C 反应蛋白和红细胞沉降率等指标均显著降低（$P<0.05$），末次随访的 JOA 评分显著改善，无一例复发，表明脊柱内镜在处理高龄腰椎非特异性感染患者中具有一定的优势。此外，2014 年 Iwata 等使用脊柱内镜技术治疗 4 例因长期使用广谱抗生素而出现腰椎间隙真菌感染的患者，配合应用 3 个月的抗真菌药物，术后随访 26~92 个月，结果显示 4 例患者均获成功。Iwata 认为 PTED 技术创伤小、疗效肯定，是治疗真菌导致的椎间盘感染的可选方案。

综上所述，内镜技术治疗脊柱感染性疾病的优

势在于：直视下观察病灶，直接清除死骨、坏死组织及脓肿，刮除结核肉芽肿，可以彻底清除病灶；获取更多病变组织，细菌培养阳性率高；微创手术方法相对于传统开放手术，大大减少了对脊柱稳定结构的破坏以及术中出血量，患者容易耐受、术后恢复更快；通过内镜工作通道可以留置管径更粗的双腔引流管，便于术后对病灶进行充分的灌洗及引流，缩短病程。其局限性在于：椎间孔镜对椎间盘及椎旁组织的清理效果较好，但对椎体内病变疗效欠佳；目前尚缺乏专门为治疗脊柱感染设计的内镜工具，增加了手术操作时间及风险性。

四、微创通道辅助下治疗脊柱感染性疾病

近年来，随着各种微创通道系统的应用，脊柱微创技术得到进一步发展。使用微创通道可以通过有限的手术切口直视下完成脊柱椎管减压、结核病灶或肿瘤切除、椎间盘切除以及椎间融合手术，已逐渐成为临床治疗脊柱各类疾患的常用手段。通道系统下小切口手术治疗脊柱结核所采用的手术入路多是侧方入路和后方入路。其中，经侧方手术入路不进入椎管，可以避免损伤脊柱后方结构及对脊髓神经的干扰，具有显著的优越性。甘锋平等应用美敦力公司的 DLIF 微创通道，经腰椎侧方入路行腰椎病灶清除及融合内固定术治疗 15 例腰椎结核患者，手术时间 80～125 min（平均 95 min），围手术期失血量 200～500 ml（平均 280 ml）。随访时间 8～12 个月，结果显示所有患者疼痛症状均得到明显改善，红细胞沉降率恢复正常，植骨获得融合，无内固定松动、断裂等并发症。Karn 等在相关研究中使用新型 SynFrame 撑开系统，并对临床效果进行了报道说明。他们应用该撑开系统从侧前路进行微创病灶清除减压、植骨融合治疗胸腰段结核 5 例，切口 4～6 cm，手术时间 90～120 min（平均 100 min），手术出血量 300～600 ml（平均 400 ml）。所有患者术中及术后均未出现神经、血管相关并发症。他们认为新型 SynFrame 撑开系统切口小，手术视野更清楚，适用于胸腰椎结核的微创手术治疗，但器械设备费用昂贵是其主要缺点。Sam 等在微创通道下行腰椎结核病灶清除治疗 3 例感染所致广泛硬膜外脓肿患者获得了满意的临床疗效，结果表明该术式在有效清除病灶脓肿的同时可以避免过多切除脊柱椎板，是治疗脊柱感染性疾病有效且安全的微创手术方式。Neal 等采用微创经侧方腰大肌入路行椎间盘病灶清除、部分或全部病变椎体切除联合椎间融合螺钉内固定治疗腰椎感染，术后随访 1 年，所有患者症状改善明显且获得了较为稳定的融合，表明该术式具有创伤小、出血少、手术时间短的特点，同时能够有效避免对脊柱后柱的破坏而影响稳定性。

综上所述，开放手术微创化是未来外科学发展的方向，脊柱外科手术的微创化亦是现代脊柱外科发展的必然趋势。近些年脊柱微创技术发展日新月异，但现阶段脊柱微创手术还不能适用于所有脊柱疾病患者的治疗，尚不能完全替代传统手术，且各微创手术方式利弊不一，在临床应用中，需根据患者具体病情合理选择手术方式，在应用中不断探索与总结，发展与创新，要经过循证医学反复实践检验和前瞻性长期随访研究，才能获得最终的结果。

第二节　脊柱感染性疾病的可视化内镜下处理

脊柱感染性疾病传统的开放手术方式主要包括：前路、后路病灶清除植骨融合内固定术，前路病灶清除联合后路植骨内固定术。对于基础条件较好的年轻患者，传统开放手术可能是较好选择，可以较为彻底地清除病灶并提供坚强的内固定，有利于椎间植骨融合和脊柱稳定的重建。但此术式不可避免地存在剥离组织多、创伤大、脊柱韧带复合体结构被破坏、神经根或脊髓损伤可能，同时内固定植入也增加了术后感染风险及患者的经济负担。尤其对合并较大椎旁脓肿或经 CT 引导穿刺引流后因脓液黏稠导致引流失败、无法耐受手术或麻醉的老年体弱患者，是一个巨大的挑战。因此，如何选择一种创伤小、疗效确切的治疗方式是目前治疗的难点。近些年可视化脊柱内镜技术的不断发展，为上述问题提供了可能的解决之道。

一、可视化内镜在治疗腰大肌脓肿中的应用

脊柱化脓性感染往往会在脊柱的不同部位或椎旁软组织内形成脓肿，腰椎感染常常会形成腰大肌脓肿，在部分胸椎结核的感染病例中我们也发现有患者同时出现了腰大肌脓肿。个别患者脓腔体积可达 2000 ml 以上（图 11.1），脓腔位于深部不易引流排出，导致病情迁延不愈。而当致病菌毒力较强时，如临床常见的金黄色葡萄球菌、链球菌或大肠埃希菌感染，往往会合并有全身中毒症状，出现反复发热、寒战症状，患者长期处于代谢消耗状态，短时间内会出现败血症甚至多器官衰竭而死亡，采用可视化内镜进行腰大肌脓肿清除置管灌洗引流的主要目的是充分清除病灶内脓液、坏死组织，减轻患者全身中毒症状，配合严格规范的敏感抗生素治疗，从而达到缩短病程、改善预后、降低并发症发生率的目的。

（一）适应证

患者术前经 X 线、CT 及 MRI 等影像学检查确诊为感染性腰大肌脓肿；腰大肌脓肿影像学评估直径≥3 cm，脓肿体积≥50 ml。

（二）禁忌证

诊断尚不明确，腰大肌占位无法区分来源（肿瘤/动脉瘤等）；患者存在明确的凝血功能障碍；严重心肺功能障碍患者无法耐受手术；精神障碍或异常无法配合完成手术；孕妇；术前训练在侧卧位或俯卧位状态维持时间<30 min 者；有严重药物过敏史，术中可能发生药物过敏的患者；患者及家属对手术并发症及疗效不认可，沟通无效者。

（三）术前准备

1. 所有患者入院后完善血常规、ESR、CRP，根据患者不同致病菌可以选择进行特异性实验室检查，如：结核感染 T 细胞斑点试验（TSPOT）、结核抗体三项或布鲁氏菌凝集试验等。

2. 拍摄病变部位 X 线片、CT、MRI，必要时需行增强 MRI 观察病变情况，在 MRI 的冠状位扫描序列上可以更好地观察脓肿的起始部位及病变波及范围。

3. 术前给予营养支持治疗及充分卧床休息，每天上午和下午按照手术要求各练习两次俯（侧）卧位，每次持续俯（侧）卧位时间≥30 min。

4. 根据不同的致病菌可选用敏感抗生素进行治疗。

5. 在 CT 图像测量脓肿范围，单侧还是双侧，脓肿的位置、大小、有无分隔、有无钙化、有无死骨形成。术前确定脓肿中心距离脊柱旁开距离，距离皮肤深度，根据 CT 图像了解自皮肤表面至椎间盘纤维环前方的距离（安全线）（图 11.2）。

（四）操作步骤

根据术者习惯，患者取俯卧或侧卧位，本文按俯卧位进行描述。

患者胸髂部垫体位垫或弓形架，使腹部悬空，

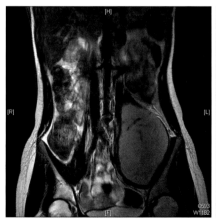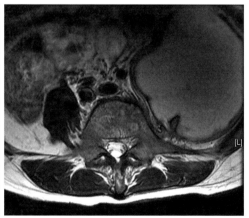

图 11-1　16 岁女性患者，术前诊断腰椎结核伴腰大肌脓肿，脓肿体积最长径超过 10 cm，查体外观可见左侧腹外侧膨隆

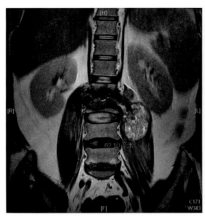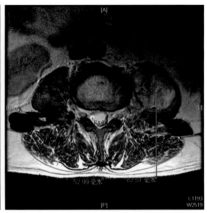

图 11-2　男性，48 岁，腰 2/3 结核伴腰大肌脓肿，术前测量脓肿中心距离脊柱旁开距离及距离皮肤深度

降低腹部压力同时可以使腹腔内容物向腹侧前移，避免后方穿刺及操作伤及腹腔内容物。

根据术前设计及测量数据，在患者体表画出脊柱中线及腰大肌脓肿的体表投影，C 臂机透视下根据椎体形态进一步明确穿刺点无误，常规消毒铺无菌单行手术。

使用 18 G 穿刺针、10 ml 注射器抽取 1% 利多卡因于穿刺点行逐层浸润麻醉，在 C 臂机引导下注射器边回抽边注射麻药向腹侧推进，部分患者在针头进入过程中会出现腰丛神经的刺激症状，此时可略微调整针尖方向后继续进入。当针尖穿透脓肿壁时在不同的患者中可体会到轻重不一的落空感，要注意体会，此时回抽注射器可看到脓液出现，更换注射器抽取脓液后分别注入到需氧及厌氧培养瓶内。

拔出针芯置入导丝，C 臂透视证实导丝尖端位于术前设计的脓肿中心，退出 18 G 穿刺针，沿导丝在皮肤进针点尖刀切开皮肤，长 7～8 mm，沿导丝逐级置入软组织扩张器，此时需要 C 臂多次进行侧位透视证实导杆或导丝没有越过"安全线"，必须防止器械进入腹腔或伤及椎间盘腹侧的重要血管组织。沿导杆建立工作通道，再次正侧位透视，确定工作通道的尖端在正侧位影像上都位于术前设计的"靶点"。后路腰椎手术类似椎板间入路椎间盘切除，在连接椎间孔镜系统时，需要助手把持好工作通道，并记录此时工作通道在体表的刻度，避免通道向腹侧移位造成腹侧脏器组织的损伤。

在内镜直视下以髓核钳将腰大肌内感染组织及

脓液清理干净，并以高频电极对脓肿壁进行搔刮及探查并予以清除，此时逐渐可见脓肿内壁显露，向头端及尾端摆动工作通道及内镜，用高频电极探查脓肿腔的头尾侧，尽可能对脓肿内部进行广泛、有效的清除。生理盐水持续冲洗脓腔，以利于炎性因子和坏死组织的清除，整个操作过程中一般无明显出血，主要的渗血来自脓肿肌肉内壁的小血管，都可以通过射频电刀进行止血。探查清理结束后，退出内镜及工作通道，选用一次性使用的三腔无菌导尿管作为引流管，根据患者体型可以选择 18-22Fr 规格，置入脓腔内。选用三腔导尿管的好处在于，可以通过尿管尾端的注射口注入 10 ml 盐水，尿管尖端的水囊可以很好地固定管道，不易发生术后脱落。切口处缝合 1 针，固定冲洗引流管，无菌敷料包扎切口。将术中取出的感染组织送细菌培养及病理检查（图 11.3～图 11.8）。

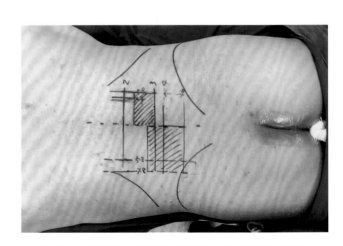

图 11-3　术前在患者背部皮肤标记出脓肿的体表投影

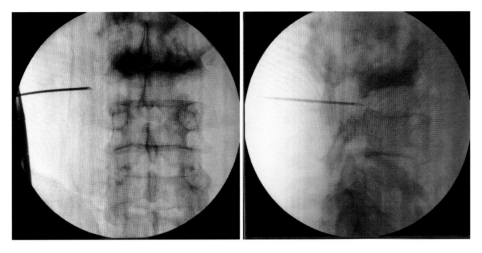

图 11-4　C 臂透视可见穿刺针进入，正侧位图像确认针尖位置

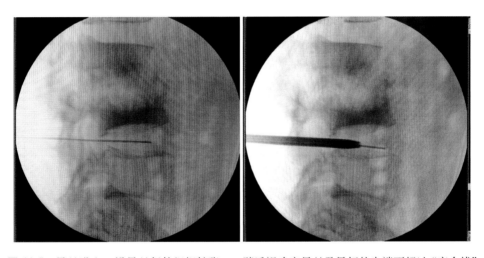

图 11-5　导丝进入，沿导丝行软组织扩张，C 臂透视确定导丝及导杆的尖端不超过"安全线"

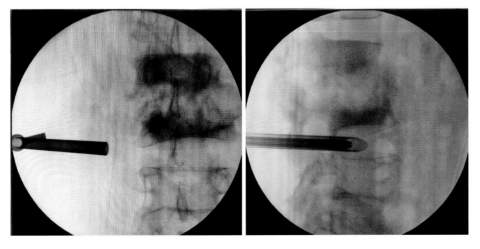

图 11-6　沿导杆进入工作通道，正侧位透视确定工作通道尖端位于术前设计脓肿中心"靶点"

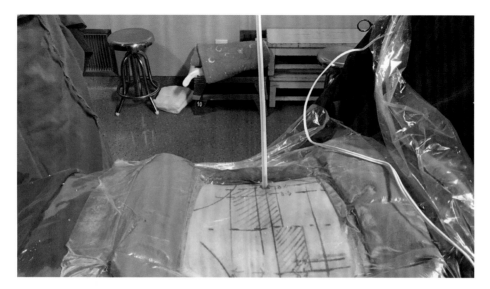

图 11-7　置入 22Fr 一次性无菌三腔导尿管作引流管并固定

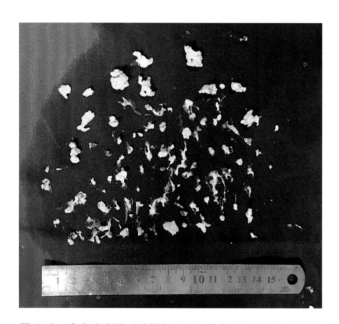

图 11-8　术中取出的干酪样坏死组织，大量坏死组织在术中已经随冲洗水流出

（五）术后处理

术后冲洗液流速建议为 24 小时冲洗 3000 ml 生理盐水。每日认真观察引流液性质，观察引流管通畅情况，记录冲洗引流 24 小时出入量，避免因出水管堵塞，造成冲洗液大量进入病灶。引流管相关的问题主要为：①引流管堵塞：术后 2 天内常由于脓液过于黏稠或凝血块堵塞引流管，可使用注射器进行加压冲洗或间断挤压引流管远近端，促进管道再通。②引流管滑脱：引流管固定不牢，患者在翻身

时可将引流管拔出。手术结束时应牢固固定引流管，使用三腔导尿管中的水囊可以很好地避免引流管的意外脱落。③冲洗液由切口渗出或漏出：多因引流不畅，需减缓灌洗速度，保持管腔通畅，手术结束时固定切口部的缝合很重要，如果 1 针不够建议可以加缝 1 针使切口严密闭合。术后卧床 2 周，注意防止引流冲洗管拔出或脱落。卧床期间行四肢功能锻炼，预防肌肉萎缩及下肢深静脉血栓形成。手术 2 周后在腰围或支具保护下部分负重行走，1 个月内带腰围或支具活动。

术后严格抗感染治疗不容忽视。应清醒地认识到，手术清除感染组织只是手段，有效的抗感染治疗才能避免术后复发。结核杆菌感染者继续予以 4 联抗结核药物强化治疗 3 个月，随后异烟肼、利福平、吡嗪酰胺继续巩固治疗 9 ~ 15 个月。布鲁氏杆菌脊柱炎在明确诊断后，强力霉素 + 利福平 + 磺胺甲基异噁唑为一线首选用药，另外可选用青霉素类 + 磺胺类药联合治疗，有效率达 90% 以上。非特异性感染者根据细菌培养及药敏试验结果改用敏感抗生素治疗。每 5 ~ 7 天复查血常规、ESR、CRP 检测炎症指标。

引流冲洗的停止及拔除标准：①引流液变清、患者症状消失或明显改善；② ESR 和 CRP 等炎性指标均有显著下降并稳定；③血液及冲洗液的细菌培养，连续 2 次均为阴性；拔除引流冲洗管前复查腰椎 MRI 可见脓腔明显缩小（图 11.9）。

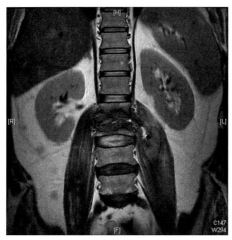
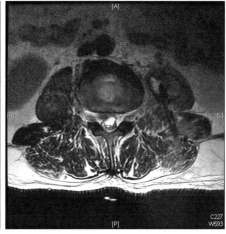

图 11-9　术后冲洗 10 天拟拔管前复查 MRI 可见脓肿消失，腰大肌内可见引流管切面成像

可视化内镜治疗脊柱感染性疾病目前还处在起步阶段，但可以看到越来越多的国内外学者针对不同的疾病进行了诸多尝试并收到了满意的临床疗效。可以看到，这一微创术式相对于传统开放式手术主要具有如下优势：①创伤小，不干扰脊柱稳定性结构，局部麻醉，术中出血量极少，患者术后康复快，尤其适用于高龄患者及身体条件差甚至已经出现感染性休克的患者；②变以往的被动抽吸引流为内镜直视下将大部分病灶和脓肿壁清除，有助于感染的清除和早期控制，效果优于单纯穿刺引流术；③术中操作在持续水流灌洗媒介下进行，有利于炎症物质的冲洗清除，同时有明确的止血效果，术中视野清晰，通过内镜的放大，术中操作对病灶组织及正常组织的辨认更清晰。采用可冲洗引流一体的引流管精准地置于脓肿内部，引流与灌洗通道分开，术后可进行长时间生理盐水冲洗引流，更粗的管径保证了管腔不易阻塞，亦可将坏死组织和脓液及时引流出来，从而提高了手术效果。

在选择微创方法治疗脊柱感染性疾病时一定要注意两点：首先是要有明确的术前诊断，曾出现将胸主动脉假性动脉瘤误诊断为胸椎感染伴发脓肿形成的病例，在局麻下行"脓肿"穿刺过程中导致出血，被迫术中请血管外科放置主动脉覆膜支架（图 11.10 ）。其次，虽然内镜手术可以缩短病程，但脊柱感染性疾病治疗的关键是尽快明确病原菌并应用敏感抗生素，早期、足量、足程彻底的抗感染治疗才是治疗以及避免术后复发的关键。

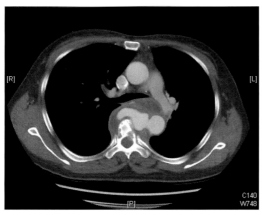
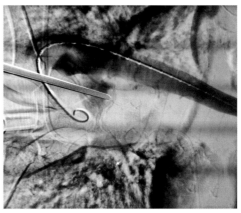

图 11-10　胸主动脉瘤误诊为胸椎结核伴脓肿形成，局麻术中穿刺造成出血

二、可视化内镜在治疗腰椎间隙感染中的应用

（一）适应证

（1）病变累及单运动节段。

（2）保守治疗效果欠佳或无效。

（3）骨质破坏累及前中柱，椎体破坏不超过椎体的1/3。

（4）神经功能 Frankel 分级 C 级以下。

（5）脊柱失稳，疼痛严重，后凸 Cobb 角＜30°。

（6）身体状况差，无法耐受开放手术。

（二）禁忌证

（1）病变累及范围 >1 个运动节段。

（2）严重脊柱畸形、节段不稳者（椎体高度压缩 >50%，后凸 Cobb 角 >30°）。

（3）神经功能 Frankel 分级 C 级以上。

（4）病变节段位于 L_5-S_1 者（因穿刺角度限制，无法做到双侧置管相通，如仅处理单侧病变不作为禁忌证）。

（三）术前准备

所有患者术前常规行血常规、C 反应蛋白、红细胞沉降率、肝肾功能检查，完善 X 线、CT、增强 MRI 检查了解病灶范围，确定穿刺路径。营养支持及抗感染治疗（结核患者常规四联抗结核治疗 2 周以上）。待患者红细胞沉降率、C 反应蛋白下降，血红蛋白 >100 g/L、血白蛋白 >40 g/L、体温 <37.5 ℃后行手术治疗。

（四）手术步骤

患者俯卧位，用俯卧垫将胸部及两侧髂嵴垫高，腹部悬空。在体表标记双侧髂嵴线和棘突中线，在 C 臂机透视下用克氏针画出病变节段的椎间隙线。按照术前 CT 确定双侧的进针点（旁开正中线距离和穿刺角度）。旁开距离：位于棘突中线外侧旁开 8~14 cm（L_1-L_2、L_2-L_3、L_3-L_4 为 8~10 cm，L_4-L_5 为 10~12 cm）。进针角度：与水平面为 15°~30°、与矢状面 30°~60°；旁开距离及进针角度会受患者体型胖瘦、髂嵴高低等影响。根据患者椎间孔的

大小和体型胖瘦调整穿刺点的位置。

局部常规消毒、铺巾，采用 1% 利多卡因局部浸润麻醉。必要时加用咪达唑仑镇静及芬太尼止痛，保持患者清醒，能与术者交流，以防神经损伤。全麻手术时需在神经电生理监护下进行。

在 C 臂机透视下用 18 号穿刺针穿刺置于目标椎间孔的上关节突，并于关节突周围麻醉。穿刺针第一次触及的骨面多为关节突的背侧面，此时应抬高针尾，利用针尖的斜面微调穿刺针方向（针尖斜面朝背侧，进针时会向腹侧偏斜），在侧位 X 线透视引导下调整穿刺方向和角度，让针尖沿关节突的腹侧继续前进，直到椎间孔纤维环窗（Kambin 三角）。标准的穿刺点为 C 臂机正位透视下穿刺针尖位于上、下椎弓根中心点的连线上；侧位透视下穿刺针尖位于上、下椎体后缘连线上。这表明穿刺针尖正好位于 Kambin 安全三角区纤维环上。

将穿刺针逐渐刺入椎间盘内，当穿刺针尖穿破纤维环时，可体会到针尖有突破感。继续穿刺至正位透视下穿刺针尖应位于棘突连线上，侧位透视下位于椎间盘中 1/3 内。穿刺时需遵循以下原则：皮肤穿刺点和针道的局麻需充分（浅层用 5 ml 注射器麻醉，深层用 18 G 穿刺针麻醉）。完善的局麻对顺利完成手术操作非常重要（感染患者因炎性刺激，疼痛阈值明显低于椎间盘突出症患者）。硬膜外腔可用 6~8 ml 局麻药浸润。针尖穿破纤维环的点在正位透视下应位于椎弓根内缘连线，在侧位透视下应位于椎体后缘连线（图 11.11）。

为了便于镜下观察感染组织可行椎间盘内病灶造影，采用碘海醇、亚甲蓝和生理盐水混合液（2∶1∶2）。沿 18 G 穿刺针置入 1 mm 导丝，退出穿刺针后，沿导丝置入扩张管直至扩张管头端紧抵纤维环窗。握住扩张管，取走导丝。置入钝头锥形扩张器进行纤维环开窗，置入时可用小锤轻轻敲入（此时患者疼痛最明显，必要时可静推芬太尼止痛），直至在 C 臂机前后透视下，锥形扩张器的头端在正位透视下紧贴棘突水平，在侧位透视下超过椎体后缘至椎间盘内 1/3。沿扩张器以旋转的方式置入 7 mm 的斜口工作套管，直至纤维环。退出锥形扩张器。此时可留取脓液标本（图 11.12）。在 C 臂机前后位透视下，工作套管的斜面应朝后、朝下，在正位透视下工作套管远端紧贴棘突水平，在侧位透

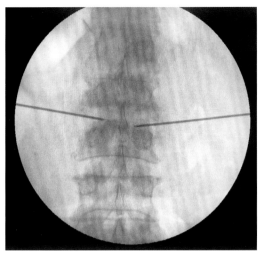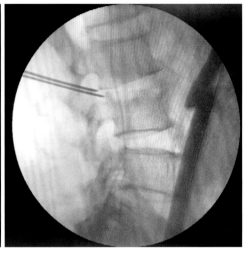

图 11-11 L₂-L₃ 椎间隙双侧同时进行穿刺

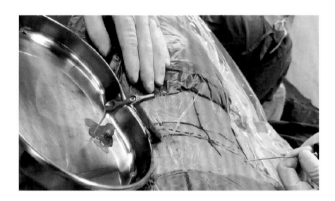

图 11-12 留取脓液标本

视下工作套管远端超过椎体后缘（图 11.13）。操作时，患者腰背部或下肢疼痛的信息反馈对于避免损伤走行和出口神经根很重要，因此要在 C 臂下明确髓核钳的位置（图 11.14）。在置入工作套管时，如果患者感到下肢疼痛，应将套管的开口端旋至面向出口神经根方向。

连接内镜、光源，内镜接口以手术贴膜密封，以防止起雾。连接射频刀头，内镜上接 2 袋 1000 ml 生理盐水（加入抗生素），用于冲洗术野和镜下止血。内镜下椎间病灶清除术的基本原则是清除病椎间脓肿、肉芽组织及死骨，术中必要时 C 臂机前后位透视确定髓核钳位置（见图 11.14）。建议此时可以在髓核钳上标记位置以避免因髓核钳过深导致脏器的损伤。逐渐扩大清除范围，见对侧工作套筒，使左右两侧互通（图 11.15）。为了达到这一目标，需采用双极射频和髓核钳，分离出病灶炎性组织，并用髓核钳取出。清除范围应自内向外、自后向前逐渐深入，直至椎体前方、上下椎体骨面无坏死及炎性组织，骨面渗血。推荐使用多功能引流管，在内镜下尽快置入一侧引流管（图 11.16），确定位

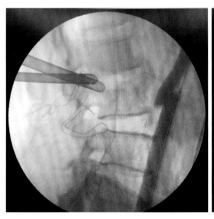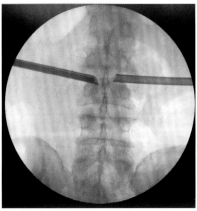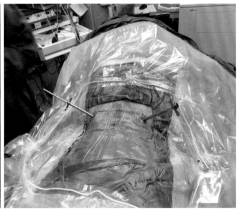

图 11-13 L₂-L₃ 椎间隙双侧置入工作套管

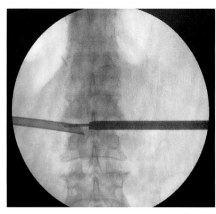
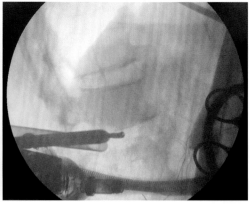

图 11-14　C 臂透视下确定髓核钳的位置

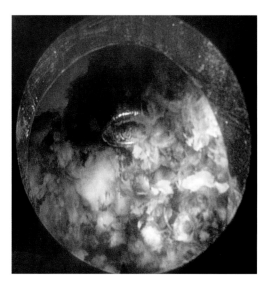

图 11-15　镜下见对侧工作套管

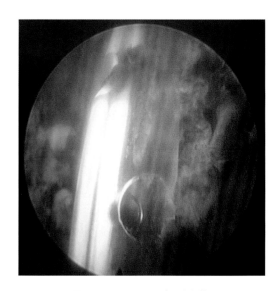

图 11-16　置入一侧引流管

置满意后，再置入另一侧引流管。两根引流管在内镜下可见到交叉后（图 11.17），退出内镜，确保引流管通畅后同时缝合两侧切口及固定引流管（图 11.18）。其中 1 根接冲洗液，另一根连接到负压引流瓶上，确认 2 根引流管引流通畅后送患者回病房。术后常规送检病理组织（图 11.19）。

（五）技术要点

1. 麻醉：感染患者相较于常规椎间盘突出症患者，疼痛更为敏感，故应根据术中情况加用咪达唑仑镇静及芬太尼止痛。

2. 标本：放置工作套管，取出锥形扩张器后留取脓液标本，避免因接入生理盐水后导致标本稀释而影响细菌学检测（普通细菌培养 + 药敏，结核

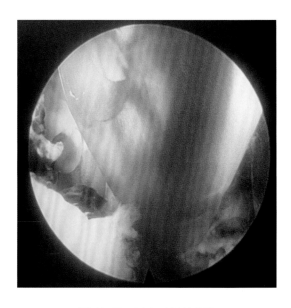

图 11-17　置入对侧引流管

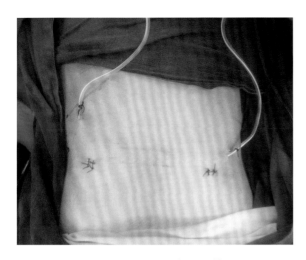

图 11-18　固定双侧引流管

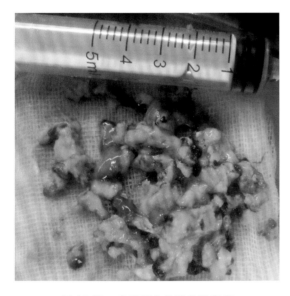

图 11-19　术后标本常规送检病理

960 液体快速培养 + 药敏，GeneXpert MTB/RIF 等）。建议术前可行穿刺活检明确诊断。

3. 术野：放入内镜后见到硬膜外脂肪，可用双极射频刀头凝固脂肪。感染患者内镜下操作时出血更严重，需持续用含抗生素的温生理盐水冲洗术野，不仅可以保持视野清晰，而且有助于抗感染。根据视野清晰度，可采用输注泵控制滴速或加用肾上腺素的温生理盐水保持视野清晰。

4. 止血：术中出血严重可采用射频电凝、工作套管压迫、填塞明胶海绵等方法进行止血。良好的术野是手术顺利完成的保障。

5. 清除：小的死骨可以直接取出，大的死骨需用磨钻磨碎后钳取。如果死骨较大，可以连同内镜一起从套管中取出。此时，术者可用髓核钳夹住死骨，保持工作套管不动，连同内镜和髓核钳一起将死骨从工作套管中取出。可以根据清除部位，向内侧、外侧或者头尾端摆动工作套管，以便彻底探查和清除病灶，直至椎体前方、上下椎体骨面无坏死及炎性组织，骨面出现渗血。

6. 保护：术中注意保护神经根、血管及硬膜囊。病灶清除的范围应自内向外、自后向前逐渐深入。强调一定要充分保护硬膜囊，一旦硬膜囊撕裂，容易引起脊髓感染而导致严重的并发症（图 11.20）。有因内镜处理硬膜囊撕裂，患者术后 10 天出现截瘫，术后 3 个月又再次进行了开放手术翻修，效

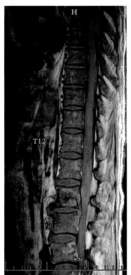
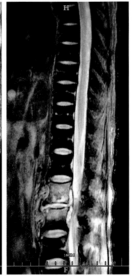
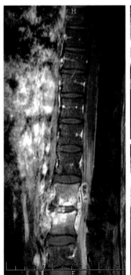
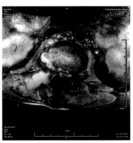
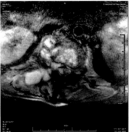

图 11-20　术中操作造成硬膜囊撕裂，后出现硬膜内感染

果不佳。建议若硬膜囊撕裂引起脊髓感染导致肌力下降甚至截瘫，在肌力下降至 2～3 级时及时手术干预。

7.引流：放置两根引流管（进水管及出水管），防止时间过长导致血凝块或病灶组织堵塞引流管，必须确保引流管通畅后再固定。术后患者返回病房时保持两根引流管的通畅。

（六）术后处理

1.灌洗：术后用生理盐水 500 ml 加异烟肼 0.1 g 灌洗（普通细菌感染患者根据药敏试验应用敏感抗生素），灌洗液体 5000 ml/d 以上，灌洗数天后，观察引流液中的脓液、坏死物质的变化，若有减少，则灌洗量改为 3000 ml/d。

2.负压：返回病房后出水管即刻接负压引流装置，维持中心负压在 150～250 kPa，负压不宜过大，否则容易吸附导管头端周围的血凝块及破碎软组织进入管内而形成堵塞。术后前 3 天采用间断快速冲洗法避免堵管，每 2 小时快速冲洗 1 次，每次 2 分钟，间隔时间内维持常规冲洗。

3.平衡：严密观察灌注量与引流量进出平衡，若引流不畅，出现引流量减少，及时挤压引流管，必要时拔除引流管。

4.拔管：保持冲洗引流管通畅，待冲洗液清亮，无脓性、血性物质流出，伤口周围无炎性表现且连续 3 次培养无细菌生长，患者体温恢复正常，ESR、CRP 逐渐下降，并灌注时间满 14 天后拆线拔管。先通过入水管缓慢注入异烟肼 0.3 g（普通细菌感染患者根据药敏试验应用敏感抗生素），拔出出水管，约 24 h 后改入水管为出水管，如引流量 < 30 ml/24 h，则拔出引流管并拆线。

5.药物：术后根据药敏结果给予足量抗结核或敏感抗感染药物。出院后 3 个月内每 2 周监测血常规、ESR、CRP 及肝肾功能。术后 1 个月、3 个月时复查，观察临床症状、体征和复查影像学表现（X 线、CT 及 MRI 或增强 MRI），评估腰椎稳定性、病变愈合及脓肿情况，一般术后卧床康复 4～12 个月后可在胸腰骶支具保护下下地活动。

通过以上病例不难看出，脊柱可视化内镜手术治疗脊柱感染性疾病虽然目前仍无法完全取代开放手术，但相信未来随着脊柱内镜技术及设备的不断升级，随着对疾病的认识程度和治疗理念的更新，微创手术在治疗脊柱感染性疾病中一定会大放异彩。

三、病例分析

【病例 1】

患者男性，63 岁，退休，因"腰痛伴活动受限 2 个月"入院。入院后诊断为：化脓性脊柱炎。在局麻下行"经椎间孔镜下 L_3-L_4 椎间病灶清除 + 椎管减压 + 置管灌洗引流术"。术后培养显示金黄色葡萄球菌阳性，术后持续冲洗引流 14 天后拔管。术后给予利福平 + 可乐必妥（左氧氟沙星）联合抗感染治疗 4 个月余。卧床 6 周。术后复查腰椎 MRI 显示病变吸收，末次随访痊愈（图 11.21～图 11.24）。

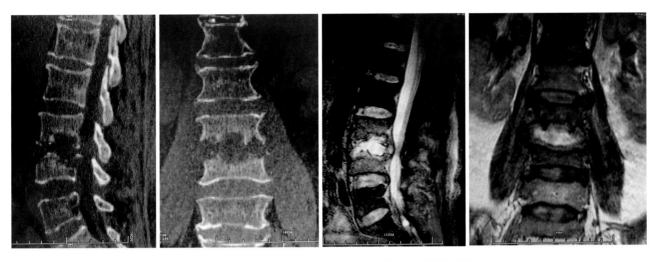

图 11-21 术前 CT 及 MRI 显示 L_3-L_4 椎体破坏伴椎旁脓肿

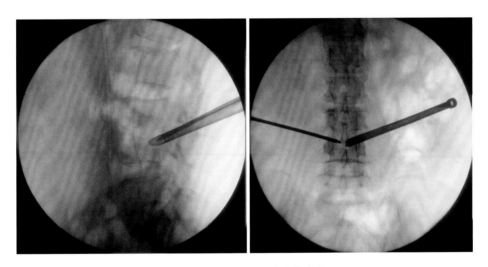

图 11-22 术中用 C 臂套管定位

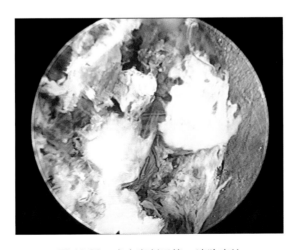

图 11-23 术中穿刺置管，清除病灶

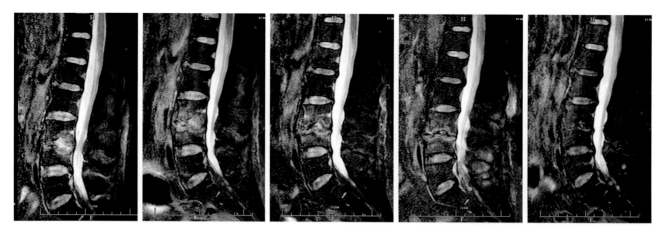

图 11-24   术后 1 个月、2 个月、4 个月、6 个月、17 个月 MRI T$_2$ 像影像学变化

【病例 2 】

患者男性，50 岁，农民，因 "腰痛伴活动受限 2 个月" 入院。入院后诊断为：化脓性脊柱炎。在局麻下行 "经椎间孔镜 L$_2$-L$_3$ 椎间病灶清除 + 椎管减压 + 置管灌洗引流术"。术后培养显示白假丝酵母菌阳性，术后持续冲洗引流 14 天后拔管，术后给予氟康唑抗真菌治疗 4 个月余。卧床 6 周。术后复查腰椎 MRI 显示病变吸收，末次随访痊愈（图 11.25 ~ 图 11.28 ）。

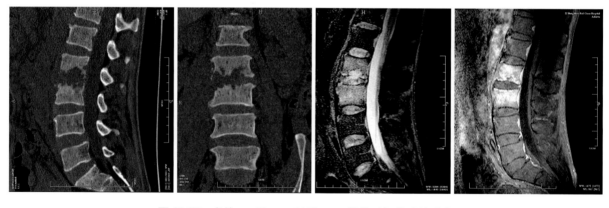

图 11-25   术前 CT 及 MRI 显示 L$_2$-L$_3$ 椎体破坏伴脓肿形成

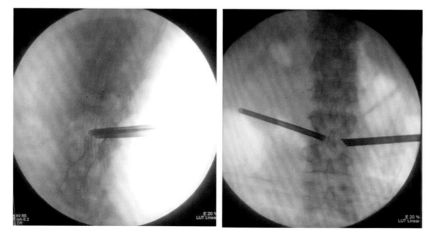

图 11-26   术中用 C 臂套管定位

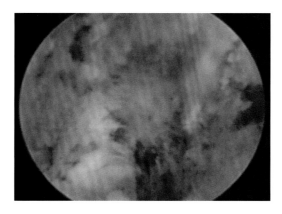

图 11-27　术中穿刺置管，清除病灶

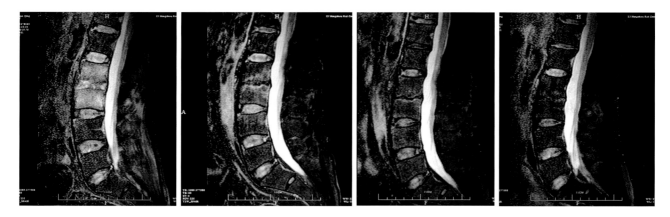

图 11-28　术后 1 个月、3 个月、6 个月、12 个月 MRI T_2 像影像学变化

（任大江　郑　琦　金阳辉）

参考文献

[1] Kehrer M, Pedersen C, Jensen TG, et al. Increasing incidence of pyogenic spondylodiscitis: a 14-year population-based study . J Infection, 2014, 68(4): 313-320.

[2] Akiyama T, Chikuda H, Yasunaga H, et al. Incidence and risk factors for mortality of vertebral osteomyelitis: a retrospectIve analysis using the Japanese diagnosis procedure combination database . BMJ Open, 2013, 3(3). pii: e002412.

[3] 郑月焕，曹鹏，陈哲，周泽 . 脊柱感染 . 国际骨科学杂志，2014, 35(01): 24-26.

[4] 王鹏 . 全内镜技术清除脊柱结核干酪样病灶范围大小的实验研究 . 遵义医学院，2018.

[5] 饶敬澄，蔡玉强 . 脊柱结核微创治疗的研究概况 . 临床医药文献电子杂志，2018, 5(28): 186-188.

[6] 于冰，唐晓杰，谭江威 . 微创技术在脊柱结核中的应用进展 . 医学综述，2018, 24(20): 4050-4054.

[7] 彭兴剑，柯珍勇，汪洋，等 . 脊柱结核微创治疗进展 . 中国矫形外科杂志，2017, 25(05): 448-451.

[8] Mack MJ, R egan JJ, Bobechko WP, et al. Application of thoracoscopy for diseases of spine. Ann Thorac Surg, 1993, 56(3) : 736 -738

[9] Kapoor S, Kapoor S, Aqrawal M, et al. Thoracoscopic decompression in Pott's spine and its long-term follow-up. Int Orthop, 2012, 36(2): 331-337.

[10] 江建中，甘锋平，谭毅 . 微创技术在胸腰椎结核中的应用进展 . 中国临床新医学，2016, 9(11): 1045-1049.

[11] 黄强民，王建龙，张雄文，等 . 借助腹腔镜行腰椎结核和腹后壁脓肿的手术治疗 . 中国内镜杂志，2003(12): 39-40+43.

[12] Shih-Chieh Yang. Wen-Jer Chen. Hung-Shu Chen. et al. Extended indications of percutaneous endoscopic lavage and drainage for the treatment of lumbar infectious spondylitis. European Spine, 2014, 23(4): 846-853.

[13] Li-Chen Hsu, Tzu-Ming Tseng, Shih-Chieh Yang, et al. Bilateral portal percutaneous endoscopic debridement and lavage for lumbar pyogenic spondylitis. Orthopedics, 2015, 38(10): e856-863.

[14] 郑小平. 经皮椎间孔镜技术治疗高龄腰椎非特异性感染 11 例. 颈腰痛杂志, 2019, 40(06): 832-833.

[15] Iwata A, Ito M, Abumi K, et al. Fungal spinal infection treated with percutaneous posterolateral endoscopic surgery. J Neurol Surg A Cent Eur Neurosurg, 2014, 75(3): 170-176.

[16] 甘锋平, 谭海涛, 江建中, 等. 微创侧路病灶清除融合内固定治疗腰椎结核. 中国微创外科杂志, 2015, 21(7): 624-627.

[17] Karn NK, Rao BS, Prabhakar MM. Minimal invasive anterior decompression in tuberculosis of thoracolumbar junction of the spine-experience with synframe. JNMA J Nepal Med Assoc, 2009, 48(175) : 262 -264.

[18] Safavi-Abbasi S, Maurer AJ, Rabb CH. Minimally invasIve treatment of multilevel spinal epidural abscess . J Neurosurg Spine, 2013, 18(1): 32-35.

[19] Patel NB, Dodd ZH, Voorhies J, et al. Minimally invasIve lateral transpsoas approach for spinal discitis and osteomyelitis . J Clin Neurosci, 2015, 22(11): 1753-1757.

[20] 王春增, 张兆川, 赵猛, 等. 椎间孔镜下病灶清除冲洗治疗腰椎非特异性感染的疗效. 实用骨科杂志, 2018, 24(01): 60-63.

[21] 唐建华, 赵丽丽, 黄春明, 等. 经皮椎间孔镜下病灶清除联合射频消融术治疗腰椎椎间隙感染疾病. 中国骨与关节损伤杂志, 2019, 34(09): 960-962.

第十二章 可视化内镜辅助下的腰椎椎体间融合技术

第一节 腰椎椎体间融合技术发展概述

腰椎椎体间融合(lumbar interbody fusion,LIF)是脊柱外科的常用手术方式。历史上有记载的首次尝试用内固定技术进行脊柱融合发生于1891年。一位名叫Hadra的美国医生使用银制线缆捆绑颈椎棘突尝试治疗一例下颈椎陈旧性骨折脱位导致神经损害的患者。1934年Mixter和Barr开展了里程碑式的研究,掀开了腰椎间盘突出症的神秘面纱。他们同时推断不稳定是造成腰椎间盘突出的病因,因此认为神经减压和腰椎融合术是预防椎间盘突出复发和解决腰椎不稳定的关键。尽管以现代的观点看,前人的这一结论存在瑕疵,但腰椎融合术就此开始逐渐推广。最初的腰椎融合术缺乏坚强的内固定方式且使用的是横突间植骨融合技术,这使得腰椎融合率始终不能令人满意,限制了腰椎融合技术的进一步推广。随后出现的椎体间融合技术及内固定技术的发展,则开启了脊柱外科手术历史中一个新的时代。

一、腰椎椎体间融合术入路的发展

1944年Briggs和Milligan首次报道了经后路腰椎椎体间融合(posterior lumbar interbody fusion,PLIF)技术。1953年Cloward对PLIF技术进行了改良并报道了一组包含321例患者的研究,术中采用数块自体髂骨或异体骨自后方植入椎体间,术后卧床4~8周。这一技术使得腰椎融合术的融合率获得了明显提高。鉴于当时仍缺乏坚强的固定方式,这已经是非常了不起的成就,极大地鼓舞了医生们对腰椎融合术的信心。由于PLIF技术可以实现良好的直接神经减压、恢复并维持椎间隙高度、获得良好的术后功能状态和长期的稳定性,使得PLIF技术长期成为腰椎椎体间融合技术的经典术式。但PLIF技术存在如下两个主要的缺点:①对椎旁肌损伤较大,影响了术后的快速康复;②由于入路的限制,处理终板和进行椎体间植骨或内植物置入过程中有一定的神经损害风险。因此,对具备一定适应证的患者,人们开始探索更加安全和微创的入路。如1973年Wiltse等提出了经椎旁肌肌间隙入路进行腰椎融合和减压操作等。

随着对手术技术的不断探索以及经椎弓根螺钉固定系统的出现,1982年Harms和Rolinger首次提出了经椎间孔腰椎椎体间融合(transforaminal lumbar interbody fusion,TLIF)技术并于1998年系统地阐述了这一技术:首先置入椎弓根螺钉,随后在神经减压过程中完全切除一侧的关节突关节以减少椎间隙植骨过程中对硬膜和神经根的牵拉。和PLIF技术相比,由于TLIF技术提供了更大的操作空间完成植入椎体间内植物的操作,减少了术中神经根的牵拉,被认为是更安全的技术。但二者均需要一定程度地破坏后方肌肉韧带复合体,其区别主要是植入椎体间融合物途径的不同。本质上,TLIF技术与PLIF技术都属于后方入路,可以实现脊柱360°的融合操作;都可以实现对椎管内神经组织的直接减压。因此,PLIF和TLIF至今仍然是腰椎椎体间融合术的最基础和最主要的手术方式。

近20年来,微创治疗的理念和技术的发展丰富了椎体间融合技术的选择(图12-1-1)。新涌

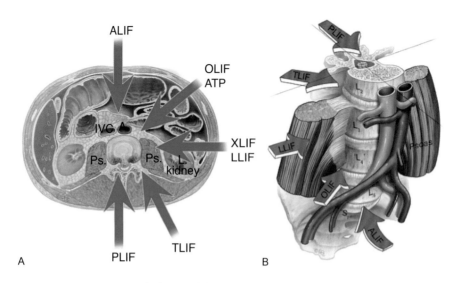

图 12-1-1　各类腰椎手术入路示意图（引自 Mobbs RJ 等）

现的腰椎融合技术主要包括微创经椎间孔入路腰椎椎体间融合术（minimal invasive transforaminal lumbar interbody fusion，MIS-TLIF）、经前路腰椎椎体间融合术（anterior lumbar interbody fusion，ALIF）、经侧路腰椎椎体间融合术（lateral lumbar interbody fusion，LLIF）、经侧前方腰椎椎体间融合术（oblique lumbar interbody fusion，OLIF）以及近年来涌现极具前景的内镜辅助下腰椎椎体间融合技术（endoscopic lumbar interbody fusion，Endo-LIF）。

微创理念下衍生的各种 LIF 技术的初衷均是希望减少后路腰椎手术对肌肉的广泛剥离、腰椎后方韧带复合体的破坏和神经组织的牵拉损伤。其中MIS-TLIF 技术是在通道工具的辅助下完成 TLIF 操作，减少了对肌肉韧带复合体的创伤，是一种微创理念的 TLIF 技术。ALIF、OLIF、LLIF 三种前方或侧前方技术则避免了对后方肌肉韧带复合体的损伤，术中可以更安全地处理终板并植入融合面最大化的融合器。应当指出，这几种技术都不是直接神经减压，而是通过撑开椎体间高度使得椎间孔扩大、相应节段的黄韧带拉伸，减少黄韧带堆积效应，间接扩大了腰椎管容积。有研究通过 MR 检查证实 OLIF 术后硬膜囊的横截面积增加了 19.0% ~ 30.2%，椎间隙高度增加了 61.0% ~ 82.3%。因此这几种入路的适应证包括部分腰椎退变性疾病、腰椎冠状位和（或）矢状位失平衡、腰椎融合术失败的再翻修手术等（图 12-1-2）。而腰椎严重的中央椎管狭窄和Ⅱ度

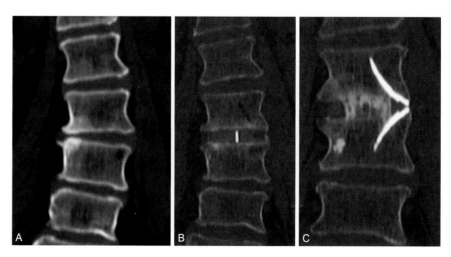

图 12-1-2　L$_{2-3}$ 终板炎，退变性侧弯。LLIF 术后 1 年的影像学证实获得了满意的矫形和融合（引自 Allain J 等，2020）

以上的重度滑脱是其相对禁忌证。

ALIF 的入路建立于经腹膜后间隙的椎前的髂血管分叉之间，通常用于 L_5-S_1 和部分髂血管分叉较高的 L_{4-5} 节段。适用于部分椎间盘退变性疾病、间盘源性腰痛和后路术后融合失败的病例。该入路的特点使得融合器和植骨床可以达到最大化；可以实现腰椎前凸的矫正和椎间隙高度的恢复；由于完整地保留了后方肌肉韧带复合体，减少了术后疼痛和功能障碍。融合器置入后，可以根据腰椎的稳定情况选择"stand alone"技术、前路钉板或后路经皮钉棒技术固定。ALIF 技术的缺点包括手术入路相关的并发症如逆行性射精、内脏和血管损伤等。

LLIF 技术首次于 2006 年由 Ozgur 等提出，经侧方腹膜后腰大肌间隙入路显露椎间隙。直接侧方椎体间融合术（direct lateral interbody fusion，DLIF）和极外侧入路椎体间融合术（extreme lateral interbody fusion，XLIF）均属于 LLIF 技术。由于髂嵴的遮挡，LLIF 技术通常用于除 L_5-S_1 以外的腰椎节段。因为 LLIF 入路中涉及的腰大肌中有起自腰椎神经根的腰丛分布，电生理监测在 LLIF 术中不可或缺。术后神经损害的表现需要与术后常见的因牵拉和体位因素引起的髂腰肌疼痛进行鉴别。除了直接的神经损伤，术中牵拉时间过长（超过 20 ~ 40 分钟/节段）以及同侧髋关节的体位屈曲不足亦有可能造成腰丛的损伤。文献中报道的 LLIF 技术并发症主要为：一过性下肢感觉异常（3.4% ~ 23.7%）、腰大肌血肿（0% ~ 3.39%）、肠道和大血管损伤（0.16% ~ 0.83%）等。

OLIF 技术在 1997 年被德国医生 Mayer 首次报道，并在近十年得到了进一步的推广。与 ALIF 需完整显露术区血管结构不同，OLIF 入路更加偏外，利用了大血管和腰大肌之间的安全区域，在腹膜后脂肪组织中钝性分离进入。由于肋骨和大血管的解剖因素，OLIF 通常取左侧方入路应用于 L_{2-5}。文献中报道的 OLIF 术中并发症包括神经损伤（脊神经或马尾神经）、血管损伤（节段血管、髂静脉、髂腰静脉）、腹膜撕裂和输尿管损伤。术中并发症主要发生原因是不恰当的显露操作和对血管及腹膜的过度牵拉。OLIF 术后并发症主要包括一过性股部麻木、机械性肠梗阻、交感链损伤、男性性功能障碍和 cage 沉降。其中一过性股部麻木的原因可能是建立工作通道时对髂腰肌的牵拉造成一过性的神经（腰丛、生殖股神经、股外侧皮神经）损伤。多数患者在术后 2 周至 3 个月能完全恢复。肠梗阻可能与腹腔脏器牵拉时间过长相关。交感链的损伤多与显露操作相关，显露至腹膜外脂肪间隙时，应用手指进行钝性分离，并辨别相关重要解剖结构。OLIF 技术也属于间接减压技术，与 ALIF 技术相比，OLIF 技术对髂血管牵拉更轻，减少了血管损伤的风险；与 LLIF 技术相比，OLIF 技术避免了对腰大肌中腰丛神经的干扰。近年来，OLIF 技术对冠状面平衡的矫正作用正受到更多的关注和研究。

虽然上述几种微创椎体间融合技术近年来取得了突飞猛进的发展，甚至很多方面达到了与开放手术相同的效果，但我们仍应充分认识微创技术的两重性，严格掌握适应证，个体化地选择治疗手段。而传统的开放 PLIF 和 TLIF 技术并不过时，目前仍是主流的手术方式。随着近年来脊柱内镜技术的发展，Endo-LIF 的适应证与 PLIF 和 TLIF 类似，且实现了神经减压与微创理念的结合，促进了患者术后的快速康复，目前正在快速发展且极具前景，但应重视学习曲线过程中出现的并发症问题。

二、腰椎内固定方式的历史和发展

自从 1891 年 Hadray 医生尝试使用金属线缆固定脊柱起，人们就一直在探索一种坚强、安全且容易推广的内固定技术。第一次内固定技术的飞跃式进展出现于 1962 年 Harrington 棒的问世。起初 Harrington 棒通过椎板钩固定，应用于严重脊柱侧弯的矫形手术中，但很快就在脊柱骨折和腰椎滑脱中被推广应用。随后人们发现了未融合的脊柱内固定手术后终将导致内植物断裂这一重要隐患。1963 年 Holdsworth 医生首先描述了脊柱不稳定的概念以及其与内植物断裂之间的关系，并被广为认可，极大地影响了人们对脊柱疾病治疗的认识。

自 20 世纪 40 年代起，人们开始尝试在融合手术中应用关节突螺钉固定。1959 年 Boucher 医生改良了之前的固定方式，使用更长的螺钉并朝向椎弓根方向。但该操作由于螺钉邻近椎间孔区的神经结构，在当时被视为是极不安全的。直到 1970 年，Roy-Camille 首次系统地阐述了经椎弓根螺钉（pedicle screw，PS）固定技术和钉板系统的应用，随后被 Harrington 改良为钉棒系统。与线缆或椎板钩的固定方式相比，椎弓根钉棒固定系统的出现稳定了脊柱的三柱结构，极大地增强了内固定的力学强度且被证实是安全的，至今仍是脊柱内固定的首选方案。椎弓根钉棒系统的良好力学强度可以矫正和维持脊柱冠状位和矢状位序列，在胸腰椎畸形和退变性疾病的手术治疗中具有极其重要的地位。随着人们对脊柱生物力学的理解和重视也在不断增加，脊柱外科的手术技术进入了快速的发展时期。

椎弓根螺钉在过去 20 年间也经历了改良，目的是减少内固定的应力和断裂发生率。例如万向轴的椎弓根螺钉在临床应用中广泛地替代了单轴椎弓根螺钉且被证实减少了钉棒结合部的应力。针对骨质疏松症的松质骨螺钉和骨水泥螺钉等产品的出现，更进一步丰富了临床上针对患者个性化治疗的选择。此外，微创技术的进展使得经皮微创置入椎弓根螺钉成为可能，由于减少了对后方肌肉韧带复合体的干扰，为各种微创融合技术提供了重要的补充。因此，经皮椎弓根螺钉置钉技术在临床上应用的愈加广泛。

2009 年 Santoni 等提出了一种新的固定方式：皮质骨轨迹螺钉（conical bone trajectory screw，CBT），并通过力学研究证实其抗拔出力比传统的 PS 高 30%。CBT 通过椎弓根皮质骨轨迹置入螺钉，其走行轨迹经过了三层皮质骨：椎弓根内壁、椎弓根外壁和椎体外上壁（图 12-1-3）。作为传统椎弓根螺钉技术的一种补充，CBT 螺钉与皮质骨接触面积大、把持力强，适用于骨质疏松患者。相关的大宗临床病例研究也证实了 CBT 螺钉的安全性和有效性。此外，椎板螺钉（translaminar screw）和关节突关节螺钉（transfacet screw）作为椎弓根螺钉固定的补充形式也在临床中有所应用（图 12-1-4）。

三、椎体间融合器（cage）的历史和发展

起初使用的腰椎椎体间植入物为后路手术中切除的椎板皮质骨块或带皮质骨的自体髂骨块，但由于腰椎载荷较大，椎体间置入的皮质骨块在融合前可能发生塌陷或骨折，部分病例需要二次手术。为了解决这一问题，1984 年 Bagby 医生在北美脊柱外科会议上展示了在马的颈椎上使用的由不锈钢制成的"Bagby Basket"，其内腔隙中填入手术中的自体碎骨后植入椎体间，并取得了 88% 的融合率。此后，

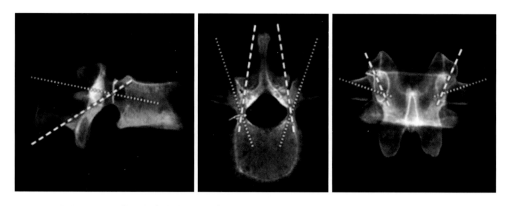

图 12-1-3　椎弓根螺钉与 CBT 螺钉的走行轨迹比较（引自 Perez-Orribo L 等）

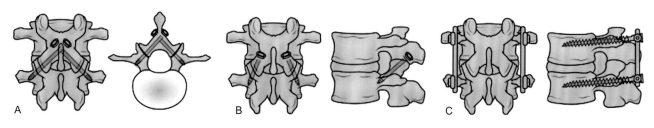

图 12-1-4　椎板螺钉、关节突螺钉和椎弓根螺钉的示意图（引自 Verma K 等）

各种改良的椎体间融合器逐渐开始在人体中应用，包括 1989 年第一台钛合金融合器的应用、1992 年单纯腰椎椎体间融合器（stand-alone 技术）的成功应用等。

钛合金融合器的优点主要为其良好的生物相容性和抗腐蚀性，此外还具有一定的骨诱导性，可获得理想的骨融合率；其缺点主要为术后行 CT 或 MR 检查时较重的伪影干扰了对神经组织和骨组织的观察，且其弹性模量明显大于骨组织，可造成终板塌陷骨折和融合器沉降。在 1987 年，Williams 等人就曾提出聚醚醚酮（polyether ether ketone，PEEK）聚合物作为内植物的医学用途。PEEK 材料具有合适的弹性模量，且有较好的放射线穿透性，在 CT 和 MR 影像上伪影较小，是制备椎体间融合器的理想材料。2000 年 Brantigan 首次报道了应用含碳纤维加固的 PEEK 材质 cage 的临床应用研究结果。此后各种设计的 cage 得以广泛进入临床应用：为各种前外侧入路设计的附加螺钉或其他固定装置的 cage 可以免于使用经后路置入椎弓根钉棒系统，实现 standalone 技术，可撑开 cage 则有利于对椎间隙高度的维持和脊柱顺列的矫正等。为了便于在放射线下显影，cage 上通常会含有金属标记物。

近年来关于椎体间融合器的研究主要集中在表面工程学（surface engineering）领域。由于不同表面涂层的宏观、微观乃至其纳米设计都可以对骨融合的过程产生一定影响，因此表面工程的改性研究将有可能进一步提高腰椎手术的融合率。PEEK 材质的一大缺陷是由于疏水的生物特性影响了其接触面的骨整合性能。因此有人将 PEEK 材质的 cage 的表面设计为钛合金，以期最大限度获得两种材料的优势，但其有效性尚待长期的临床研究予以证实。也有研究证实 cage 的表面增加羟基磷灰石涂层可获得更好的骨整合性能。此外，3D 打印技术制备的孔隙钛合金材质的 cage 也在动物实验中显示出了良好的应用前景。

四、结语

过去的 100 多年间，腰椎椎体间融合手术技术获得了巨大的进步。该领域未来可能的发展方向是微创化理念的进一步应用：如何尽可能地减少对肌肉和软组织的损伤以及对患者进行个性化的治疗。但临床实践中需要严格把握好各种新技术的应用指征，合理地实现技术的优势。如何合理地、个性化地应用各类腰椎椎体间融合技术治疗患者、造福患者，更有赖于未来基于循证医学证据指南的进一步建立。

（李　彦）

第二节　腰椎全内镜辅助下融合术（Endo-TLIF 技术）

一、概述

自从 1952 年 Cloward 首次报道后路腰椎椎体间融合（PLIF）手术以来，各种新的微创技术被开发用于完成腰椎间融合。作为 PLIF 的替代方法，Harms 和 Rolinger 于 1982 年报道了经椎间孔腰椎体间融合（TLIF）手术。TLIF 手术的不同点是为腰椎融合提供一个偏横向的路径，从而减少了对硬膜和神经根的牵拉。2002 年，Foley 等学者首次报道微创的 TLIF 手术（即 MIS-TLIF 手术），以减少与入路相关的肌肉损伤。很多学者报道了 MIS-TLIF 与开放 PLIF 和 TLIF 手术相比的显著优势，包括术中失血少、术后疼痛少、术后麻醉风险降低、患者下床行走早、住院时间缩短等。

本章所介绍的 Endo-TLIF 技术是在全可视内镜下完成，与 MIS-TLIF 手术非常相似，前者是在脊柱内镜下完成，以水为介质；后者在通道或微创拉钩下完成，以空气为介质。本章所介绍的 Endo-TLIF 技术与 Endo-PLIF 其实差别并不大：Endo-TLIF 技术入路偏外侧，主要去除关节突关节，对神经组织无明显干扰，行椎管减压时需要结合 270° 椎管减压技术，难以减压到对侧神经根管；Endo-PLIF 偏中央内侧，主要去除大面积的椎板，需要将神经根与硬膜推向中央，行椎管减压时需要结合 ULBD（unilateral laminotomy for bilateral decompression）技术，容易完成对中央椎管与双侧神经根管的减压。

二、Endo-TLIF手术适应证

Endo-TLIF技术的手术适应证主要为单节段的腰椎不稳症、单节段的腰椎Ⅱ度以内滑脱症。Endo-TLIF技术适用于腰椎不稳合并单侧的神经根管狭窄，尤其是存在出口神经根受压时。对于腰椎不稳合并中央椎管狭窄或双侧神经根管狭窄时，应当选用Endo-ULBD技术。由于内镜下腰椎融合手术学习曲线长，手术时间相对较长，笔者不建议应用于多节段的腰椎融合手术，当然操作熟练者可将其应用于多节段的腰椎融合术。

三、术前评估与准备

术前要认真阅读患者腰椎的正侧位X线片、动力位X线片、CT平扫及矢状面二维重建片和MRI。患者的临床症状需要与影像学资料一致。患者通常存在难以治愈的腰痛症状，需在腰椎动力位片上观察目标节段是否存在不稳，是否存在腰椎滑脱，有无椎板峡部裂；是否存在椎间隙的变窄，有无骨赘、椎间盘钙化形成。在断层平扫的CT和MRI上观察是否存在椎管狭窄，如果存在，需要详细了解这些致压因素的位置、大小和性质。在矢状面的CT和MRI上观察纵向所需的减压范围，在断层CT和MRI上设计减压路线。在Mimics三维重建上动态观察椎板、棘突、关节突的形态，标示出需要去除骨性结构的位置和大小。在3D打印的脊柱模型上模拟手术，这样术者可以精确把握开窗的位置、大小和方向。

内镜下融合手术需要有一整套专业的镜下融合工具，比如镜外可视环锯、镜下骨刀、镜下铰刀、不同直径的工作套管、终板处理器、植骨器等。镜下融合对术者的操作要求较高，术者需要拥有一套得心应手的手术工具，手术工具的工作效率一定要高，比如锋利的镜下咬骨钳、止血效果好的高频电极。任何工具的不完善，势必会延长手术时间。这些镜下融合手术工具，还需要临床医生和工程师共同努力，不断进行工具的改进和发明创造。

四、手术步骤

1. 麻醉方式　全身麻醉，气管插管。连接脑电监测及双下肢神经电生理监测。

2. 手术体位　俯卧位，使用俯卧位体位垫。使用双下肢静脉泵，预防下肢深静脉血栓形成。

3. 术前定位及切口设计　在C臂/G臂辅助下，在体表皮肤上画出手术目标的椎间隙线，标记病变节段上下位椎体双侧椎弓根投影、后正中线（图12-2-1）。切口分为2个切口或4个切口，内镜切口一般取症状较重侧，切口位于上、下椎弓根投影连线的中点水平距离棘突后正中线1～2个椎弓根间距。侧位片上观察椎间隙线的头倾角。通常L_5-S_1椎间隙要注意头倾角度（一般L_5-S_1内镜切口取L_5椎弓根水平线延长线1～2个椎弓根间距）。Endo-TLIF术中如果使用4枚椎弓根钉固定，通常需要4个切口，因为经内镜切口还可以置入1枚椎弓根螺钉；Endo-TLIF术中如果使用2枚椎弓根钉加1枚椎板关节突螺钉固定，通常需要2个切口，因为1个切口可用

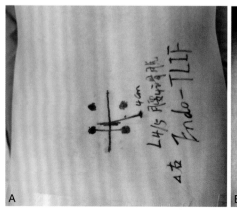
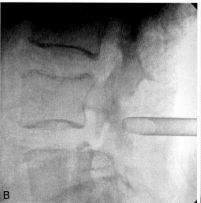
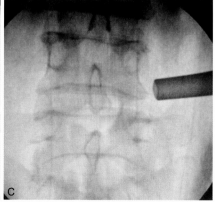

图12-2-1　A.术前体表标记，以$L_{4,5}$为例，标记L_4、L_5椎弓根体表投影，后正中线，旁开一个椎弓根间距，椎弓根中点为切口位置；B.透视下侧位工作套管位置，位于椎间孔后壁骨质；C.透视下正位工作套管的位置，在椎间孔骨质外侧壁

于内镜减压、植骨、融合器置入和 1 枚椎弓根钉的置入，另一个切口用于椎板关节突螺钉和 1 枚椎弓根钉的置入。

4. 术区常规消毒铺巾，贴护皮膜。在标记处做横行约 7 mm 的切口，切开皮肤、皮下组织、深筋膜。旋转置入铅笔导杆，到达患侧椎管外壁椎板或关节突任意位置。上下内外轻轻钝性分离附着在椎板、关节突处软组织，然后经铅笔导杆引导下旋转置入扩张套管及环锯工作套管。C 臂 /G 臂核实工作套管的位置（见图 12.1）（手术熟练的术者在减压和融合器置入前可无需再透视，可镜下显露确定解剖位置）。

5. 椎间孔、侧方椎管减压　置入脊柱内镜及镜外可视环锯，内镜下高频电极止血，清理软组织逐渐显露关节突关节间隙、椎板及峡部。镜下一般以上下关节突关节间隙处为起点，用可视环锯逐一环除上下关节突、上位椎板外侧、部分峡部骨质、下

位椎板上缘骨质，显露黄韧带上下止点及黄韧带外缘，并用蓝钳及 45° 髓核钳咬除肥厚黄韧带（图 12-2-2），以方便椎间隙处理和 cage 置入。

6. 椎管减压　腰椎不稳的患者通常都会合并骨性或软组织的增生，引起椎管狭窄，所以减压也是该术式中的重要步骤。如果患者为侧隐窝狭窄症，应实施 Ruetten 技术；如果患者为中央椎管狭窄症，应实施 ULBD 技术。

7. 扩大切口至 1.5 cm，铅笔导杆引导下更换镜下融合工作套管（图 12-2-3）（外径有不同规格 13 ~ 16 mm，取决于使用 cage 的类别和大小），安放堵水顶塞。在内镜下放置工作通道，工作通道务必要挡开走行神经根和硬膜囊。轻轻敲击工作通道，使工作通道的舌尖部分嵌入上下椎体间骨质约 3 mm。以防止工作套管的移位，助手协助稳定工作套管。

8. 纤维环开口　镜下显露椎间盘纤维环后侧，

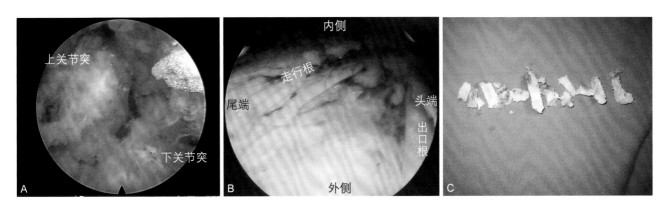

图 12-2-2　A. 显露部分上关节突、下关节突及关节突关节间隙；B. 骨性减压完成后显露硬脊膜、走行根及出口根；C. 取出切除的关节突、部分椎板

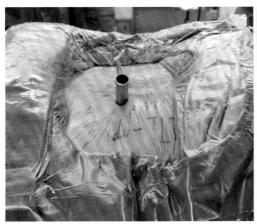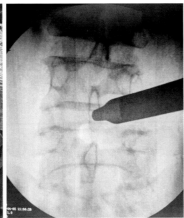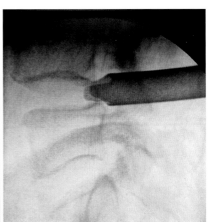

图 12-2-3　换置融合工作通道

先用蓝钳在后纤维环上剪出长方形入口，再用终板处理器在纤维环上开窗（图 12-2-4）。开口的大小与形状与所用 cage 的横截面相似。然后使用髓核钳摘除部分间盘，以便于下一步铰刀的置入。

9. 使用铰刀处理椎间隙　在镜下使用铰刀之前，要确保工作通道的妥当放置，将硬膜及神经根挡在一侧，避免发生神经损伤。将铰刀插入椎间隙，可以在盲视下也可以在镜下处理。使用铰刀进行终板的处理时要灵活控制方向，以完成扇形的处理（图 12-2-5）。常用的铰刀有两种，一种是片状的铰刀，一种是空心的框式镜下铰刀，前者易于置入，后者有自动取出髓核组织的作用。镜下用髓核钳取出游离的髓核组织。

10. 使用特制的镜下终板处理器铲除终板软骨

脊柱内镜腰椎椎间融合术椎间处理：技术要点

（图 12-2-6）；将脊柱内镜连同终板处理器一同插入至椎间隙，便可以实现直视下的终板处理操作。先用终板处理器两边侧刃铲除终板软骨，可以轻轻敲击进入，注意避免插入过深损伤腹部脏器。转动终板处理器，利用"靴状"终板处理器突出的头端铲除目标部位的终板软骨。使用髓核钳通过内镜工作通道取出铲下的软骨。使用射频刀头经内镜工作通道行止血操作。通过调整操作方向，在横截面上尽可能多地去除终板上软骨，注意不破坏终板，尤其融合器接触面的终板。去除终板软骨的面积至少要占终板总面积的 50%。使用特制的弓状铰刀镜下处理椎间隙前方的髓核组织，到达前方纤维环即可。最后通道下置入融合器试模，C 臂 /G 臂透视确认融合器试模的大小和位置是否理想。

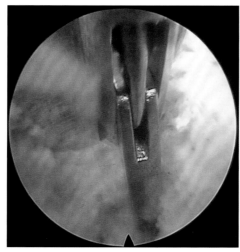
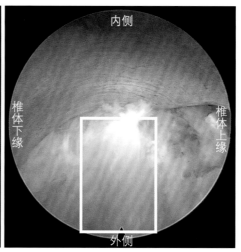

图 12-2-4　左图：切开纤维环；右图：纤维环切口形状

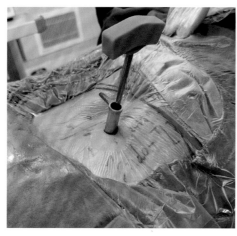
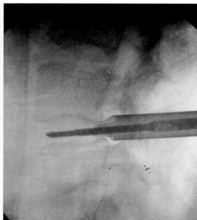
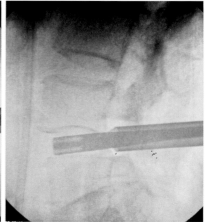

图 12-2-5　铰刀植入及透视下处理椎间隙（逐级铰刀）

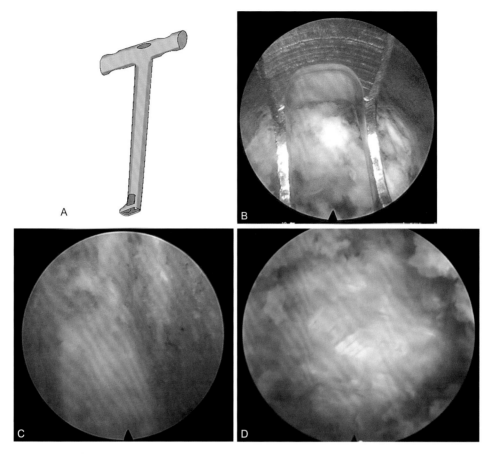

图 12-2-6　A.特制终板处理器；B.镜下使用终板处理器；C.镜下处理终板，扇形区域；D.终板处理至前纵韧带

11. 经工作通道于椎体间隙前缘大量植入修整好的自体小颗粒状松质骨骨粒（拌有万古霉素），必要时加入 BMP 等诱导骨生长的材料，使用小号试模打压植入骨粒（打压时注意力度，避免破坏前纵韧带）。经工作通道置入填装好自体松质骨的 cage。Cage 可以有多种类型，包括可膨胀式 cage、PEEK cage、生物型 cage 等。C 臂 /G 臂透视下调整融合器的位置。镜下再次探查融合器位置是否理想，有无松动迹象；取出游离的植入骨粒，探查神经根与硬膜是否受压（图 12-2-7）。

12. 融合与固定的顺序取决于术者的习惯，笔者习惯于先融合后固定（图 12-2-8）。如果使用椎板关节突螺钉固定，需要先置入椎板关节突螺钉，后置入 2 枚椎弓根螺钉。对于腰椎滑脱的患者建议使用 4 枚经皮椎弓根螺钉固定，术中置入螺钉的关键在于"造出螺钉台阶"（make stage），同时固定棒要充分弯曲，以达到良好的滑脱复位效果。难复性滑脱需要行双侧椎板峡部或关节突松解。

13. 术中难以彻底止血时，建议放置引流管或引流条。切口消毒全层缝合一针，无菌敷料覆盖包扎。患者麻醉清醒后返回病房。术后复查 X 线及 CT（图 12-2-9）。

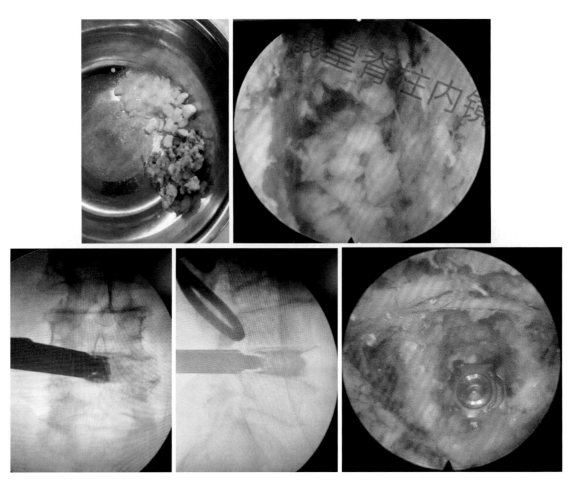

图 12-2-7　植骨材料、镜下植骨情况，融合器植入情况

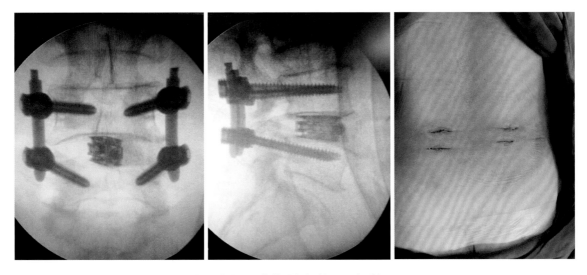

图 12-2-8　经皮椎弓根钉植入，术后切口

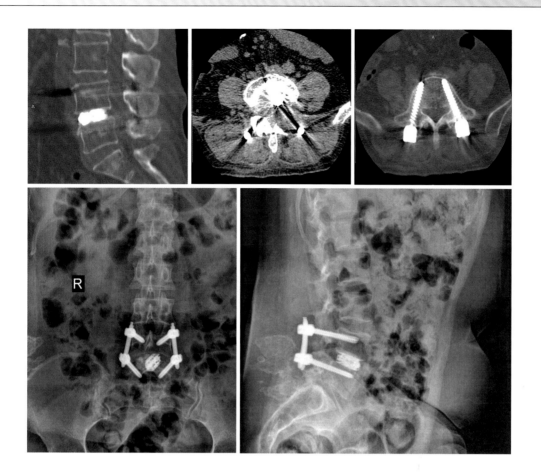

图 12-2-9　术后复查 X 线及 CT 确认 cage 及椎弓根螺钉位置

（刁文博　李文祥　高　建）

第三节　腰椎全内镜辅助下椎间盘融合术（Delta-Endo-PTLIF 技术）

一、概述

传统开放腰椎椎体间融合术是治疗腰椎不稳症、滑脱、腰椎椎管狭窄症的金标准术式，但由于该术式需对肌肉等软组织进行广泛剥离和长时间牵拉，有损伤椎旁肌肉、神经、血管风险，部分患者发生慢性腰痛。微创经椎间孔腰椎椎体间融合术（MIS-TLIF）经多裂肌入路，手术创伤较小，但仍需清理剥离一定的区域，以达到神经根减压，对正常结构及周围组织仍有影响。过去十年微创脊柱外科经历了快速的发展，脊柱内镜器械不断更新，使得内镜治疗腰椎椎管狭窄症越来越多地被应用于

临床；随着微创脊柱内镜技术的迅速发展，相对于以往的开放直视下手术及显微内镜技术（椎间盘镜），脊柱全内镜系统以水为内镜介质，手术创伤进一步缩小，内镜图像更加清晰、视野更佳，同轴内镜、工具操作更加灵活，成为脊柱内镜的重要发展方向。Delta 腰椎大通道技术作为经椎板间隙入路内镜技术的进一步发展，内镜手术通道管直径为 10 mm，可进行大范围的减压。器械工作通道内直径 6 mm，多种减压器械可通过工作通道进入，相对于常规内镜而言可使用更大尺寸的磨钻、环锯、枪式咬骨钳、髓核钳、椎间隙铰刀、终板刮刀等手术器械，提高了内镜处理椎管狭窄、椎间盘突出的操

作效率。配合经皮椎弓根钉棒内固定和各种融合器，可实现全内镜辅助下脊柱融合固定术。将传统开放性手术转变为内镜化与微创化，为脊柱融合固定提供了更微创、更精准的一种术式选择。

二、适应证与禁忌证

（一）适应证

1. 退行性腰椎间盘疾病（DDD）、腰椎间盘突出症伴有不稳。

2. 腰椎椎管狭窄（LSS）、单侧或双侧椎管狭窄（A～D级）、侧隐窝狭窄伴有不稳。

3. 退行性腰椎不稳、Ⅰ度或Ⅱ度腰椎退变性滑脱或峡部裂滑脱。

4. 腰椎手术翻修。

（二）相对禁忌证

1. 严重滑脱Ⅲ度以上、严重椎间隙狭窄。

2. 退行性脊柱后凸或侧凸畸形；多节段疾病（>2个节段）；

3. 马尾综合征。

三、解剖特点

Delta-PTLIF 技术是基于 Kambin 安全三角及传统的 PTLIF 技术进行改良，采用微创手段实施 PTLIF 技术。从解剖学上看，Delta-PTLIF 单侧的减压范围以上位出口神经根作为外上侧界限，以下位椎弓根的上界作为下侧界限，以内侧硬脊膜伴行的走行神经根作为内侧界限。故需要去除部分上位椎板的下缘、下位椎板的上缘、上位椎体下关节突及部分下位椎体上关节突。利用 Delta 内镜的 over-the-top 技术，还可实现单侧入路双侧减压。扩大椎板窗后，视野范围可到对侧，所以器械也可以到达椎管的对侧而无需二次入路。对于中央椎管狭窄，可减压至黄韧带止点；侧方椎管狭窄时，向外侧减压至盘黄间隙，去除该处黄韧带及上关节突内侧，保留中央区黄韧带；双侧狭窄时，在完成患侧减压后进行对侧潜行减压，调整并增大工作管道及内镜倾斜角度去除部分棘突根部，从硬膜的背侧进入对侧，去除对侧上关节突内侧部分骨质，到达椎弓根内侧，充分减压对侧黄韧带及侧隐窝。

解剖学研究发现，腰椎各节段椎板间隙自上而下，其间隙空间逐渐增大，L_5-S_1 椎板间隙最大。而 L_2-L_5 节段的椎板间隙较小，椎板重叠较多，往往会阻挡椎间盘平面，影响内镜操作空间。故手术体位尽量垫高双侧髂嵴，屈髋屈膝位，加大腰桥角度，增大椎板间隙。对于上位节段需要内镜下使用磨钻对黄韧带背侧遮挡椎间盘平面的上下椎板进行精准切除。既往研究表明，L_5 椎板向后下方走行，部分患者 L_5 椎板呈叠瓦状遮盖 L_5-S_1 椎间隙，因此术中需不断调整工作通道的头倾角，克服 L_5 椎板对椎间隙的遮挡。

四、手术方法及步骤

（一）麻醉方式及体位的选择

一般采取全身麻醉。取俯卧位，将患者胸部及双侧髂前用软垫垫高，调整体位，确保责任节段间隙垂直地面（术前透视侧位），将手术床适度折弯，调整屈髋屈膝腰桥位，充分增大椎板间隙。

（二）术前准备，透视定位

透视下定位相应责任节段椎板间隙，常规消毒铺巾后，在目标节段的棘突中线旁 1.5～2.0 cm 的椎间隙位置做长 10～13 mm 的小切口 4 个、减压口采用斜行（如图 12-3-1），突破深筋膜，逐级放置 Delta 工作通道，余术口为经皮内固定术口（可以先经皮内固定，也可最后置钉）。

（三）置管减压

一级铅笔扩张管沿切口插入至椎板间隙黄韧带表面，行钝性剥离上下椎板缘，以及关节突内侧，经透视确认置管节段无误后，扩张套筒逐级扩张，最后放入 10 mm 工作管道。放入大通道内镜观察清理椎板间隙上下缘以及关节突内侧软组织；使用高速磨钻或环锯与椎板咬骨钳去除部分上椎板、部分下关节突、上关节突及部分下椎板。对于中央椎管狭窄，减压至黄韧带上下止点，可以用剥离子分离、枪钳或蓝钳剥离黄韧带附着点，整块或部分切除黄韧带（视需要减压的范围而定）。侧方椎管狭窄时，向外侧减压至盘黄间隙，去除该处黄韧带及上关节突内侧；狭窄严重病例需要继续往上关节突外侧扩

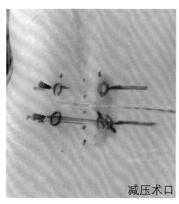
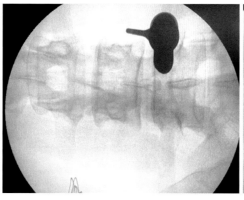
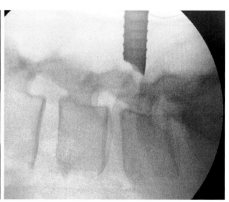

减压术口

图 12-3-1 手术切口及定位

大，保留中央区黄韧带。双侧狭窄时，在完成患侧减压后进行对侧潜行减压，调整并增大工作管道及内镜倾斜角度去除部分棘突根部或部分棘突，从硬膜的背侧跨越进入对侧，去除对侧上关节突内侧部分骨质，到达椎弓根内侧，充分减压侧隐窝后，注意此处容易出血，如果水压不足时可以放置两路入水通路，去除对侧黄韧带，减压完成，再减掉一路入水通路。当进行骨性结构或侧隐窝减压时，可暂

时保留黄韧带，保护黄韧带下的神经，以预防器械直接损伤神经，在减压临近结束时再去除黄韧带。对于技术熟练者可以直接先去除黄韧带同时减压（图 12-3-2）。

脊柱内镜腰椎后路腰椎间融合术环锯技术：椎板减压

（四）椎间盘摘除

部分去除黄韧带后，摘除部分脂肪组织即可见硬膜囊，探查神经根位置，从神经根肩上进入，射

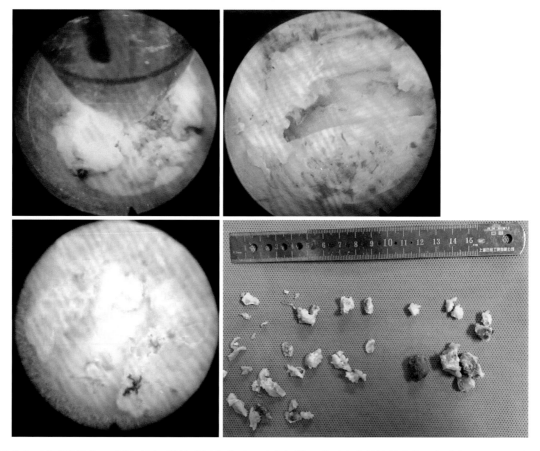

图 12-3-2 显露关节突、椎板减压，骨性减压完成后显露黄韧带，减压取出骨性关节突、部分椎板（Delta 大环法）

频止血、镜下剥离子探查分离。沿神经根探查根管，如根管狭窄，需小心用磨钻或枪钳去扩大外侧关节突残端、峡部残端、神经根周围的骨唇等致压物，使神经根充分松解。如遇出血时用射频刀头对静脉丛出血等进行止血。神经探钩向内推开神经根，将外套管推入椎管到达神经根表面，旋转外套管向内牵开神经根。在明确椎间盘结构后，用射频、蓝钳打开椎间盘，进行椎间盘切除，用蓝钳横向切开椎间盘，髓核钳进行椎间盘摘除。同时对侧方、旁中央突出髓核进行摘除。对于游离型髓核突出，应调整内镜视角以避免遗漏。如遇到纤维环、后纵韧带钙化、增生压迫者，可用骨凿高速磨钻或枪钳进行去除（图 12-3-3）。

（五）椎间隙处理

椎间盘部分摘除完毕后，置换大工作套管（14 mm 内径）（图 12-3-4），置换时注意保护神经，

镜下调整外套管，将神经根保护在舌形瓣外侧，确认管内无神经后取出内镜。透视下使用铰刀直接置入椎间隙（图 12-3-5），并正侧位透视确认位置合适后处理软骨终板。使用终板刮匙处理椎间盘组织及软骨终板（图 12-3-6），镜下继续摘除椎间盘，进一步处理上下软骨终板并显露骨性终板（可用透视下终板刮刀或镜下终板处理器处理至满意）。

（六）椎间植骨及融合器植入

通过植骨通道植入自体骨或同种异体骨（图 12-3-7），打压压紧，置入合适尺寸融合器，选用 cage 10 ~ 11 mm 时可以使用 Delta 融合通道，12 mm 以上的则需要使用特殊套管。透视确认融合器位置，正位上融合器尽量超过椎体中线，侧位上尽量达到椎体前 3/4，cage 离椎体后缘 3 ~ 5 mm，同时观察椎间隙高度恢复情况（图 12-3-8）。再次置入内镜探查神经根和硬膜囊，确保硬脊膜和神经根充分松解，

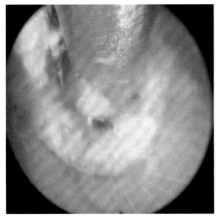
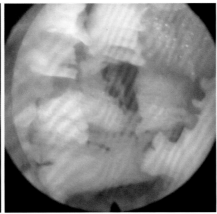
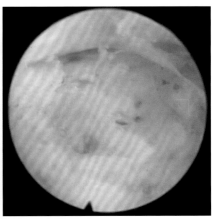

图 12-3-3　去除黄韧带后显露神经，保护旋开神经进入间盘取髓核

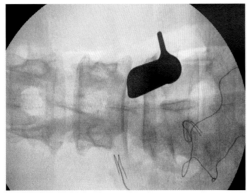
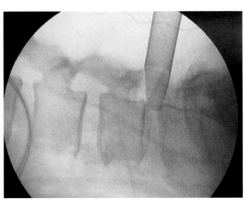

图 12-3-4　置换通道

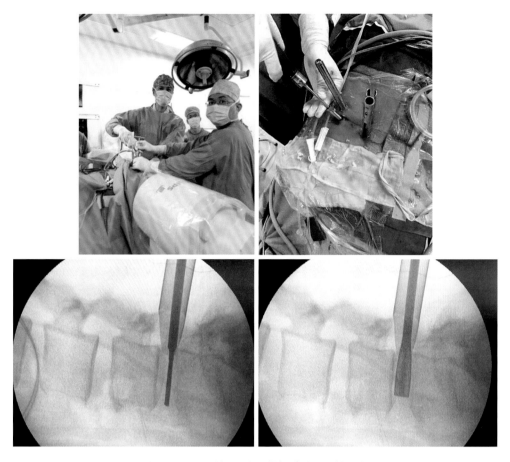

图 12-3-5 透视下处理椎间隙（逐级铰刀）

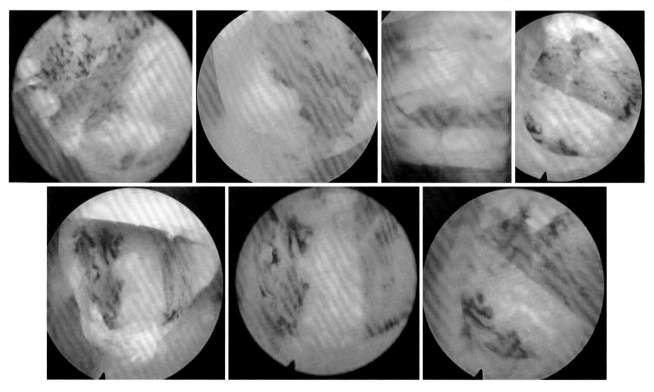

图 12-3-6 镜下处理终板以及处理结束时的状态

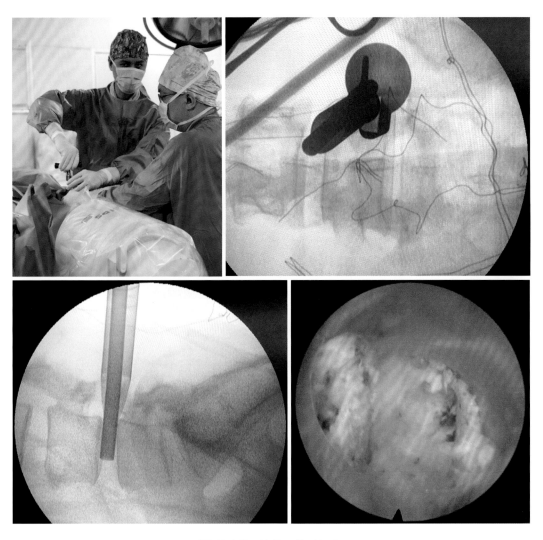

图 12-3-7　植骨、镜下探查

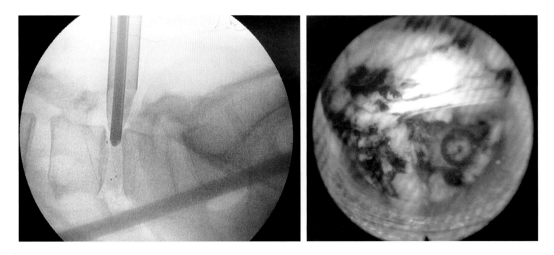

图 12-3-8　打入融合器并背侧减压，镜下 cage 植入情况

以及是否有残留植骨块；如果为双侧狭窄或有双侧症状时，需要进行对侧减压，包括对侧黄韧带清除及侧隐窝减压。减压探查对侧神经根。充分止血后拔出通道，缝合皮肤，如果遇到渗血情况较多时可以在原切口留置引流条，或切口旁放置引流管。

单侧入路双侧减压技术（ULBD）：Delta 内镜是在传统的椎间孔镜的基础上进一步优化改进，通过扩大工作通道来进一步扩大镜下减压范围，Delta-ULBD 采用单侧入路双侧减压技术本质上与单侧经可扩张管道入路减压技术基本相似（图 12-3-9），都是通过切除引起椎管狭窄的椎板、黄韧带以及增生的关节突，来对中央椎管及侧隐窝进行减压，同时也可以通过切除棘突根部 over-the-top 技术进行对侧减压，实现减压对侧神经根管的目的。

（七）经皮椎弓根螺钉内固定

透视下经皮将定位导针分别置入上下节段的椎弓根内，沿各导针切开皮肤约 10 mm，沿导针置入长导丝，使用扩张套筒扩张软组织，沿导丝做攻丝，置入长尾椎弓根螺钉（图 12-3-10）。特别注意的是手术切口侧的椎弓钉置入要避免进针点靠内，而滑进减压的椎管内。需要密切透视（或者镜下进行入针点的开口并镜下建立椎弓根隧道），将固定棒经皮肤切口穿过肌肉连接上下椎弓根螺钉，透视确认位置良好后，加压拧紧螺钉固定。取定位针后再次透视确认（见图 12-3-10），缝合皮肤，术毕。术后复查腰椎 CT 明确内置物位置（图 12-3-11）。

（八）术后处理

如果患者渗血较多可以术中放置引流管，术后第 1 天拔除；术后第 1 天可戴腰围适度下地活动，术后第 2 天或第 3 天可出院。术后予甲钴胺营养神经治疗 1 个月，术中见炎性渗出明显、神经根水肿严重者，术后可给予甲波尼龙抗炎、消肿对症治疗 1～2 天。术后戴腰围保护 2～3 个月。术后 1 个月内避免重体力劳动，在腰围保护的前提下下床活动。术后 3 个月后去除腰围，逐渐恢复轻体力工作。

五、总结和讨论

目前，开放手术仍是腰椎退行性疾病治疗的重要手段，但也存在损伤大、出血多等弊端。在后路腰椎减压融合术中，需进行广泛的肌肉剥离及长时间的肌肉牵开，容易造成椎旁肌损伤，导致术后慢性腰痛、腰椎旁肌肉萎缩、术后瘢痕再次压迫等。此外，经椎间孔融合术还需要完全切除关节突关节，大范围破坏脊柱后方结构。因此，出现了更微创的经椎间孔腰椎椎体间融合术（MIS-TLIF），其通过可扩张通道经肌肉间隙入路，减少了肌肉剥离和脊柱后方损伤，但该技术仍属于直视下操作，相比经皮内镜下手术的手术切口及手术显露范围要大，感染率可能要大，损伤及出血较多。

与传统 PLIF、TLIF 和 MIS-TLIF 手 术 相 比，

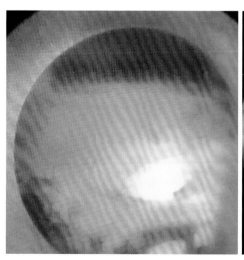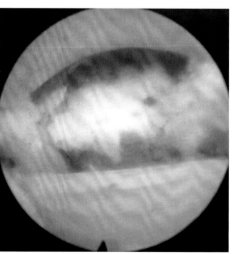

图 12-3-9 Delta- ULBD over-the-top 技术做对侧减压

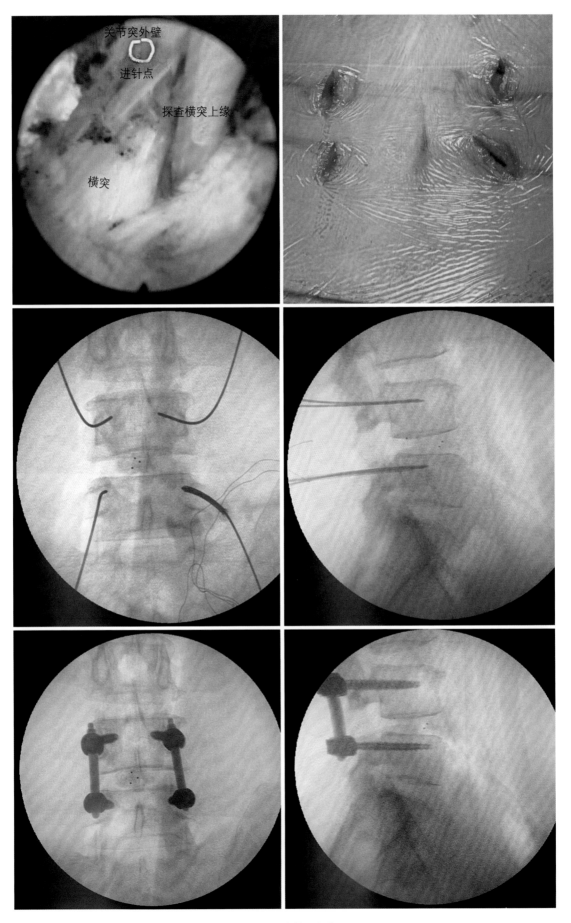

关节突外壁

进针点

探查横突上缘

横突

图 12-3-10 经皮椎弓根钉置入

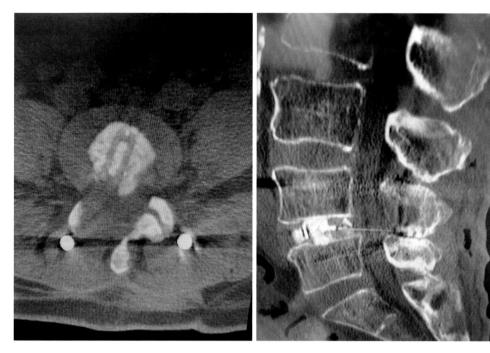

图 12-3-11　术后复查 CT 确认内置物位置

Delta-Endo-PTLIF（腰椎全内镜辅助下融合术）具有以下优点：①切口小、损伤小，出血少。其管道直径仅为 10 mm，比目前所有可扩张通道直径细小，在此管道下即可完成全内镜下减压、植骨融合等手术操作。同时其底部无需扩张，也无需将肌肉从骨性结构中剥离开，对椎旁肌的牵拉扩张可显著减少。同时联合经皮椎弓根内固定时，无需另做切口，可采用同一切口行下位椎弓根置钉。②在水介质下完成手术操作，可清晰辨认神经、血管等组织结构，可使操作更精细化，减少神经、血管损伤，在手术解剖结构辨认上优势明显。此外，传统开放手术在进行黄韧带咬除时，由于硬脊膜自然膨隆，常与黄韧带腹侧紧贴，切除黄韧带容易伤及硬膜囊，造成脑脊液漏。而 Delta 内镜下切除黄韧带时，硬膜囊可在一定的水压的作用下，自然与黄韧带分离，形成黄韧带腹侧间隙，大大减少了硬脊膜损伤概率。在水介质压力下，也可减少组织的渗血，清晰显露出血点，止血更彻底，感染率也相对要低。③术后恢复快、临床疗效好。传统腰椎融合手术大范围破坏脊柱后方结构，对筋膜、肌肉、韧带及骨结构造成较大损伤。研究显示，术后腰背痛可能由于过多剥离多裂肌止点，损伤脊神经后支，导致背部深层肌肉组织的失神经营养，造成术后肌纤维瘢痕化，肌肉

功能下降，影响术后腰背肌功能恢复。Delta 内镜下融合仅通过 10 mm 钝性扩张工作通道，充分保护椎旁肌肉及软组织。利用 over-the-top 技术，还可实现单侧入路双侧椎管减压治疗，且此项技术已趋于成熟，对各类型腰椎椎管狭窄均具有良好的治疗效果。

Delta-Endo-PTLIF 镜下融合术目前面临的主要问题：对手术技术要求高，需要有丰富的椎板间手术操作经验；因内镜工作通道直径有限，手术操作范围相对较小，术者需有较丰富的内镜手术经验，特别是止血方面。因此对于初学者来说学习曲线陡峭。早期陡峭的学习曲线与不准确的镜下解剖和不熟悉镜下操作有关。由于无法通过肉眼辨认所有骨性解剖结构，仅从镜下观察解剖结构，增加了术者的解剖辨认要求。镜下操作也是该术式的困难步骤，需要术者从以往的直视下操作转变为"手眼分离"的镜下操作。由于椎管内静脉丛增生，术中止血方式有限，在射频刀头都难以止血时，仅通过流体明胶和明胶海绵填压止血的方式止血，这就要求术者有良好的解剖认识才能做到内镜下超前止血，对一些止血点进行提前处理。另外，在放置管道、处理椎间隙以及打入 cage 时，需要退出内镜，不能镜下操作，只能依据 X 线透视确定工具的位置，若操作工具位置摆放不准确，容易出现医源性组织损伤。因

此在上述操作过程中，需要先镜下检查确保工作通道内无神经、血管组织，同时保持外套管位置不变，稍有位移或旋转，都有可能造成神经血管损伤。

再者，由于全可视内镜辅助下融合术管道空间有限，对融合器的大小、高度都有所限制。目前已有 B-Twin 融合技术和可撑开式融合器以解决此问题，但有临床研究发现该类技术仍存在诸多风险。Sang Ho Lee 等发现 B-Twin 融合器与椎板是点状接触，短期患者有腰痛的症状，远期可能出现椎间隙高度的丢失、塌陷、融合器移位等问题。Jacquot F 等对接受了经皮内镜椎间孔腰椎椎体间融合术的 57 例患者进行了 36 个月的长期随访，其中 13 例因融合器移位出现症状进行了翻修手术，另外有 2 例为无症状的融合器移位，总并发症发生率高达 34.3%。笔者团队通过通道改良已经解决 cage 植入大小问题，可以通过通道放置 13 号 cage；通过镜下工具改良处理终板、植骨等已经可以达到开放或通道手术水平；未来技术前景可观。但是目前全可视内镜下融合仍属于较新技术，长期临床研究较少，后期还需要更多的询证医学证据支持。

总之，Delta 全脊柱内镜技术已成为治疗腰椎椎管狭窄、腰椎间盘突出症的成熟的脊柱微创技术之一，随着器械的发展，技术水平的提高，全可视内镜下融合技术已逐步成为临床上努力的方向，同时也逐步被临床接受。从现阶段看，该技术具有更微创、可视化的优点。全可视内镜辅助下融合技术仍具挑战性，但是随着技术进展，我们持乐观态度，目前看短期疗效已经达到 MIS-TLIF 水平。

（李永津　苏国义　陈博来）

第四节　腰椎全内镜辅助下融合术（PE-TLIF 技术）

一、概述

腰椎减压融合术是治疗腰椎退行性疾病的主要手术方式。传统开放手术临床应用广泛，疗效肯定，但同时存在手术创伤大、围手术期并发症较多等不足。近年来随着脊柱微创技术的不断发展，尤其是脊柱内镜技术和理念的进步，微创脊柱外科进入高速发展阶段。脊柱内镜手术从单纯椎间盘摘除术发展到可以进行椎管狭窄的精准减压，甚至椎体间融合，最大程度地减小了患者的创伤，加快了患者的康复。本节作者在国内外内镜下腰椎融合发展初期，创新设计了自己的技术，并将其命名为经皮脊柱内镜下经椎间孔腰椎融合术（percutaneous endoscopic transforaminal lumbar interbody fusion，PE-TLIF），该技术不仅克服了既往内镜融合技术的不足，而且充分发挥了内镜融合手术的优势。本节将对 PE-TLIF 技术发展历程、核心器械、手术技巧、并发症及预防等方面进行阐述。

二、PE-TLIF技术发展历程

随着脊柱内镜技术的发展，脊柱微创外科进入一个崭新的时代。脊柱内镜技术已经成为当今最具潜力和最为微创的脊柱外科技术之一，因此，国内外很多脊柱外科医生开始探索通过脊柱内镜实现腰椎减压融合手术。2012 年 Said G. Osman 等首次报道了 Endo-LIF 在腰椎退行性疾病的应用，并获得满意的临床效果。然而，该手术的总体并发症发生率高达 20%，其中最主要的并发症是出口神经根的损伤。随后，Jacquot 等于 2013 年报道了采用内镜下腰椎融合技术治疗 57 例腰椎退行性疾病患者，虽然部分患者取得了令人满意的临床疗效，但总体并发症的发生率高达 36%，其中最常见的并发症是融合器移位和神经根损伤。该作者认为除非在技术上进行革命性的创新与改进，否则不建议尝试脊柱内镜下融合技术。为了克服以上融合技术的不足，北京朝阳医院海涌、杨晋才团队于 2014 年开始进行相关技术及工具的创新型设计并提出"脊柱内镜辅助下经皮经椎间孔腰椎减压融合术"的新理念，并最终将该项技术命名为经皮脊柱内镜下经椎间孔腰椎融合术（PE-TLIF）。2015 年 10 月 20 日 PE-TLIF 技术于尸体标本成功模拟，2016 年，创新技术正式应用于临床。该项技术拥有三大创新点：第一，经皮上关节突的安全切除技术，这不仅是一个技术创新，还是一个理念的创新；第二，手术所用全套工具的创新，包含上关节突安全切除工具、关节突导向穿刺装置、各种保护神经的套管以及宽度可调的椎间铰刀等；第三，设计高度可调椎间融合器以达到既与微创通道相匹配，又能适应椎间隙高度的目的。这一系列工具与装置都是完全自主知识产权的创新，并已先后获得国家专利。同时，PE-TLIF技术首次通过直径10 mm的脊柱内镜下完成手术过程，并已在临床疗效观察中获得非常满意的近期临床疗效。2018年，PE-TLIF技术正式在全国进行大规模推广及应用，获得国内同道广泛的认可与支持。

三、PE-TLIF核心器械介绍

（一）钩舌状工作套筒（图12-4-1）

工作套筒内径10 mm，外径11.5 mm，套筒前端伸出宽为4 mm长度不等的舌状凸起，凸起的前端设计成钩状，类似于刮匙。其使用方法是将钩舌状工作套筒深入关节突的背侧，使用"钩"在关节突外侧做骨膜下剥离，伸向腹侧钩住上关节突，这样可以把出口神经根推出工作套筒之外给予保护。

（二）配套环锯（图12-4-2）

与钩舌状工作套筒相配套的外径10 mm、内径8.3 mm的环锯，环锯头端设计有内螺纹，在锯齿锯下关节突的骨质的最后时刻将骨质紧紧咬合而折断，形成"骨折"现象，这样锯齿不会锯到软组织，可以避免周围软组织损伤，包括硬膜及神经损伤；

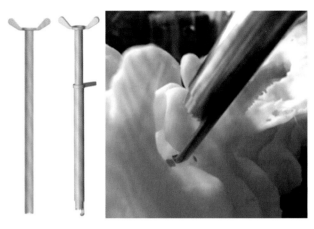

图 12-4-2　配套环锯以及与套筒的工作原理

钩舌状工作套筒和配套环锯很好地解决了在关节突成形过程中对出口神经根可能造成损伤的问题。

（三）关节突弓形导向装置（图12-4-3）

其主要是根据椎弓根与上关节突之间的恒定关系而设计，目的是提高第二导针（第二导针套环锯的中心）的准确性，同时减少术中透视。

（四）工作套筒（图12-4-4）

最常用的工作套筒内径10.5 mm，外径11.5 mm，配合直径10 mm脊柱内镜使用，头端有平头设计和不同长度的舌状凸起设计，尾端配有可拆卸的把手。

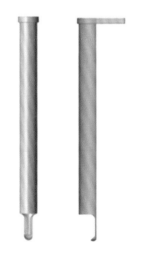

图 12-4-1　钩舌状套筒正侧面

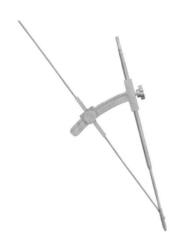

图 12-4-3　第一导针与第二导针以及弓形导向装置

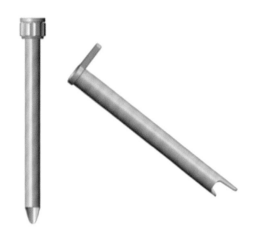

图 12-4-4　工作套筒与双舌状植骨套筒

（五）双舌状植骨套筒（图 12-4-4）

双舌状植骨套筒内径为 11.5 mm，外径为 13 mm，头端设计两个不等长的舌状凸起。其工作原理是基于植骨套筒工作时与冠状面呈 45° 角，分别阻挡出口神经根与走行神经根或硬膜囊。使用时套在 11.5 mm 的工作套筒外面旋转插入，进入 80%～90% 时内镜监视下将长舌状突起用来阻挡硬膜囊与走行神经根，短舌状凸起用来阻挡和保护出口神经根。该套筒设计的主要目的是为了在椎间盘处理、植骨及椎间融合器置入过程中更好地保护出口神经根及走行神经根。

（六）宽度可调节铰刀（图 12-4-5）

宽度可调节铰刀为板式铰刀设计，初始宽度为

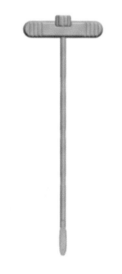

图 12-4-5　宽度可调节铰刀

9 mm，中部厚度为 6 mm，刀片厚度 3.5 mm，尾部设计有调节螺帽，逆时针旋转螺帽可使前端逐渐变宽，最大高度可达 14 mm。使用时注意逐渐调节宽度，间断旋转铰刀，直到出现明显的"刮骨感"，取出时注意旋拧后部螺帽至最小缓慢取出。该铰刀的特点是宽度可以调节，通过有限的通道做到椎间隙的最有效的处理，有效地去除软骨终板。

（七）高度可调节椎间融合器（图 12-4-6）

融合器高度可调节范围为 8～13 mm，钛合金设计，组织相容性很好，承载力强度好，其弹性模量介于金属和 PEEK 材料之间。融合器上下接触面大且为锯齿状设计，有效增加了摩擦力，不易出现融合器移位，可以更好地恢复椎间隙的高度。

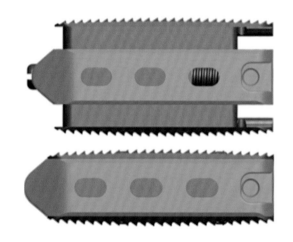

图 12-4-6　高度可调节融合器

四、PE-TLIF手术技术的适应证与禁忌证

1. PE-TLIF 的手术适应证目前包括绝大多数腰椎退变性疾病，如退变性椎间盘疾病、腰椎管狭窄症以及 I～II 度腰椎滑脱症等。尤其是以单侧症状为主的腰椎退变性疾病，该技术可以有效地切除增生的上关节突关节及黄韧带，对椎管的侧后方进行直接减压。但是，对于严重的中央型椎管狭窄和双侧椎管狭窄，是目前手术相对的"盲区"。随着手术技术的不断改进，手术器械的逐渐成熟以及术者对于手术熟练程度的不断提高，未来的经皮脊柱内镜下经椎间孔腰椎融合术的手术适应证也会逐渐拓展，其减压效果和范围也会得到进一步提高。适应

证主要包括：复发性腰椎间盘突出症；椎间盘源性腰痛；腰椎管狭窄症；Ⅰ～Ⅱ度腰椎滑脱症；退变性腰椎不稳需进行椎间融合者。

2.禁忌证主要包括：发育性腰椎管狭窄症；合并需要矫正的脊柱侧凸和/或脊柱后凸畸形；既往开放手术或椎管内注射治疗导致硬膜外瘢痕形成；脊柱感染性疾病；脊柱肿瘤。

五、PE-TLIF技术规范操作流程

（一）体位与术前准备

患者俯卧于可透射线的手术床上，胸部及双侧髂前上棘部位垫软垫，调节手术床使患者屈髋、屈膝各20°～30°（图12-4-7），可使腰椎前凸角减小，增加椎间隙和椎间孔的高度。

技巧：作者更喜欢略微头高脚低一点，尽量使手术节段的下位椎体冠状面趋于水平位，以便于椎

弓根螺钉置入。术前X线透视确认椎弓根置钉的头尾方向（图12-4-8），方法：在手术节段部位使用一根克氏针定位，克氏针从中间折弯呈150°，一段置于背部与后正中线垂直，另一段置于侧方并垂直地面，侧位透视观察椎弓根方向与克氏针的夹角。注意透视时要求确保射线、椎体横截面以及克氏针的背侧段呈平行关系。

（二）第一导钉置入

消毒铺单后在X线正位透视引导下将穿刺针经皮穿刺进入手术减压侧的椎弓根，更换导丝，在导丝引导下置入第一导钉，侧位观察第一导钉的螺纹尾部平上关节突背侧（图12-4-9）。

技巧：X线透视正位，手术节段下位椎体椎弓根呈椭圆形透亮影，穿刺针碰到骨质时穿刺针的针尖应位于椭圆形透亮区的9点钟位置。穿刺针保持与矢状面呈15°进针，头尾方向依照术前透视角度，

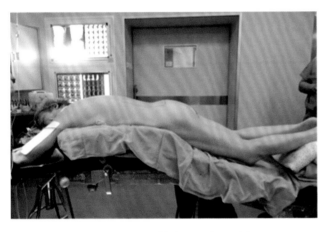

图 12-4-7　患者体位：屈髋、屈膝

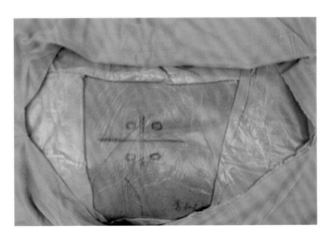

图 12-4-8　透视定位椎弓根

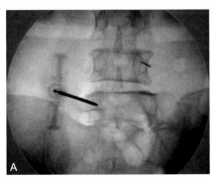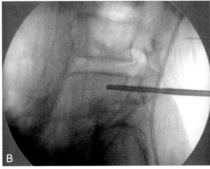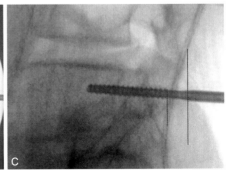

图 12-4-9　A.正位透视，针尖贴近椎弓根内壁；B.侧位透视，第一导钉穿入椎弓根；C.红线显示了第一导钉尾部与关节突背侧的位置关系

当穿刺针贴近椭圆形透亮区 3 点钟位置时，预示穿刺针贴近椎弓根内壁，此时，一定要透视侧位，穿刺针针尖位于椎体后缘或者已经跨过椎体后缘（图 12-4-10）。L₅ 椎弓根由于外倾角大，正位透视时并

没有完全显现出椭圆形透亮区，而呈不规则区域，给穿刺点的选择带来了一定的困难。

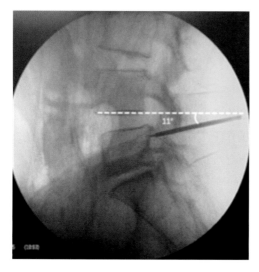

图 12-4-10　侧位透视虚线为垂直地面，L₅ 椎弓根轴线与垂线呈 15°～20° 角

（三）第二导钉置入

第二导钉也可以称作第二导针，因为我们选用的是直径 2.5 mm 的克氏针。连接弓形导向装置，按照透视第一导钉最后螺纹与关节突最高点的关系适当调整弓形导向装置的高度，根据第一导钉的位置调整第二导针向头端移动的位置（在小侧块上向头端移动，小侧块的孔是按照 1 mm 的距离设计的）。沿导向装置侧块孔插入第二导针到达皮肤，在导针与皮肤接触点向内做一 13 mm 的横行切口，将第二导针穿刺进入并触及骨质（图 12-4-11）。此时可以透视确认第二导针针尖位于关节突的背外侧，敲击第二导针尾部，将第二导针钉入关节突骨质内 5～10 mm 固定。

技巧及原理：第二导针的目标点是上关节突背侧，适当偏内最好。第二导针本质上是下面将要使用的钩舌状套筒的中轴。外倾角按照术前计划选择

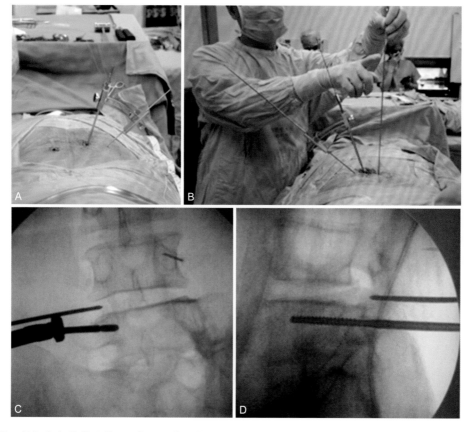

图 12-4-11　A. 第一导钉与矢状线呈约 15° 角，弓状导向器选择 25°，因此，第二导针与矢状线呈 40°～45° 角；B. 进行目测，符合术前设计；C. 第二导针钉在关节突上，正位透视位于关节突外缘；D. 侧位透视位于关节突上

为 40°～45°（40° 最合适），以便能够完好地切除上关节突和进入 Kimbin 三角，并且较好地进行椎管内减压和安放 45° 融合器。头尾调整是按照第一导钉在椎弓根内的头尾位置来决定的，最终目的是将以第二导针为中心轴的环锯最大限度地切除上关节突而不损伤椎弓根。另外，第二导针碰到关节突时偏内比偏外好，因为下面钩舌状套筒需要由内向外地操作以便紧贴关节突骨膜下推开软组织。

（四）经皮上关节突切除

置入并固定第二导针后沿导针做 3 级软组织扩张，之后取出 3 级扩张套管更换为替换棒，沿替换棒置入钩舌状工作套筒，取出替换棒和第二导针，将钩舌状工作套筒的"钩"紧贴关节突外侧做骨膜下剥离，并将前端的钩勾住上关节突的腹侧，这样关节突周围组织被推出工作套筒之外，自然也包括了出口神经根（图 12-4-12）。再次置入替换棒，沿替换棒置入第二导针并敲击针尾进入骨质或穿透关节突的腹侧。取出替换棒，沿第二导针置入环锯内芯并敲击固定，置入环锯进行关节突旋切，旋切过程中有"落空感"时取出环锯（图 12-4-13），或者有与

金属摩擦感时预示环锯贴近锯齿。将环锯及环锯内的骨质及第二导针一同取出，再次置入替换棒，经替换棒置入工作通道（图 12-4-14）。

工作原理：经皮上关节突安全切除技术是该项技术的核心所在。其工作原理是钩舌状套筒前面的钩对关节突外侧做骨膜下剥离，将出口神经根推出工作套筒之外，环锯在工作套筒内对上关节突进行旋切，这是一个安全的操作过程。

钩舌状套筒的"钩"设计形态及功能如同刮匙，关节突外侧骨膜下剥离过程有明确的"刮骨手感"，滑向腹侧勾住上关节突腹侧则可相对固定套筒，因此，操作上安全有效，可重复率高。环锯旋切关节突时环锯内芯前面的齿固定在骨质上，环锯可以围绕内芯和第二导针旋转而不打滑。其安全性包含 3 个特殊设计：①钩舌状套筒做关节突骨膜下剥离将出口神经根推至工作套筒之外，对出口神经根进行了很好的保护；②环锯的深度受到"钩"的限制，不会出现误伤硬脊膜和走行神经根；③环锯的内螺纹设计使得在环锯旋切过程中将关节突骨质紧紧咬合，最后出现落空感，这是因为残端骨质的"骨折"现象，锯齿不会越过关节突腹侧进一步损伤硬脊膜

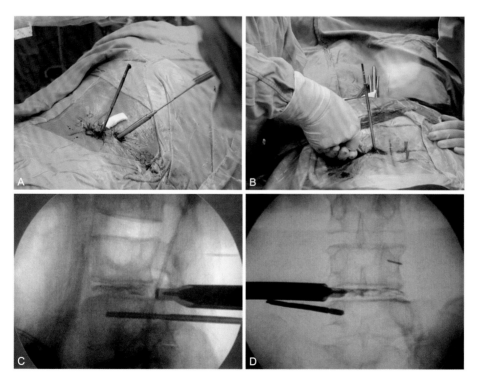

图 12-4-12　A. 第二导钉穿刺好后的扩张套筒；B. 双手持住钩舌状套筒做上关节突外侧的骨膜下剥离并勾住上关节突的腹侧；C、D. 透视正侧位为理想位置

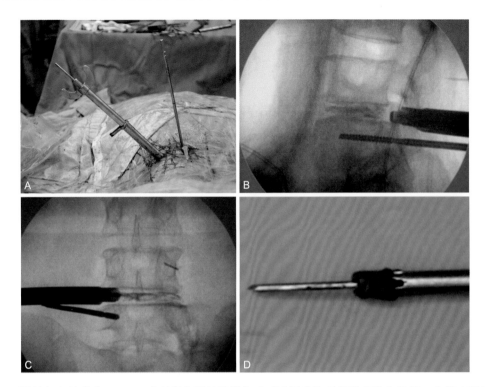

图 12-4-13　A.环锯旋切上关节突；B、C.当环锯有明显的落空感时透视确认环锯没有进入椎管，也没有越过钩舌状套筒的钩；D.旋切取出的上关节突的"骨柱"

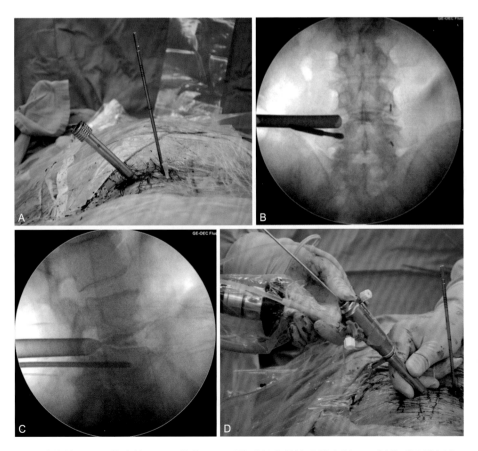

图 12-4-14　A.沿替换棒置入工作套筒；B.正位位于上下椎弓根内外缘连线之间；C.侧位到达椎间盘；D.置入内镜

和神经根。

操作技巧：操作上的技巧包含第二导针穿刺"宁内勿外"的原则，钩舌状工作套筒进入后手持套筒以舌状钩的钩作为类似刮匙的方法由关节突背外侧开始向外向腹侧滑移，形成的轨迹为关节突背外侧—外侧—腹侧，整个过程均需要骨膜下剥离，必须要有刮骨的感觉才能做到安全有效。同时注意，最好作关节突外侧的较广泛的剥离，一般建议剥离过程中探及到横突上缘，当勾住关节突腹侧时向尾侧旋转套筒可探及到椎弓根的上缘为好。因此，我们称之为"宁下勿上"或者称之为"宁尾勿头"。否则容易造成关节突根部较多的骨质残留，继续进行下一步操作时工作套筒容易偏头侧而落在 Kambin 三角的头侧而损伤出口神经根。相反，过分偏向尾侧时环锯会落在椎弓根上缘而使椎弓根上缘骨质破坏造成内固定失败（图 12-4-15）。这里经常遇到一个问题，那就是环锯不能彻底旋切下上关节突的骨质，残留上关节突的腹侧骨皮质。这一现象常常发生，这时可以直接置入工作通道进行镜下操作，使用镜下骨刀与枪钳很容易切除干净。另外就是遇到骨质非常好的患者，关节突骨皮质坚硬，环锯无法锯透时也可以直接镜下切除。当遇到上关节突过于增生肥大时可能一次环锯旋切不完整，需要二次环锯旋切，或者在下一步的镜下操作时注意。工作通道置入时注意，工作通道的舌状凸起位于尾侧椎弓根上缘，或者说位于 Kambin 三角的底边。要在保证位于 Kambin 三角内时适当给予敲击达到椎间盘的表面。

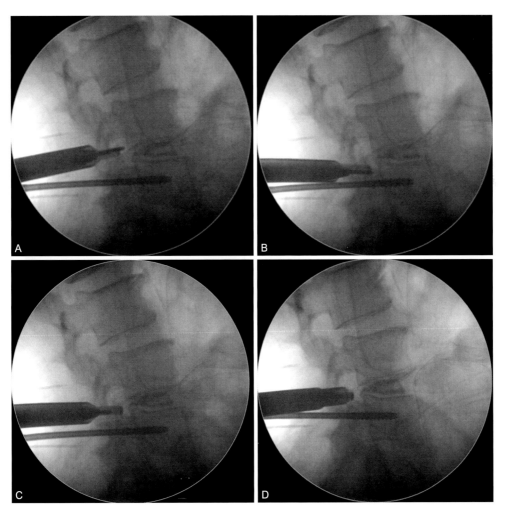

图 12-4-15　A.钩舌状套筒偏头侧，对出口神经根有威胁；B.钩舌状套筒偏尾侧，可能会锯在椎弓根上；C.调整到理想位置；D.上关节突旋切完成

（五）镜下操作

置入内镜后首先清除通道内残余组织，顺时针旋转工作通道找到椎间盘。向尾侧找出上关节突的残端，再向内找到上关节突的内侧残留边缘。将残余的上关节突切除后显露椎管边缘的黄韧带（图12-4-16）。此时可以暂时停止椎管减压，先进行椎间盘的处理。镜下骨刀将椎间盘纤维环切开（图12-4-17），髓核钳与枪钳切除可视范围的纤维环，之后助手固定工作套筒，取出内镜，直接在通道内进行椎间盘的切除，可使用的工具为7~9 mm的板式铰刀、加长的4.5 mm髓核钳、加长的（6 mm左右）刮匙等。除此之外，我们还设计了宽度可调的铰刀，是处理椎间盘及软骨终板的利器（图12-4-18、图12-4-19）。然后再次镜下切除椎间盘。之后，再次

向内旋转工作通道开始椎管减压，切除黄韧带，有时候需要切除部分下关节突，向中央看到硬膜的大部分，甚至对侧神经根，向头侧显露出口神经根，向尾侧减压至侧隐窝入口（图12-4-20）。更换双齿的植骨通道（图12-4-21），首先将工作通道上的把手取下，将双齿植骨套筒套入工作套筒外，旋转进入，当进入80%~90%时将内镜套入，镜下可以看到植骨套筒的两个齿，长齿置入椎管中央将硬膜与走行根推向中央加以保护，短舌瓣位于外侧将出口神经根推向外侧加以保护。此时，内镜下只有椎体上下缘与切除不完整的椎间盘。枪钳进一步切除椎管中央部的纤维环，再次进行通道内椎间盘的切除。使用前面所述工具，能够很好地做好软骨终板的彻底清除，并露出一个扇形的骨性终板区域（图12-4-22）。

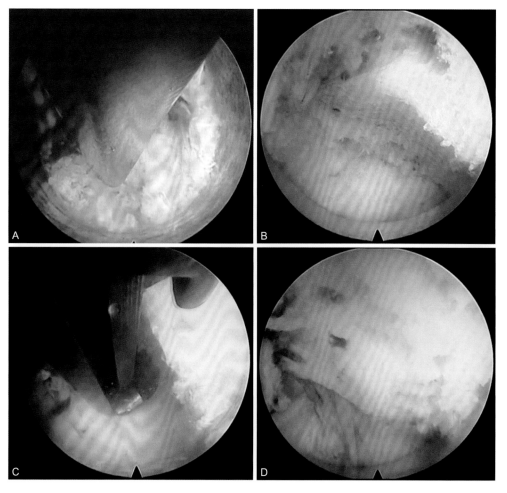

图 12-4-16　A. 镜下骨刀切除残余上关节突；B. 上关节突增生时残留骨块很大；C. 镜下枪钳咬除残余上关节突；D. 上关节突切除完成后显露黄韧带，黄韧带边缘可以看到硬膜囊边缘或神经根，这时再转向对椎间盘的处理，以减少椎管内高水压的手术时间

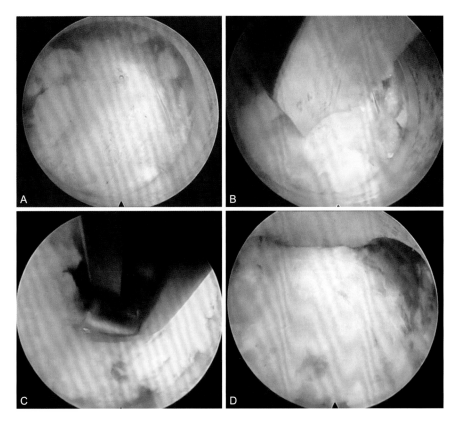

图 12-4-17　A.镜下找到椎间盘；B.骨刀切开纤维环；C.镜下枪钳咬开纤维环；D.工作套筒推开硬膜向椎管中央移动

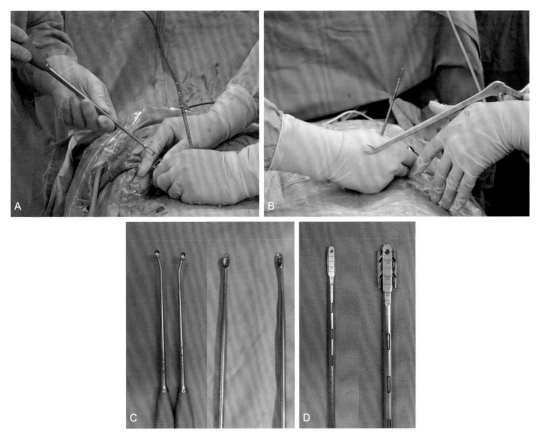

图 12-4-18　A.工作通道下直接使用终板刮刀处理椎间盘；B.工作通道下常规加长髓核咬骨钳切除椎间盘；C、D.工作套筒使用的大刮匙和宽度可调节铰刀

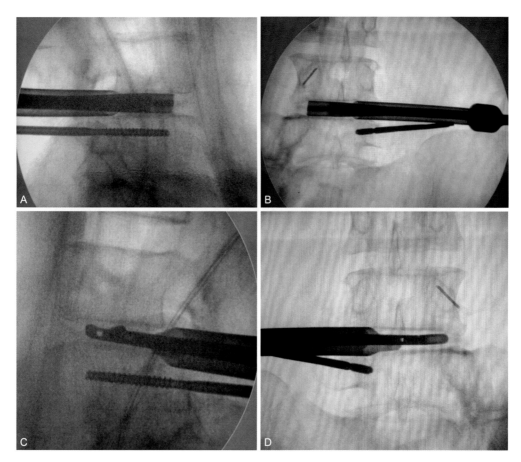

图 12-4-19 A、B. 工作通道下直接使用板式铰刀处理椎间盘（正位、侧位透视）；C、D. 工作套筒使用的加长髓核钳 X 线正、侧位透视达到椎体前缘及对侧

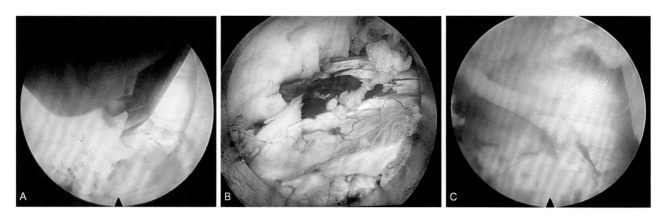

图 12-4-20 A. 内镜继续做黄韧带切除；B. 切除黄韧带显露硬膜及神经根；C. 探查中央椎管

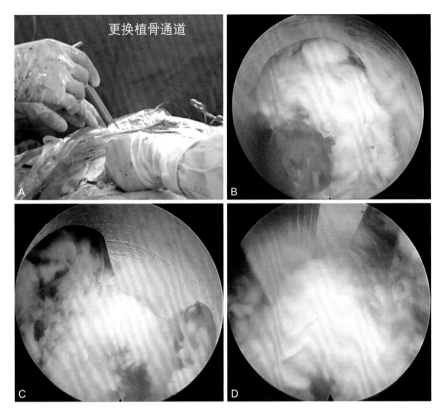

图 12-4-21　A. 摘下工作套筒的尾帽将双舌状植骨套筒从工作通道外面插入，插入时左右旋转植骨套筒，插入约 90% 时将脊柱内镜置入，可以直视下旋转植骨套筒用长舌瓣推开硬膜，短舌瓣保护出口神经根；B. 镜下直视植骨套筒的两个舌瓣；C. 正前方为长舌瓣推开硬脊膜显露靠近中央的纤维环；D. 镜下骨刀切开靠近中央管的纤维环

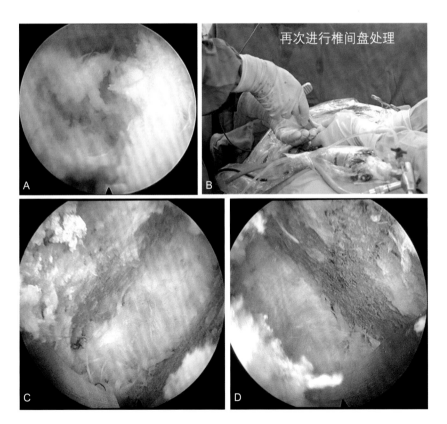

图 12-4-22　A. 切除纤维环并将舌瓣插入椎间隙，确认植骨套筒内无神经只有椎体上下缘及椎间盘，助手把持并按压植骨套筒手柄，拔出内镜继续植骨套筒内直接操作；B. 置入宽度可调铰刀，进入椎间隙后逆时针旋转尾部螺帽将铰刀逐渐变宽，边拧螺帽边做铰刀的往返动作；C、D. 镜下观察椎间盘及软骨终板扇形切除，骨性终板显露满意

操作技巧：内镜下操作是该项技术最重要的操作部分，如果上关节突切除顺利，内镜下操作会变得简便易行。①镜下操作遇到的第一个困难就是周围软组织出血导致视野模糊，在手术开始前使用副肾盐水在关节突周围局部注射可以减少出血。②第二个困难是关节突旋切后的残留，可能是部分残留，也可能是整块残留，内镜下切除残留关节突并不很困难。③第三个困难是镜下如何辨别解剖结构，顺时针旋转工作通道的同时用力推进工作通道找到椎间盘，椎间盘是镜下解剖结构的定位器。镜下操作的顺序建议为：残留关节突的切除—椎间盘切开—黄韧带切除椎管减压—椎间盘软骨终板切除—植骨＋融合器置入。

风险规避：①镜下操作开始要注意是否能看到出口神经根，不建议刻意去找到出口神经根，如果内镜置入时看到出口神经根预示着可能已经对神经根造成损伤了；②镜下操作尽量缩短黄韧带切除椎管减压的时间，可以减少硬膜损伤并发症；③一旦发现硬膜破裂应立即改变手术方法，MIS-TLIF 是最佳选择。

（六）椎间植骨与融合器的植入

将旋切下来的关节突骨柱咬成碎粒和手术减压的碎骨混合，再取髂骨的松质骨，植骨总量不少于 6 mm³（图 12-4-23）。植骨时取出内镜，专用植骨器与植骨套筒相匹配，尾端漏斗状结构限制了植骨器进入的过深，前端正好越过植骨通道进入椎间隙。这时敲击推杆手柄将植骨器内的碎骨推入椎间隙，一般情况下需要 2 次完成植骨。植骨之后使用椎间铰刀或者 4.5 mm 大髓核钳将椎间植骨分别推向两侧，之后将安装好的高度可调节融合器植入椎间隙，需要敲击持柄的尾侧，正、侧位下透视均位于椎间隙的中央，尾部越过椎体后缘 2 ~ 3 mm（图 12-4-24）。然后顺时针旋转撑开手柄将融合器逐渐升高，因不同患者腰椎退变程度不同，旋转手柄至最大力度即可，此时透视观察椎间高度的恢复情况，融合器最高可以升至 13 mm。再次将内镜置入，观察融合器与神经之间的关系，观察植骨碎块是否对硬膜及神经根有压迫，使用镜下植骨棒将融合器两侧的植骨碎粒向深部进行进一步打压（图 12-4-25），

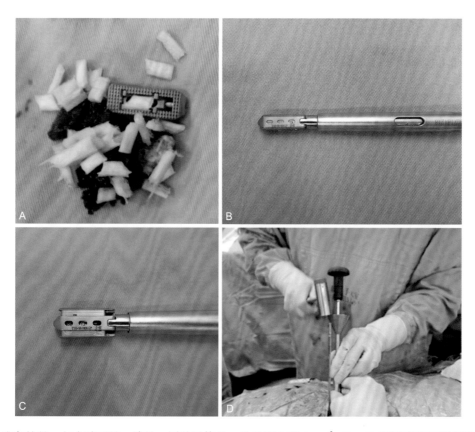

图 12-4-23　A. 准备植骨，包含减压骨、髂骨、同种异体骨，总量不少于 6 mm³；B、C. 测试高度可调节融合器是否正常；D. 将植骨块置于植骨漏斗内经植骨套筒植入，植骨漏斗与植骨套筒相匹配，限制安全深度

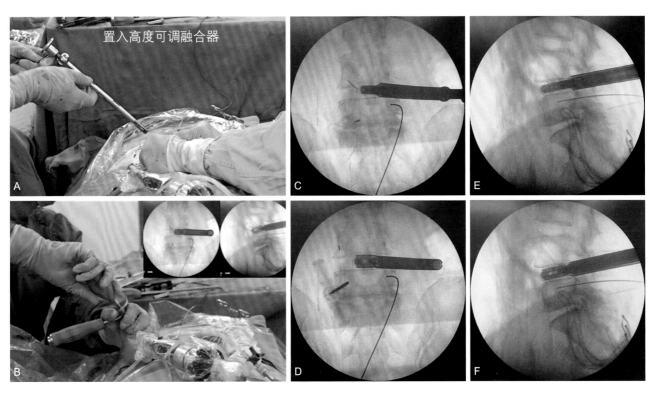

图 12-2-24　A.植骨完成后使用试模向两侧推开植入的碎骨，再将融合器经植骨通道打入；B.融合器打入正位下越过中线，侧位下到达前缘后开始做撑开；C、D.正位融合器撑开前后；E、F.侧位融合器撑开前后

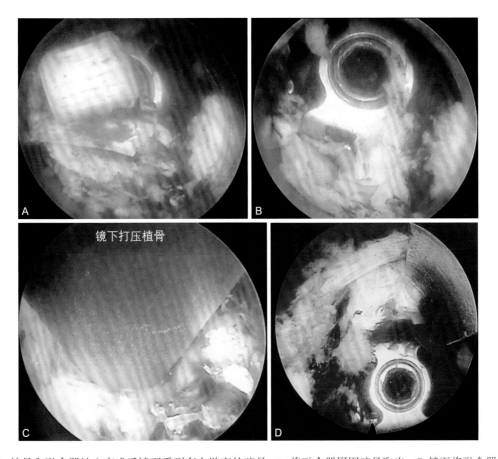

图 12-4-25　A.植骨和融合器植入完成后镜下看到存在游离的碎骨；B.将融合器周围碎骨取出；C.镜下将融合器旁边的植骨再次打入；D.最后探查硬膜神经根完好无受压，融合器位置良好

这一过程非常重要。探查结束可以取出内镜，沿植骨通道放入引流管。

操作技巧：植骨是在植骨通道下直接置入植骨器的，这不是直视的操作，因此，脊柱内镜取出之前必须要进行确认植骨通道的长舌瓣已将硬膜囊和走行神经根推开并确认舌瓣已经插入椎间隙之内，同时短舌瓣将出口神经根推开也同样插入椎间隙。此时，镜下可见上下椎体及切除椎间盘余留的椎间隙。另外，融合器撑开后拧松尾部螺帽前方的持取器会自动张开顺利取出，但是，常常遇到取不出持取器的情况，原因是持取器位于植骨通道内使得持取器前端张开受限所致，可以将植骨套筒轻轻提起后再取出持取器，这时要注意植骨通道需要在内镜直视下再次安放以保证神经根硬膜囊不被损伤。

（七）自体髂骨取骨术

如果准备取髂骨作为椎间植骨材料，我们建议在髂后上棘部位切取。切口选择在髂后上棘下缘（图 12-4-26），长 12 ~ 15 mm（因患者肥胖程度而定），切开皮肤、皮下组织直达髂后上棘下缘，骨膜下剥离臀大肌附着部位，骨刀切开外层骨板 12 mm × 10 mm，使用刮匙向内上刮取足量松质骨。

操作技巧：取骨后髂后上棘内遗留的空腔应给予骨蜡封闭，以防止出血形成血肿。也可以止血棉大量填塞再用骨蜡封堵。建议尽量从臀大肌附着部位显露髂后上棘外下缘进行切取，如果破坏髂后上棘表面的腰背筋膜附着点，术后可能会引起供骨区的疼痛。

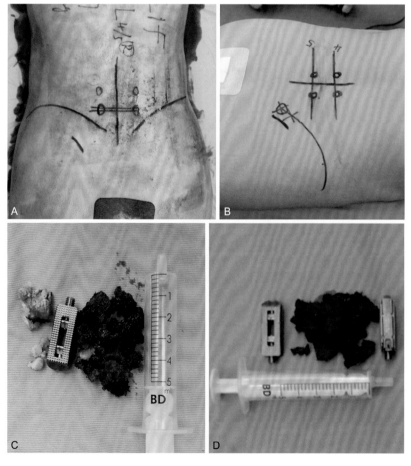

图 12-4-26　A、B. 术前设计取髂骨切口线位于髂后上棘外下缘，切开后向内上方向刮取髂后上棘松质骨；C、D. 为取骨后的骨量

（八）经皮椎弓根螺钉内固定

X 线透视下取标准正位，穿刺方法和前面所述第一导钉的操作相同。沿导丝切开皮肤 13 ～ 15 mm，2 级扩张软组织，开口器将骨皮质破开，丝锥攻丝，沿导丝置入椎弓根螺钉，拧入长尾椎弓根螺钉，透视确认深度，安放连接棒，皮肤外侧进行加压拧紧螺帽，最后折断尾片（图 12-4-27）。

操作技巧：这一步骤可以在手术开始准备好置钉的导丝置入椎弓根内，也可以选择椎管减压融合器植入以后，如果遇到退变严重、椎间隙明显狭窄的情况可以选择在对侧首先置钉撑开椎间隙，便于椎间减压植骨的操作。在最后沿导丝拧入长尾椎弓根螺钉时，确认进入椎弓根 1/2 时尽早退出导丝，否则容易折断导丝或者将导丝带入向前穿透椎体前缘皮质进入腹腔损伤血管及脏器。固定完毕以后可以再次做融合器高度的调整，直至旋转扭力最大。

六、并发症及预防处理

（一）硬膜及神经根损伤

经侧后方入路的本质是经 Kambin 三角，这个三角形的区域被关节突关节所覆盖。上关节突与出口神经根之间的距离很近，以 L_4-L_5 节段为例，出口神经根近段距上关节突尖部的平均距离为 3.48 mm，远段距上关节突根部的最大距离为 4.81 mm，平均 4.03 mm。关节突关节的安全切除是手术成功的关键所在。无论开放手术还是微创手术均存在神经损伤的风险，理论上讲微创手术损伤风险更大。而 PE-TLIF 技术专门针对如何避免出口神经损伤问题进行了精密设计，其核心的技术是应用钩舌状套筒保护出口神经根，环锯进行上关节突的安全切除。这一安全操作包括三个创新设计：①钩舌状套筒将关节突周围组织（包含出口神经根）

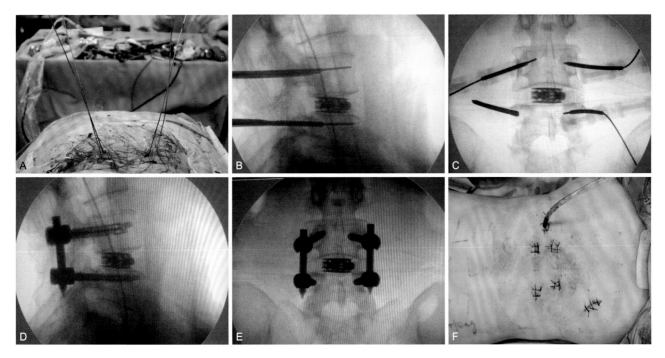

图 12-4-27　A. 椎弓根经皮穿刺植入长导丝，沿导丝做骨的开口并攻丝；B、C. 正、侧位透视位置合适；D、E. 置钉加压固定确认椎弓根螺钉位置良好；F. 术后伤口情况

推向套筒之外；②环锯会被"钩"限制操作深度；③环锯设计内螺纹，锯骨过程最后会使关节突残端发生"骨折"现象，这样锯齿不会损伤周围组织。尽管如此，如果操作不当就有出口神经根损伤的风险。除此之外，手术中出现神经根损伤的原因众多，如内固定植入过程导致神经损伤、内镜减压时神经损伤、椎间融合过程的意外损伤等。多数轻度神经根损伤表现为相应神经支配区感觉异常，出现运动障碍者较少见，经保守治疗症状能够逐渐缓解。但是，严重的意外损伤也是需要注意避免的。

除此之外，还要注意硬膜囊和走行神经根的损伤，这往往出现于减压和放置融合器的过程中，特别是由于出血、视野不清楚的情况下更容易造成硬膜或神经根损伤。硬膜损伤较隐匿，由于脊柱内镜使用高压生理盐水持续冲洗，所以一旦硬膜损伤就会引起脊髓高压，可以表现为术中血压骤变，这时如果有神经监测时就会发现脊髓信号的异常。一旦发现硬膜损伤应立即停止内镜手术，更改为开放手术，MIS-TLIF 是最佳的替代手术方式，符合微创手术理念。

有时即使手术中没有发现硬膜破裂，术后也有脊髓损伤的症状出现，我们也称之为脊髓高压症。临床表现为术后第一天双下肢肌张力升高，腱反射亢进，病理征阳性（巴宾斯基征＋），感觉无异常。经甘露醇脱水和甲强龙静滴治疗后术后第二天可完全恢复。

预防神经根损伤的建议：①强调钩舌状套筒的钩必须紧贴上关节突外侧缘进行骨膜下剥离，贴着骨面勾住上关节突的腹侧，这一操作非常重要；②直径 10 mm 内镜经常遇到手术视野模糊，因此，镜下仔细操作非常重要，可以适当降低血压，提高水压改善手术视野；③镜下操作的手术顺序：先进行上关节突的完全切除；找到椎间盘再进行椎间盘的切除；向内切除黄韧带做椎管减压；更换大通道再次进行椎间盘处理；椎间植骨并植入融合器；④椎间盘的处理需要在内镜下和通道下进行切换，每次切换一定要看清并保护好神经根，助手一定要把持好通道防止大幅度摆动。

（二）椎间融合器移位与终板塌陷

术后出现椎间融合器移位或者终板塌陷的主要原因有：骨质疏松、活动量过大或过早、椎间植骨不融合、术中融合器撑开不充分、软骨终板切除不彻底、内固定不够坚强等。当椎间融合器后移出现神经压迫或节段不稳定，则需要再次手术。

预防策略包括术前检查排查重度骨质疏松症患者，手术中彻底刮除软骨终板但不要损伤和破坏骨性终板，尽可能扩大处理范围；尽可能增加植骨量，最大限度撑开融合器，做好经皮椎弓根螺钉的固定，如遇到螺钉植入松动可改用骨水泥螺钉加强固定。

（三）椎管减压不充分

镜下椎管减压不充分的表现为患者仍存在部分下肢疼痛，疼痛部位与术前相似。若患者症状保守治疗无效，需要再次镜下减压或开放椎管减压。为减少此种情况的发生，术中镜下应充分减压椎管至神经根松弛、硬膜膨胀，反复探查无明显神经压迫；腰椎管狭窄严重者可出现侧隐窝减压不充分的现象，一定要注意椎弓根与椎板移行部（侧隐窝入口）的减压；向内侧（中央椎管）减压一定要彻底，有时下关节突的过度增生也会成为椎管狭窄的因素之一，内镜下可以做到下关节突腹侧的部分切除，镜下操作可以看到椎管对侧，这也是减压彻底的标记之一；另外，对伴有椎间盘脱出的患者手术中一定要确认脱出的椎间盘是否完全切除；融合器植入后镜下反复探查植骨颗粒是否存在对神经根的压迫。

（四）手术部位的感染

PE-TLIF 微创腰椎融合术出现手术部位感染的发生率较低。主要原因是手术切口小，减压通道在水介质下进行，进一步减少了术区感染的风险。尽管如此，仍然要特别重视无菌操作流程，以降低感染发生率。

（五）硬膜外血肿

术后硬膜外血肿的发生与术中止血不充分密切相关，同时患者的凝血功能异常也会增加血肿的发生。腰椎硬膜外血肿通常能自行吸收，患者的神经压迫症状也能够通过保守治疗逐渐缓解。对于是否一定要放置引流管有不同的观点，我们的经验是对于术前不存在凝血功能异常的患者如果手术中无明显的出血，可以考虑不放置引流。而对于慢性肝脏疾病、长期服用激素或者抗凝药物等存在内科基础疾病的患者建议积极放置引流管，以防止术后硬膜外血肿的形成。

五、总结

到目前为止，作者采用 PE-TLIF 治疗腰椎退行性疾病患者 60 余例，疾病类型主要包括腰椎管狭窄症，Ⅰ度腰椎滑脱症、盘源性腰痛以及复发性腰椎间盘突出症伴腰椎不稳，治疗节段主要包括 L_3-L_4、L_4-L_5 及 L_5-S_1，目前已经尝试将该技术运用到两个节段腰椎疾病的患者，短期临床疗效令人满意。随着骨科机器人引入，作者尝试将机器人与 PE-TLIF

技术有机结合起来，设计相关器械及软件开发，最终目的是将 PE-TLIF 技术的安全性及有效性最优化，以便于更好地服务于临床。总体来讲，我们所有接受 PE-TLIF 治疗的患者临床疗效令人满意，未发生严重并发症，且 PE-TLIF 技术具有手术创伤小，术后恢复快等优势，一般术后下地时间为 24 h 之内，最快达到 15 h，术后融合时间与传统开放手术相比无差异，符合加速康复外科（enhanced recovery after surgery，ERAS）理念，是非常值得推广的一项腰椎镜下融合技术。

（杨晋才　海　涌）

第五节　脊柱内镜辅助腰椎侧方融合术（OLIF 技术）

一、OLIF技术概述

腰椎椎间融合术是治疗腰椎退行性疾病最经典且行之有效的手术方法。1997 年，Mayer 首次介绍在腹膜后经腰大肌前缘与腹部血管鞘之间建立工作通道，并由此通道对 25 例腰椎疾病患者完成椎间融合手术。斜外侧腰椎椎体间融合术（oblique lumbar interbody fusion，OLIF）于 2012 年系统报道并命名。OLIF 术式常取右侧卧位，经侧腹部切口，通过腹主动脉与腰大肌的间隙到达病变椎间盘水平，无须破坏椎板、关节突、韧带、肌肉等腰椎后方稳定结构。OLIF 技术操作简易、学习曲线短、临床效果显著，同时还具有微创、术中出血少、术后恢复快；有效的间隙撑开，恢复椎间高度；恢复腰椎前凸，保持矢冠状平衡；即刻大界面支撑、骨融合；间接减压作用等优势。

OLIF 可用于 L_1-S_1 各椎间隙的融合。文献报道 OLIF 的适应证主要包括：退行性腰椎滑脱、椎间盘源性腰痛、腰椎管狭窄症、腰椎节段不稳定、腰椎术后邻近节段退变、退行性腰椎侧凸、腰椎术后翻修、椎间隙感染等。OLIF 禁忌证报道相对少，主要有严重的神经根压迫、严重的椎管狭窄、中重度脊椎滑脱、侧隐窝骨性狭窄、黄韧带骨化、腰椎间盘脱出、腹部手术史、重度肥胖、血管腰大肌间隙小等。

Meta 分析发现，OLIF 术式的平均住院时间仅为 6.7 天、手术时间为 117 分钟、术中出血量为 128 ml，均显著小于传统后路腰椎开放手术；而与微创经椎间孔腰椎椎间融合术 MIS-TLIF、DLIF 等微创方式比较，这三方面并无明显差异。

关于 OLIF 的间接减压效果，Fujibayashi 等报道了 28 例腰椎退变性疾病患者行 OLIF，并在影像学上研究 52 个减压节段的间接减压效果。测量结果显示硬膜囊横截面面积术前平均 99.6 mm^2，术后平均 134.3 mm^2，平均增加 30.2%；椎间隙高度从术前的平均 5.4 mm 增加到术后的 9.9 mm，平均增加 82.3%；节段椎间盘角度（相邻椎体终板延长线的交角）从术前平均 3.5° 增加至术后平均 7.9°；JOA 评分从术前平均 15.4 分升至术后 24.9 分，平均恢复 72.2%，显示 OLIF 间接减压临床疗效良好。间接减压的机制主要通过椎间隙的撑开，滑脱复位，从而使椎间孔、椎管容积增大；以及黄韧带褶皱减少；由于后纵韧带的紧张，突出的椎间盘可能部分回纳。对于突破后纵韧带、非包容型的椎间盘突出难以达到间接减压效果。2015 年，Gabel 等提出适用于侧方入路间接减压的指征：腰椎 CT 显示无小关节融合；腰椎 MRI 显示无游离椎间盘碎片或引起椎管压迫的小关节囊肿；无明显骨质疏松；无先天性或严重性椎管狭窄（以 MRI 的 T_2 像显示脊髓压迫处无脑脊液为准）；休息时腰腿痛可缓解 50% 以上。

与其他手术方式相比，侧方入路椎间融合术在融合率方面具有理论上的优势。首先，侧方入路手术为直视下清理椎间隙，可以彻底地清除髓核组织，将部分纤维环切除，并将较大面积的软骨终板清理干净，相比于后路手术，植骨床更大，椎间隙清理更彻底，更利于融合。其次，由于侧方入路手术可以清理出较大的椎间隙，因此置入的较大型号的椎间融合器可以容纳较多的骨质，使得植骨量充足，提高融合率。

OLIF技术保留了后侧结构，因此生物力学方面更加稳定，但中等证据表明辅以后路固定可以提高融合率。当存在以下情况，需要考虑在OLIF手术的同时附加腰椎内固定。包括关节突退变较为严重或出现关节交锁甚至融合；骨质疏松症；曾经做过后路减压手术的节段，后方结构有破坏；峡部裂的患者后方张力带系统不完整；冠状位或矢状位不稳定；邻椎病；3个或更多手术节段；Cage下沉或松动，术中终板损伤。固定的方式除了传统的椎弓根螺钉内固定，还可以考虑前路钉板、钉棒系统；单侧椎弓根内固定；关节突螺钉内固定。这几种内固定方式都可以在不改变OLIF手术体位的情况下完成附加内固定。

OLIF是微创融合的手术方式，同时可以矫形并间接减压。脊柱内镜是微创减压的手术方式，但是在融合方面具有劣势。两者同为微创手术，体位也往往一致，优缺点正好相反，所以可互为补充。当合并较大突出甚至脱垂游离时，OLIF手术融合的同时可以利用脊柱内镜来做直接减压；脊柱内镜减压后同时需要融合的患者，可以在同一体位利用OLIF做微创的融合。如果不能明确OLIF间接减压效果，也可以术后观察患者情况，必要时二期通过侧后路椎间孔镜进行翻修，从而避免二期的开放手术。

二、OLIF联合侧前路脊柱内镜做减压

OLIF联合侧前路脊柱内镜做减压，是OLIF间接减压不充分时的补充，是OLIF适应证的扩大。OLIF因为是微创手术，斜入路，切口相对较小，通道又比较深，很难直接面对神经，所以进行直接减压较为困难，尤其是左侧入路时很难进行左侧减压。因为切口较深，显微镜的镜深也往往不够。并且，由于OLIF是微创切口，没有合适的椎间撑开器可以撑开间隙，使得直接减压更加困难。而脊柱内镜是个辅助减压的方法。OLIF手术合并前路的内镜减压适用于合并中央型突出、间接减压不够充分的患者。可以一期在一个切口内、一个体位下完成。

【病例1】

患者女性，63岁，腰疼伴双下肢疼痛、麻木10年，加重4个月，跛行距离100米。专科查体双侧Kemp征（+），双足跛长伸肌肌力Ⅳ级。双小腿外侧、足背部触痛觉减退。术前MRI如图12-5-1。术前诊断：腰椎间盘突出症（L₄-L₅），腰椎管狭窄症（L₄-L₅）。患者存在长期腰痛，具有融合手术的指征，存在中央型的间盘突出，所以需要内镜辅助减压。患者无前述"stand-alone"的禁忌，故未附加内固定。

1. 麻醉方式及体位选择：患者全麻，麻醉满意后，右侧位施术。在腋下放置垫卷，以保护腋下的

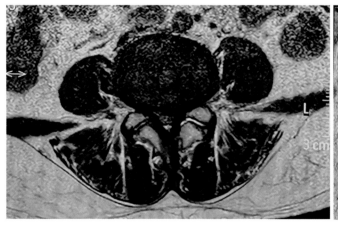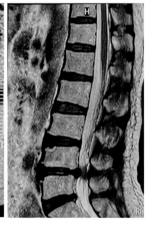

图12-5-1　术前MRI

神经、血管。并在两臂之间放置衬垫，以使双臂悬吊在中间位置。此外，亦应在膝关节远端的两腿之间及腿下放置衬垫。为防止患者在手术台上滑动，将患者的下肢稍微弯曲。但是，无须过度屈曲患者下肢以放松腰肌，因为该术式选用的是腰肌前部外侧入路。在四个部位用胶带固定，确保患者稳稳锁定在手术台上：髂嵴下方；肩下的胸部；从手术台后、踝关节上方，绕过膝关节固定到手术台前；从胫骨固定到手术台后（图 12-5-2）。

2.术前准备，透视定位：首先拍摄一张前后位X 线片，可以清晰地看到双侧椎弓根距脊柱棘突的距离相等。然后，拍摄一张侧位片。在该片上，椎板应清晰可见。患者取正侧卧位时，双侧椎弓根及横突应重叠。侧位透视下定位相应责任节段椎间隙位置，常规消毒铺巾。

3.显露术野及椎间盘：取左下腹部 L_4-L_5 间盘侧方投影前约 6 cm 平行髂骨斜切口长约 5 cm。逐层切开皮肤及皮下组织。切开腹外斜肌腱膜。钝性分离腹外、腹内斜肌及腹横肌。尽管各层肌肉纤维走行方向各异，所有的钝性分离均应顺应该层肌纤维的走行。钝性分开腹横筋膜，显露腹膜后脂肪。一旦进入腹膜后间隙，即可用示指沿腹壁内侧向后追踪到腰大肌，依次触及腰方肌、脊柱横突尖端和腰大肌，用示指或钝性器械清扫腹膜组织，感觉包括在腹膜上形成反折的输尿管和椎体前方腰肌前部的腹膜后脂肪。可以使用"花生米"、软布结构的游离器来清扫前方的软组织，并推开髂血管，显露 L_4-L_5 椎间盘。

4.置管减压放入导针并 C 臂确定位于 L_4-L_5 间盘前 1/3（图 12-5-3）。沿导针扩张放入微创拉钩及光源。检查无活动性出血。如先进行 OLIF 间盘切

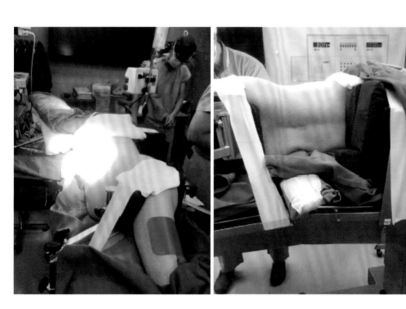

图 12-5-2　OLIF 术中患者的体位摆放

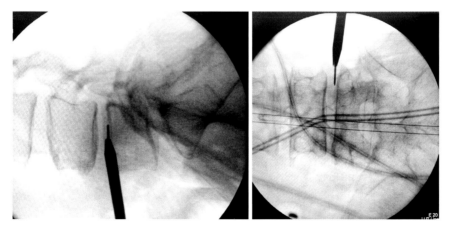

图 12-5-3　正、侧位透视片确认导针入点位于 L_4-L_5 间盘前 1/3

除，间盘内压力减低后，打开后纵韧带进入椎管后常常不容易控制出血，故应先进行脊柱内镜侧前路减压。沿导针用 6 mm 钻头扩开纤维环，到达椎体后缘突出间盘的部位（图 12-5-4）。之后更换工作套筒，再次透视确认工作套筒达到椎体后缘突出间盘的位置（图 12-5-5）。连接脊柱内镜，充分探查，用髓核钳将突出的髓核组织取出。镜下可见硬膜及神经根腹侧松弛，压迫已解除（图 12-5-6）。

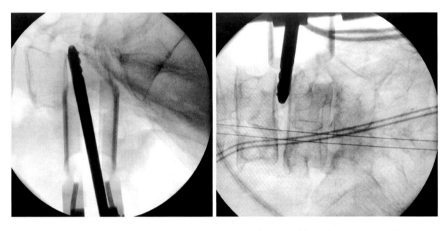

图 12-5-4　正、侧位透视确认 6 mm 钻头尖端到达椎体后缘突出间盘的位置

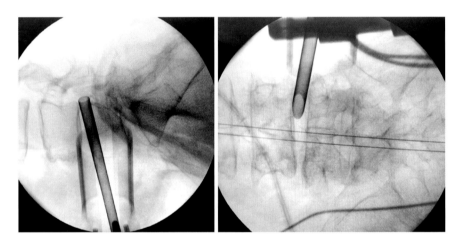

图 12-5-5　正、侧位透视确认工作套筒到达椎体后缘突出间盘的位置

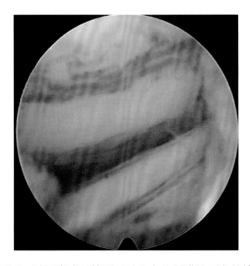

图 12-5-6　减压完成后镜下可见上方的硬膜及下方的神经根

5.间盘切除，置入椎间融合器：取出工作套筒后，进行常规 OLIF 手术操作。用 15# 刀切开纤维环，切除 L₄-L₅ 间盘，用撑开器撑开椎间隙，切断对侧纤维环。打入试模，透视确认假体大小（图 12-5-7）。冲洗椎间隙后植入合适大小假体，透视确认假体大小及位置良好（图 12-5-8）。

6.术后处理：术中无须放置引流管；术后第 1 天可戴腰围适度下地活动，术后第 2 天或第 3 天可独立活动后出院。术后戴腰围保护 2~3 个月。术后 1 个月内避免重体力劳动，在腰围保护的前提下下床活动，3 个月后去掉腰围，逐渐恢复轻体力工作。术后前 3 个月每月复查腰椎正侧位 X 线片，观察融合器位置。术后 3 个月、6 个月复查腰椎 CT。

7.术后影像学资料：患者术后 X 线片及 MRI 见图 12-5-9 及图 12-5-10。

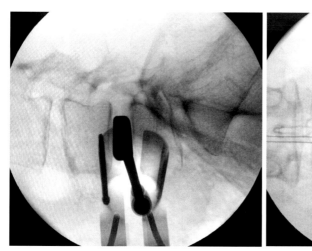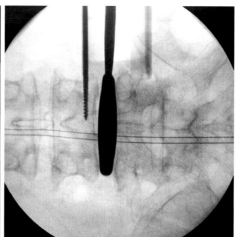

图 12-5-7　打入试模，透视确认假体大小

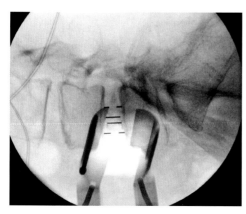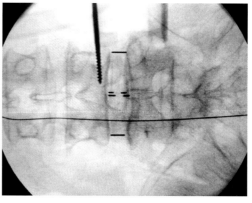

图 12-5-8　透视确认假体大小及位置

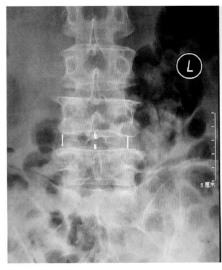
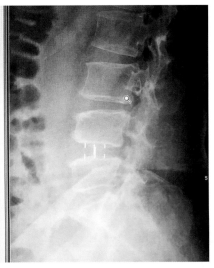

图 12-5-9　术后 X 线正、侧位片，可见间隙高度明显恢复

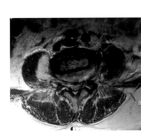
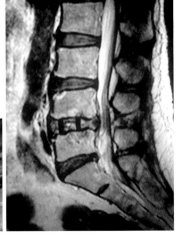

图 12-5-10　术后 MRI，可见减压效果满意

三、侧后路椎间孔镜减压同时利用OLIF做融合

可视化减压术后的腰椎全内镜辅助下融合术，将传统开放性手术转变为内镜化与微创化，为脊柱融合固定提供更微创、更精准的一种术式选择。其具有以下优势：切口小、损伤小、出血少；镜下操作可清晰辨认神经、血管等组织结构，可使操作更精细化，减少神经血管损伤的风险。但是该手术管道空间有限，对融合器的大小、高度都有所限制；在放置管道、处理椎间隙以及打入 cage 时，需要退出内镜，不能镜下操作，也存在医源性损伤的风险。

可视化内镜减压后，镜下融合并不是唯一的微创选择，还可以选择 OLIF 手术进行融合。OLIF 手术具有以下优势：微创避免对脊柱后方肌肉的剥离或牵拉；可植入更大的 cage，恢复椎间高度，间接减压，纠正侧弯、后凸；可放入更大的植骨材料，促进融合。OLIF 手术最大的缺陷为不能直接减压，椎间孔镜与 OLIF 两种术式同为微创手术，可互为补充。并且，侧路的椎间孔镜可以与 OLIF 手术在一个体位下完成。

【病例 2】

患者女性，57 岁。10 年前因腰椎滑脱症（L_5/S_1）于外院行减压内固定手术，术后痊愈。现出现邻近节段退变，表现为腰痛伴右下肢疼痛麻木，间歇性跛行，经保守治疗无效。专科查体右侧 Kemp 征（+），右足姆长伸肌肌力Ⅳ级。右小腿外侧、足部触痛觉减退。术前 MRI 如图 12-5-11。术前诊断：腰椎间盘突出症（L_4-L_5），腰椎管狭窄症（L_4-L_5），L_5-S_1 内固定术后。该患者腰椎间盘突出及腰椎管狭窄发生于内固定邻近节段，侧路腰椎椎间孔镜减压术无法解决局部不稳定的问题，拟附加 OLIF 手术及机器人引导下关节 - 椎弓根螺钉内固定术（图 12-5-12）。

1. 麻醉方式及体位选择：因左侧为动脉侧，且与腰大肌间的距离较大，OLIF 手术首选左侧入路。本例患者因需要侧后路脊柱减压的部位在右侧，故选择右侧入路。患者全麻，麻醉满意后，左侧卧位施术，其余体位摆放同本节前例患者。

2. 术前准备与透视定位：正侧位透视及 OLIF 切口标识同本节前例患者。在右侧髂嵴上放置患者

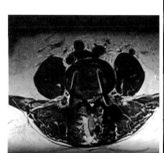
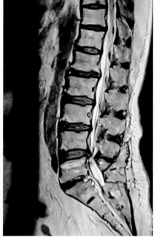

图 12-5-11　术前 MRI 显示 L_5-S_1 内固定术后。L_4-L_5 间盘突出，右侧为主，合并腰椎管狭窄

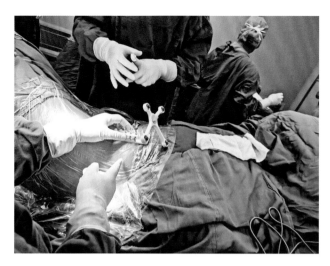

图 12-5-13　右侧髂嵴上放置患者示踪器

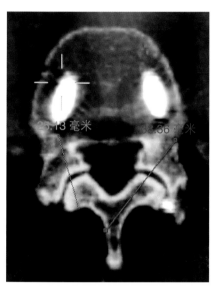

图 12-5-12　术前 CT 上设计机器人引导下关节 - 椎弓根螺钉钉道。术中患者为侧卧位，两枚螺钉均需要从右侧进，故双侧钉道设计不一样

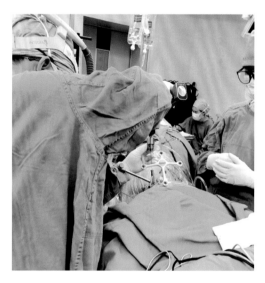

图 12-5-14　在机器人机械手臂套筒引导下置入导针

示踪器（图 12-5-13）。连接天玑机器人机械手臂，行 3D C-ARM 扫描。将 3D 数据导入天玑机器人主机，参考术前在 CT 上的计划，设计 L_4-L_5 穿关节 - 椎弓根螺钉及椎间孔镜入路置钉点、方向及长度。机器人机械手臂自动指引置钉方位，在入钉点体表投影处，分别切开皮肤，经肌间隙钝性分离，在机器人机械手臂套筒引导下置入导针（图 12-5-14），透视确认导针置入位置准确（图 12-5-15）。

3. 显露术野，间盘切除，置入椎间融合器：此步骤同本节前例患者（图 12-5-16）。

4. 置入关节 - 椎弓根螺钉：沿留置的导针置入 2 枚 L_4-L_5 穿关节 - 椎弓根螺钉，再次 C 臂透视，内固定位置满意（图 12-5-17）。

5. 后外侧椎间孔镜减压，间盘切除：沿留置导针方向打入 Tom 针，确认位置良好（图 12-5-18）。插入导丝，依次 4、6、8 mm 骨钻扩开椎间孔，放入工作套筒（图 12-5-19）。连接椎间孔镜，可见神经根紧张，硬膜腹侧有间盘突出。小心地用髓核钳将突出的间盘组织取出，见硬膜及神经根腹侧松弛。生理盐水冲洗后关闭全部 4 个切口（图 12-5-20）。

6. 术后影像学资料：患者术后 X 线片、CT 及 MRI 分别见图 12-5-21、图 12-5-22、图 12-5-23。

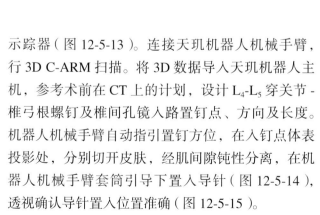

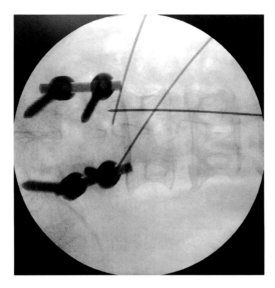

图 12-5-15　透视确认导针置入位置准确

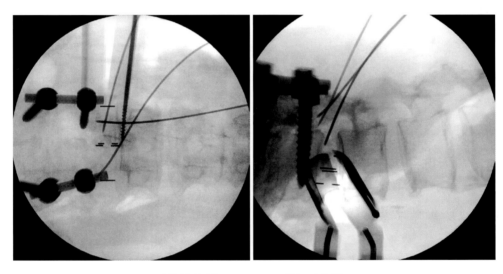

图 12-5-16　置入 OLIF 椎间融合器

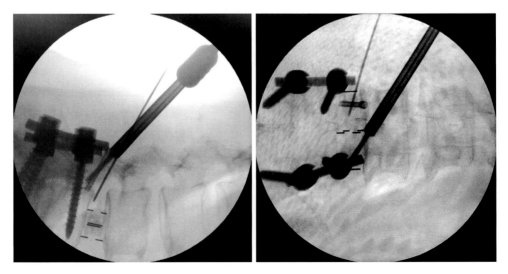

图 12-5-17　置入两枚 L_4-L_5 穿关节 - 椎弓根螺钉

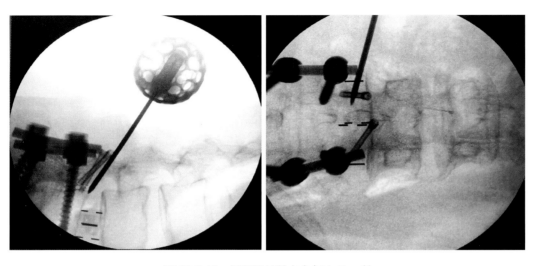

图 12-5-18　沿留置导针方向打入 Tom 针

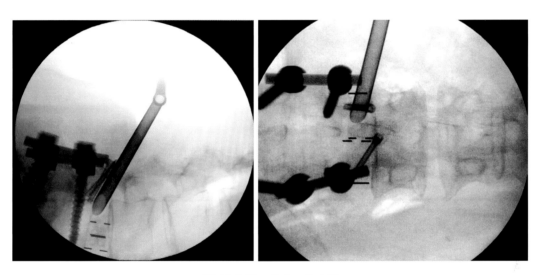

图 12-5-19　放入工作套筒

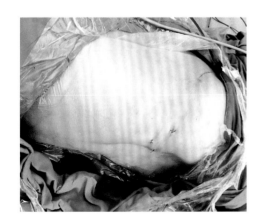

图 12-5-20　手术切口

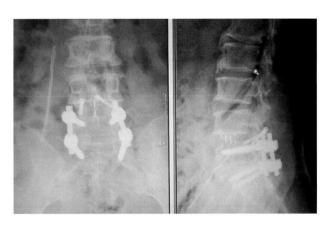

图 12-5-21　术后 X 线正、侧位片，显示间隙高度恢复，螺钉位置满意

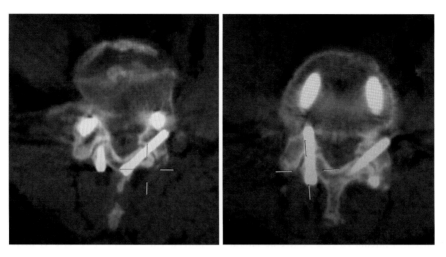

图 12-5-22   术后 CT 显示螺钉位置满意

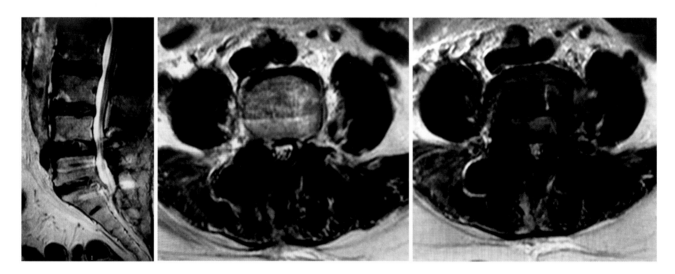

图 12-5-23   术后 MRI，显示椎管充分减压

（韩 骁 袁 强 行勇刚）

参考文献

[1] Mixter WJ, Barr JS. Rupture of the intervertebral disc with involvement of the spinal canal. N Engl J Med, 1934, 211: 210-215.

[2] Briggs H, Milligan PR. Chip fusion of the low back following exploration of the spinal canal. J Bone Joint Surg Am, 1944, 26: 125-130.

[3] Cloward RB. The treatment of ruptured lumba rintervertebral discs by vertebral body fusion. I. Indications, operative technique, after care. J Neurosurg, 1953, 10: 154-168.

[4] Wiltse LL. The paraspinal sacrospinalis-splitting approach to the lumbar spine. Clin Orthop Relat Res, 1973, 91: 48-57.

[5] Harms JG, Jeszenszky D. Posterior lumbar interbody fusion in unilateral transforaminal technique. Oper Orthop Traumatol, 1998, 10: 90-102.

[6] Mobbs RJ, Phan K, Malham G, etc. Lumbar interbody fusion: techniques, indications and comparison of interbody fusion options including PLIF, TLIF, MI-TLIF, OLIF/ATP, LLIF and ALIF. J Spine Surg, 2015, 1: 2-18.

[7] Brusko GD, Wang MY. Endoscopic Lumbar Interbody Fusion. Neurosurg Clin N Am, 2020, 31: 17-24.

[8] Fujibayashi S, Hynes RA, Otsuki B, etc. Effect of indirect neural decompression through oblique lateral interbody fusion for degenerative lumbar disease. Spine, 2015, 40: 175-182.

[9] Sato J, Ohtori S, Orita S, etc. Radiographic evaluation of indirect decompression of mini-open anterior retroperitoneal lumbar interbody fusion: oblique lateral interbody fusion for degenerated lumbar spondylolisthesis. Eur Spine J, 2017, 26(3): 671-678.

[10] Phan K, Thayaparan GK, Mobbs RJ. Anterior lumbar interbody fusion versus transforaminal lumbar interbody fusion-systematic review and meta-analysis. Br J Neurosurg, 2015, 29: 705-711.

[11] Malham GM, Parker RM, Ellis NJ, et al. Anterior lumbar interbody fusion using recombinant human bone morphogenetic protein-2: a prospective study of complications. J Neurosurg Spine, 2014, 21: 851-60.

[12] Ozgur BM, Aryan HE, Pimenta L, et al. Extreme lateral interbody fusion(XLIF): a novel surgical technique for anterior lumbar interbody fusion. Spine J, 2006, 6(4): 435-443.

[13] Hijji FY, Narain AS, Bohl DD, et al. Lateral lumbar interbody fusion: a systematic review of complication rates. Spine J, 2017, 17: 1412-1419.

[14] Mayer HM. A new microsurgical technique for mini-mally invasive anterior lumbar interbody fusion. Spine, 1997, 15(22): 691-699.

[15] Woods KR, Billys JB, Hynes RA. Technical description of oblique lateral interbody fusion at L1-L5(OLIF25) and at L5-S1(OLIF51) and evaluation of complication and fusion rates. Spine J, 2017, 17(4): 545-553.

[16] Silvestre C, Mac-Thiong JM, Hilmi-R, et al. Complications and morbidities of mini-open anterior retroperitoneal lumbar interbody fusion: oblique lumbar interbody fusion in 179 patients [J]. Asian Spine J. 2012, 6(2): 89-97.

[17] Mehren C, Mayer HM, Zandanell C, etc. The oblique anterolateral approach to the lumbar spine provides access to the lumbar spine with few early complications. Clin Orthop Relat Res, 2016; 474(9): 2020-2027.

[18] Brusko GD, Wang MY. Endoscopic lumbar interbody fusion. Neurosurg Clin N Am, 2020 Jan, 31(1): 17-24

[19] Holdsworth F. Fractures, dislocations, and fracture-dislocations of the spine. J Bone Joint Surg Am, 1970, 52: 1534-1551.

[20] Boucher H. A method of spinal fusion. J Bone Joint Surg. 1959, 41B: 248-259.

[21] Santoni BG, Hynes RA, McGilvray KC, et al. Cortical bone trajectory for lumbar pedicle screws. Spine J, 2009, 9(5): 366-373.

[22] Bagby GW. Arthrodesis by the distraction-compression method using a stainless steel implant. Orthopedics, 1988, 11: 931-934.

[23] Kuslich SD, Ulstrom CL, Griffith SL, et al. The Bagby and Kuslich method of lumbar interbody fusion: history, techniques, and 2-year follow-up results of a United States prospectIve, multicenter trial. Spine, 1998, 23: 1267-1278.

[24] Patel DV, Yoo JS, Karmarkar SS, et al. Interbody options in

lumbar fusion. J Spine Surg, 2019, 5(Suppl 1): 19-24.

[25] Williams D, McNamara A, Turner R. Potential of polyether ether ketone(PEEK) and carbon fibre reinforced peek in medical applications. J Mater, 1987, 18: 267.

[26] Brantigan JW, Steffee AD, Lewis ML, et al. Lumbar interbody fusion using the Brantigan I/F cage for posterior lumbar interbody fusion and the variable pedicle screw placement system: two-year results from a Food and Drug Administration investigational device exemption clinical trial. Spine, 2000, 25: 1437-1446.

[27] Torstrick FB, Safranski DL, Burkus JK, et al. Getting PEEK to stick to bone: the development of porous peek for interbody fusion devices. Tech Orthop, 2017, 32: 158-166.

[28] Assem Y, Mobbs RJ, Pelletier MH, et al. Radiological and clinical outcomes of novel Ti/PEEK combined spinal fusion cages: a systematic review and preclinical evaluation. Eur Spine J, 2017, 26: 593-605.

[29] Johansson P, Jimbo R, Naito Y, et al. Polyether ether ketone implants achieve increased bone fusion when coated with nano-sized hydroxyapatite: a histomorphometric study in rabbit bone. Int J Nanomedicine, 2016: 1435.

[30] McGilvray KC, Easley J, Seim HB, et al. Bony in growth potential of 3D-printed porous titanium alloy: a direct comparison of interbody cage materials in an in vivo ovine lumbar fusion model. Spine J, 2018, 18(7): 1250-1260.

[31] Tumialán Luis M, Madhavan Karthik, Godzik Jakub, et al. The history of and controversy over kambin's triangle: a historical analysis of the lumbar transforaminal corridor for endoscopic and surgical Approaches. World Neurosurgery, 2019, 123402-408.

[32] Ruetten S, Komp M, Merk H, et al. Surgical treatment for lumbar lateral recess stenosis with the full-endoscopic interlaminar approach versus conventional microsurgical technique: a prospectIve, randomized, controlled study. J Neurosurg Spine, 2009; 10(5): 476-485.

[33] Ruetten S, Komp M, Hahn P, et al. Decompression of lumbar lateral spinal stenosis: full-endoscopic, interlaminar technique. Oper Orthop Traumatol, 2013; 25(1): 31-46.

[34] Li ZZ, Hou SX, Shang WL, et al. The strategy and early clinical outcome of full-endoscopic L5/S1 discectomy through interlaminar approach. Clin Neurol Neurosurg, 2015; 133: 40-45.

[35] Yang Jincai, Liu Chang, Hai Yong, et al. Percutaneous endoscopic transforaminal lumbar interbody fusion for the treatment of lumbar spinal stenosis: preliminary report of seven cases with 12-month follow-up. BioMed Research International, 2019, Mar 24: 3091459.

[36] Palea Ovidiu, Granville Michelle, Jacobson Robert E. Selection of tubular and endoscopic transforaminal disc procedures based on disc size, location, and characteristics. Cureus, 2018 Jan 20; 10(1): e2091.

[37] Morgenstern R, Morgenstern C. Feasibility of full percutaneous segmental stabilization of the lumbar spine

with a combination of an expandable interbody cage and an interspinous spacer: preliminary results. Int J Spine Surg, 2018, 12(6): 665-672.

[38] Jacquot F, Gastambide D. Percutaneous endoscopic transforaminal lumbar interbody fusion: is it worth it. Int Orthop, 2013, 37(8): 1507-10.

[39] Lee SH, Lee JH, Choi WC, et al. Anterior minimally invasIve approaches for the cervical spine. Orthop Clin North Am, 2007, 38(3): 327-37.

[40] 腰椎管狭窄症手术治疗规范中国专家共识组. 腰椎管狭窄症手术治疗规范中国专家共识 (2014). 中华医学杂志, 2014, 94(35): 2724-2725.

[41] 张西峰, 张琳. 脊柱内镜技术的历史、现状与发展. 中国疼痛医学杂志, 2015, 21(2): 81-85.

[42] 张西峰, 王岩, 肖嵩华, 等. 经皮内窥镜下椎间盘摘除 B-Twin 可膨胀椎间融合器临床应用. 中国修复重建外科杂志, 2011, 25(10): 1153-1157.

[43] 王宏, 杨群, 姜长明, 等. 后路内窥镜下椎间盘切除单枚 B-Twin 融合器植骨融合治疗腰椎间盘突出症. 中国脊柱脊髓杂志, 2010, 20(6): 453-456.

[44] 戎利民, 刘斌, 谢沛根, 等. 显微内镜辅助经皮微创椎间孔入路腰椎椎体间融合术治疗腰椎退行性疾病. 中国骨与关节外科, 2012, 05(2): 117-122.

[45] 周跃, 王建, 初同伟, 等. 内窥镜下单神经孔人路腰椎减压、植骨融合内固定术 42 例近期临床结果. 中华外科杂志, 2007, 45(14): 967-971.

[46] 杨晋才, 海涌, 丁一, 等. 经皮内镜辅助下经椎间孔腰椎减压融合术治疗腰椎管狭窄症. 中华医学杂志, 2018, 98(45): 3711-3715.

[49] 杨晋才. 经皮内镜辅助腰椎融合技术面临的问题与挑战. 中华医学杂志, 2019, 99(33): 2566-2568.

[50] 杨晋才, 张黎明, 尹鹏, 等. 腰椎出口神经根与上关节突毗邻关系的 CT 观察. 中国脊柱脊髓杂志, 2018, 28(10): 888-894.

[51] Frederic Jacquot, Daniel Gastambide. Percutaneous endoscopic transforaminal lumbar interbody fusion: is it worth it? International Orthopaedics(SICOT), 2013, 37: 1507-1510.

[53] Deyo RA. Fusion surgery for lumbar degenerative disc disease: still more questions than answers. Spine J, 2015, 15(2): 272-274.

[54] Mayer HM. A new microsurgical technique for minimally invasive anterior lumbar interbody fusion. Spine, 1997, 22(6): 691-699; discussion 700.

[55] Silvestre C, Mac-Thiong J M, Hilmi R, et al. Complications and morbidities of mini-open anterior retroperitoneal lumbar interbody fusion: oblique lumbar interbody fusion in 179 patients. Asian spine journal, 2012, 6(2): 89-97.

[56] Xu DS, Walker CT, Godzik J, et al. Minimally invasive anterior, lateral, and oblique lumbar interbody fusion: a literature review. Ann Transl Med, 2018, 6(6): 104.

[57] Woods KR, Billys JB, Hynes RA. Technical description of oblique lateral interbody fusion at L1-L5(OLIF25) and at L5-S1(OLIF51) and evaluation of complication and fusion rates. Spine J, 2017, 17(4): 545-553.

[58] 唐冲, 刘正, 吴四军, 等. 斜外侧腰椎椎间融合术治疗腰椎退行性疾病疗效的 meta 分析. 中华骨科杂志, 2019, 39(21): 1320-1332.

[59] Fujibayashi S, Hynes RA, Otsuki B, et a1. Effect of indirect neural decompression through oblique lateral interbody fusion for degeneratIve lumbar disease. Spine, 2015, 40(3): 175-182.

[60] Gabel BC, Hoshide R, Taylor W. An algorithm to predict SUCCESS of indirect decompression using the extreme lateral lumbar interbody fusion procedure. Cureus, 2015, 7(9): e317.

[61] 郑召民, 土建儒. 开展侧方入路腰椎间融合术应思考的几个问题. 中国脊柱脊髓杂志, 2018, 28(5): 385-388.

[62] Blizzard DJ, Thomas JA. MIS single-position lateral and oblique lateral lumbar interbody fusion and bilateral pedicle screw fixation: feasibility and perioperative results. Spine, 2018, 43(6): 440-446.

第十三章　脊柱内镜手术并发症及防治

外科医生一般比较喜欢讲述新技术与疑难病例，对并发症讳莫如深。即使讲也喜欢使用"不良事件"或"负性事件"来代替，比如这个题目，如果写成"脊柱内镜不良事件分析与持续改进策略"，就会是完全另外一种感觉。

但是，觉得作为一项新技术，在其蓬勃发展的早期，必然会伴随着较高的并发症发生率，吃过亏的医生把这些教训总结成经验，对后来者避免重复这些错误意义重大。尤其是早期开展脊柱内镜手术的医生，一旦出现较为严重的并发症，对继续开展此类手术的信心造成严重的影响。

要写并发症章节是比较困难的，首先不同的医生对于"并发症"的定义完全不同，以脊柱内镜为例，笔者检索文献发现不同的医生报告的并发症发生率相差极大，究其根源，其并发症的包括范围不一，比如把术后一过性感觉异常列为并发症的话，那发生率会显著增加，再比如复发与残留是否列入并发症，争议较大。本章主要基于国内外相关文献资料、近5年国内主要脊柱内镜中心的经验、国内外学术会议交流经验、微信交流群讨论内容等汇编而成。

第一节　神经损伤

神经损伤是所有脊柱外科手术中最严重的并发症之一。脊柱内镜手术的目的是解除神经的压迫。作为一种微创手术，虽然内镜手术对软组织和骨性结构损伤较小，但由于操作区域较小，又紧邻神经，也同样存在神经损伤风险。尤其对于初学者来说，镜下操作不熟练，镜下解剖结构陌生，神经损伤的风险相对更高，给患者造成不良的影响。

腰椎节段通常没有脊髓存在，主要的神经结构包括硬膜、背根神经节、出口神经根及走行神经根。根据损伤的部位，可分为背根神经节损伤、出口神经根损伤、走行神经根损伤和硬膜损伤。根据致伤机制，可以分为钝性挤压伤、钳夹伤、轴向牵拉伤、锐性切割伤等。根据损伤的严重程度和持续时间，可分为一过性感觉异常、可逆性神经损伤及永久性神经损伤。有效地避免神经损伤是持续性地开展脊柱内镜手术的前提，下面将分类简述常见的神经损伤类型及相应的防治策略。

一、术后神经感觉异常

术后神经感觉异常是脊柱内镜手术最为常见的并发症，同时也是经椎间孔入路脊柱内镜手术一个独特的并发症。临床主要表现为出口神经根支配区的烧灼感、胀痛感、麻木感以及痛觉过敏，持续时间数天到数月不等。部分患者可发展成为持续性的神经病理性疼痛，表现为严重的下肢感觉异常，有学者称其为"日光灼烧综合征"，迁延不愈，给患者及医生均造成严重困扰。

脊柱内镜术后神经感觉异常的发生率约为2%。Anthony Yeung等在307例病例中总结了6例术后神经感觉异常患者（发生率1.9%），持续时间超过6个月。Koichi Sairyo等在100例病例中总结了2例术后神经感觉异常的患者（发生率2%）。患者在术后第2天出现了相关症状，经过药物治疗后在3月内恢复。

术后神经感觉异常的发生通常是因术中对出口神经根的背根神经节造成刺激所导致的。背根神经节是感觉传导的初级神经元，是外周神经系统和中枢神经系统连接的枢纽，负责将外周的感觉信号转换并传导至脊髓。背根神经节内主要包含 A 型背根神经节神经元及 B 型背根神经节神经元。A 型背根神经节神经元主要负责触觉、振动觉及本体感觉，B 型背根神经节神经元主要负责痛觉。组织学研究表明，B 型背根神经节神经元与 A 型背根神经节神经元的比例为 71：29。对其的压迫会引起神经病理性疼痛，导致痛觉过敏及烧灼样疼痛等症状。背根神经节为纺锤形结构（图 13-1-1），其宽度和长度越靠近尾端越大。其平均宽度为：L_1，4.36 mm；L_2，4.56 mm；L_3，4.99 mm；L_4，5.22 mm；L_5，5.82 mm。平均长度为：L_1，5.39 mm；L_2，5.83 mm；L_3，7.24 mm；L_4，7.97 mm；L_5，10.83 mm。背根神经节的位置可分为椎管内型、椎间孔型及椎间孔外型三种。一般来说，腰椎越靠下的节段，背根神经节的位置越靠内。L_4 和 L_5 的背根神经节绝大部分位于椎间孔内，而 S_1 的背根神经节主要位于椎管内。$L_1 \sim L_3$ 的背根神经节，大部分位于椎间孔内，少部分位于椎间孔外。

正常的穿刺路径可避开出口神经根和走行神经根（图 13-1-2）。由于背根神经节的位置紧靠着手术区域，穿刺和置管位置的偏差会对其造成一定影响（图 13-1-3）。术中穿刺误进入椎间孔上半部分、工作套筒长时间挤压、巨大髓核取出过程挤压、神经粘连松解、双极射频刀头的频繁连续使用、术中器械操作不当等情况，都有可能对神经造成刺激。少部分患者背根神经节存在解剖变异，当下位腰椎神经背根神经节异位到椎间孔外时，正常的手术操作也可能对背根神经节造成刺激。

术后神经感觉异常通常会影响患者术后的生活质量和治疗体验。需要注意的是，由于术中通常累及的是出口神经根及其背根神经节，即使走行神经根已经充分减压了，但是因患者术后出现神经感觉异常的区域往往是术前无症状的区域，这会给术者带来一定压力，需要对患者进行详细的解释。此外，对于椎间孔区突出的患者，即使椎间孔区域减压充分，也可能残留原有疼痛区域的神经感觉异常症状。

对于术后神经感觉异常的大多数患者，即使不给予特殊治疗，神经感觉异常也可逐渐缓解，病程呈一过性。对于症状严重的患者，可对症卧床休息，使用非甾体类抗炎药物、神经病理性疼痛药物（如加巴喷丁、普瑞巴林等），辅以营养神经药物，甘露醇静脉输液脱水消肿，必要时可予以短期地塞米松静脉输液抗炎治疗。

为了尽量避免术后神经感觉异常的发生，有以下防治策略：

（1）术前应仔细阅片，研究影像学资料，分析

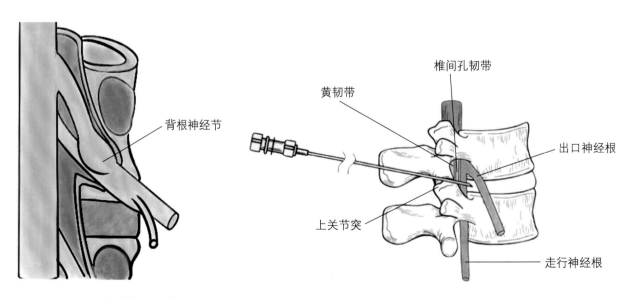

图 13-1-1　背根神经节示意图　　　　**图 13-1-2　正常的穿刺路径可避开出口神经根和走行神经根**

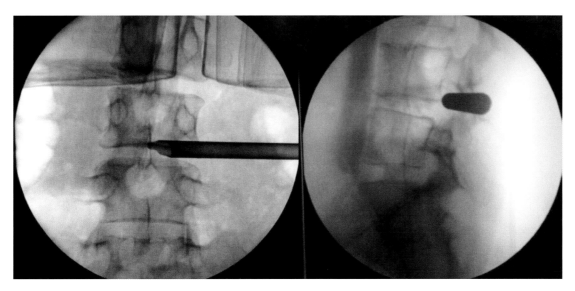

图 13-1-3 置管位置偏上导致背根神经节和出口神经根挤压

突出间盘的部位，选择合适的手术方式和手术通道。

（2）术中穿刺定位时应在 X 线的引导下进行，在不能确定穿刺位置时及时使用 X 线进行定位，调整穿刺通道时应避免单次调整位移过大。

（3）术中操作应小心、轻柔、缓慢，尽量充分地进行椎间孔成形，避免多次调整工作套筒，尽量解剖清晰后再进行髓核减压操作。

（4）应控制好双极射频刀头的能量，避免双极射频刀头于神经表面持续电凝。

（5）控制好手术时间，避免工作套筒长时间对神经造成挤压。

此外，J. Y. Cho 等提出了一种漂浮回缩技术（floating retraction technique），该入路将靶点定位于下位椎体椎弓根的内上缘，可让神经根和神经根周围脂肪同时回缩，有效地避免了对背根神经节的直接挤压。

二、神经根损伤

神经根损伤是脊柱内镜手术中较为严重的并发症。一般可分为出口根损伤和走行根损伤。与背根神经节损伤不同的是，神经根损伤的临床表现不仅会出现神经支配区域的感觉障碍，同时会出现肌力下降或消失。

神经根损伤的发生概率为 0.3% ~ 0.7%。有学者总结了 835 例接受脊柱内镜手术病例中 6 例神经损伤的病例（发生率 0.7%），其中大多数神经损伤的病例都是术者的早期手术病例。作者认为这些神经损伤主要是工作套筒对神经的压迫造成的。其中 2 例，患者接受了双节段脊柱内镜手术，均为一节经椎间孔入路、一节经椎板间入路，2 位患者的神经损伤均发生在椎板间入路。另外 4 位患者的神经损伤呈一过性，很快自行恢复。其中 1 位患者术后神经功能障碍持续进展，进一步接受了椎板间开窗减压术，术后患者的神经功能得到改善。另有 1 位患者，术后出现了永久性的神经功能损害，表现为不可逆的足下垂。李长青等报道了 893 例病例中 3 例神经根损伤（发生率为 0.3%），均为一期行同侧 L_3-L_4、L_4-L_5 双节段椎间孔镜手术，术中无神经根直接损伤，术后表现为伸膝肌力减弱、跛行，行诱发电位检查证实为股神经不完全损伤，予以神经营养、理疗等治疗后，其中 2 例术后 6 个月内完全恢复，1 例术后 1.5 年仍无明显恢复。

与其他并发症的报道相比，神经根损伤的文献报道较少，但实际上神经根损伤并不是罕见的并发症，笔者在门诊遇到的脊柱内镜术后足下垂、二便功能障碍者并不少见。大多数术者在脊柱内镜的早期病例中都难免会发生相关并发症。少数情况下由于内镜下的盲目暴力操作可能会引起镜下可见的神经根撕裂、马尾神经损伤、马尾神经夹出（图 13-1-4）、甚至是神经根断裂（图 13-1-5）。

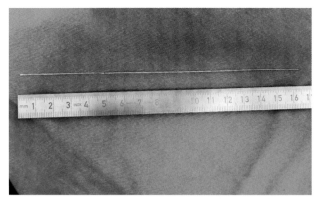

图 13-1-4　一根从硬膜内被拉出来的马尾神经，所幸未造成明显的功能障碍

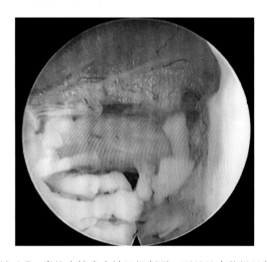

图 13-1-5　脊柱内镜术中神经根断裂，可见丛束状根丝断端

大多数情况下术中无明显神经根直接损伤的证据，术后却意外发现了神经根损害的表现。仔细分析其原因，主要包括以下几种可能：

（1）使用骨钻或环锯进行椎间孔成形时，位置偏前或偏椎间孔的上方，对出口神经根造成严重挤压或切割，造成出口神经根钝性挤压伤或切割伤。

（2）椎间孔狭窄、椎间孔成形不足，置入工作套管的位置偏前或偏椎间孔上方等原因，导致工作套筒在椎间孔内长时间挤压出口神经根，造成出口根钝性挤压伤，若手术时间过长，会加大这一风险。

（3）椎间孔成形不足，置入工作套筒位置偏外，导致镜下视野不佳，无法良好地显露神经根，在"盲视"下进行操作时，使用髓核钳减压髓核有可能同时将紧贴髓核的神经根一起夹出。

（4）腰椎间盘突出病史较长、腰椎间盘突出减

压术后、腰椎间盘微创介入治疗术后（臭氧、胶原酶等）、长期进行中医推拿按摩等情况，突出间盘和神经根发生瘢痕粘连及钙化，镜下无法轻易地分离突出间盘和神经根，此时若使用髓核钳一次减压过多，易损伤神经根。

（5）减压高度移位的突出间盘时，使用弹簧髓核钳进行"盲视"下减压，可能钳夹到视野外的神经根造成损伤。

（6）对于腋下型突出，神经根被突出间盘顶到椎间孔内口，张力较高，暴力置管可能会对神经造成直接损伤。

（7）极外侧突出神经根被顶在椎间孔上方时，出口神经根被挤压严重，神经根周围代偿空间小，穿刺和置管过程损伤可能性增大；如果出口神经根被突出间盘顶至后方，针对靶点的穿刺和置管会直接挤压到神经根，造成出口根损伤。

（8）突出间盘巨大时，可能存在神经根被顶成扁平的膜状覆盖在突出间盘表面的情况，此时若直接进行减压可能损伤神经根。

（9）椎间孔解剖变异：合并代偿性脊柱侧弯时，凹侧的椎间孔减小，出口根周围代偿空间减小；合并腰椎间盘塌陷时，上下关节突重叠面积增加，椎间孔减小，出口根周围代偿空间减小，穿刺和置管过程中损伤出口根可能性增大；

（10）部分神经根解剖变异：连平等通过脊髓造影发现其发生率为 5.8%～14%，主要包括以下类型（图 13-1-6）：Ⅰ型，根起点位移（变异神经根接近其上位或下位正常神经根起发点，但仍发出于原椎间孔）；Ⅱ型，同根型，又分为同根单孔（同一神经

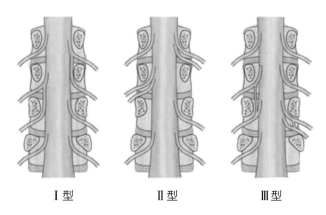

Ⅰ型　　　　　Ⅱ型　　　　　Ⅲ型

图 13-1-6　神经根解剖变异分型示意图

根发出 2 个分支神经根，穿过一个椎间孔）、同根双孔（同一神经根发出 2 个分支神经根，穿过两个不同的椎间孔）和同根多孔（同一神经根发出 3 个分支神经根，穿过三个不同的椎间孔）；Ⅲ型：双根同孔型（相邻的两个神经根共同发出于同一个椎间孔）。其中最常见的类型为根起点位移型，发生率为 3%。其次为同根单孔型，发生率为 1.5%。对于同根单孔型和双根同孔型等情况，在一个椎间孔内出现两支神经根，容易让术者误判其中一个神经根为血管性结构，从而增加神经损伤的风险（图 13-1-7）。

（11）术后出现血肿或间盘突出复发，导致神经根二次受压。

（12）过量的局麻或全麻。一般来说，脊柱内镜是局麻手术，患者是清醒的，可与术者全程保持交流，患者的痛觉反馈可作为术中的神经监测，术者通常可依此来鉴定镜下视野中神经的位置，从而避免神经损伤。然而，如果不正确地使用局部浸润麻醉，在神经根处局部注射过量的局麻药物，会使得神经根失去痛觉反馈，即使神经损伤，患者也不会感觉到任何疼痛，此时神经损伤的风险将显著升高。此外，对于使用全麻行经椎板间入路脊柱内镜手术的情况，由于术中无法与患者交流，无法进行神经监测，神经损伤的风险增大。

预防和应对：

术中神经根损伤的发生率虽然较低，但通常会带来严重的后果。对于怀疑神经根损伤的患者，应在术后立即进行下肢肌力的检查。对于出现神经根损伤的患者，可于术后尽早开始地塞米松静脉输液抗炎治疗，对于肌力损伤严重的患者必要时可行甲强龙冲击治疗。同时予以营养神经药物治疗。术后应密切监测患者神经功能变化，若神经功能持续恶化，应尽快复查磁共振等影像学检查或腰骶神经成像检查（图 13-1-8），若存在血肿或间盘突出复发等情况，必要时行二次手术。后期应进行系统的康复治疗，包括肌肉功能锻炼、物理治疗、针灸诊疗等。

大多数情况下经过上述治疗，患者的神经功能可于 6 个月内逐渐恢复。对于少部分神经损伤严重的患者，可能遗留永久性的神经功能损害。虽然这不是危及生命的并发症，但会影响患者的运动功能，使得患者难以恢复日常工作和生活，同时也将给术者带来困扰。因此预防神经损伤是开展脊柱内镜手

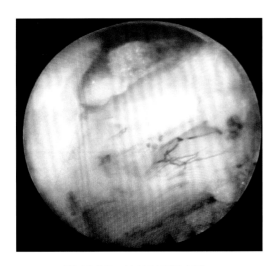

图 13-1-7 神经根双根变异

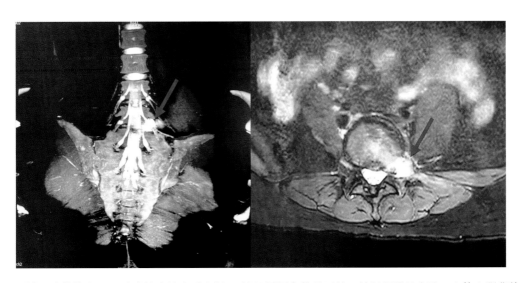

图 13-1-8 腰骶神经成像检查，显示脊柱内镜术后左侧 L$_5$ 神经周围高信号区域，神经根明显水肿，查体左踇背伸肌肌力 0 级

术的重要环节。为了尽量避免术后神经感觉异常的发生，有以下防治策略：

（1）术前仔细进行影像学分析，包括 X 线片、CT、MRI 等，详细地掌握突出间盘与神经根的位置关系，识别神经根损伤的高危因素（钙化、椎间隙塌陷、椎间孔狭窄、神经根变异等）。

（2）建议充分关节突成形后再置入工作套管，避免暴力置管。

（3）适度头倾角度可以使得套管在椎间孔内远离出口神经根。

（4）时刻关注患者手术中的疼痛反应，神经根处避免过量麻醉。

（5）镜下未显露走行神经根时应小心操作，仔细辨别和解剖镜下组织结构。

（6）术中对于尚未明确的组织，不能直接钳夹，应先用神经剥离子进行仔细的探查。

此外，I Choi 等回顾性研究了 233 例椎间孔镜患者，发现术后神经感觉异常及出口神经根损伤的患者为 20 例，作者测量了距离 A：出口根到上关节突的距离（间盘上缘水平）；距离 B：出口根到间盘的距离（间盘下缘水平）；距离 C：出口根到关节突的距离（间盘下缘水平），发现出口根到关节突的距离越小（间盘下缘水平）、手术时间越长，神经根损伤的概率越大，并建议术前可测量该距离，以提前判定出现神经损伤的可能性。

（黄　鑫　祝　斌　商澜镨）

第二节　硬脊膜撕裂、脑脊液漏与类脊髓高压综合征

硬脊膜撕裂是脊柱手术中较为常见的一种并发症，通常会导致脑脊液漏的发生。无论是开放手术，还是微创手术，都需要在硬脊膜周围进行手术操作，因此不可避免地存在一定的损伤概率。硬脊膜撕裂在脊柱手术中的整体发生率为 1%～17.4%，在腰椎显微手术中的发生率约为 5.05%，在脊柱内镜手术中的发生概率约为 1.1%。由于脊柱内镜技术和工具不断丰富和发展，内镜下减压策略从最初的以盘内减压为主，发展为以椎管内减压为主，目前进一步发展为全椎管减压，硬膜囊充分显露的机会增多；同时脊柱内镜的手术适应证不断扩大，越来越多的术者使用脊柱内镜来处理一些高难度病例，因此硬脊膜撕裂的发生率会进一步升高。

脊柱内镜手术由于手术入路和手术环境与传统的开放手术及显微手术有所不同，因此其硬脊膜撕裂的临床表现和处理方式也有所不同。根据硬脊膜撕裂术中发现与否，可分为非隐匿性和隐匿性。掌握其发生机制，早期精准地诊断和治疗是成功防治的关键。

脊髓的表面被三层膜覆盖，由内至外分别为软脊膜、脊髓蛛网膜和硬脊膜。各层膜之间及与椎管之间存在生理间隙。其中软脊膜紧贴脊髓，蛛网膜与软脊膜之间为蛛网膜下隙，间隙内充满脑脊液，此间隙在脊髓下端到骶 2 水平扩大，称为终池，其内无脊髓，仅有马尾浸泡在脑脊液中。硬脊膜和脊髓蛛网膜之间为潜在的硬膜下隙。由于硬膜下隙非常狭窄，因此硬脊膜的损伤通常会同时累及蛛网膜，导致脑脊液漏。正常人脑脊液压力 0.78～1.76 kPa（80～180 mmH$_2$O）（卧位）。

一、非隐匿性硬脊膜撕裂

脊柱内镜术中，术者可能观察到镜下器械撕裂硬脊膜的整个过程，也可能关注不到这一点。对于非隐匿性的硬脊膜撕裂，术中可见硬膜囊表面完整性破坏，硬脊膜表面局部出现椭圆形的缺口（图 13-2-1）。对于侧入路手术，破裂口通常位于硬膜囊腹侧或外侧；对于后路手术，破裂口通常位于硬膜囊背侧。当硬膜撕裂较大时，可见硬膜内条索状马尾结构（见图 13-2-1）。

由于通常脊柱内镜术为局麻手术，患者术中是清醒的，当出现硬脊膜撕裂时，由于生理盐水灌注压大于脑脊液压力，患者可在术中出现一系列神经症状，包括头颈部疼痛僵硬、腰臀部疼痛麻木、双下肢麻木等，少部分患者会出现小便便意。对于微

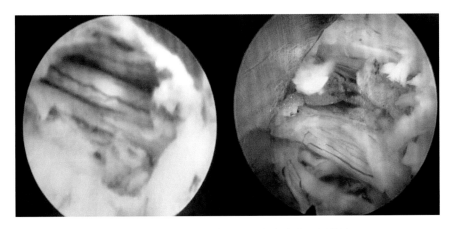

图 13-2-1　内镜下硬脊膜破口内条索状马尾结构

小的硬脊膜破裂，术中可无明显的临床症状。

此外，少数患者可观察到马尾神经从硬膜囊裂口疝出，形成神经嵌顿疝（图 13-2-2）。此种情况下患者可突发下肢剧烈的过电样疼痛，咳嗽等增加腹压的动作，可诱发疼痛加重。此种情况多发生在侧入路脊柱内镜手术中。

处理措施：

由于脊柱内镜手术中的硬脊膜破裂多数较轻，大多数患者不需要进行缝合可保守治疗而愈合。对于少部分破口较大，或伴有神经嵌顿疝的患者，可行手术修补。由于脊柱内镜下不便进行缝合操作，使用开放手术进行处理仍然是金标准。对于硬膜囊背侧或侧方的硬脊膜撕裂口，可直视下进行缝合。对于硬膜囊腹侧的撕裂口，因为手术器械无法触及，无法有效地进行缝合，可使用一些保护材料进行修补，如纤维蛋白胶和干式泡沫纤维网（TaehoComb）等。

对于出现神经嵌顿疝的情况，发生时可以使用钝头器械小心轻柔地将神经根丝或马尾还纳，注意避免神经损伤。对于不能还纳且嵌顿严重者，可用镜下器械小心地将破裂口扩大，避免嵌顿，必要时转开放手术进行修补。

关于脊柱内镜术中硬脊膜撕裂是否需要立即转为开放手术修复，目前仍未有统一的意见。Yong Ahn 等在 816 例脊柱内镜手术中出现了 3 例术中硬脊膜撕裂的病例，均立即转为开放显微手术进行修复，患者术后恢复良好，术后未出现神经损伤症状。Jong Ki Shin 等认为脊柱内镜手术主要在局麻下进行，如果转开放手术，需要转换为全麻手术，处于一个较为窘迫的境地，因而尝试在内镜下进行修补

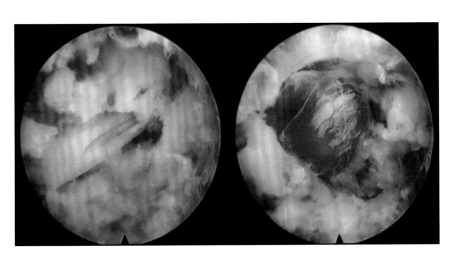

图 13-2-2　硬脊膜撕裂继发神经嵌顿疝

（Youn's technique），为脊柱内镜手术中硬脊膜撕裂的修复提出了一种新的选择。李长青等在659例脊柱内镜手术中出现了1例硬脊膜撕裂病例，为复发性腰椎间盘突出症患者，术中由于复发突出的椎间盘组织与硬脊膜粘连严重，造成硬脊膜撕裂，经胶原蛋白封堵，术后无任何症状，经严密缝合伤口、加压包扎、静卧等处理后痊愈。不同的术者对于脊柱内镜手术中硬脊膜撕裂的处理各不相同，但最终都获得了较为满意的治疗效果。因此，对于硬脊膜撕裂的处理方式，应取决于其破口的大小。如果破口很小，可保守观察，亦可使用外科胶原蛋白或纤维蛋白胶进行封堵；若破口较大，则需要进行手术修补。

二、隐匿性硬脊膜撕裂

开放手术中硬脊膜撕裂通常伴随有较为明显的脑脊液漏，清亮液体出现在手术视野中，术者往往容易观察到。脊柱内镜手术中对硬脊膜的损伤通常较小，且脊柱内镜手术是在持续性的生理盐水灌注的环境下进行的，无法明显地识别出清亮的脑脊液。此外持续的灌注水压（100 cmH$_2$O）远大于人卧位时脑脊液的压力（180 mmH$_2$O），可阻止脑脊液的流出。因此微小的硬脊膜破裂不一定能被术者发现，呈隐匿性。

隐匿性硬脊膜撕裂的诊断较非隐匿性硬脊膜撕裂更为困难和复杂，需要综合分析患者的临床症状和影像学表现。开放手术术后一般需要放置引流管，如果手术切口或引流管可见清亮液体，引流量通常较多，可提示脑脊液漏的发生。脊柱内镜术后通常不放置引流管，因此无法通过引流液的情况来判断是否出现了脑脊液漏。

对于硬脊膜撕裂非常轻微、脑脊液漏不明显的患者，可无明显的临床表现，此时亦无须特殊的治疗即可痊愈。对于出现明显脑脊液漏的患者，可于术后0~7天开始出现相应的症状，主要表现为体位性头痛，可伴有恶心、呕吐、头晕、颈部疼痛等。当术后出现了以上情况时，可先行保守治疗。绝对卧床休息是硬脊膜撕裂患者保守治疗的重要手段，保持去枕平卧位有助于降低脑脊液压力。由于脑脊液漏患者通常伴有大量体液丢失，需要监测电解质的变化，予以大量补液，同时使用抗生素预防逆

行性颅内感染。大多数患者经过保守治疗后可逐渐缓解。

对于保守治疗效果不佳，症状逐渐进展的患者，应立即进行腰椎MRI检查。腰椎MRI通常无法直接看到硬脊膜的缺损，但可以发现其继发的征象，包括脑脊液漏和神经嵌顿疝。同时可鉴别术后血肿、突出间盘残留、复发等情况。

腰椎MRI在检测脑脊液漏方面准确率较高。其直接征象为手术部位局部高信号，信号强度与脑脊液相似，信号范围与脑脊液相连（图13-2-3）。如果脑脊液漏范围较大，且呈进展性（图13-2-4），应进行开放手术修补。

对于出现术后神经嵌顿疝的患者，可出现下肢剧烈疼痛，可为根性分布，也可不是根性分布；疼痛呈过电样，较为顽固，咳嗽等引起腹压增大的动

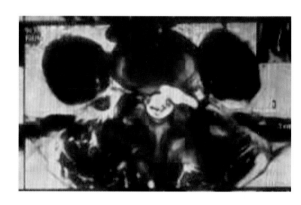

图13-2-3　L$_{4-5}$节段侧路内镜术后1个月，腰椎MRI显示脑脊液漏，手术部位局部高信号，信号强度与脑脊液相似，信号范围与脑脊液相连

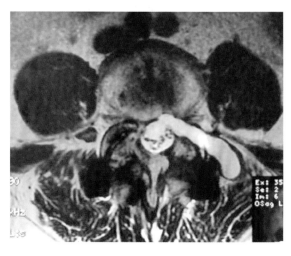

图13-2-4　采用原通道内镜下探查，术后症状一过性好转后再次出现，复查腰椎MRI显示脑脊液漏范围较前进展

作或脊柱活动时可加重，通常伴随下肢局部肌力下降。行腰椎 MRI 检查，可观察到马尾神经疝出硬脊膜。若未及时发现并进行修复，可能会进一步引起马尾综合征或永久性的神经功能损害。此时应及时行开放手术修复，需要注意的是，即使及时进行手术修复，患者术后亦可遗留一定程度的疼痛和肌力下降。

应对策略：

由于脊柱内镜术中无法有效地对硬脊膜损伤进行修补，因此预防硬脊膜损伤的出现是最为关键的。

首先，我们要了解脊柱内镜术中硬脊膜损伤的高危因素，主要包括纤维粘连硬脊膜受累、巨大突出、中央型突出、重度游离、复发性突出等。

其次，术中操作应小心谨慎：穿刺定位时避免穿刺针进入椎管深处；仔细辨别镜下周围组织结构；保持镜下术野清晰，保证器械的尖端处于操作视野内，避免盲目钳夹；手术应尽量在局麻下进行，与患者进行充分的交流，髓核钳钳夹髓核时，询问患者是否出现下肢根性疼痛，切忌粗暴操作。

此外需要注意的是，大多数硬脊膜损伤发生于对硬脊膜的减压过程中。过度地追求硬脊膜的充分显露和完全减压有时会适得其反，反而增加硬脊膜撕裂的风险。

三、类脊髓高压综合征

腰椎内镜手术由于是局麻手术，少部分患者术中会主诉颈部疼痛，此时应警惕类脊髓高压综合征的发生。

类脊髓高压综合征是由于脊髓压力失衡引起的一系列神经症状。除了颈部疼痛外，还可以表现为多种症状，包括颈部僵硬、头痛、腰臀部及会阴部疼痛麻木、双下肢麻木、耳鸣、视物模糊等，部分患者可表现为极度烦躁、濒死感、癫痫和短暂性意识丧失，可伴有或不伴有血压升高、心率增快等体征。

目前国内外均有少量脊柱内镜手术中出现类脊髓高压综合征的相关报道。Koichi Sairyo 等总结了 100 例侧路脊柱内镜病例的并发症，其中 2 例分别在手术开始 35 分钟和 55 分钟时出现颈部疼痛。Choi 等在 16 725 例病例中发现了 4 例术中癫痫，其中 3 例为全面强直阵挛癫痫，1 例在短暂的意识丧失后出现了复杂部分性发作癫痫，4 例患者在癫痫发生前均表现出严重的颈部僵硬和疼痛，既往均无癫痫病史。刘雅普等在 539 例经皮经椎间孔入路内镜下椎间盘切除术中发现了 5 例类脊髓高压综合征，总体发生率为 0.93%。

脊髓和脑处于脑脊液的环境中，脑脊液能起到缓冲、保护和代谢等作用。脑脊液由侧脑室、第三脑室、第四脑室的脉络丛产生，并汇集于第四脑室经正中孔和两个外侧孔流入脑和蛛网膜下隙。最后经矢状窦旁的蛛网膜颗粒回收到静脉系统中。成人的脑脊液总量约为 150 ml，其产生和吸收一般处于动态平衡状态。正常成人卧位脑脊液压力一般维持在 0.78 ~ 1.76 kPa（80 ~ 180 mmH$_2$O），当脑脊液产生过多和循环通路受阻时，可出现脑脊液压力升高，导致颅内压升高。当颅内压超过 200 mmH$_2$O 时，可引发高颅压综合征，其经典的三联征临床表现为头痛、呕吐、视盘水肿。

类脊髓高压综合征的表现与高颅压反应类似，其机制目前仍未完全明确，大多数学者认为是由脊柱内镜手术中持续冲洗的高灌注压引起颈部硬膜外压力升高，进一步影响到颅内压力所引起的。脊柱内镜手术中，为了保证手术视野的清晰，需要持续性地进行大量生理盐水冲洗。由于工作套筒直接放置于硬膜外间隙中，冲洗液体的压力将影响到硬膜外腔的压力。硬膜外腔是贯穿整个脊柱的一个潜在间隙，液体压力会从腰椎逐渐向上传导。脊髓中的脑脊液和颅内的脑脊液相通，当硬膜外压力增高超过硬膜囊的代偿能力时，会对硬膜囊造成挤压，进一步会影响颅内压力。Hilt 等发现在腰椎硬膜外注射 10 ml 布比卡因后 35 ~ 45 秒可检测到颅内压的峰值。此外，硬膜外压力增高同时也会引起硬膜外静脉的回流受阻，导致颅内血流量增多，从而引起颅内压升高。脊柱内镜手术导致的颅内压升高通常是暂时性的，当解除了相关因素后，患者的症状会迅速改善。如果颅内压持续升高，大脑会发动调节机制升高血压以维持脑灌注压，术区的出血加重，要求术者进一步提高灌注压，导致恶性循环。

Ju-Yeon Joh 等在腰椎内镜手术中将测压导管置入患者 C$_{6-7}$ 硬膜外腔，对患者的颈部疼痛症状及颈椎硬膜外压力变化进行持续监测。结果显示在 28 名患者中，8 名出现了颈部疼痛，症状平均开始时间为冲洗开始后 35.6±11.3 分钟，出现颈部疼痛时的颈部硬膜外压力（52.9±9.2 mmHg）明显高于无颈部疼痛时的压力（34.8±14.7 mmHg），在颈部疼痛开始时颈部硬膜外压力会出现突然性的升高，停止冲洗后迅速降低。此外，出现颈部疼痛患者的颈部硬膜外压力峰值（73.6±25.8 mmHg）也显著高于无症状患者（34.8±14.7 mmHg）。

影响椎管内压力的因素：

（1）进水口的压力。进水口的压力与冲洗生理盐水与内镜的高度差，以及冲洗的速度相关。当生理盐水放置过高，或者对冲洗盐水袋进行人为挤压时，可导致进水口压力增高。

（2）内镜出水口的通畅程度。正常情况下冲洗生理盐水从进水口进入内镜后，可从内镜的出水口排出，可避免椎管内硬膜外压力持续升高。当出水口堵塞时（接双路冲洗盐水、手指封堵、血块封堵等），会导致出水口出水不畅。

（3）正常情况下成人卧位脑脊液的压力为 80~180 mmH$_2$O，而冲洗生理盐水放置的高度约为 0.5 米（500 mm），冲洗液的压力远大于脑脊液压力。

当内镜术中出现硬脊膜撕裂时，冲洗液将直接进入到脑脊液中，导致脑脊液压力迅速升高。

类脊髓高压综合征的防治措施：

（1）在满足视野清晰的前提下，尽量避免冲洗液引起的椎管内压力增高。避免人为对冲洗盐水袋进行暴力挤压，避免长时间过高放置冲洗生理盐水，进入椎管内时尽量避免接双路冲洗盐水。

（2）控制手术时间，避免长时间冲洗。

（3）术中及时使用等离子刀头进行有效止血，尽量避免长时间通过增加冲洗压或封堵出水口来达到止血目的。

（4）术中镜下精细操作，尽量避免硬脊膜损伤。

（5）当患者出现颈部疼痛症状时，应视为颅内压升高的前兆信号，应尽快停止冲洗和手术操作，检查是否存在相关诱发因素，待患者症状缓解后再继续进行，争取尽快完成手术。

（6）若出现持续性的严重症状，术中可予以镇静药物等对症处理。

（黄　鑫　祝　斌）

第三节　出血、腹腔脏器损伤及感染

出血、腹腔脏器损伤及感染是脊柱内镜手术较为少见的并发症，通常是脊柱内镜手术早期术者操作不熟练所引起的，一旦发生可引起非常严重的后果，应引起术者的重视。

一、术中出血及术后血肿

（一）椎间孔及椎管内血管解剖

在脊柱的腰段，4 对腰动脉自腹主动脉后方水平发出，绕椎体前方及侧方分布，发出供应椎体的分支，随后发出 3 个分支：背侧支、横突前支和脊支（图 13-3-1）。

背侧支在腰动脉靠近椎间孔时于横突根部下方发出。腰动脉背侧支于椎间孔出口区 1/3 贴近上位横突下缘根部发出横突前支后，跨越椎体峡部中、上 1/3 外侧缘再沿其表面分为升、降两肌支，营养周边的肌肉和筋膜。

脊支在椎间孔区发出，横跨椎间孔区，发出分支进入椎间孔内。进入椎管后，又分为中央后动脉、椎板前动脉和根动脉等分支。中央后动脉是供应椎体和椎间盘外周的主要动脉，该血管在后纵韧带深方与中线附近的血管形成吻合。椎弓板、硬膜和黄韧带等则接受椎管后壁的椎板前动脉及其吻合丛的血液供应。根动脉与脊神经并行，营养神经根。相邻节段的脊髓动脉相互吻合形成纵行的血管网。在椎间孔区附近，腰动脉的分支较粗大，多走行在椎间孔上 1/3 处，与腰神经根伴行，损伤该动脉会造成大量出血。椎间孔下 1/3 区，动脉分支相对少且细小。

脊柱周边静脉在脊柱周边乃至椎管内外形成了复杂的静脉丛。这些静脉丛缺少静脉瓣，相互自由吻合，随后这些静脉丛通过侧支汇入腔静脉系统和奇静脉/腰升静脉系统。腰椎周边的静脉主要包括以下分支：

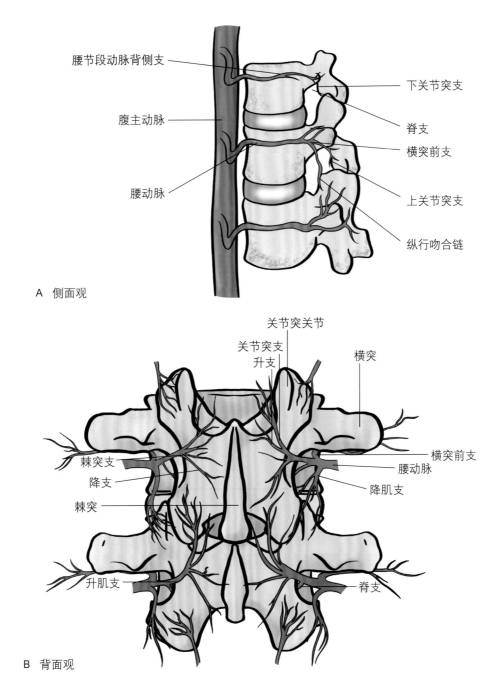

图 13-3-1 腰动脉分支示意图

（1）椎骨（内）静脉：收集椎体周围静脉，在后纵韧带及骨膜的深面汇入静脉窦，与椎（管）内静脉相交通。

（2）椎（管）内静脉：位于椎管内，通常包裹在脂肪组织内，静脉丛之间相互连接，可分为三组：①椎管内后静脉：离椎间盘较远；②椎管内前静脉：紧贴椎间盘后面，位于硬脊膜及马尾神经之前，与椎骨内静脉相交通；③根静脉：为成对的节段静脉，与神经根密切相关，走行于椎弓根的上下方，经椎间孔穿出（图 13-3-2）。

（3）椎（管）外静脉：即两侧的腰升静脉，在椎体、横突及椎弓根交界处形成的沟内纵行向上。左腰升静脉注入半奇静脉，右侧汇入奇静脉。

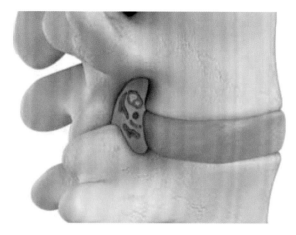

图 13-3-2　椎间孔内神经根、根动脉和静脉丛

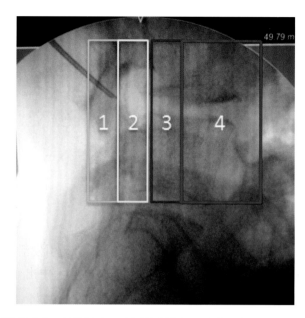

图 13-3-3　经椎间孔入路腰椎内镜出血风险 4 分区法。1 区：关节突关节区；2 区：椎间孔区；3 区：Kambin 三角区；4 区：腰大肌区

（二）术中出血

虽然在脊柱内镜的正常穿刺和置管路径上并没有可导致严重出血的重要大血管结构，但椎间孔区域富含血管结构，脊柱内镜手术无法完全回避。因此术中镜下出血较为常见，这几乎是每一台脊柱内镜手术都需要面对的问题。术中出血的原因主要分为两类，分别为术中操作因素和患者自身因素。

（1）术中操作因素主要包括：①穿刺引起的根动脉损伤；②术中反复改变工作通道导致周围肌肉出血；③椎间孔过度成形或成形范围偏前导致微动脉和静脉丛损伤；④关节突成形后引起的松质骨面渗血；⑤使用镜下环锯时未预防性电凝止血，外套筒未紧密覆盖关节突，导致环锯损伤血管丛；⑥髓核钳椎管内操作所导致的椎管内静脉丛及微动脉出血。

（2）患者自身因素主要包括：①高血压或术中血压升高明显；②凝血功能障碍，长期服用抗凝或者活血药物；③翻修手术或既往曾行臭氧、胶原酶等介入治疗导致椎管内粘连，分离粘连可能导致血管丛损伤导致出血；④突出间盘钙化，去除钙化组织可导致出血。

术中穿刺定位及工作通道的位置会直接影响到术中出血的情况。以椎间孔入路为例（图 13-3-3），正常的穿刺置管靶点在 1 区和 2 区，常见的出血点包括：皮下小血管、腰背筋膜小血管、关节突关节表面血管丛、椎间孔区静脉丛、关节突和椎体松质骨面出血。

此种方式下大多数情况为轻微的渗血，通过镜

下双极射频刀头、增加水压、套管挤压、充分的镇痛镇静即可有效止血。少数情况可出现镜下持续性出血不止，镜下视野红染，血液从内镜逆流而出等情况，术者无法进行镜下操作，造成较大困扰。当出现此种情况时，首先应尝试使用等离子刀头向可疑的出血部位进行止血，需要注意观察患者疼痛反应，不能持续性电凝以免损伤神经。若仍然无法有效止血，可关闭冲洗生理盐水，取出内镜，纱布封堵工作套筒，等待 5 分钟，观察到工作套筒和伤口周围无活动性出血后再下内镜观察，一般情况下凝血功能正常的患者即可有效止血。必要时术中可给予氨甲环酸等药物静脉输入协助止血。

一旦穿刺成形进入 3 区，此处会有较粗的引流静脉和腰动脉分支，此处的出血可造成手术被迫中止，文献亦有腰大肌内血肿和巨大腹膜后血肿的报道。也有紧急开放止血和介入血管造影、弹簧圈栓塞的病例报道。最极端的病例是手术工具进入 4 区，可造成髂血管破裂。

经椎板间入路较少造成严重出血，但有套管深入椎间隙进行间盘切除，突破前纵韧带造成腹主动脉损伤的病例报道。颈后路内镜亦较少有严重出血情况发生，多数可以通过双极射频止血。

一个有争议的问题是如果手术结束前镜下视野内仍有渗血，是否需要留置引流管。我们的经验是

如果不是汹涌的活动性出血，无须留置引流管，手术通道可充当引流管的功能，术后积血可沿着手术通道通过腰背筋膜的破裂口渗透到皮下（图 13-3-4），但要注意切口皮肤缝合不要过紧，以免积血不能顺利排出。此外，提前预防术中出血也尤为关键。术前应做好手术计划避免反复穿刺、进行适度的关节突成形、镜下谨慎操作一定程度上可以降低术中出血的发生率。

（三）术后血肿

若术中出血未良好止血，或术后活动引发活动性出血，可能引发术后血肿形成。相比术中出血，术后血肿发生率较低。术后血肿主要分为两种：腹膜后血肿和硬膜外血肿。

当腰动脉受到损伤时，术后可产生腹膜后血肿（图 13-3-5），由于压迫腰丛，术后早期出现腰腹部及腹股沟区域疼痛，屈曲髋关节可缓解，一般不出现原有的坐骨神经痛症状。MRI 扫描可发现腰大肌

区域在 T_2 加权像上有高信号影。Ahn 等在 412 例脊柱内镜手术中报道了 4 例症状性腹膜后血肿。患者表现为腹股沟区疼痛。其中 2 例血肿体积较大，分别为 1284 ml 和 704 ml，由于压迫腹腔内其他脏器，行切开引流治疗。其他 2 例血肿体积小于 100 ml 且范围较局限，行保守治疗。Kim 报道了一例极外侧间盘突出行 PELD 术后的巨大腰大肌血肿，患者术后第二天出现了低血压并伴侧腹部和腿部疼痛，检查发现巨大腰大肌血肿形成。最终经严密监测、输血、补液等保守治疗后症状缓解。患者术中镜下未发生明显出血，作者认为可能是工作套筒插入时引发了腰椎节段动脉损伤。

当椎管内或椎间孔内的动静脉丛损伤时，罕见情况下可形成局限于椎管内或椎间孔内的硬膜外血肿（图 13-3-6）。硬膜外血肿是脊柱手术的常见并发症，其总体的发生率为 0.2%～2.9%。Koichi Sairyo 等在 100 例经椎间孔入路脊柱内镜手术中报道了 1 例高度下游离间盘术后硬膜外血肿的病例。患者在术后 2 天出现了下肢剧烈疼痛，术后 MRI 显示硬膜外出现了 T_2 像高信号肿块，无法确定是复发间盘还是术后血肿，行后路椎间盘镜减压发现为硬膜外血肿。硬膜外血肿可压迫神经根并导致根性疼痛。

若出现术后肌力进行性下降时，应怀疑出现硬膜外血肿的可能性，并立即行腰椎 MRI 检查。应尽

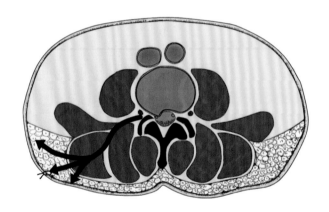

图 13-3-4　侧入路内镜术后自发引流示意图

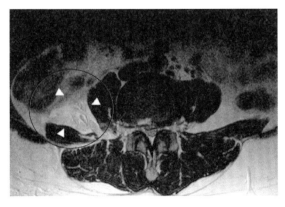

图 13-3-5　腹膜后血肿 MRI

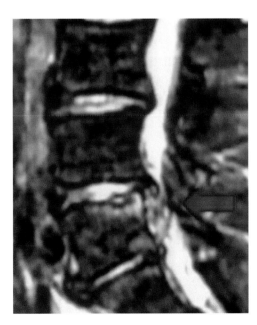

图 13-3-6　内镜术后硬膜外血肿 MRI

快进行探查减压手术，并经皮放置引流管。在 24 小时内进行减压术后肌力恢复的概率较高。

【病例 1】

患者女性，89 岁，腰痛伴右下肢疼痛麻木 3 年，VAS 评分 7 分，疼痛放射至右大腿外侧、右小腿外侧，活动后加重，间歇性跛行，卧床休息可缓解。查体：右直腿抬高试验 50°（＋）；右足姆趾背伸肌力 4 级，右大腿后侧、小腿外侧皮肤感觉减弱。术前 MRI 提示 L_{4-5} 间盘突出，右侧侧隐窝狭窄（图 13-3-7）。诊断为腰椎管狭窄症。

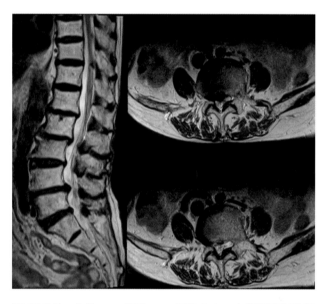

图 13-3-7　术前 MRI 提示 L_4-L_5 间盘突出，右侧侧隐窝狭窄

行脊柱内镜下椎管扩大成形术，穿刺点旁开距离为 10.5 cm。术中神经根减压彻底，术中出血 20 ml。拔除工作套管后出现活动性出血于伤口涌出，给予压迫 5 min 后缝合，缝合后未见活动性出血。患者出现术口疼痛，转身时为甚，右大腿前内侧剧烈疼痛，伴腹胀，无腹痛，右下腹轻压痛，反跳痛（±）。术后查体：右侧直腿抬高试验 20°（＋），右下肢肌力 5 级，右大腿前内侧皮肤感觉麻木。考虑为术后血肿，术后急查腰椎 CT，显示腰大肌血肿（图 13-3-8A、B）。患者术后持续监测血红蛋白呈进行性下降，术后第二天降至 76 g/L，复查腰椎 CT 显示腰大肌血肿进行性加重（图 13-3-8C），决定行手术探查。首先选择了原入路孔镜下止血，失败；后选择后入路通道下探查手术，见 L_4 神经根伴行根动脉于背侧破裂，活动性出血，止血成功，术中输红细胞悬液 4 U，新鲜冰冻血浆 400 ml，术后输注冷沉淀凝血因子 10 U。术后监测血红蛋白呈持续性上升，恢复正常。

二、大血管及腹腔脏器损伤

（一）大血管损伤

通常情况下，脊柱内镜的手术通道（经椎间孔入路和经椎板间入路）中是不包含大血管结构的，精准的操作通常不会伤及大血管。然而，如果操作时偏离了正常的通道，可能会引起脊柱周围的大血

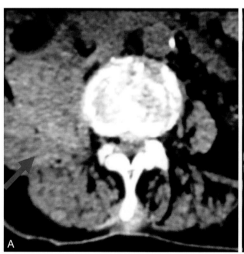
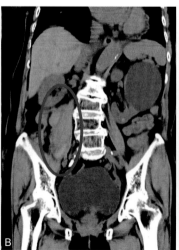
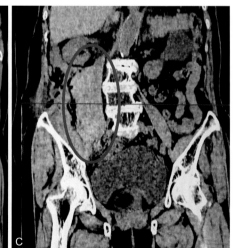

图 13-3-8　术后腰椎 CT 检查，显示腰大肌血肿进行性加重。A. 术后即刻腰椎 CT 横截面，显示右侧腰大肌血肿；B. 术后即刻腰椎 CT 冠状面，显示右侧腰大肌血肿；C. 术后 24 小时 CT 冠状面，显示右侧腰大肌血肿进行性加重

管损伤，包括腹主动脉、腔静脉等。当从左侧穿刺过于偏前时，可能损伤腰椎左前方的腹主动脉，当从右侧穿刺过于偏前时，可能伤及腰椎右前方的下腔静脉。此外，若镜下行间盘减压过深，超过了椎间盘的前缘，可能会伤及脊柱前方的大血管。术中手术器械不慎滑向前方，也可能伤及大血管。

术中若及时发现出血，应立即将患者转为仰卧位，行开腹手术修复损伤血管。亦可请血管外科会诊协助处理。若未及时发现，可能导致大出血、低血容量性休克，甚至死亡。

（二）腹腔脏器损伤

由于脊柱内镜手术特殊的手术通道，从侧后方经椎间孔进入椎管内，与后腹膜毗邻，因此存在损伤腹腔脏器的可能性。不同节段可能损伤的前方腹腔脏器有所不同，L_4-S_1层面可能损伤肠道，L_3-L_4层面可能损伤肾，L_1-L_2层面或胸椎层面可能损伤前方的肺。

腹腔脏器损伤通常发生于经椎间孔入路的穿刺定位过程中。当术者进针角度过于垂直时，超过安全的穿刺角度范围时，穿刺针会直接穿透后腹膜。穿刺入针点旁开距离过大时，穿刺通道位置会相对偏前。对于高位突出间盘，后腹膜界限更靠后。上述情况都会使得穿刺通道与后腹膜距离减小，安全的穿刺角度范围较小。当患者侧卧体位向前倾斜时，或俯卧位时体位不平健侧明显高于患侧时（有时因患者强迫体位，或过于肥胖，难以调整或发现），即使使用通常的穿刺方向，但由于患者的空间坐标系变动明显，也会导致穿刺针穿刺角度过于垂直。需要注意的是，由于术中C臂透视非实时连续，因此存在调整穿刺针过程中临时穿透后腹膜但未被C臂监测到的情况。此外，在穿刺和镜下操作过程中，如果过度深入盘内，也存在突破纤维环前方损伤脏器的可能。Stoller等报道了1例术中髓核钳置入盘内过深，超过椎间盘前缘损伤了对侧输尿管的患者。Hellinger等亦报道了1例因突破纤维前缘导致肠穿孔及肠坏死的患者。

（三）大血管损伤及腹腔脏器损伤防治措施

1.术前在CT和MRI横截面上仔细规划入路通道，了解后腹膜的位置及相关的腹腔脏器信息，测量好穿刺入针点的旁开距离及安全的穿刺角度范围，避免过度增大旁开，尤其对于高位的突出间盘患者。

2.穿刺过程"宁后勿前"，先向背侧穿刺，再逐渐向腹侧小幅度调整。而不能先向腹侧穿刺，再往背侧调整。

3.穿刺前应将患者的体位调整为标准体位，避免穿刺过程中患者体位的变动。

4.穿刺过程应在透视引导下进行，避免只透正位不透视侧位而漏掉穿刺针深度的信息。穿刺过程中存在疑惑时，应立即行术中透视，确认穿刺针的位置。

三、感染

术后感染是脊柱手术中较为严重的一种并发症，其发生率为$0.1\% \sim 0.4\%$，最为常见的原因为细菌感染。由于创伤小、术中持续无菌生理盐水冲洗等原因，脊柱内镜术后感染发生的概率较低。但由于近年来脊柱内镜手术的增多，脊柱内镜术后感染的发生也逐渐增多。Yong Ahn等在9821例脊柱内镜病例中报道了12例术后感染，发生率为0.12%，患者均表现为椎间盘炎。

感染最主要的原因可能是穿刺针穿入肠道后导致。Kim等报道了1例经椎间孔入路脊柱内镜手术患者术后出现腰大肌脓肿，并导致继发性椎间盘炎，CT引导下取出椎间盘组织行细菌培养提示结果为大肠埃希菌阳性。作者推测是因为进针过程中穿刺进入了肠道，造成了针尖污染，进而附着在穿刺针上的大肠埃希菌随穿刺针进入了腰椎间盘内部。此外，糖尿病和免疫抑制等合并症、手术时间延长、器械消毒不合格、手套破裂等术中带菌操作等情况亦可能增加术后感染的风险。

椎间盘炎是脊柱内镜术后感染的主要表现。患者可于术后$3 \sim 10$天出现持续性的腰部疼痛，可伴有下肢根性疼痛，严重的椎间盘炎患者可出现发热、头痛等全身症状。当术后怀疑椎间盘炎时，应动态观察血常规、红细胞沉降率、C反应蛋白等实验室检查及行腰椎MRI等影像学检查。对于早期的椎间盘感染，腰椎MRI可为阴性，实验室检查结果更为可靠。为了进一步明确诊断和致病菌，可于CT引导下或内镜下行穿刺活检。

对于椎间盘炎，抗生素治疗和严格卧床制动是最主要的治疗方法。起始可选用广谱抗生素，一旦病原菌确定则选用敏感抗生素。抗生素的常规治疗方案为静脉输液6周，之后口服使用6周，具体依据患者的症状和实验室结果而定。

部分患者可仅通过抗生素治疗痊愈，对于单纯抗生素治疗无效的患者，合并以下情况时，需要行手术治疗：①出现神经功能损伤；②持续增大的椎旁或硬膜外脓肿；③显著的椎间隙狭窄伴相邻椎体破坏；④脊柱不稳伴进行性脊柱后凸；⑤保守治疗无效。首先考虑行感染椎间隙置管灌注、冲洗、引流等；对于严重腰部疼痛、经病灶置管冲洗抗生素治疗无效时，可行后/侧路感染腰椎间盘清除术治疗。

PELD术后感染虽然发生率低，但往往会给患者带来严重的后果。其治疗周期漫长，因此预防是应对感染最好的办法，有效的防治措施包括：

（1）当术中透视发现穿刺针穿过了椎间盘前缘或安全范围时，应考虑穿刺针可能穿透了腹膜；或可疑穿刺针位置靠前，有可能穿透腹膜或肠管时，应立即拔出穿刺针，使用新的穿刺针进行穿刺。

（2）术中预防性使用抗生素，当怀疑有术中感染的可能性时，应继续予以抗革兰氏阴性菌的抗生素。

（3）术后积极监测感染相关指标，包括体温、血常规、红细胞沉降率、C反应蛋白。

（4）当怀疑出现术后感染时，应完善腰椎MRI检查，必要时行CT引导下穿刺活检。

（5）术中应严格遵循无菌操作原则，术者和助手尽量不使用手套直接接触镜下器械末端。

【病例2】

中年男性患者，L$_2$-L$_3$椎间盘突出下游离（图13-3-10A），接受侧入路PELD手术。术后2周突发剧烈腰痛，站立不能，最高体温39℃，术后检验白细胞、中性粒细胞比例、红细胞沉降率、C反应蛋白增高。复查MRI显示手术椎间隙感染，累及L$_2$及L$_3$椎体（图13-3-10B）。予以严格卧床制动，给予2周静脉抗生素（头孢哌酮舒巴坦）外加口服抗生素3周后治愈。

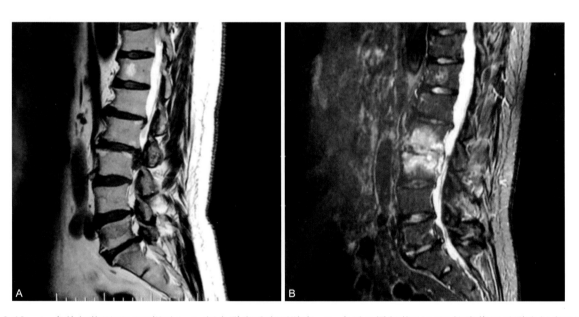

图13-3-10　A.术前矢状面T$_2$MRI提示L$_2$-L$_3$间盘脱出重度下游离；B.术后2周矢状面MRI抑脂像显示脱出间盘已减压，L$_2$-L$_3$间盘及L$_2$、L$_3$椎体广泛高信号，提示椎间隙感染

（黄　鑫　祝　斌）

第四节 术后假性囊肿形成

腰椎间盘突出症患者术后假性囊肿形成是一种罕见的术后并发症。既往已有过开放手术、显微镜下椎间盘切除术和椎间盘镜下椎间盘切除术后假性囊肿形成的个案报道。Kang SH 报道了一组行脊柱内镜下腰椎间盘切除术术后假性囊肿形成的病例，提示其发生率约为1%。术后形成假性囊肿的患者多数症状较轻或无症状，可保守治疗，部分患者保守治疗无效，需要手术治疗。

一、临床特点

术后假性囊肿与椎间盘囊肿极其相似，其在年轻男性患者中更为常见。诊断和鉴别诊断主要依靠临床表现和影像学检查。典型的临床表现为：患者在第一次手术后症状缓解，多于术后1月无明显诱因再次出现与术前相似的下肢神经根性疼痛，多数患者疼痛程度较术前轻，采用保守治疗如卧床、服用非甾体类抗炎药、理疗可逐渐缓解，少部分患者疼痛呈进行性加重，严重影响正常生活，需翻修手术治疗。典型的影像学表现为：MRI 显示在第一次手术的椎间盘切除处形成囊性病变，T_1WI 低信号，T_2WI 高信号，压迫硬膜囊和神经根。

需注意将术后假性囊肿与椎间盘突出复发相鉴别。椎间盘突出症的复发在 T_2WI 上表现为低信号，与此相反，术后假性囊肿在 T_2WI 上表现为典型的高信号、边界清晰的囊性变。但有时术中鉴别也很重要。大多数术后假性囊肿在脊柱内镜下观察为暗红色包膜，其内不含椎间盘或血肿，但有个案报道在囊壁内发现新的脱垂的椎间盘组织，因此需警惕术后假性囊肿中可能会包含椎间盘成分。

二、病理与发病机制

术后假性囊肿的发病机制尚不清楚。Young 等猜测肉芽组织可能在突出的椎间盘周围形成假包膜，当取出突出椎间盘后，若假包膜未被破坏，局部积聚液体则可能导致术后假性囊肿形成。囊壁的病理结果提示其主要成分是纤维结缔组织（图13-

4-1），年轻患者的肉芽形成或纤维结缔组织形成能力强，纤维环自我修复能力强，可能是假性囊肿形成的原因。此外，小关节切除不足可能导致椎管显露不足，导致纤维环切除不足，也可能引起假性囊肿形成。

三、治疗

保守治疗、C 臂/CT 引导下抽吸和（或）注射、显微镜下椎间盘切除术、椎间盘镜下椎间盘切除术、脊柱内镜下椎间盘切除术等方法是治疗术后假性囊肿的主要方法。保守治疗包括平卧休息、服用非甾体类抗炎药物、理疗等。大部分患者可以通过保守治疗缓解症状，囊肿可逐渐自发吸收。但对于 MRI 证实囊性病变较前突出间盘增大、发生上游离或下游离或者位于侧隐窝或椎间孔区等情况，假性囊肿可压迫硬膜囊或神经根引起剧烈疼痛，保守治疗可能难以奏效，此时翻修手术是一种有效的治疗方法。C 臂/CT 引导下抽吸和（或）注射是创伤较小的治疗方法，但该方法不能取出囊壁，可能导致假性囊肿复发。如果假性囊肿是多囊性结构，通过该方法也很难抽吸完全。

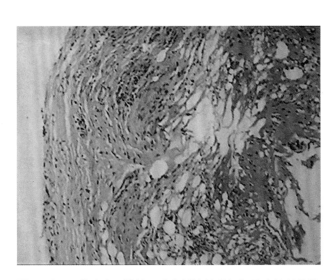

图 13-4-1 囊壁病理结果：退变纤维软骨组织及疏松纤维脂肪组织，内伴有炎症细胞浸润、点灶状出血、黏液变性及囊性变

脊柱内镜下手术治疗术后假性囊肿是一种可行的治疗方法。在脊柱内镜下，我们通常发现假性囊肿与硬膜囊、黄韧带和椎间盘等结构粘连严重（图13-4-2），并且血供丰富，术中易出血。在翻修手术

中，应该小心地分离粘连组织，尽可能地取出假性囊肿的所有包膜。如果很难完全切除囊肿，可以使用射频热凝囊壁来降低假性囊肿复发的风险。

四、典型病例

患者女性，27 岁，L_4-L_5 水平左侧椎间盘突出。脊柱内镜下突出间盘切除术后 27 天，神经根疼痛复发（NRS 为 8 分），保守治疗 5 天无效。MRI 显示椎间盘切除处有囊性病变。行脊柱内镜下翻修手术，术中发现粘连严重，当取出部分囊壁后，患者在术中自觉疼痛完全缓解，故手术结束。但 10 天后，患者再次出现与之前类似的下肢放射痛。复查 MRI 提示同一部位假性囊肿再次形成。故进行了第二次脊柱内镜下翻修手术。第二次手术中充分显露手术野，尽可能彻底取出囊壁。第二次手术后 2 个月随访，疼痛评分 NRS 为 1 分（图 13-4-3）。

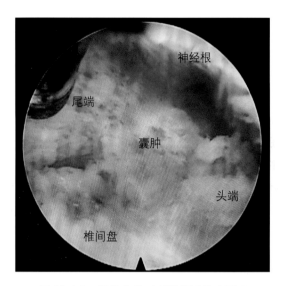

图 13-4-2　脊柱内镜下囊肿周围粘连严重

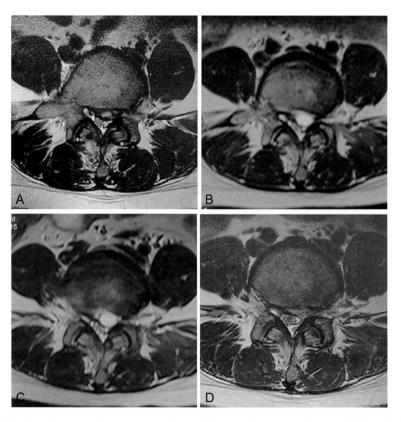

图 13-4-3　27 岁女性患者 T_2WI 轴位 MRI 检查，L_4-L_5 水平左侧椎间盘突出（A）。脊柱内镜下突出间盘切除术后 27 天，神经根疼痛复发（NRS 为 8 分），保守治疗 5 天无效。MRI 显示椎间盘切除处有囊性病变（B）。第一次翻修术后 10 天，MRI 显示同一部位再次出现假性囊肿形成（C）。第二次翻修术后 1 天，MRI 显示假性囊肿被切除（D）

（商澜镨　祝　斌）

第五节　其他少见并发症

一、手术器械断裂

　　脊柱内镜术中的手术器械断裂是一种较为少见的并发症，仅有少量的文献报道。由于微创的需要，脊柱内镜的手术器械均为细长型，较传统的手术器械更为脆弱，因而存在术中断裂的可能性。容易出现断裂的术中器械包括导丝、髓核钳、等离子刀头、磨钻头等。Guan 等报道了 2 例 PELD 术中发生的导丝断裂，术者置入工作套管后在内镜下用髓核钳取出了断裂的导丝，患者术后恢复良好，未出现其他不良反应。张树芳等报道了 162 例 PELD 病例中 1 例器械断裂的病例，为术中钬激光器械金属头部断裂，考虑为使用较长时间疲劳断裂所致。

　　导致器械断裂的原因主要包括器械自身原因和术者操作原因。器械自身原因主要包括反复使用出现金属疲劳或磨损、超期服役、器械制造质量差等。术者操作原因主要包括：①选用了不正确的工作通道，穿刺定位时遭到髂嵴、L_5 横突等骨质阻挡，未及时改变工作通道；②椎间孔成形时未取出导丝，导丝插入过深，末端超出成形工具，此时若改变成形工具的方向进行椎间孔成形，或者对于高髂嵴病例 L_5-S_1 通道头倾角过大，会导致导丝折弯甚至断

裂；③镜下操作用力过大，以及试图使用髓核钳咬除坚硬的钙化组织时，可能会引起等离子刀头或髓核钳的断裂。

　　虽然器械断裂的发生率较低，但若未及时发现，可能会导致严重的后果甚至医疗纠纷。残留在体内的断裂器械可能造成周围的神经血管损伤，同时作为长期异物存于体内，可能会造成继发感染。因此术中要注意观察手术器械的完整性，一旦发现手术器械断裂，需要立即设法取出。虽然传统的开放探查方法可将断裂的器械取出，但患者需要改为全麻且增大创伤。由于断裂的器械多位于椎间孔周围，因此可试行通过脊柱内镜微创取出。术者可借助于术中透视定位，将工作套筒放置于器械断裂处，通常可以在内镜下找到断裂的器械并将其取出（图 13-5-1 ~ 图 13-5-4 ）。若仍然难以取出，或者术者内镜经验不足时，则需要考虑进行开放手术探查。

　　预防策略：

　　（1）使用时间较长的手术器械在使用前应仔细观察是否有破损和裂痕，对于折弯严重的导丝应及时更换。

　　（2）穿刺定位时若触碰骨质应及时调整通道，椎间孔成形时应避免带导丝操作，避免暴力操作。

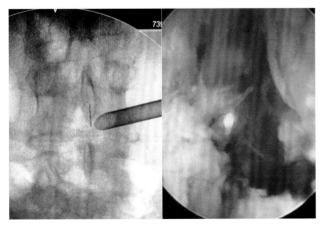

图 13-5-1　将工作套筒放置于器械导丝断裂处，内镜下可见断裂导丝

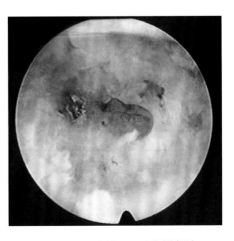

图 13-5-2　内镜下见髓核钳断端

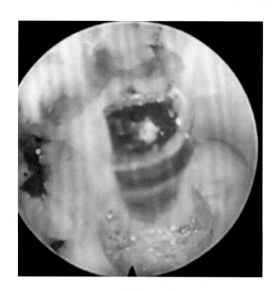

图 13-5-3　内镜下见磨钻头断端

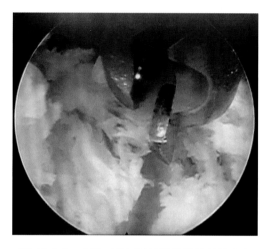

图 13-5-4　内镜下使用髓核钳将器械断端取出

二、手术节段错误

确定病变节段是每一台脊柱手术首先要解决的问题。手术节段错误在各类脊柱手术中都可能出现，即便是富有经验的术者也不一定能完全避免，在脊柱内镜手术中亦有少量相关报道。

由于脊柱微创手术需要从患者的体表直接到达靶点，因此精准的穿刺定位过程是手术成功的关键。如果手术节段定位失误，将导致后续错误节段的椎间孔成形、甚至是错误的健康节段的椎间盘减压，同时责任节段的突出间盘得不到有效处理。由于手术节段错误带来严重的后果，每一位术者都应重视。手术节段错误的情况通常发生于伴有移行椎即腰椎骶化或骶椎腰化的患者，由于移行椎会造成节段计

数错误，应仔细查阅患者的术前正侧位 X 线片，以及 MRI 矢状面和横截面图像。术中穿刺定位时应同时进行正侧位的透视，当出现疑虑时应仔细与术前影像进行比对，必要时可通过椎间盘造影协助判断。

对于伴有腰椎骶化或骶椎腰化的患者，有以下技巧可协助定位病变节段：

（1）可通过腰椎正位 X 线片判断移行椎的情况，以第 1 个不与肋骨相关联的椎体定义为第 1 腰椎。

（2）观察腰椎正位片髂嵴最高点与腰 $_4$ 椎体、L_5 椎体及 L_4-L_5 椎间隙的位置关系。

（3）观察腰椎侧位片髂嵴最高点与各椎体的位置关系，通过正位片上确定的髂嵴最高点的位置来帮助确定侧位片上各椎体节段顺序。

（4）在腰椎侧位片、腰椎 MRI 和腰椎 CT 的矢状面上比对各节段腰椎间盘前后方开口的形态，通常情况下 L_5-S_1 间盘为从下往上第一个"前方张口"的椎间盘，可借助此解剖特点确定节段。

（5）观察腰椎 MRI 和腰椎 CT 横截面髂嵴正好消失的层面，注意该层面对应的横截面节段。

（黄　鑫　祝　斌）

参考文献

[1] Yeung AT, Tsou PM. Posterolateral endoscopic excision for lumbar disc herniation: Surgical technique, outcome, and complications in 307 consecutIve cases. Spine(Phila Pa 1976), 2002, 27(7): 722-731.

[2] Sairyo K, Matsuura T, Higashino K, et al. Surgery related complications in percutaneous endoscopic lumbar discectomy under local anesthesia. J Med Invest, 2014, 61(3-4): 264-269.

[3] Krames, SE. The dorsal root ganglion in chronic pain and as a target for neuromodulation: A review. Neuromodulation, 2015, 18(1): 24-32.

[4] Silav G, Arslan M, Comert A, et al. Relationship of dorsal root ganglion to intervertebral foramen in lumbar region: an anatomical study and review of literature. J Neurosurg Sci, 2016, 60(3): 339-344.

[5] Kikuchi S, Sato K, Konno S, et al. Anatomic and Radiographic study of dorsal root ganglia. Spine, 19(1): 6-11.

[6] Shen J, Wang HY, Chen JY, et al. Morphologic analysis of normal human lumbar dorsal root ganglion by 3D MR imaging, 2005, 27(10): 2098.

[7] Cho JY, Lee SH, Lee HY. Prevention of development of postoperatIve dysesthesia in transforaminal percutaneous endoscopic lumbar discectomy for intracanalicular lumbar

disc herniation: floating retraction technique. Minim Invasive Neurosurg, 2011, 54(5-6): 214-218.

[8] 温冰涛，张西峰，王岩，等．经皮内窥镜治疗腰椎间盘突出症的并发症及其处理．中华外科杂志，2011, 12: 1091-1095.

[9] Yorukoglu AG, Goker B, Tahta A, et al. Fully endoscopic interlaminar and transforaminal lumbar discectomy: Analysis of 47 complications encountered in a series of 835 patients. Neurocirugia(Astur), 2017, 28(5): 235-241.

[10] 李长青，周跃，王建，等．经皮内窥镜下手术治疗腰椎间盘突出症的并发症及其防治策略．中国脊柱脊髓杂志，2012, 22(11): 969-974.

[11] 连平，贾连顺．腰骶神经根变异的脊髓造影诊断及治疗．中华外科杂志．1994, 32(7): 407-409.

[12] Choi I, Ahn JO, So WS, et al. Exiting root injury in transforaminal endoscopic discectomy: preoperatIve image considerations for safety. Eur Spine J, 2013, 22(11): 2481-2487.

[13] Kalevski SK, Peev NA, Haritonov DG. Incidental dural Tears in lumbar decompressIve surgery: Incidence, causes, treatment, results. Asian J Neurosurg, 2010, 5(1): 54-59.

[14] Bosacco SJ, Gardner MJ, Guille JT. Evaluation and treatment of dural tears in lumbar spine surgery: a review. Clin Orthop Relat Res, 2001(389): 238-247.

[15] Tsutsumimoto T, Yui M, Uehara M, et al. A prospectIve study of the incidence and outcomes of incidental dural tears in microendoscopic lumbar decompressive surgery. Bone Joint J, 2014, 96-B(5): 641-645.

[16] Ahn Y, Lee HY, Lee SH, et al. Dural tears in percutaneous endoscopic lumbar discectomy. Eur Spine J, 2011, 20(1): 58-64.

[17] Shin JK, Youn MS, Seong YJ, et al. Iatrogenic dural tear in endoscopic lumbar spinal surgery: full endoscopic dural suture repair(Youn's technique). Eur Spine J, 2018, 27(Suppl 3): 544-548.

[18] Johnson DB, Brennan P, Toland J, et al. Magnetic resonance imaging in the evaluation of cerebrospinal fluid fistulae. Clin Radiol, 1996, 51(12): 837-841.

[19] Choi G, Kang HY, Modi HN, et al. Risk of developing seizure after percutaneous endoscopic lumbar discectomy. J Spinal Disord Tech, 2011, 24(2): 83-92.

[20] 刘雅普，高利峰，徐永辉，等．经皮经椎间孔入路内镜下椎间盘切除术治疗腰椎间盘突出症术中并发类脊髓高压症的临床研究．中国脊柱脊髓杂志，2019, 29(4): 382-384.

[21] Joh JY, Choi G, Kong BJ, et al. ComparatIve study of neck pain in relation to increase of cervical epidural pressure during percutaneous endoscopic lumbar discectomy. Spine(Phila Pa 1976), 2009, 34(19): 2033-2038.

[22] Hilt H, Gramm HJ, Link J. Changes in intracranial pressure associated with extradural anaesthesia. Br J Anaesth, 1986, 58(6): 676-680.

[23] Veyckemans F, Scholtes JL. Caudal block and ventricular

shunt devices: beware of the consequences of increasing epidural pressure! Paediatr Anaesth, 2007, 17(7): 707-709.

[24] Ahn Y, Kim JU, Lee BH, et al. PostoperatIve retroperitoneal hematoma following transforaminal percutaneous endoscopic lumbar discectomy. J Neurosurg Spine, 2009, 10(6): 595-602.

[25] Kim HS, Ju CI, Kim SW, et al. Huge psoas muscle hematoma due to lumbar segmental vessel injury following percutaneous endoscopic lumbar discectomy. J Korean Neurosurg Soc, 2009, 45(3): 192-195.

[26] Kanayama M, Oha F, Togawa D, et al. Is closed-suction drainage necessary for single-level lumbar decompression?: review of 560 cases. Clin Orthop Relat Res, 2010, 468(10): 2690-2694.

[27] Sairyo K, Matsuura T, Higashino K, et al. Surgery related complications in percutaneous endoscopic lumbar discectomy under local anesthesia. J Med Invest, 2014, 61(3-4): 264-269.

[28] Ahn Y. Transforaminal percutaneous endoscopic lumbar discectomy: technical tips to prevent complications. Expert Rev Med Devices, 2012, 9(4): 361-366.

[29] Carragee EJ, Spinnickie AO, Alamin TF, et al. A prospectIve controlled study of limited versus subtotal posterior discectomy: short-term outcomes in patients with herniated lumbar intervertebral discs and large posterior anular defect. Spine(Phila Pa 1976), 2006, 31(6): 653-657.

[30] Ahn Y, Lee SH. PostoperatIve spondylodiscitis following transforaminal percutaneous endoscopic lumbar discectomy: clinical characteristics and preventIve strategies. Br J Neurosurg, 2012, 26(4): 482-486.

[31] Choi KB, Lee CD, Lee SH. Pyogenic spondylodiscitis after percutaneous endoscopic lumbar discectomy. J Korean Neurosurg Soc, 2010, 48(5): 455-460.

[32] Shin JH, Ha KY, Kim KW, et al. Surgical treatment for delayed pyogenic spondylitis after percutaneous vertebroplasty and kyphoplasty. Report of 4 cases. J Neurosurg Spine, 2008, 9(3): 265-272.

[33] Kang SH, Park SW. Symptomatic post-discectomy pseudocyst after endoscopic lumbar discectomy. J Korean Neurosurg Soc, 2011, 49(1): 31-36.

[34] Chung D, Cho DC, Sung JK, et al. Retrospective report of symptomatic postoperative discal pseudocyst after lumbar discectomy. Acta Neurochir(Wien). 2012. 154(4): 715-22.

[35] Shiboi R, Oshima Y, Kaneko T, et al. Different operative findings of cases predicted to be symptomatic discal pseudocysts after percutaneous endoscopic lumbar discectomy. J Spine Surg, 2017, 3(2): 233-237.

[36] Manabe H, Higashino K, Sugiura K. A rare case of a discal cyst following percutaneous endoscopic lumbar discectomy via a transforaminal approach. Int J Spine Surg, 2019, 13(1): 92-94.

[37] Young PM, Fenton DS, Czervionke LF. Postoperative

annular pseudocyst: report of two cases with an unusual complication after microdiscectomy, and successful treatment by percutaneous aspiration and steroid injection. Spine J, 2009, 9(2): e9-e15.

[38] Guan X, Wu X, Fan G, et al. Endoscopic retrieval of a broken guidewire during spinal surgery. *Pain Physician.* 2016; 19(2): E339-342.

[39] Pan M, Li Q, Li S, et al. Percutaneous endoscopic lumbar discectomy: indications and complications. *Pain Physician,* 2020; 23(1): 49-56.

[40] AG Yrπl, B Gk, Tahta A, et al. Fully endoscopic interlaminar and transforaminal lumbar discectomy: Analysis of 47 complications encountered in a series of 835 patients. *Neurocirugia(Asturias, Spain),* 2017, 28(5): 235-241.

[41] 张树芳, 鲁凯伍, 江建明, 等. 经皮内窥镜下腰椎间盘切除术治疗腰椎间盘突出症的并发症. 中国脊柱脊髓杂志, 2012, 22(4): 297-301.

索　引